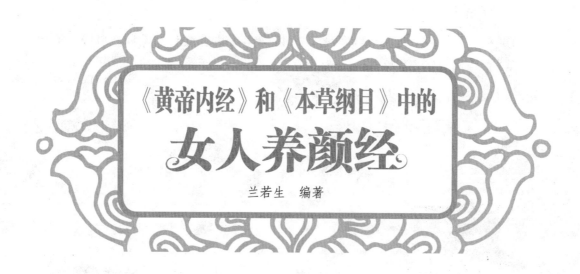

《黄帝内经》和《本草纲目》中的

女人养颜经

兰若生 编著

北京联合出版公司
Beijing United Publishing Co.,Ltd.

知识出版社

图书在版编目（CIP）数据

《黄帝内经》和《本草纲目》中的女人养颜经 / 兰若生编著 . — 北京：北京联合出版公司，2014.11

ISBN 978-7-5502-3809-1

Ⅰ. ①黄… Ⅱ. ①兰… Ⅲ. ①《内经》—女性—美容—基本知识 ②《本草纲目》—女性—美容—基本知识 Ⅳ. ① R221 ② R281.3 ③ TS974.1

中国版本图书馆 CIP 数据核字（2014）第 242143 号

《黄帝内经》和《本草纲目》中的女人养颜经

编　　著　兰若生
责任编辑　崔保华
封面设计　李艾红
版式设计　李　倩
责任校对　赵宏波
美术编辑　盛小云

北京联合出版公司　出版
知 识 出 版 社

（北京市西城区德外大街83号楼9层　100088）
北京鑫海达印刷有限公司印刷　新华书店经销
字数587千字　　720毫米×1020毫米　1/16　31印张
2014年11月第1版　2014年11月第1次印刷
ISBN 978-7-5502-3809-1
定价：29.80元

前　言

　　爱美之心，人皆有之。对于女人而言，美丽更是一个长久的追求。自古代起，人们就在追求美丽容颜的道路上开始了自己的探索，并在不断地尝试和实践中，得出了许多有益的经验。如今的女性，在追求美丽的过程中，更是不惜花费金钱和精力，付出百般努力，使用前人闻所未闻的药物来攻克各种肌肤问题或推迟更年期，并通过整形手术除去岁月在脸上留下的痕迹。

　　早在几千年前，我们的祖先就已经学会用捣碎的草药和草药的汁液来帮助伤口愈合、抵御外界对肌肤的伤害，并发现许多利于健康、能使人变美丽的巧妙方法。在我国古代的医药学书籍中，就有很多关于美容养颜方面方法和理论的记载。如在我国古代医学经典巨著《黄帝内经》中，便有大量关于养颜护肤方法的记载；而另一部在中国医药学史上同样有着举足轻重地位的著作《本草纲目》中，也载有很多美容养颜方面的知识。

　　现代的人们，在追求美丽的道路上，不断前行。各种各样的美容产品、方法和知识不断出现，但是人们却愈加迷茫。现代的科学技术和医药水平确实可以达到惊人的效果，但是不论是手术还是药物，其带来的负面作用都不容忽视。只有安全有效而无负担地让女性美丽起来，才是真正的美丽。这样的美丽途径，在我国博大精深的中医传统理论里面，俯拾即是。医药学传世著作《黄帝内经》和《本草纲目》中所包含的美容养颜知识，足以让我们学习和品味了。

　　《黄帝内经》是我国医学宝库中成书最早的一部医学典籍，它建立了中医学上的"阴阳五行学说""脉象学说""藏象学说""经络学说"等基本理论，是一部关于生命的百科全书。它关注的是生命的根本，是五脏六腑、气血流动、经络畅通，向我们传达的是一种内养的思想，通过内在的调养，调整脏腑、调整气血、调养精神、调整经络，来达到健康的美丽。

《本草纲目》为我国医药学之集大成之作，其中收录药物1892种，辑录药方万余剂。《本草纲目》不仅是一部药典、一部植物百科全书，更是一部养颜美体的秘籍，书中收录和记载了七千余条护肤、养颜、减肥、增寿的医论和药方，指导人们用传统养生的方法来祛病养颜。

本书从《黄帝内经》和《本草纲目》两书浩瀚的医学理论及方剂中挖掘出关于美容养颜的内容，与现代养颜理论相结合，针对当前女性常见的美容养颜方面的问题，做了详尽而科学的讲解，帮助女性用内养的方式养颜，是一本女性养颜的经典之作。上篇《黄帝内经》中的女人养颜经，介绍了《黄帝内经》中的基础养颜理论，内部调养和外部养护方法。《黄帝内经》中提到过外部容颜的美丽来自于内在的调养，特别是腹部的呵护，因为腹部为五脏六腑之宫城，而外在容貌的很多瑕疵皆因脏腑不调所致。所以养颜须从脏腑保养开始，五脏和则阳气足、精神旺，气血充沛，全身经络畅通，女性自然明媚动人。本篇讲述了养护阳气、精神、气血、通经活络的具体方法和养颜意义，养护腹部及五脏六腑的美容作用，全身十二经脉对美容的影响，护理皮肤、减轻皱纹、保持身材的具体操作，四季护肤、早晚养颜、不同时期美容的注意事项，通过饮食、睡眠、运动来调理身体的细节要领。本篇同时还有《黄帝内经》养生祛病法则，指导大家运用经络穴位来治疗各种女性常见疾病。

下篇《本草纲目》中的女人养颜经，介绍了《本草纲目》中的颜面护理方法、美容养颜食物、女性全方位保养秘方。《本草纲目》作为一部药典，主要介绍了各种药物的性味及功效，本篇则提炼出其中关于美容养颜方面的知识，并进行梳理分析，分别讲述了美白肌肤、祛斑护肤、各种问题肌肤的草本护理方案，利用本草来进行抵抗衰老、排毒塑体、内外全方位护理女性的具体措施，针对女性不同时期、不同部位、不同季节的本草保养方，《本草纲目》中各部食物的养颜秘方。本篇还设有美丽全攻略一章，将女性常见的美颜护肤、美体塑身、美发护发、养生保健、"三期"问题、美容化妆等常见问题，用一问一答的形式进行了解答。

希望女性读者可以通过本书找到适合自己的养颜方案，真正由内而外地绽放自己的美丽，呵护一生，优雅一生，美丽一生。

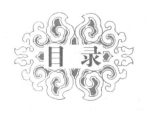

目 录

上篇 《黄帝内经》中的女人养颜经

第一章 《黄帝内经》基础养颜方，永不变更的美容概念

1

第二章　生命的基础在脏腑，养好脏腑能容颜常驻

第三章 内因决定外貌，《黄帝内经》中让人变年轻变漂亮的方法

"二八"佳人青春无敌，无瑕肌肤从内部调养做起

越老越美不是梦，《黄帝内经》中寻找养生美容法

《黄帝内经》中的塑身秘方，每个女人都可以拥有好身材

第四章 美丽其实很简单，研读《黄帝内经》，寻找养生养颜法

第五章 《黄帝内经》养护不限时，每时每刻都要靓丽 100 分

第六章 健康的女人才美丽：奉献给女人的养生祛病大法

下篇 《本草纲目》中的女人养颜经

第一章 皈依自然，百草圣经渲染娇美容颜

第二章 修复颜面，从《本草纲目》中挖掘保养之道

第三章 红颜易逝，抗衰要提早进行

第四章 "关键"保养——还女人天地之灵气，日月之精华

第五章 四季风景换不停，养颜法则各不同

第六章 《本草纲目》中的美肤保养秘方

第七章 美丽完全指南

附录 《黄帝内经·素问》（节选）

《黄帝内经》中的
女人养颜经

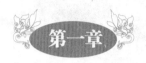

第一章

《黄帝内经》基础养颜方，
永不变更的美容概念

养颜先养阳，阳气是身体里最好的养颜大药

※ 女性要阳气旺盛，方可诸病不侵

走在街上，最惹人注目的就是那些阳光的女孩子，她们的容貌可能并不令人惊艳，脸上也并没有精致的妆容，但是她们的朝气就是青春最好的体现，那种鲜活的生命力会感染所有人。那么，如何才能成为阳光美女呢？首先是要养阳，也就是养阳气。

1. 阳气为人之大宝

人体内的阳气在中医里又叫"卫阳"或"卫气"，这里的"卫"就是保卫的意思，阳气就是人体的卫士，能够抵御外邪、保卫人体的安全。人生活在天地之间，"六淫邪气"即大自然中的风、寒、暑、湿、燥、火，时时都在威胁着我们的健康。有的人总是爱生病，就是因为体内的阳气不足，病邪很容易穿过肌肤表层进入体内，而体内阳气充足的人则能够抵挡外邪的入侵，身体素质也比较好，脸色红润有光泽，整个人显得有精神和朝气。

关于阳气，《黄帝内经》中有相关论述："阳气者，若天与日，失其所则折寿而不彰，故天运当与日光明。"认为阳气对于人体的重要性就好比大自然不能没有太阳一样，自然界的正常运转主要靠太阳的推动，人体生命活动的运行主要靠阳气的推动。故明代医学家张景

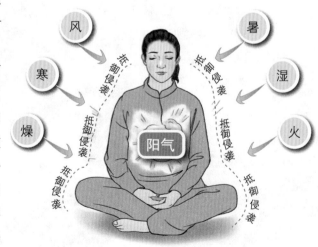

岳说："天之大宝，只此一丸红日；人之大宝，只此一脉真阳！"

2. 阳气应该怎么养

阳气如此重要，但是在日常生活中，我们却总是在不经意间损耗阳气。比如女孩子痛经、手脚冰冷、宫寒不孕……但偏偏爱吃冰激凌、爱穿露脐装，导致阳气受损，病邪乘虚而入。那么，我们应该怎样把阳气养起来呢？

《黄帝内经》告诉我们：人为天地所生，天以气养人之阳，地以食物养人之阴。这就提示我们，养阳气应该从调整呼吸和饮食做起。多呼吸那种带着上天灵气和草木万物生机的新鲜空气。在饮食方面，要利用食物的特性来帮助阳气生发，比如体内有湿气是现代人的通病，湿为阴邪，能遏制阳气，那么我们就应该多吃祛除湿气的食物，如薏米、赤小豆等。另外，动属阳，静属阴。现代人大部分都是静多动少，缺乏足够的锻炼，导致阴气过剩，因此要多注意运动，并且要选择适合自己的运动方式。

为了养好阳气，我们还建议大家经常抽出时间晒晒太阳，特别是在寒冷的冬季。阳光不仅养形，而且养神。养形，就是养骨头。用西医的说法就是：多晒太阳，可以促进骨骼对钙质的吸收。对于养神来说，常处于黑暗中的人看事情容易负面消极，处于光亮中的人看事情正面积极，晒太阳有助于修炼宽广的心胸。

不过，晒太阳的时间不要太长，半小时左右就行，什么时候的太阳感觉最舒服就什么时候去晒。晒太阳时一定不要戴帽子，让阳光可以直射头顶的百会穴，阳气才能更好地进入体内。

3. 湿热长夏尤重养阳

《黄帝内经·素问·四气调神大论》中说："夏三月，此谓蕃秀，天地气交，万物华实。夜卧早起，无厌于日，使志无怒，使华英成秀，使气得泄，若所爱在外，此夏气之应、养长之道也。"

夏季属火，暑邪当令，人体出汗过多，耗气伤津，体弱者易为暑邪所伤而致中暑。人体脾胃此时也趋于减弱，食欲降低，若饮食不节，贪凉饮冷，容易损伤脾阳，出现腹痛、腹泻等脾胃病症。古人还认为长夏属土，其气湿，通于脾，湿邪当令，易损伤人体阳气。因此，湿热之夏，养生须防损伤阳气，不要过于贪凉，不要在露天及阴冷的地方过夜，饮食要清淡，少吃味道过于浓重的东西。另外还可以选择一些有利于健脾除湿的中药，如藿香、佩兰、荷

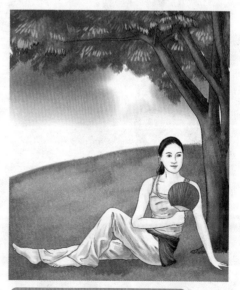

湿热的长夏须防损伤阳气

叶等。

总之，女人一定要知道，我们的身体与容颜跟世间万物是一样的，都需要阳气的呵护。养好阳气，才能养好身体，我们的容颜才能一如既往的灿烂美好。

※ 阴阳平衡，才能身强体健

一个美丽的女人首先应该是健康的，西施捧心般的柔弱之美已经不符合现代人的审美标准，现代美女就是要健康、阳光、充满活力。这就要求我们一定要养住体内的阳气，只有阳气旺盛，我们才能百病不侵，容颜不老。

前面我们已经提到阳气就是人体的卫士。现在我们经常说有的人体质不好，爱生病，同样是流感，有的人每次都逃不过，有的人就能安然无恙，这是为什么呢？体质不好的人其实就是因为体内阳气虚弱，无法抵御外邪的入侵。那些身患各种疑难杂病、重病或慢性病的人，也基本上都是卫阳不固、腠理不密的，以致外来的各种邪气陆续占领人体并日积月累而成。

导致人生病的原因除了外界的"六淫"，还有人自身的七情，即：喜、怒、忧、思、悲、恐、惊这七种情绪。《黄帝内经》中提到：大喜伤心，大怒伤肝，忧思伤脾，大悲伤肺，

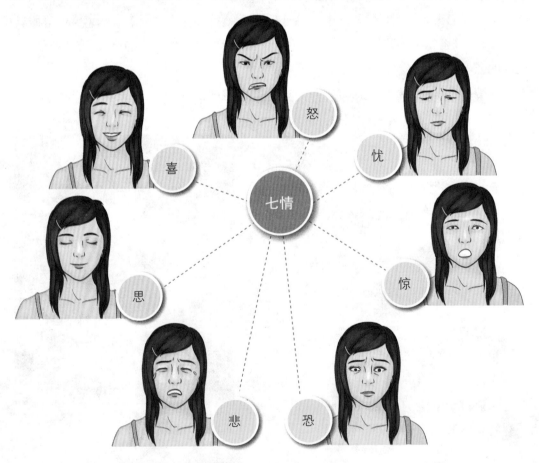

惊恐伤肾，激烈的情绪波动很可能导致五脏的病变。这与阳气又有什么关系呢？在生活中，有的人很乐观，心胸宽广、豁达，对事情比较看得开，这样的人一般都阳气充足，而阳气不足的人则容易悲观绝望、忧虑惊恐。所以，把阳气提起来，人的精神面貌也会有一个大的改观，我们的身体也能免受"七情"过度的侵扰，保持一种平和稳定的状态。

对于女人来说，最怕的莫过于衰老，衰老是自然规律，是谁都无法避免的。但我们可以通过自身的努力延缓衰老。养好体内的阳气就能让衰老来得慢一些、更慢一些，享受身体温暖舒适、容颜青春秀丽的惊喜，任时光流去，犹自美丽。

总而言之，你应该学会如何固摄阳气、养护阳气，让自己的体内一年四季温暖如春。做到这些，健康美丽就会与你如影随形。

※ 外感湿邪，湿浊内阻，阳虚的女人老得快

30 岁是人生的一道分水岭，告别了 20 多岁的单纯浪漫，又没有 40 岁的深沉厚重，30 岁的女人应该是一朵盛放的花，灿烂芬芳。但是，很多 30 多岁的女人却仿佛正经历一场噩梦，不少人开始出现衰老的症状，皮肤粗糙、皱纹横生、烦躁、焦虑，对于丈夫的温存也有些力不从心等，这些本应到 40 岁以后才出现的更年期现象都提前露出了狰狞的面目，困扰着很多女人。而导致这一切的罪魁祸首就是：阳虚。

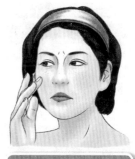

阳虚导致提前衰老

《黄帝内经·素问·调经论》中认为："寒湿之中人也，皮肤不收，肌肉坚紧，荣血泣，卫气去，故曰虚。"虚证是因为体内有寒湿，而且中医认为虚证的本质就是衰老。所以，很多女性的更年期提前就是由于寒湿在体内作祟。外寒跟体内的热交织在一起，又为湿邪。湿为阴邪，遏伤阳气，阻碍气机。换句话说，阳虚的原因是体内湿邪当道。

我们都知道：夏季人们感冒很大一部分都是"热伤风"，对此有人可能不太理解。冬天气温低，受寒湿侵犯感冒很容易理解，可夏天那么热怎么还会感冒？其实，这个问题并不难以理解。现在的生活条件好了，夏有空调冬有暖气，一年四季的感觉越来越不分明，夏天坐在凉爽的空调房里冻得发抖，冬天穿着衬衣在暖气屋里冒汗，这样该挥发出来的汗液挥发不出来而淤积在体内，该藏住阳气的时候藏不住都开泄掉了，体内的湿邪越堆越多，阳气逐渐虚弱。皮肤的开合功能下降，抵抗力越来越差，也就越来越爱生病。而且，夏天人们过分贪凉，喝冷饮、吃凉菜、一杯冰镇啤酒下肚，从里到外、从头到脚都透着凉快劲儿。殊不知，湿邪就趁此机会深深地埋在了体内，成为我们健康和美丽的一大隐患。

有人可能会有些疑惑，湿邪真的这么可怕吗？有句古话叫："千寒易除，一湿难去。湿性黏浊，如油入面。"被湿邪侵害的人好像身上穿了一件湿衣服，头上裹了一块湿毛巾，潮湿难耐。湿与寒在一起叫寒湿，与热在一起叫湿热，与风在一起叫风湿，与暑在一起就是暑湿。湿邪不去，吃再多的补品、药品，用再多的化妆品都只是在做表面功夫，起不到根本作用。

不过，大家也不用太担心，湿邪再可怕还是有对付它的办法，那就是养阳。这才是祛除体内湿气的最好武器。充足的阳气就如同我们体内的一轮暖阳，会温暖我们的身体和容颜。

※ 经常上火、长痘痘可能是因为体内寒湿重

有的女性经常"上火"，脸上时不时地冒几颗痘痘，去看医生，却被医生告知是因为寒湿重引起的。寒湿重为什么会出现"上火"的症状呢？

这是因为，身体内寒湿重造成的直接后果就是伤肾，引起肾阳不足、肾气虚，进而造成各脏器功能下降，血液亏虚。按照《黄帝内经》的五行理论，肾属水，当人体内的水不足时，身体就会干燥。每个脏器都需要工作、运动，如果缺少了水的滋润，就易摩擦生热。比如肝脏，肝脏属木，最需要水的浇灌，一旦缺水，肝燥、肝火就非常明显。因此要给肝脏足够的水，让肝脏始终保持湿润的状态。

头面部也很容易"上火"。因为肾主骨髓、主脑，肾阳不足、肾气虚时髓海就空虚，头部会首先出现缺血，会出现干燥的症状，如眼睛干涩、口干、舌燥、咽干、咽痛等。当颈部及头面部的血液供应减少后，这些器官的免疫功能就下降，会出现各种不适，这样患鼻炎、咽炎、牙周炎、扁桃体炎、中耳炎的概率就会增加。如果此时不注意养血，则各种炎症很难治愈，会成为反复发作的慢性病。

如果身体内寒湿重，还会造成经络不通，散热困难，容易感到闷热、燥热。现代人缺乏

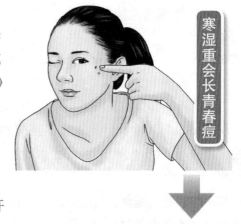

寒湿重会长青春痘

别担心，运动可以帮你

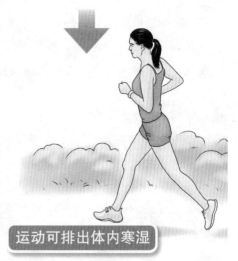

运动可排出体内寒湿

运动又普遍贪凉，造成血液流动的速度变慢，极易导致经络的淤堵，从而造成皮肤长痘、长斑、甚至身体的各种疼痛。经常运动的人都有这样的感觉，运动后体温明显升高，血液循环加快，因为出汗在排出寒湿的同时也能带走虚火、疏通经络。

因此，要避免上火，就不要贪凉，合理饮食，多运动，自然会肾气十足、经络通畅，各种小毛病也不会频频惹上身，女性也就降低了"上火"和满脸痘痘的概率，做个自然清爽的美女。

※ 人体哪些部位最易受寒气侵袭

知道了寒邪的危害，女性就要全面阻断寒邪入侵的路径。其实，寒邪具有欺软怕硬的特性，找到最容易入侵的部位，大举进攻，并且安营扎寨，为非作歹。与其等着寒气入侵以后再费尽心思驱除它，不如我们事先做好准备，从源头上切断寒气进入体内的通道。

一般来讲，头部、背部、颈前部、脐腹部及足部是人体的薄弱地带，是寒气入侵的主要部位。

1. 头部

《黄帝内经》上讲"头是诸阳之会"。体内阳气最容易从头部走散掉，如同热水瓶不盖塞子一样。所以，冬季如不重视自己的头部保暖，阳气散失，寒邪入侵，很容易引发感冒、头痛、鼻炎等病患。因此，人们应该在冬天给自己选一顶合适的帽子，不仅能够保暖，而且还可以修饰脸型，让自己变得更漂亮。

2. 颈前部

颈前部俗称喉咙口，是指头颈的前下部分，上面相当于男人的喉结，下至胸骨的上缘，有些时髦女性所穿的低领衫所暴露的就是这个部位。这个部位受寒风一吹，不只是颈肩部，包括全身皮肤的小血管都会收缩，如果受寒持续较长一段时间，交感—肾上腺等神经内分泌系统就会迅速做出相应的反应，全身的应变调节系统可能进行一些调整，人体的抵抗能力会有一定下降。

3. 背部

中医学称"背为阳"，又是"阳脉之海"，是督脉经络循行的主干，总督人体一身的阳气。冬季里如果背部保暖不好，则风寒之邪极易从背部经络上的诸多穴位侵入人体，损伤阳气，使阴阳平衡遭到破坏，人体免疫功能下降，抗病能力减弱，诱发许多病患或使原有病情加重及旧病复发。因此，在冬季里给自己加穿一件贴身的棉背心或毛背心以增强背部保暖，是必不可少的。

4. 脐腹部

脐腹部主要是指上腹部，它是上到胸骨剑突、下至脐孔下三指的一片区域，这也是年轻女子露脐装所暴露的部位。

这个部位一旦受寒，极容易发生胃痛、消化不良、腹泻等疾病。这个部位面积较大，皮肤血管分布较密，体表散热迅速。冷天暴露这个部位，腹腔内血管会立即收缩，甚至还会引起胃的强烈收缩而发生剧痛，持续时间稍久，就像颈部受寒一样，全身的交感——肾上腺等神经内分泌系统同样会做出强烈的反应，这时可能就会引发不同的疾病。所以，露脐装还是少穿为妙，注意脐腹部的保暖更重要。

5. 脚部

俗语说"寒从脚下起"。脚对头而言属阴，阳气偏少。现代医学认为，双脚远离心脏，血液供应不足，长时间下垂，血液回流循环不畅。皮下脂肪层薄，保温性能很差，容易发冷。脚部一旦受凉，便通过神经的反射作用，引起上呼吸道黏膜的血管收缩，血流量减少，抗病能力下降，隐藏在鼻咽部的病毒、病菌乘机大量繁殖，使人感冒，还可能使气管炎、哮喘、肠病、关节炎、痛经、腰腿痛等病症发生。

因此，冬季要注意保持自己的鞋袜温暖干燥，并经常洗晒。平时要多走动以促进脚部血液循环，临睡前用热水洗脚后以手掌按摩脚心涌泉穴5分钟。

※ 研读《黄帝内经》，判断体内是否有湿邪

湿邪的危害我们不再赘言，那么如何判断自己体内是否有湿邪呢？研读《黄帝内经》就可以找到答案。

1. 看头部

《黄帝内经》里讲"因于湿，首如裹"。当湿邪最初侵袭人体时，可出现头昏沉重的症状，头上像裹着一块湿布，身体困重，四肢沉重，浑身不舒服，好像身上附着重物。此外，还会有发热、微微怕冷怕风、流清鼻涕等症。

2. 看关节

当湿邪伤及关节时，局部气血运行不畅，会有四肢关节酸痛沉重、关节屈伸不利等表现。

3. 看消化功能

湿邪困扰脾脏，影响其正常运化功能，会表现出胸闷腹胀、食欲欠佳、饭量减少等症状。而因脾虚运化不利而导致"内湿"时，还常有口淡、口黏乏味、口渴却不想喝水、倦怠乏力等气虚、湿困的表现。

4. 看小便及妇女带下

湿邪还有一个特点就是"趋下"，容易伤及人的腰以下部位。小便混浊、大便溏泄、女性白带过多、阴部瘙痒等症状都比较典型。

5.看舌苔

舌苔厚腻是湿病的典型表现，它常在机体还没有表现出明显疾病状态时就有所显现。看舌苔以清晨刚起床时最为准确。

6.看大便

长期便溏，必然体内有湿。大便后总有一些粘在马桶上，很难冲下去，这也是有湿的一种表现，因为湿气有黏腻的特点。

如果有便秘，并且解出来的大便不成形，那说明体内的湿气已经很严重，湿气的黏腻性让大便停留在肠内，久而久之，粪毒入血，百病蜂起。

还可以根据大便的颜色来判断。什么样的大便才是正常的呢？金黄色的、圆柱体、香蕉形的、很通畅，但现在很多人的大便都是青色、绿色、不成形的。

湿邪是我们健康和美丽的最大克星，是绝大多数疑难杂症和慢性病的源头或帮凶。所以，祛除湿邪就是我们养颜养生的首要任务，一定要引起足够的重视。

※ 胶筋煲海马，女人更要补充阳气

真正的美丽必须源于健康的身体，否则，这美便是无源之水，会飞快地逝去。所以，聪明的女子绝不只会花大把大把的钱买各种化妆品，用厚厚的脂粉遮盖容貌上的瑕疵。她们会用自己的惠心和巧手为自己做上一锅胶筋煲海马，熨帖身体，滋养容颜。

《黄帝内经》早就言明："虚则补之。"每日忙碌的生活常常让我们忽略了自己的身体，偶有闲暇，大家不妨静下心来，做一锅胶筋煲海马，补补自己虚弱的身体。准备鹿筋100克，干花胶50克，上等海马2只，老母鸡半只，盐、味精适量。先把花胶和鹿筋放入80℃的水中泡软，取出洗净；老母鸡洗净切块备用；将鹿筋、花胶、海马、鸡块一同放入锅内，加清水用大火煲25分钟，再转慢火细熬3小时，加盐、味精调味即成美味滋补的胶筋煲海马。

关于它的滋补功效我们可以从用料上来分析。其中的花胶就是鱼肚，是"海八珍"之一，与燕窝、鱼翅齐名，由体型巨大的鲟鱼、大黄鱼的鱼鳔晒干而成，因富含胶质，故名花胶。中国人食用花胶，可追溯至汉朝之前。1600多年前的《齐民要术》就有过记载，可谓历史悠久。花胶有相当的滋补作用和药用价值，它含有丰富的蛋白质、胶质等，有滋阴、固肾的功效。另外，还可帮助人体迅速消除疲劳，并能促进伤口愈合。据说以前家中有孕妇的，都会准备一些陈年花胶，怀孕4～5个月后食用，临产前再多食几次，能帮助产后迅速恢复身体。

鹿筋性温、味淡、微咸，入肝、肾二经，有补肾阳、壮筋骨的功效，用于治疗劳损过度、风湿关节痛、子宫寒冷、阳痿、遗精等症。

海马，又名龙落子，是一种珍贵的药材，民间就有"北方人参，南方海马"之说，主要有补肾壮阳、舒筋活络、通血、祛除疗疮肿毒等功效。

鸡肉是我们比较常见的食物，其性平温、味甘，入脾经、胃经，可温中益气，补精添髓。有益五脏、补虚亏、健脾胃、强筋骨、活血脉、调月经和止白带等功效。而用老母鸡炖汤之所以受到很多人的推崇，是因为老母鸡生长期长，所含的鲜味物质要比仔鸡多，炖出来的汤味道更醇厚，再加上脂肪含量比较高，炖出的汤更香。

将以上几种食物放在一起煲汤，既可滋阴补肾，又可活血益气，从根本上滋补女性的身体，是养生的最好方式。这款汤适合在冬日进补，冬天严寒，寒为邪气，易伤阳气，喝这款汤正好温阳补阴。

※ 呵护自己，做个暖女人

没有哪个女人不爱美，纵使没有那"一顾倾人城，再顾倾人国"的美貌，也总是希望有"最是那回眸一笑，万般风情绕眉梢"的容颜。美丽是女人穷尽一生所追求的，不仅要拥有好身材和好皮肤，还要内外兼修。

寒冷是对女人健康和美丽的最大摧残。女人如果受冷，手脚冰凉，血行则不畅，体内的能量不能润泽皮肤，皮肤就没有生气，所以很多女人皮肤像细瓷一样完美，却缺乏生机和活力，总是给人不够青春的感觉。更可怕的是，女性的生殖系统是最怕冷的，一旦觉得冷，它就会选择长更多的脂肪来保温，女人的肚脐下就会长肥肉。而一旦女人的体内暖和起来，这些肥肉没有存在的必要，自动就会跑光光。女人体质偏冷、手脚易凉和痛经已经成为普遍现象，这是为什么呢？

第一，女人们为了减肥，只吃青菜和水果，肉类靠边站。其实，青菜、水果性寒凉的居多，容易使女人受凉，肉才是女人的恩物，尤其是牛肉和羊肉，含大量的铁质，可以有效地给女人补血。

第二，女人们爱美，用束身内衣把腰束得紧紧的，其实那一点用都没有。束得太紧了，你的生殖系统没有血液供给，就更冷，会长更多的脂肪。另外，女人们不管是春夏秋冬，都爱吃冰冻食品，尤其爱喝凉茶，觉得凉茶可以治痘痘。其实，很多人长痘痘不是因为阳气太旺，而是因为阴虚，阴不能涵阳，与其损其阳气，不如滋阴更合适。南方喝凉茶多的省份如两广，女人生育之后面部长斑的情形更为严重。古代的妓女，为了有效避孕会服用寒凉的中药，可见这些药对生殖系统的伤害。在凉茶中，有一些滋阴补气的可以服用，但性太寒的就不能服用。比如有的女人喜欢生食芦荟，这很恐怖，芦荟中最有效的成分——大黄素，是极其阴冷的。芦荟外用可治烧伤，可想而知它有多凉，还是不吃为妙。

要做暖女人其实很简单，从日常生活中入手就可以。

1. 多吃"暖性"食物

狗肉、羊肉、牛肉、鸡肉、鹿肉、虾、鸽、鹌鹑、海参等食物中富含蛋白质及脂肪，能产生较多的热量，有益肾壮阳、温中暖下、补气生血的功能，能够祛除体内的寒气，效果很好。

补充富含钙和铁的食物可以提高机体防寒能力。含钙的食物主要包括牛奶、豆制品、海带、紫菜、贝壳、牡蛎、沙丁鱼、虾等；含铁的食物则主要有动物血、蛋黄、猪肝、黄豆、芝麻、黑木耳、红枣等。

海带、紫菜、发菜、海蜇、菠菜、大白菜、玉米等含碘丰富的食物，可促进甲状腺素分泌，甲状腺素能加速体内组织细胞的氧化，提高身体的产热能力。

另外，适当吃些辛辣的食物可以帮助人们防寒。辣椒中含有辣椒素，生姜含有芳香性挥发油，胡椒中含胡椒碱，冬天适当吃一些，不仅可以增进食欲，还能促进血液循环，提高御寒能力。

有一点要提醒女性朋友注意，除了多吃上面的这些食物外，女性还要忌食或少食黏腻、生冷的食物，中医认为此类食物属阴，易使脾胃中的阳气受损。

2. 泡澡暖全身

即使再冷的天，只要泡个热水澡，整个身体都会暖起来。这是因为泡澡可以促进人体全身的血液循环，自然也就驱走了寒意。如果想增强泡澡的功效，还可以将生姜洗净拍碎后，用纱布包好放进浴缸，也可以煎成姜汁倒入浴缸，或者加进甘菊、肉桂、迷迭香等精油，这些都可以促进血液循环，让身体温暖。

3. 按压阳池穴

阳池穴在手背部的腕关节上，位置正好在手背间骨的集合部位。寻找的方法很简单，先将手背往上翘，在手腕上会出现几道皱褶，在靠近手背那一侧的皱褶上按压，在中心处会找到一个痛点，这个点就是阳池穴了。按压这个穴位，可促使血液循环畅通，身体就会暖和起来了。

按压阳池穴的动作要慢，时间要长，力度要缓。按摩时，先以一只手的食指按压另一手的阳池穴一段时间，再换另一只手。要自然地使力量由手指传到阳池穴内，如果指力不够，可以借助小工具，比如圆滑的笔帽、筷子等。

※ 泻去体内湿寒气，可用姜红茶

相信很多女性朋友都有过这样的经历：痛经时，喝下一大杯热热的红糖水，痛经立即就缓解了，腹内感觉暖暖的。感冒时，为家人熬上一碗姜汤，喝下去，盖好被子出身汗，感冒就好了一大半。这是为什么呢？红糖水和姜汤为什么会有这么神奇的功效？这是因为它们能帮我们泻去体内的湿寒气，真正温暖人们的身体。

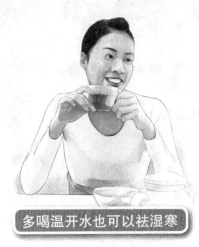

多喝温开水也可以祛湿寒

现代人由于生活和饮食习惯上存在很多误区，湿气和寒气很容易郁结在体内，给五脏六腑带来负担，只有把这些湿寒之气都泻掉，人们的身体才能重新温暖起来。《黄帝内经》中提倡"药补不如食补"，泻去体内寒湿气，姜红茶就是很好的选择。

姜红茶的主料是生姜和红糖，取生姜适量，红茶一茶匙，红糖或蜂蜜适量。将生姜磨成泥，放入预热好的茶杯里，然后把红茶注入茶杯中，再加入红糖或蜂蜜即可。生姜、红糖、蜂蜜的量可根据个人口味的不同酌量加入。

要温暖身体，就不能少了生姜，很多医用中药方剂中都使用生姜。《本草纲目》解读：姜能够治"脾胃聚痰，发为寒热"，对"大便不通、寒热痰嗽"都有疗效。吃过生姜后，人会有身体发热的感觉，这是因为它能使血管扩张，血液循环加快，促使身上的毛孔张开，这样不但能把多余的热带走，同时还把体内的病菌寒气一同带出。当身体吃了寒凉之物，受了雨淋，或在空调房间里待久后，吃生姜能及时排除寒气，消除因肌体寒重造成的各种不适。

红糖性温，最适合虚寒怕冷体质的人食用。我国民间女人坐月子时经常要喝红糖小米粥，用以补血养血。

而红茶具有高效加温、强力杀菌的作用。生姜和红糖、红茶相结合，就成了驱寒祛湿的姜红茶，冲泡时还可加点蜂蜜。但患有痔疮或其他忌辛辣的病症的人，可不放或少放姜，只喝放了红糖和蜂蜜的红茶，效果也不错。

当然，除了姜红茶之外，祛除体内湿寒气的办法还有很多。首先要多喝水，这是最简单有效的办法。但是不要喝凉水，以温开水为宜。早上喝一杯水养生的方法众所周知，不过这个水也不能是凉水，也是以温热的水为宜。因为早上阳气刚刚生发，这个时候喝下一大杯凉水，就会伤害身体内刚刚升起来的阳气。

※ 葵花子多得太阳之气，可温暖我们的身心

葵花子就是向日葵籽。向日葵是大家都很熟悉的，它很有深意，花盘总是向着太阳的，太阳在什么方向，它的花盘就转到什么方向，太阳落山的时候，它的花盘就垂下，向着大地。这就是"向日葵"名字的由来。正因为向日葵这种向阳的特性，使得它的果实——葵花子更多地吸收了太阳之气。常吃吸收了太阳之气的葵花子，能让人们的身心如艳阳高照，温暖和煦。

炒制好的葵花子就是人们平时吃的瓜子，爱吃瓜子的应该是女性朋友居多，闲

来无事的时候，抓上一把瓜子，边吃边看电视或书，悠闲惬意。不过，很多女性可能根本不知道，常吃葵花子是可以美容养颜的。这是因为葵花子中含有蛋白质、脂肪、多种维生素和矿物质，其中亚油酸的含量尤为丰富，有助于保持皮肤细嫩，防止皮肤干燥和生成色斑。当然，葵花子的好处当然不止美容养颜这一方面。中医认为，葵花子有补虚损、补脾润肠、止痢消痈、化痰定喘、平肝祛风、驱虫等功效。葵花子油中的植物胆固醇和磷脂，能够抑制人体内胆固醇的合成，有利于抑制动脉粥样硬化，适宜高血压、高血脂、动脉硬化病人食用；葵花子油中的主要成分是油酸、亚油酸等不饱和脂肪酸，可以提高人体免疫能力，抑制血栓的形成，可预防胆固醇、高血脂，是抗衰老的理想食品。另外，葵花子中的维生素 B_1 和维生素 E 非常丰富。据某项调查研究表明，每天吃一把葵花子就能满足人体一天所需的维生素 E。葵花子对稳定情绪，延缓细胞衰老，预防成人疾病大有益处，还具有治疗失眠、增强记忆力的作用，所以男女老少都可以将葵花子作为常吃的休闲食品。不过，超市或商店里卖的一般都是炒好的葵花子，其中有不加任何调味剂的原味葵花子，还有加了甘草、奶油、绿茶、巧克力等不同配料炒制的多种口味的葵花子，如果只是作为零食吃，那可以依据自己的喜好随意选择，如果是想作为日常保健品，则最好选择没有经过炒制的原味葵花子，这样才能保证好的功效。要注意的是：瓜子一次不要吃太多，以免上火、口舌生疮。

此外，葵花子还可以作为制作糕点的原料。葵花子含有丰富的油脂，也是重要的榨油原料，葵花子油是营养学家大力推荐的健康油脂。

养颜须养精气神，精气十足女人自然明媚动人

※ 每个女人都应该懂得涵养精气神

爱美之心人皆有之，因为有了美丽的女子，世界才会变得如此动人。但是，对于精气神不足的女性来说，美却只能是一个遥远的梦。因为她们看上去整个人都显得没有神采，而且精神倦怠、面色萎黄，皮肤也比较粗糙，这些都与精气神有关。

那么，什么是精、气、神呢？

追根溯源，精气神的概念是《黄帝内经》中提出来的："人之血气精神者，所以养生而周于性命者也。"也就是说，人体的血气精神，是奉养形体、维持生命的根本。

1. "精"为人之根本

《黄帝内经·素问·六节藏象论》说："肾者主蛰，封藏之本，精之处也。"蛰是藏伏的意思，肾在五藏属阴，为阴中之阴，在一年里属冬，为封藏之本，是最需要养

藏的。只有蓄养好了，释放才好，精力才会旺盛。所以，人的精力如何，最重要的方面就是看肾。

一身之精又分先天之精与水谷之精。先天之精是先天带来的，是父母给的；水谷之精是人出生后所吃的各种食物所化生的各种营养物质，再由脾胃运化水谷而成。所以，肾被称为先天之本，脾胃为后天之本。先天之精和后天之精是相互依存的，先天之精是生命产生的根本，后天之精则是养生之源，是人活下去的基础。先天之精为后天之精奠定了基础，而后天之精又不断补给先天之精以滋养。人体内"精"的充盈与否，直接关系到人的体质和寿命。

2. "气"掌管人体新陈代谢

气是人体内活力很强运行不息的精微物质，是构成和维持人体生命活动的基本物质之一。气的运行推动和调控着人体的新陈代谢。气的运动停止，就意味着生命的终结。一身之气，分布到五脏，又各分阴阳。

3. "神"主生命活动

什么是神呢？我们可以从一个现代人经常说的词——"精神"着手。

总之，精、气、神是我们生下来、活下去的根本，哪一方面出现问题都会影响我

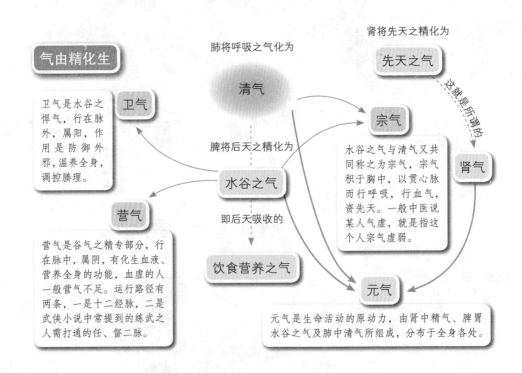

们正常的生命活动，容貌上也会有所反应。因此，无论养生还是养颜都离不开精气神的调养，只有精气神充足，我们才能拥有自内而外的持久美丽。

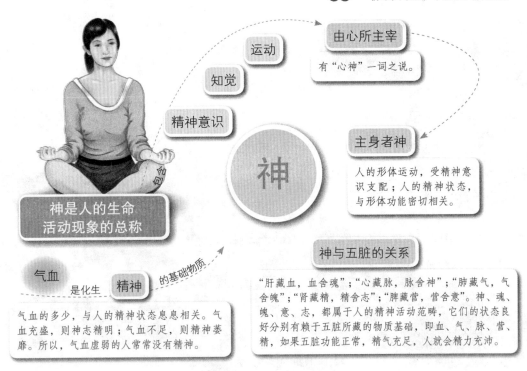

运动

知觉

精神意识

由心所主宰

有"心神"一词之说。

神

主身者神

人的形体运动，受精神意识支配；人的精神状态，与形体功能密切相关。

神是人的生命活动现象的总称

气血 是化生 精神 的基础物质

气血的多少，与人的精神状态息息相关。气血充盛，则神志精明；气血不足，则精神萎靡。所以，气血虚弱的人常常没有精神。

神与五脏的关系

"肝藏血，血舍魂"；"心藏脉，脉舍神"；"肺藏气，气舍魄"；"肾藏精，精舍志"；"脾藏营，营舍意"。神、魂、魄、意、志，都属于人的精神活动范畴，它们的状态良好分别有赖于五脏所藏的物质基础，即血、气、脉、营、精，如果五脏功能正常，精气充足，人就会精力充沛。

※ 养足"精、气、神"，女人自然就美了

精、气、神是人体的精华，是我们维持生命活力和健康的基本物质，是非常重要的。有了精、气、神才有了完美的形体，容颜才能更耐岁月的侵蚀。所以，女人若想拥有美丽的容颜，让衰老的脚步放慢，就要养足精气神。

1. 养精，阻挡衰老的脚步

精是我们生下来活下去的基础，人体内"精"的充盈与否，直接关系到人的生长衰老。所以，要想永葆青春，首先要养精，这样才能阻挡衰老的脚步。

（1）每天吞咽口水

口水有滋润、濡养的作用，可以滋润皮毛、肌肤、眼、鼻、口腔，濡养内脏、骨髓及脑髓。所以，女性朋友经常有意识地咽口水，可以使皮肤饱满湿润，有弹性，不易老化。具体方法是：用舌头在口腔内搅动，等到唾液满口时，分三次咽下，并用意念将其送到丹田。别小看了这个简单的养颜法，只要你坚持下去，就会受益匪浅。

（2）多做经络按摩，保养肾精

养精要经常进行经络按摩，肾精是在人体的下部，也就是我们常说的下丹田（在脐下小腹部分），按摩时两手交叠，用手掌心的劳宫穴（位于在手掌心，当第2、3掌骨之间偏于第3掌骨，握拳屈指时中指尖碰到的地方就是劳宫穴）按揉下丹田的位置，顺逆时针各30次，每次早、晚进行。

（3）多吃养精的食物

养精的食物主要有黑芝麻、黑豆、山药、核桃、莲子等，经常吃这些食物不仅可以美容，还可以延年益寿、强身健体。

2. 气虚之人如何调养

气虚的女性平时可以多吃些具有补气作用的食物，最好是性平、味甘或甘温的食物。另外，营养丰富、容易消化的平补食品也是补气的上选。注意，千万别吃生冷、性凉、油腻味厚、辛辣刺激等"破气"、"耗气"的食物。

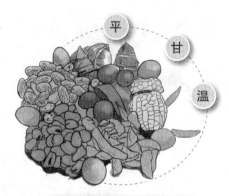

具有补气作用的食物

很多人一说到补气就会想到人参、燕窝等大补之物，其实我们生活中常见的五谷杂粮，小米、绿豆、玉米等就是很好的补气食品，而且很温和，更利于身体的吸收。中医有"虚不受补"的说法，很虚弱的身体是不适合那些大补之物的，根本消化不了。另外，"百病生于气"，这里的气表示情绪不好。如果一个人每天总是心情郁闷，总是爱生闷气，她的身体里都是怨气、怒气、愤懑之气，容颜怎么会漂亮呢？所以，补气也要注意有个好心情。只有心情舒畅了，身体里的气才能运行畅通，自然就会脸色红润，精神好。

3. 养神，保持年轻向上的活力

神是精神、意志、知觉等一切生命活动的最高统帅。神足，则身体壮，人也看上去比较精神，有活力。很多女子"美目流转，顾盼有神"，其实就是神的体现。中医认为，"心藏神"，神主要藏在心中。所以，养神就要养心。这里介绍几种养神方法。

（1）捶打膻中穴

生气郁闷时，我们会习惯性的拍打胸脯。在一般人看来，郁闷时拍打的是胸脯，而实际上打的却是膻中穴。

膻中穴是人体大穴，捶打它可以驱散邪气，驱散心中的闷气、抑郁之气，而且还能排泄毒气。《黄帝内经》有"膻中者，心主之宫城也"、"为气之海"、"喜乐出焉"。膻中穴位于两个乳头连线的中间点，正中心的心窝处，是心包经上的重要穴位，是心脏这个君王的臣使，可以令人产生喜乐。如果膻中穴不通畅，人就会郁闷，这不仅对人的身体不利，而且还影响人的容颜。所以，女性朋友要经常捶打这个穴位，保持气机的顺畅。具体方法为：双手握空心拳，左右手交替进行捶打，注意力度不要太大。

（2）食疗补心神

◇糯米枣参饭

功效：补气养胃。适用于心悸失眠、体虚气弱、乏力、食欲不振、肢体水肿等。

原料：党参 10 ～ 20 克，大枣 20 枚，糯米 250 克，白糖 50 克。

做法：把党参、大枣用水同煎半小时，去党参渣，留枣参汤。糯米蒸饭，红枣铺于饭上，枣参汤加白糖煎为浓汁淋在饭上即可食用。

用法：每天食用一次。

◇ 桂圆冰糖茶

功效：补益心脾，安神益智。对因思虑过度、精神不振、失眠多梦、心悸健忘者有治疗效果。

原料：桂圆肉 25 克，冰糖 10 克。

做法：洗净桂圆肉，与冰糖同放入茶杯中，沸水，加盖闷一会儿即可饮用。

用法：每日一剂，可随时加水，最后吃桂圆肉。

（3）手搓脚心养心神

《黄帝内经》中谈道："恬淡虚无，真气从之，精神内守，病安从来。"这是中医养生之道中的"养心调神"。中医提倡淡泊名利，不求闻达，追求心灵的内在平衡与和谐。但是要做到"养心调神"是非常不容易的。不过，中医里有个锻炼方法很简单，用手去搓脚心即可。

为什么用此锻炼方法呢？手上有个穴位叫劳宫穴，这是心包经通过的地方；在人体的脚心有一个穴位叫涌泉穴（位于足掌下端凹陷处，约对准第 2、3 趾缝间），而肾经是斜走于足心的，如果想让心肾相交，就让两个穴对搓。总之，精神内守就是当你的精和神都特别足的情况下，你才可以淡定，达到恬淡虚无的境界。

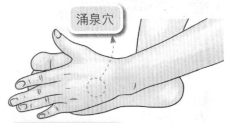

手搓脚心养心神

此外，女人们在早晨醒来后，不要急着起床，不妨赖床一会儿，做些养神的小动作：仰卧、伸展身体，然后四肢平伸，拱拱背，让脊柱也有"苏醒"的时间。这样做可以避免腰疼，保持良好的姿态，在愉快的心情中开始新的一天。

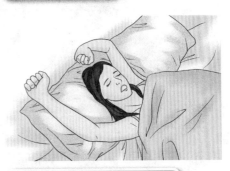

养神小动作保持良好姿态

※ 十分钟的冥想，一整天的美丽

每天即使再忙碌，你能抽出 10 分钟的空闲吗？在这 10 分钟内，你会做什么呢？听歌、运动还是闭目养神？对于女人来说，这个 10 分钟应该怎样运用才会让自己越来越美呢？当然是冥想了。

《黄帝内经》有这样一段话："余闻上古有真人者，提挈天地，把握阴阳，呼吸精气，独立守神，肌肉若一，故能寿敝天地，无有终时，此其道生。"其中的"呼吸精气，独立守神"与现代冥想法某些地方十分相似。在现代冥想过程中，我们能够感觉到全身放松、意念会集中在某一事物上，能够更多地靠近自己，了解自己最真实的内心。长期进行冥想，我们的心境就会变得越来越开阔、平和、大气，温柔知性的光芒会爬上我们的脸庞。

1. 冥想与放松休息的区别

有的人可能会说，冥想法与其他的放松休息有什么区别呢？我可以利用这 10 分钟再补补觉啊。

其实，冥想法与其他休息方式最明显的不同就是：其他休息方式放松全身后，从肌肉到神经逐渐舒缓下来，会让人舒服得像睡觉一样，而冥想则大不相同。在冥想时，虽然我们放松身体，但会把精神集中在某个定点上。这个定点可以是身上某个部位，也可是身外的某个地方。因此，在冥想时，我们其实是处于既平静又专注的状态。

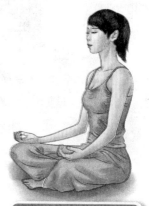

首先，冥想能培养一种满足和平静的情绪状态，能促使人的身体放松，并且能调节血压。冥想还能启动副交感神经系统，从而平息躁动情绪，清除肌肉中不必要的张力，帮助调节呼吸频率。如果每天练习冥想，对应付挑战或压力很有帮助。

其次，在精神方面，注意力集中就能把你带入真正的冥想状态，这时你抛弃了所有的感觉，也不会被任何东西打扰。冥想的最终目的是达到天人合一的精神状态，而你将洞悉世事或自觉地感悟到自我的本质。

冥想是一种古老的修炼方法

科学研究发现，"沉思冥想"不但有助于修炼，还能大大降低高血压患者患心血管疾病的概率。

研究人员对 202 位高血压患者进行了长达 18 年的跟踪调查后发现，练习"沉思冥想"的高血压患者，动脉壁厚度明显缩小，患心血管疾病的概率比对照组要低 30%。

2. 如何进行冥想

那具体应如何冥想呢？以下有几个方法可供大家参考。

（1）观呼吸

把专注力放在我们平稳且深长的呼吸上，且慢慢地缩小注意力的范围到鼻尖，或是鼻尖外那一小块吸吐气的空间上。仔细感觉每个吸吐之间的变化，其他什么都不想。

（2）观外物

半闭着眼睛，把目光集中在眼前约一尺的定点上。可以是一张图，也可以是烛光……尽量保持眼前的事物越少越好，以免分心。你可以在注视它一阵子后，缓缓地把眼睛闭上，心中仍想着那个影像，仍旧保持平顺的呼吸。

（3）内观

内观可以看的地方很多，除了观呼吸外，还能专注在第三眼、喉轮、心轮等多处。若有什么杂念产生，仍旧回来注视那个顶点，不要让自己的注意力分散了。

冥想的时间不用太长，初学者能很专注且享受5分钟，就不错了。然后，慢慢拉长每次冥想的时间。不过，要留意的是，我们虽观某处，但身体是绝对放松的，不要不自觉地皱着眉头或握着拳头。

冥想对场地的要求不高，可以在自己喜欢的任何地方进行，只要能够沉静下来投入进去，不管是卧室、海边、公园，都可以。

生活忙碌的人们可以利用每天起床前的10分钟来冥想，这样你会发现自己起床时神清气爽、状态非常好，而且一整天都会精力充沛。用10分钟来换得一整天的美丽，很值得吧？那就不要犹豫了，现在就行动起来，练习冥想吧！

※ 养生养颜也要达到一种精神"静"界

养生养颜都离不开精神保健，精神保健是身体健康的基础。一个人只有经常保持精神的愉快状态，勿多忧多虑，才能真正拥有健康美丽的人生。

古语说："静则寿，躁则夭。"也就是说，心平气静则长寿，心浮气躁则夭亡。这里"静"的含义并不是让人一味静养不劳作，而要有张有弛，劳逸结合，使身体和精神都处于一种相对平衡、平和的状态。怎样达到这种状态呢？可以从下面四个方面进行修炼。

1. 对人生的认识

世间任何事物都有两重性，人也同样具有生物性和社会性的两面性。一方面作为自然界的人，人具有其他生物的共性，如生老病死的规律，这是最基本的。另一方面，作为社会的人，人活着是要实现自身价值的，所以每个人的人生态度都应该是积极的，在顺应生老病死自然规律的前提下积极地生活，这就是在人生态度上的一张一弛。

2. 对人性的认识

在每个人的内心深处，都有一种"把握未来"愿望，特别是处于两个极端的人，即条件最好的和条件最差的人，这种需求更迫切。相反，那些"中庸的"，即"比上不足，比下有余"的人，这种需求比较平淡。而精神保健需要的就是这样一种平淡的、足常乐的态度。当然，这并不是要我们抱残守缺、安于现状，而是要积极地生活，以德为本，与人为善，遵纪守法，以求得身体康健、延年益寿。

3. 对文化的认识

对于不同的人来说，对世界的认识也是不同的。在精神贫乏者眼里，世界也是贫乏的；而在精神丰富的人眼中，整个世界是丰富多彩的。所以，生活中，我们不仅要追求物质方面，对社会文化方面也要有自己的理想。随着个人精神文化认识的不断成熟和自觉，一个人看问题的方式也会越来越全面、客观、公平。

4. 对于处世方法的认识

每个人在社会交往中都可能会遇到矛盾和斗争，这时候怎样处理矛盾和斗争，也是精神养生的重要方面。我们只有沉着应对、妥善处理、随机应变，心才能"静"下来。

※ 关注神门穴——精气神出入的门户

通过前面对精、气、神的重要性及养护方法的讲述，相信大家有了一些基本的了解。不过，有些方法还是较为烦琐，进行起来也会比较麻烦。为此，下文将再提供给大家一个非常简单的方法。掌握了这个方法，你就能一次将精、气、神都补齐了，这就是——刺激神门穴。

1. 如何刺激神门穴

神门穴是手少阴心经的原穴，是精、气、神出入的门户，也是补益心气的要穴。经常刺激此穴，可以防治许多疾病，如心痛、心慌、双肋痛、自汗、盗汗、咽喉肿痛、失眠、健忘等。

神门穴的位置在掌后锐骨端陷中，很容易找到，用指关节按揉，有微痛感。

刺激神门穴的方法很简单：一是用指关节按揉或按压。此穴用手指刺激不明显，可以换为指关节，稍稍用力，每次按揉 3 ~ 5 分钟，两侧都要按到。

二是用人参片外敷。将人参切片后放在穴位上，用医用纱布折成小方块后盖上，再用医用胶布固定，每 12 小时更换一次，隔天贴一次。

两种方法相比，外敷穴位效果更好。

2. 神门穴的具体功用

对于经常痛经的女性来说，神门穴也是福音，可以治疗痛经。有一种痛经属于心气下陷于胞宫引起的，具体表现是经前或月经期间小腹胀痛。此时，在两侧神门穴用艾条作温和的灸法。具体方法是：把一根长艾条均匀截成 6 段，然后取一小截竖直放在穴位上，用医用胶布固定，之后点燃远离皮肤的那一端；等到燃至 3/4 时，将艾条取下。这种灸法效果十分好。如果大家不方便用艾灸，可以直接用手指或指关节按揉神门穴。

神门穴可以治疗空调病，如吹空调后受凉导致的腹泻或口腔溃疡，可以把雪莲花的叶片外贴在两神门穴，用医用纱布和胶布固定，也可以直接按摩穴位。

按摩刺激左神门穴，还能提高消化系统功能，加速肠胃蠕动从而达到治疗便秘的效果。左神门穴位于左手手腕处对准小拇指的一条粗经脉上。每天早晨起床时用右手食指指腹轻轻按摩此穴位7次，能有效改善便秘。

神门穴很好找，功效却不一般，人们应该经常关注神门穴，守护好精、气、神出入的门户，守护好自己的健康和美丽。

※ 微笑导引养神法是最好的养颜调神法

"回眸一笑百媚生"，不管是"艳如桃花"的绝代佳人，还是长相平平的淑女，只要有微笑，都会提升她在别人心目中的美好印象，一笑即生万种风情！其实，微笑不仅能让美眉们的脸部线条显得柔和圆润，还能够养心调神。每个女人都应该经常发自内心地微笑，这是最简单有效的美颜方法。

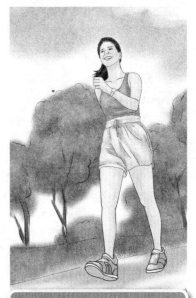

微笑是最好的养颜调神法

民间自古就有"笑一笑，十年少"的俗语，《黄帝内经》认为笑为心声，是乐观的表现，常笑的人，形成习惯，就更容易时时乐观。笑是人的良好情绪的反应。笑不仅能使肺部扩张、促进血液循环，而且能够消除对健康有害的神经紧张感，会使健康的人更健康，生病的人更快痊愈。

现代医学研究也表明，许多病痛，特别是心理疾病会随着笑声而销声匿迹。笑是调节人体神经状态的最好方法。因为人在笑时肺部扩张，氧气可畅通无阻地到达全身。同时，笑相当于心脏按摩，有助于血液循环，胸肌伸展，增强免疫力。笑还可以减轻压抑和紧张情绪，增强消化系统、心血管系统及自主神经系统的功能，减少偏头疼和后背痛的发生。笑能增强腹肌收缩，使经络疏通，血气和畅，提高人体免疫力。如果笑到肚子痛，还能清肺、促进血液循环、释放天然的止痛药——内啡肽。

如果你以前并不习惯时时微笑，那就从现在开始练习吧。首先把心态调整好，真正的微笑应该是发自内心的，由衷的微笑才是美丽的，让人内心感觉舒服。其实，只要你把微蹙的眉头舒展开来，微笑、养神、调心就这么做到了，既简单又重要。

微笑导引养神法分为简单的两步，先是把平日习惯性微蹙的眉头舒展开来，然后，想象微笑像水波一样荡漾。在整个脸上部，想象自己正由一个"满面愁容"的人变为"喜上眉梢"的人。接下来，让全身上下都"微笑"起来，让每个毛孔都透着"喜气"，微笑导引调神法就练成了。长期练习，就能让全身轻松、心情愉快，很多疾病不知不觉就会减轻。

笑对我们来说不仅关乎心情、关乎健康，更关乎美丽。希望每个女人都能笑口常开，笑声不断，笑到病除，做一个人见人爱的"微笑美女"。

女人以血为用，血足才能任芳华流转而魅力不减

※ 补血，女人的必修课

血液对于女人来说，犹如蜡烛的蜡油与烛光，当一根蜡烛的蜡油减少并耗尽时，烛光将随之变得微弱，以至熄灭。女人从来月经那一天起，就面临着失血的问题，在生育时更是如此。孩子在母亲的腹中吸收母体的精血养分长大，而生产就是一个耗血失阴的过程。总之，女人以血为养，如果不注意补血，就会像枯萎的花儿一样，黯然失色，失去生机和活力。

对于人体来说，血液是生命之海。《黄帝内经》里说，肝得到血液营养，眼睛才能看到东西；足得到血液营养，才能正常行走；手掌得到血液营养，才能握物；手指得到血液营养，才能抓物……人体从脏腑到肢体都离不开血液的营养，血液是维持人体生命活动的基本物质。

那么，怎样判断自己是否应该补血呢？下面有个小测试，可供参考。

请在下列选项中选出与你目前身体情况一致的选项。

肤色暗淡，唇色、指甲颜色淡白。

时常有头晕眼花的情况发生。

最近一段时间经常心悸。

睡眠质量不高，经常无缘无故失眠。

经常会有手足发麻的情况发生。

月经颜色比正常情况偏淡并且量少。

如果你有三条以上回答"是"，那么提醒你补血乃当务之急！

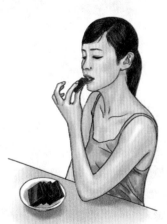

阿胶药食两用，适用人群广泛

究竟应该如何补血呢？很多人想到阿胶，其实阿胶并不能直接补血，而是利用阿胶的固摄作用来聚拢血。阿胶是用驴皮煮制的，好奇的人可能还会问，可不可以用马皮呢？不能。驴的特性跟马的特性不同，马性为火性，主散；而驴性是水土之性，主收敛。

那么，怎样才算补血了呢？血有一种向外散布的动能，如果人体内血散得太厉害了，

就会显出一种缺血或贫血的现象。出现这种情况可以用阿胶来收敛一下，让血散的动能不要太过。中医中的补首先是要稳住，保持现状，保存实力。其实，关于补血最关键的一点还是通过吃食物来补，因为胃经主血，只要能吃，食物的精华就能变现为血。中国古代有句俗语"能吃是福"，只要能好好地吃饭，正常地消化，就是最好的补血方法。所以，真正的补血原则应该是先补脾胃，脾胃气足了，消化吸收能力才能增强，这样整个身体就能强壮起来。

※ 血，以奉养身，莫贵于此

血是营养人体的宝贵物质，正如医学经典著作《黄帝内经》里所说："以奉生身，莫贵此。"意思是说，对人体来说，血对人体营养作用最大。若血虚则可产生头晕、心悸、健忘、失眠、目视不明、面色无华、舌淡、脉虚等症。尤其是对于女性来说，只有血足才能肌肤红润，身材窈窕。

血液内养脏腑，外表皮毛筋骨，对于维持人体各脏腑组织器官的正常机能活动具有重要意义。女性因其生理特点有耗血多的特点，若不善于养血，就容易出现面色萎黄、唇甲苍白、头晕眼花、乏力气急等血虚症。严重贫血者还容易过早发生皱纹、白发、脱牙、步履蹒跚等早衰症状。血足皮肤才能红润，面色才有光泽，女性若要追求靓丽面容、窈窕身材，必须重视养血。

养血要注意以下几个方面：

1. 神养

心情愉快，保持乐观的情绪，不仅可以增进肌体的免疫力，而且有利于身心健康，同时还能促进骨髓造血功能旺盛起来，使皮肤红润，面有光泽。

2. 睡养

充足睡眠能使你有充沛的精力和体力，养成健康的生活方式，不熬夜，不偏食，戒烟限酒，不在月经期或产褥期等特殊生理阶段同房等。

3. 动养

经常参加体育锻炼，特别是生育过的女性，更要经常参加一些体育锻炼和户外活动，每天至少半小时。如健美操、跑步、散步、打球、游泳、跳舞等，可增强体力和造血功能。

4. 食养

女性日常应适当多吃些富含"造血原料"的优质蛋白质、必需的微量元素铁、铜等、叶酸和维生素 B_{12} 等营养食物，如动物肝脏、肾脏、血、鱼虾、蛋类、豆制品、黑木耳、黑芝麻、红枣、花生以及新鲜的蔬果等。

5. 药养

贫血者应进补养血药膳。可用党参15克、红枣15枚，煎汤代茶饮；也可用首乌20克、枸杞子 20 克、粳米 60 克、红枣 15 枚、红糖适量煮粥，有补血养血的功效。

此外，女人在月经期间，尤其是失血过多时会使血液的主要成分血浆蛋白、钾、铁、钙、镁等流失。因此，在月经结束后 1 ～ 5 日内，应补充蛋白质、矿物质及补血的食品，如牛奶、鸡蛋、鹌鹑蛋、牛肉、羊肉、菠菜、樱桃、桂圆肉、荔枝肉、胡萝卜等，既有美容作用，又有补血、活血作用。此外，还应补充一些有利于"经水之行"的食品，如鸡肉、红枣、豆腐皮、苹果、薏米、红糖等温补食品。

※ 用眼过度的"电脑族"美女更要补血

很多女性是从事办公室工作的，每天都要看着电脑，经常会觉得眼睛发干。其实，眼睛干涩只是视疲劳的一种。《黄帝内经》的"五劳所伤"中有一伤："久视伤血。"这里的"血"，指的就是肝血，你如果用眼过度，就会损耗肝血。因为，"肝藏血"，"开窍于目"，即肝脏具有储藏血液和调节血量的功能，双眼受到血的给养才能视物。而过度用眼，会使肝血亏虚，使双目得不到营养的供给，从而出现眼干涩、看东西模糊、夜盲等症。所以，"电脑族"女性如果想拥有一双如水明眸，更要注意补血。

补养肝血可以考虑食疗和药疗相结合的方法。日常饮食中，建议适当吃些猪肝、鸡肝等动物肝脏，同时补充牛肉、鲫鱼、菠菜、荠菜等富含维生素的食物。在中药里，当归、白芍等可以补血，菊花、枸杞子则有明目之功效，经常用眼的人可以将其泡水代茶饮。当然，并不是说一出现眼部不适，就得马上补血。屈光不正、角膜炎、白内障等眼部疾病都会造成不同程度的眼干涩、视物模糊、流泪等症状，因此不能轻易地自诊为血虚。当出现难以缓解的不适感时，要尽早去医院确诊。

除了内养肝血以明目的方法外，用中药熏眼，也可以在一定程度上缓解眼睛干涩。如清肝明目的菊花、补肾明目的石斛和枸杞子、明目通便的决明子和滋阴润燥的麦冬都可以用来熏眼。具体做法是：像常规泡茶的方法一样，取以上 5 种药中任意一种，泡上，趁热放置眼前，用茶的热气熏眼睛，持续 10 ～ 15 分钟之后，眼睛就会舒服多了。这是因为，一方面茶的热气能加快眼睛血液循环，另一方面血液循环又能促进药的成分吸收，从而实现明目的功效。

其实，要想自己的眼睛不

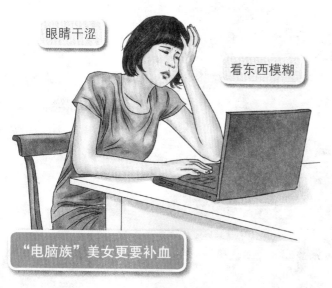

眼睛干涩

看东西模糊

"电脑族"美女更要补血

受到伤害，最好还是在日常生活中就注意预防。保持生活规律，睡眠充足，多喝水，少看电脑、电视，少玩电子游戏等。即使需要长时间在电脑前工作，也应注意眼与屏幕保持 50 ~ 70 厘米距离，且使屏幕略低于眼水平位置 20 厘米处，以使眼表暴露于空气的面积最小，同时要避免"目不转睛"，尽量多眨眼，每隔 45 分钟 ~ 1 小时，闭眼休息 5 ~ 10 分钟。此外，春季风干物燥，眼表水分蒸发快，是干眼症的高发季节，因而更应注意补充水分。同时，多吃核桃、花生、豆制品、鱼、牛奶、青菜、大白菜、空心菜、番茄及新鲜水果等有助保护眼睛的食物；多喝绿茶，减少电脑对眼睛的辐射损害。

※ 每个女人都要掌握一些补血良方

女人以血为用，养颜的根本就是滋阴补血，血足才能使面色红润靓丽、经血正常、精力旺盛，否则就容易出现面色萎黄无华、唇甲苍白、头晕眼花、倦怠乏力、发枯肢麻、经血量少、经期延迟等症状。严重贫血时，还容易出现皱纹早生、华发早白、更年期提前等早衰状况。补血的方法有很多，我们应该结合自己的喜好、身体的特点，选择其中一两种，长期坚持下去，这样才能确保血气充足，身体安康，魅力无限。

1. 食疗法补血

补血理气的首选之食就是阿胶，因为阿胶能从根本上解决气血不足的问题。阿胶能改善血红细胞的新陈代谢，加强真皮细胞的保水功能，对容易贫血的女性来说是最好不过的滋补食物。我们可以将阿胶捣碎，然后和糯米一起熬成粥，晨起或晚睡前食用。也可以将阿胶同鸡蛋一起煮成蛋花汤服用。

生姜红糖水也是补气血的不错选择，《本草衍义补遗》中有："干姜，入肺中利肺气，入肾中燥下湿，入肝经引血药生血，同补阴药亦能引血药入气分生血，故血虚发热、产后大热者，用之。止唾血、痢血，须炒黑用之。有血脱色白而夭不泽，脉濡者，此大寒也，宜干姜之辛温以益血，大热以温经。"生姜补气血，还能治痛经，食用时把姜削成薄片，放在杯子里，加上几勺红糖，然后加开水冲泡后，放在微波炉里热得滚烫后再喝，这样最有效。需要注意的是，喝生姜红糖水最好不要选择晚上，民间有"晚上吃姜赛砒霜"的说法，生姜能调动人体内的阳气，让人处于亢奋状态，以致影响睡眠，危害健康。

2. 穴位补血法

补气血也可以用穴位按摩法，最重要的补血穴位是血海穴。

血海穴属足太阴脾经，屈膝时位于大腿内侧，用掌心盖住自己的膝盖骨（右掌按左膝，左掌按右膝），五指朝上，手掌自然张开，大拇指下面便是此穴。血海穴为治疗血症的要穴，具有活血化瘀、补血养血、引血归经之功。

每天上午 9 ~ 11 点刺激血海穴最好，因为按照《黄帝内经》中的经络学说，这段时间是脾经经气旺时，人体阳气处于上升趋势，所以直接按揉就可以了。每侧按 3 分钟，力量不要太大，能感到穴位处有酸胀感即可。

※ 善补女人血的家常食物

女人要从根本上唤起好气色，延缓衰老，使青春常驻，还要从内部调理开始，通过补血理气、调整营养平衡来塑造靓丽形象。于是，很多女性朋友为了寻找补血方法会去买一些保健品，或者不惜重金买昂贵的大补之品，殊不知，真正善于补血的东西就在我们身边。我们身边常见的很多食物都能从根本上解决气血不足的问题，同时能改善血红细胞的新陈代谢，加强真皮细胞的保水功能，从而实现女人的红润美丽。从日常生活细节入手，也是《黄帝内经》中所倡导的养生方法。

以下就是几种常见的补血食物。

1. 黄花菜

黄花菜含铁量大，比大家熟悉的菠菜高 20 倍。黄花菜除含有丰富的铁外，还含有维生素 A、维生素 B_1、维生素 C、蛋白质、脂肪等营养素，有利尿及健胃作用。

2. 桂圆肉

每年夏季都有新鲜桂圆上市，这是民间熟知的补血食物。因为桂圆所含铁质丰富，且含有维生素 A、维生素 B、葡萄糖、蔗糖等，能治疗健忘、心悸、神经衰弱之不眠症。产后妇女吃桂圆汤、桂圆胶、桂圆酒等，对身体补血效果佳。

3. 黑豆

我国古时向来认为吃豆有益，尤其是黑豆可以生血、乌发。黑豆的吃法随各人之便，例如产后妇女可用黑豆煮乌骨鸡。

4. 胡萝卜

胡萝卜含有维生素 B、维生素 C，且含有一种特别的营养素胡萝卜素。胡萝卜素对补血极有益，将胡萝卜煮汤，是很好的补血汤饮。

5. 面筋

面筋在食品店、素食馆、卤味摊上都有供应。面筋的铁质含量相当丰富，是一种值得提倡的美味食品。

6. 菠菜

菠菜，是有名的补血食物，含有丰富的胡萝卜素和铁质，所以菠菜可以算是补血蔬菜中的重要食物。

7. 花生

花生是全世界公认的健康食品，在我国，花生被认为是"十大长寿食品"之一。

中医认为，花生的功效是调和脾胃，补血止血，降压降脂。其中"补血"的作用主要就是花生外那层红衣的功劳。因为花生外那层红衣能够补脾胃之气，所以能达到养血止血的作用。同时，花生还有生发、乌发的效果。

8. 红枣

枣是中国的传统滋补品，民间相传有"天天吃三枣，一辈子不见老"、"五谷加小枣，胜似灵芝草"之说。中医认为，枣可以养血、益气。从营养价值上来说，不同种类的枣之间，营养差别并不大。鲜枣的营养丰富，尤其是维生素 C 含量非常高，是橘子的 13 倍，苹果、香蕉的 60 ~ 80 倍，被人们称为"活维生素 C 丸"。

9. 白芍

具有补气益血、美白润肤的功效，适用于气血虚寒导致的皮肤粗糙、萎黄、黄褐斑和色素沉着等。中医认为，人的皮肤润泽与否和脏腑功能有着密切的关系，如果脏腑病变，气血小，则皮肤粗糙，面部生斑。因此，白芍和白术等配合，可以调和气血、调理五脏、美白祛斑。

10. 核桃

核桃仁性味甘平、温润，具有补肾养血、润肺定喘、润肠通便的作用。同时，核桃仁还是一味乌发养颜、润肤防衰的美容佳品。"发为血之余"，"肾主发"，核桃仁具有强肾养血的作用，所以久服核桃可以令头发乌黑亮泽，对头发早白、发枯不荣具有良好的疗效。古代医学家对于核桃仁的美容功效早有认识，他们认为常服核桃仁令人能食，骨肉细腻光滑，须发黑泽，血脉通润。由此可见，核桃除了乌须发之外，还可以荣养肌肤，使之变得光滑细腻。

11. 枸杞子

中医很早就有"枸杞养生"的说法，认为常吃枸杞子能"坚筋骨、轻身不老、耐寒暑"。所以，枸杞子常常被当作滋补调养和抗衰老的良药。枸杞子的性味甘平，中医认为，枸杞子能够滋补肝肾、益精明目和养血、增强人们的免疫力。对于现代人来说，枸杞子最实用的功效就是抗疲劳和降低血压。常吃枸杞子可以美容，这是因为，枸杞子可以提高皮肤吸收养分的能力，还能起到美白作用。

12. 当归

当归是血家的圣药，当归可活血。在我国古代医药典籍中有"十有九归"之说，并称其为"药王"。当归味甘辛、性温、无毒，为妇科良药。传统中医认为，当归甘温质润，为补血要药。适用于心肝血虚，面色萎黄，眩晕心悸等。

13. 黑芝麻

许多乌发养颜的美容古方都以黑芝麻为主药，可以缓解皮肤的干枯、粗糙，令肌肤细腻光滑、红润光泽。

女人们一定多吃补血食物，这样才能做到皮肤红润有光泽，才能延缓衰老，使自己永葆青春。

※ 告别贫血，做红润女人

健康美丽对每个人来说，都是永远追求的目标。身材窈窕、肤色红润更是每个女人一生的梦想，但现实生活中往往因种种原因，导致女性无法拥有这个梦想，其中最大的"敌人"之一便是贫血。一旦患上了贫血，随之而来的便是面容憔悴、苍白无力、头昏眼花等，再好的化妆品也无法掩盖。如果长期不注意调理，还会让许多疾病乘虚而入，引起身体的各种问题，威胁健康，因此危害不可谓不大。因此，女性应更加注意日常的饮食保养，以防发生贫血。

铁是组成红细胞中血红蛋白的重要成分，红细胞携带氧气及二氧化碳的功能是依靠铁来完成的。所以，食物中若长期缺铁就会引起贫血。铁的来源广泛，瘦肉、蛋黄、鱼类、母乳等都含有丰富的铁。植物性食品中，大枣、坚果类、山楂、草莓等含铁较多。

铜是人体必需的微量元素，它在人体内主要以铜酶的形式参与机体一系列复杂的生化过程。它参与血细胞中铜蛋白的组成，与微量元素铁有相互依赖的关系，是体内铁元素吸收、利用、运转及红细胞生成等生理代谢的催化剂。此外，铜还参与造血和铁的代谢过程，如果缺少它，就会导致造血机能发生障碍。这时，即使机体内有充足的铁，也会引起贫血。因此，要多吃含铜丰富的食物，如鱼、蛋黄、豆类、核桃、花生、葵花子、芝麻、蘑菇、菠菜、杏仁、茄子、稻米、小麦、牛奶等。

叶酸、维生素 B_2 及维生素 C 虽然不是构成血细胞的成分，但血细胞离开这些物质就不能成熟，缺少这些维生素也会影响造血，甚至引起贫血。新鲜蔬菜特别是绿叶蔬菜及水果中，叶酸及维生素 C 含量丰富。肉类、鱼、糙米等食物中，维生素 B_2 含量丰富。

蛋白质也是造血的重要原料。一个体重为 50～60 千克的成年人，每天需要摄入 50～60 克蛋白质。因此，可适当食用一些奶及奶制品、蛋类及瘦肉。

药膳疗法是该病有效的辅助治疗方法，黄芪鸡汁粥、肝粥、红枣黑木耳汤、荔枝干大枣等药膳方效果显著，贫血者宜经常食用。

◇ 黄芪鸡汁粥

功效：益气血，填精髓。适用于体虚、气血双亏、营养不良的贫血患者。

原料：重 1000～1500 克的母鸡 1 只，黄芪 15 克，大米 100 克。

做法：将母鸡剖洗干净浓煎鸡汁，将黄芪煎汁，加入大米 100 克煮粥。

用法：早、晚趁热服食。

◇ 猪肝粥

功效：补肝，养血明目。适用于气血虚弱所致的贫血、夜盲症、目昏眼花等症。

原料：猪肝（羊肝、牛肝、鸡肝均可）100～150 克，大米 100 克，葱、姜、油、食盐各适量。

做法：将动物肝洗净切成小块，与大米、葱、姜、油、盐一起入锅，加水约 700 克，煮成粥，待肝熟粥稠即可食。

用法：每日早、晚空腹趁热顿食。

◇红枣黑木耳汤

功效：清热补血。适用于贫血患者。

原料：黑木耳 15 克，红枣 15 个。

做法：将黑木耳、红枣用温水泡发放入小碗中，加水和适量冰糖，再将碗放置蒸锅中，蒸 1 小时。

用法：每日服 2 次，吃木耳、红枣，喝汤。

◇荔枝干大枣

功效：补气血。适用于失血性贫血。

原料：荔枝干、大枣各 7 枚。

做法：将荔枝干与大枣共煎水。

用法：每日服 1 剂，分 2 次服。

◇豆腐猪血汤

功效：补血，适用于产后妇女贫血。

原料：豆腐 250 克，猪血（羊血、牛血也可）400 克，大枣 10 枚。

做法：将大枣洗净，与豆腐、猪血同放入锅中，加适量水，煎煮成汤。

用法：饮汤，食枣。15 日为 1 疗程。

另外，贫血的女人最好不要喝茶，因为喝茶只会使贫血症状加重。茶中含有鞣酸，饮后易形成不溶性鞣酸铁，从而阻碍了铁的吸收。其次，牛奶及一些中和胃酸的药物会阻碍铁质的吸收，所以尽量不要和含铁的食物一起食用。

《黄帝内经》的启示：激活经络比用任何化妆品都管用

※ 经络学说是古代中医最神奇的发明

经络是在我国古代中医长期的临床实践中被总结出来的，而且他们从实用的角度给经络下了一个定义：经络是人体气血运行的通路，内属于脏腑，外布于全身，将各部组织、器官联结成为一个有机的整体。

在近些年愈演愈烈的养生大潮中，中医的经络也借助这一潮流开始被人们关注，成为养生的基本原则和最高境界。

关于经络之于人体健康的作用，《黄帝内经·灵枢·经脉篇》记载："经脉者，所以能决生死，处百病，调虚实，不可不通。"这里的不可不通，即是再三强调人体之经脉必须畅通，原因是经脉"能决生死，处百病，调虚实"。为什么这样说呢？

先看"决生死"。是指经脉的功能正常与否，决定了人的生与死。因为，人之所以成为一个有机的整体，是由于经脉纵横交错，出入表里，贯通上下，内联五脏六腑，外至皮肤肌肉来联络的。经络畅通，人体气血才能使脏腑相通，阴阳交贯，内外相通，否则，脏腑之间的联系就会发生障碍，引发疾病，严重者甚至导致死亡。

再看"处百病"。这里是说经脉之气运行正常对于疾病的治疗与康复所起的重要作用，中医治病都必须从经络入手。"痛则不通，通则不痛"，身体的病痛就是经络不通引起的。只有经脉畅通，才能使气血周流，疾病才能得到治疗与康复。

再谈"调虚实"。对于实症要用泻法，如胃痉挛的人，针刺病人足三里穴，可使其胃弛缓；对虚证要用补法，如胃弛缓的人，针刺病人足三里穴，可使其收缩加强。当然，由于虚、实症不同，尽管都针刺足三里穴，但一个用泻法，而另一个用补法。

经络如此重要，可以说是我国古代中医最神奇的发明，他们利用自己的临床实践揭开了经络的秘密，并利用经络来治病疗疾。而对于那些对中医没有精深研究的人来说，是无缘掌握并体会经络之神奇的。

※ 丽质非天生——经络就是赋予我们美丽的魔法

这个世界上，每个女人都希望自己能够拥有美丽的容貌和匀称的身材。为了实现这个梦想，她们尝试了各种办法，抽脂、整形、化妆……但是没有方法可以自内而外的实现全方位的美。经络美容法却摒弃了所有缺点，像一种魔法，赋予女人们健康的美丽。

1. 经络美容法的原理

人体五脏六腑、内分泌腺、血管等的活动，无不受自律神经的支配。自律神经遍布全身，直接反映内脏机能的活动，皮肤粗糙、雀斑、皱纹、青春痘等肌肤问题都是脏腑机能失去平衡的表现。但是，只要刺激人体的自律神经，增强其他机能的活动能力，就可使腑脏功能恢复正常。

经络美容法就是根据经络控制自律神经，联系五脏六腑的理论，对相应的经络部位施以适当刺激，进而达到美容的目的。由于女性对皮肤的触摸特别敏感，而且敏感的时间比较长，所以经络美容法不仅能美化女性肌肤的外表，还能彻底消除妨碍女性肌肤美的隐患，促进肌肤发生质性变化，使女性能在本身秀丽的肌肤上适当修饰，从而显得更加自然脱俗、光彩照人。"只有实现了内在的健康，才能实现外在的美"，这是经络美容理论的核心。

经络美容法是通过对人体的阴经中的肾经、肝经，阳经中的胃经、大肠经、小肠经、三焦经、膀胱经的刺激，来达到美容的目的。

刺激膀胱经可改善胖的体质，改善因子宫发育不全或妊娠期、产褥后引起的雀斑，改善皮肤过敏等；刺激肝经可以去除肥胖者的雀斑，改善灰黑色的皮肤，并有瘦身效果；刺激胃经可以防止皮疹，改善白嫩皮肤、瘦弱型体质；刺激三焦经可以预防化脓，治疗粉刺，提早消除皮肤疾患；刺激小肠经和大肠经，可治愈皮疹，改善瘦型体质；刺激肾经可以去除瘦型体质的雀斑。

除了刺激经络外，还可以刺激穴位，即在经络上对于自律神经特别有强刺激的点位，用指压作强刺激或用电刺激。此外，用毛刷或手掌刺激肌肤表面也可。

2. 敲经络可以让女人的青春延长

医学研究认为，经络的存在，是各种长寿方法的奥妙，它在人体内起总调度、总开关、总控制作用，无时无刻不在控制人的身体健康。早在 2500 年前，我国医学就有了经络学说，其中，《黄帝内经·经脉篇》说，经络可以控制人体功能，具有"决死生、处百病"的作用，这绝非无稽之谈。

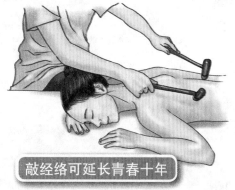

敲经络可延长青春十年

恐怕有人要问，经络到底能起什么作用呢？现在我们的回答是：如果你真的承认在你的身上有这样一个"行血气、营阴阳"的网络系统，你要相信这个系统确有"决死生、处百病"的医疗和保健作用。而且我们也可以通过一些办法使这个系统经常保持很活跃、很健康的状态，即使发生了一些问题，生了病，我们也可以用一些简单的办法去锻炼经络，使经络的功能恢复正常，从而保证自己的身体健康、精力充沛。

经络的存在和利用给针灸疗法和流传至今的几百种民间疗法都找到了科学根据。因为尽管民间疗法形式多种多样，而其根本的作用原理仍然是经络系统在发挥着"行血气、营阴阳"的作用，经络就是我们体内随身携带的最好的药。任何疾病的发生都是由于经络阻塞引起的。经络是运行身体内气和血的通路，经络畅通就是健康的关键、驱除疾病的关键。

※ 天天敲大肠经和胃经就是非常妙的抗衰良方

没有哪个女人不怕衰老，于是自古以来就有人不断寻求不老秘方，却毫无所获。其实，真正的不老秘方就在我们自己身上，每天坚持敲大肠经和胃经就可以。

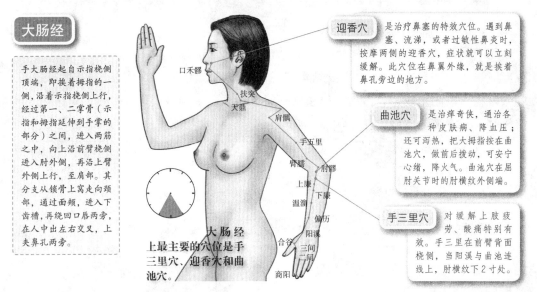

大肠经

手大肠经起自示指桡侧顶端，即挨着拇指的一侧，沿着示指桡侧上行，经过第一、二掌骨（示指和拇指延伸到手掌的部分）之间，进入两筋之中，向上沿前臂桡侧进入肘外侧，再沿上臂外侧上行，至肩部。其分支从锁骨上窝走向颈部，通过面颊，进入下齿槽，再绕回口唇两旁，在人中出左右交叉，上夹鼻孔两旁。

口禾髎　扶突　天鼎　肩髃　手五里　肘髎　骨髎　上廉　下廉　温溜　偏历　阳溪　合谷　三间　二间　商阳

迎香穴 是治疗鼻塞的特效穴位。遇到鼻塞、流涕，或者过敏性鼻炎时，按摩两侧的迎香穴，症状就可以立刻缓解。此穴位在鼻翼外缘，就是挨着鼻孔旁边的地方。

曲池穴 是治痒奇侠，通治各种皮肤病、降血压；还可泻热，把大拇指按在曲池穴，做前后拨动，可安宁心绪，降火气。曲池穴在屈肘关节时的肘横纹外侧端。

手三里穴 对缓解上肢疲劳、酸痛特别有效。手三里在前臂背面桡侧，当阳溪与曲池连线上，肘横纹下2寸处。

大肠经上最主要的穴位是手三里穴、迎香穴和曲池穴。

大肠经在卯时当令，也就是早晨5～7点，我们体内的大肠经当令。这个时间应该养成排便的习惯，因为一般5～7点，天就亮了，也就是天门开了，与天门相对应的地门，即人的肛门也要开，所以就需要排便。另一方面，这个时候，人体的气血这时也到达大肠，身体经过一夜的代谢，也已将废物输送到大肠。所以，在这个时候排便是最好的。已经养成习惯的人自然不成问题，没有养成习惯的人也可以在这段时间到厕所蹲一会儿，促进便意，长期坚持，能够避免便秘的困扰。

按照《黄帝内经》的说法，从巡行路线来看，大肠经经过面部。所以，敲大肠经时应先用10根手指肚轻轻敲击整个面部，额头、眉骨、鼻子、颧骨、下巴要重点敲击。再用左手掌轻轻拍打颈部右前方，右手掌拍打颈部左前方（手法一定要轻）。然后，右手攥空拳敲打左臂大肠经（大肠经很好找，只要把左手自然下垂，右手过来敲左臂，一敲就是大肠经）。最后换过来左手攥空拳再敲打右臂，每边各敲打一分钟（从上臂到手腕，整条经都要敲）。这样做可以防止面部和鼻翼长斑生痘。

很多人脸上爱长痘痘，这其实就是胃寒的相。例如，很多人都爱喝冷饮，不管冬天夏天都爱喝，这就容易造成胃寒。当身体遭遇到外界来的寒气，出于自保，身体就会用自身散发的热来抵御寒气，这种热就是燥火。燥火不停地往外攻，皮肤就成为它的出口。所以说，痤疮就是体内的燥火，根源在于胃，治疗时从胃经入手就可以了。另外，经常情绪不好的人也容易长痘痘，这也是由胃寒造成的。

如果是个女孩子胃寒，就很可能会发生痛经、月经不调，并且在经期前后出现乳房胀痛和大腿根酸痛，这就是胃经不调的相。因为胃经经过乳房和大腿根，她的经血下不来，这些地方就会不通，就引起疼痛。敲打胃经时，要从锁骨下，顺两乳，过腹部，

胃经

胃经有两条主线和四条分支，主要分布在头面、胸部、腹部和腿外侧靠前的部分。

地仓穴

能疏风通络，可防治口咽、流涎、眼睑动等症。

胃经在辰时，也就是早晨的 7 ~ 9 点之间当令。一般这段时间大家都非常忙碌，但是不管怎么忙，一定要吃早饭，也一定要给孩子吃早饭。因为这个时候，太阳一般都升起来了，天地之间的阳气占了主导地位，人的体内也是一样，处于阳盛阴衰之时，所以，这个时候人就应该适当地补阴，而食物就属阴。

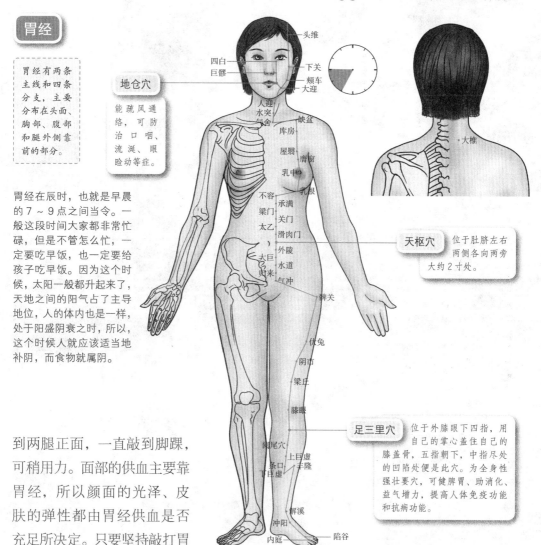

天枢穴

位于肚脐左右两侧各向两旁大约 2 寸处。

足三里穴

位于外膝眼下四指，用自己的掌心盖住自己的膝盖骨，五指朝下，中指尽处的凹陷处便是此穴。为全身性强壮要穴，可健脾胃、助消化、益气增力，提高人体免疫功能和抗病功能。

到两腿正面，一直敲到脚踝，可稍用力。面部的供血主要靠胃经，所以颜面的光泽、皮肤的弹性都由胃经供血是否充足所决定。只要坚持敲打胃经，很快就会有改观。

※ 肾经是给女人带来幸福的经络

肾决定着人的生长衰老。肾气旺盛时，五脏功能也将正常运行，气血旺盛，容貌不衰；肾气虚衰时，人的容颜黑暗，鬓发斑白，齿摇发落，未老先衰。肾经和肾密切相关，所以经常保持肾经的经气旺盛、气血畅通对养护容颜、保持旺盛的精力等都有立竿见影的功效。

针对这些问题，我们可以通过刺激肾经来缓解。一种方法是沿着肾经的循行路线进行刺激。因为肾经联系着很多脏腑器官，通过刺激肾经就可以疏通很多经络的不平之气，还能调节安抚相连络的内脏器官。另一种方法是刺激肾经上的重点穴位。肾经上共有 27 个穴位，较常用的有涌泉穴、太溪穴、照海穴等。

了解并利用好肾经，使肾精充足，肾就会变得强大，所有的问题也就迎刃而解了。

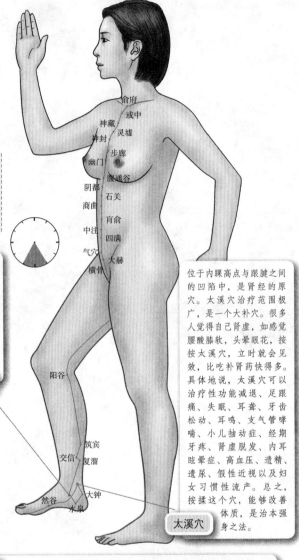

肾经

肾经的具体循行路线是：由足小指开始，经足心、内踝、下肢内侧后面、腹部，止于胸部。肾经如果有问题，人体通常会表现出口干、舌热、咽喉肿痛、心烦、易受惊吓，还会有心胸痛、腰、脊、下肢无力或肌肉萎缩麻木，脚底热、痛等症状。

在足内侧，内踝尖下方凹陷处。照，为光明所及。此穴是治疗眼疾的要穴。刺激照海穴，能够使人目光明亮，如见大海之广阔。此穴还是治疗咽喉痛的要穴，不论是对急慢性扁桃体炎，还是咽炎、鼻咽管炎，都有很好的疗效。此穴有很好的安神镇定之功，配合膀胱经的申脉穴，治疗失眠和神经衰弱效果极佳，还可用于治疗中风偏瘫的足内翻。此外，照海穴还是利尿消肿的要穴，经常点按，可以增强肾的泌尿功能。

照海穴

每天的17～19点，也就是酉时，是肾经当令的时间，在此肾经当令之时按摩肾经，或服用中药效果比较好。健康强大的肾经可能会激发你身体的巨大潜能，让你体会生活的更多乐趣。

位于内踝高点与跟腱之间的凹陷中，是肾经的原穴。太溪穴治疗范围极广，是一个大补穴。很多人觉得自己肾虚，如感觉腰酸膝软，头晕眼花，按按太溪穴，立时就会见效，比吃补肾药快得多。具体地说，太溪穴可以治疗性功能减退、足跟痛、失眠、耳聋、牙齿松动、耳鸣、支气管哮喘、小儿抽动症、经期牙疼、肾虚脱发、内耳眩晕症、高血压、遗精、遗尿、假性近视以及妇女习惯性流产。总之，按揉这个穴，能够改善体质，是治本强身之法。

太溪穴

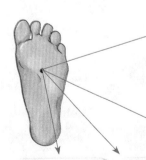

涌泉穴

在足底：正坐或者仰卧，翘足，在足底部，当足趾向下卷时足前部的凹陷处，约相当于足底二、三趾缝纹头端与足跟连线的前三分之一与后三分之二的交界处。相当于足底疗法的肾上腺反射区，自古就有临睡搓脚心百次可延年益寿的说法。不要小看这个小小的穴位，它在人体治疗保健中的作用是非常大的，号称"人体第一长寿穴"。其最实用的功效在于引气血下行，可以治疗高血压、鼻出血、头目胀痛、哮喘等气血上逆的症状。

口腔溃疡时，将吴茱萸粉碎以后用醋调成糊状，贴在涌泉穴上，外面再用胶布固定，效果很好。

把中指屈曲，用指间关节或牙签、圆珠笔等去点涌泉穴，可治心绞痛。每次20分钟，坚持1周，可防治呼吸道疾患。

艾灸、贴敷涌泉穴可治高血压。如果采用艾灸，每天至少一次，每次10～15分钟，灸过后喝点温开水。如果是穴位贴敷，就要买些中药，打成细粉，然后用鸡蛋清调成糊状，每天睡觉前贴敷在穴位上，两侧的穴位交替使用。常用的药物有以下几种：桃仁、杏仁、栀子、胡椒、糯米。

※ 衰老早现，从脾经上着手解决

上眼皮为脾所主，皱纹出现、眼皮耷拉就是因为脾主肌肉的功能出现了问题。而与脾脏关系最为密切的当属足太阴脾经了。

脾经不通时，人体会表现出下列症状：身体的大脚趾内侧、脚内缘、小腿、膝盖或者大腿内侧、腹股沟等经络线路出现冷、酸、胀、麻、疼痛等不适感，或者全身疼痛、胃痛、腹胀、大便稀溏、心

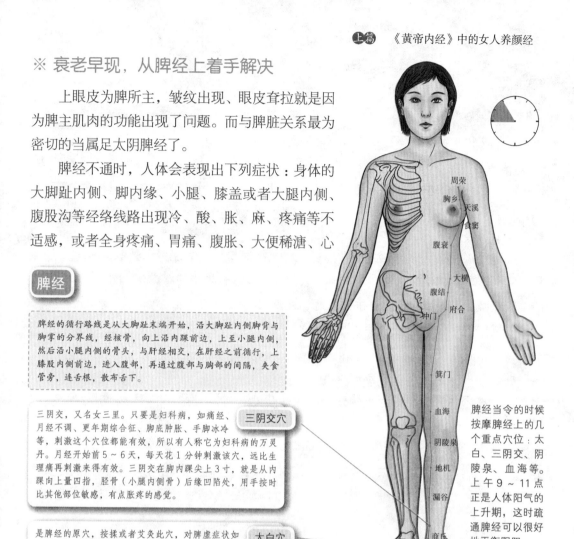

脾经

脾经的循行路线是从大脚趾末端开始，沿大脚趾内侧脚背与脚掌的分界线，经核骨，向上沿内踝前边，上至小腿内侧，然后沿小腿内侧的骨头，与肝经相交，在肝经之前循行，上膝股内侧前边，进入腹部，再通过腹部与胸部的间隔，夹食管旁，连舌根，散布舌下。

三阴交穴

三阴交，又名女三里。只要是妇科病，如痛经、月经不调、更年期综合征、脚底肿胀、手脚冰冷等，刺激这个穴位都能有效，所以有人称它为妇科病的万灵丹。月经开始前5~6天，每天花1分钟刺激该穴，远比生理期再刺激来得有效。三阴交在脚内踝尖上3寸，就是从内踝向上量四指，胫骨（小腿内侧骨）后缘凹陷处，用手按时比其他部位敏感，有点胀疼的感觉。

太白穴

是脾经的原穴，按揉或者艾灸此穴，对脾虚症状如全身乏力、食欲不佳、腹胀、大便稀等脏腑病有很好的作用，也可以补后天之本，增强体质。太白穴在脚的内侧面，大脚趾骨节后下方凹陷处，脚背脚底交界的地方。

脾经当令的时候按摩脾经上的几个重点穴位：太白、三阴交、阴陵泉、血海等。上午9~11点正是人体阳气的上升期，这时疏通脾经可以很好地平衡阴阳。

胸烦闷、心窝下急痛、流口水等。

思虑过度会扰乱脾的正常工作，使其方寸大乱，反映到身体上就是食欲不振、无精打采、胸闷气短。所以，我们要尽量做到思虑有节，这样脾的功能才会正常，脾经才能通畅，衰老才不会提早出现。

※ 驱除体内毒素，非大肠经莫属

大肠经起于食指末端的商阳穴，沿食指桡侧，通过合谷、曲池等穴，向上会于督脉的大椎穴，然后进入缺盆，联络肺脏，通过横隔，入属于大肠。

大肠经为多气多血之经，阳气最盛，用刮痧和刺络的方法，最能驱除体内热毒。如果平时敲打大肠经，可以清洁血液通道，预防青春痘，还能对荨麻疹、神经性皮炎、

日光性皮炎、牛皮癣、丹毒等有缓解作用。

在五行里，肺与大肠同属于金，肺属阴在内，大肠为阳在外，两者是表里关系。我们知道，肺是负责运化空气的，大肠负责传导糟粕，因此大肠经的邪气容易进入肺经。当然，肺经的邪气也可以表现在大肠经上。

大肠经若出现问题，有的人会出现雀斑、酒糟鼻，有的人会腹泻、腹胀、便秘。如果这时候没有采取措施阻止外邪的进攻，外邪就会长驱直入进入人体的内部——肺经，导致较为严重的肺病。所以，我们出现雀斑、酒糟鼻等问题时，要知道按摩大肠经以"治未病"，及时击退疾病的入侵。

大肠经当令的时间早晨5～7点，这时候按摩最好。大肠经很好找，你只要把左手自然下垂，用右手敲左臂，一敲就是大肠经。敲时有酸胀的感觉。

大肠经上最主要的穴位是手三里穴、迎香穴和曲池穴。

手三里穴对缓解上肢疲劳、酸痛特别有效。手三里在前臂背面桡侧，当阳溪与曲池连线上，肘横纹下2寸处。

迎香穴可以说是治疗鼻塞的特效穴位。遇到感冒引起的鼻塞、流涕，或者过敏性鼻炎时，按摩两侧的迎香穴一两分钟，症状就可以立刻缓解。此穴位在鼻翼外缘，就是挨着鼻孔旁边的地方。

曲池穴是治痒特效穴位，通治各种皮肤病，还能降血压、泻热。如果你心情烦躁，感觉心里憋着火时，就可以把大拇指按在曲池穴，作前后拨动，这时会感觉酸胀或有点儿疼，不一会儿，心绪就会安宁，火气也能降下来。曲池穴在屈肘关节时，肘横纹外侧端。

※ 双手摩面就能让你永远年轻

元朝大太医忽思慧在其《饮膳正要》中写道："凡夜卧，两手摩令热，摩面，不生疮点。一呵十搓，一搓十摩，久而行之，皱少颜多。"

大太医忽思慧这段话的意思是说：在晚上睡觉之前，两手相互使劲搓，感觉手搓热了的时候，就趁热将手捂到脸上，然后轻轻摩擦，摩擦十来下之后，继续搓手，手搓热以后继续捂到脸上轻轻按摩，这样重复几次就可以了。长期坚持用手摩面，脸上的皮肤就会红润光泽，不生雀斑、痘痘之类的东西，还可以抚平皱纹，延缓衰老，可以称得上是最简单易行的养颜方法。女性们在晚

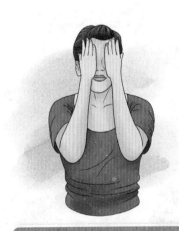

经常搓脸，人就可以变得脸色红润、双眼有神

上临睡前抽出几分钟的时间做几次摩面，一段时间后定会看到效果。

那么，为什么双手摩面会有这样神奇的效果呢？这就要从中医经络学的角度去解释了。

流通面部的经脉有：督脉在正中，手阳明大肠经绕口鼻，足阳明胃经绕口鼻至目下，手太阳小肠经和手少阳三焦经循行于眼耳间，足太阳膀胱经从头顶下行到内眼角。我们面部五官的大小和布局，就是这些经络力量综合作用的结果。面部皮肤是否健康润泽，也取决于这些经络的气血是否畅通。我们把搓热了的双手捂在脸上，就温濡了面部经络，增强了它们的活性。同时，手掌上有三条阴经：手少阴心经、手厥阴心包经和手太阴肺经。手贴在脸上，手掌中的阴经就和面部的阳经实现了相互沟通，阴阳和合，从而起到美颜作用。

搓脸也是一种很好的养生方法。生活中，在感觉疲劳或者困倦的时候，我们下意识的动作就是去搓搓脸，然后就会感觉精神一些，这就是因为通过搓脸的动作无意中按摩了面部的经脉和穴位，使其气血畅通、循环无碍。经常搓脸，人就可以变得脸色红润、双眼有神。

这种搓脸不必局限于时间和地点，疲劳时、困倦时、身体不舒服时，都可以搓一搓。先把双手搓热，然后用搓热的双手去搓脸。可以从上往下，也可以从下向上，每次都把下颌、嘴巴、鼻子、眼睛、额头、两鬓、面颊全部搓到，过程可快可慢，以自己感觉舒服为宜。另外，搓脸需要肩关节上抬并上下运动，这是锻炼肩关节、预防和治疗肩周炎的好方法。但是，搓脸的时间不要过长，特别是老人，应量力而行，以免过度疲劳，造成肩膀酸痛，这就背离了保健的主旨。

搓脸的同时，还可以配合搓耳。《黄帝内经》中说，"肾开窍于耳"。很多养生学家也认为"五脏六腑，十二经脉有络于耳"。所以，平时坚持搓耳、捏耳，就可强健身体。

搓耳：双手掌轻握双耳郭，先从前向后搓49次，再从后向前搓49次，使耳郭皮肤略有潮红，局部稍有烘热感为度，每日早、晚各1次。搓耳后顿有神志清爽、容光焕发的效果。若患某些慢性疾病，在搓耳之后，还应搓相应区域，如高血压患者，用拇指搓耳轮后沟，向下搓用力稍重，向上搓用力要轻，低血压者用力的程度恰好相反而搓之。

捏耳：人之双耳在外的形貌，颇似倒卧在母体腹中的胎儿。因而，恰当地握动双耳垂，则能收到抗衰美容的效果，其重点是运用拇指、食指轻巧而有节奏地捏压耳垂的正中区域，每日2～3次，每次1分钟。持之以恒地做下去，既美容，又能增添双目的神采。

※ 内关穴——打开心结，养颜养心的美丽穴

女人最怕的就是衰老，美人迟暮总是有那么几分苍凉与悲切。所以，越是美丽的女人越是怕老。也正因为如此，现在的很多化妆品、保健品才都打着抗衰驻颜的旗号制造噱头，而它们的实际功效也不过是表面的，治不了根本。其实，衰老是自然定律，不管什么方法只能在一定程度上延缓衰老，或者让衰老变得不那么可怕。

一般情况下，女人到了40岁，衰老就开始降临了，经常会出现心慌、气短、出虚汗等症状，现代医学统称为"更年期症状"，并没有什么特效药或者很好的治疗方法。按照《黄帝内经》中的说法："女子五七阳明脉衰，面始焦黄，发枯委，六七三阳脉衰于上，面皆焦，发始白。七七任脉虚，太冲脉衰少，天癸竭，地道不通，形坏而无子耳。"女人的衰老在五七三十五岁就开始了，首先是阳明脉衰，然后慢慢导致三条阳经气血逐渐衰退。头为诸阳之会，气血不能上达到面部，皱纹和斑点就产生了。所以，从养生和美容的角度讲，人的美实际上与气血息息相关。心主神，其华在面。心之神主要靠气血来充盈，气血充足，自然反映到脸上。所以，女人养颜首先要养心。

内关穴最早见于《黄帝内经·灵枢·经脉篇》，是心包经上的穴位，它通于任脉，会于阴维，是八脉交会穴之一。内关穴的真正妙用，在于能打开人体内在机关，有补益气血、安神养颜之功。

内关穴的位置在手臂内侧，腕横纹上两寸，取穴时手握虚拳向上平放，另一手食指、中指、无名指三指以腕横纹为准并齐，食指点按的地方就是内关穴。点揉这个穴位随时随地都可以进行，以略感酸胀为宜。

点揉内关穴的功效主要在于疏通心结。我们都知道，越是心情郁闷、烦躁，总是发脾气的人衰老的迹象越严重，特别是女性到了更年期的时候，情绪比较激烈。而我们也不可能随时可以控制自己的情绪，一旦觉得心情不好就应该想办法缓解。内关穴就是宣泄情绪的关口，调心养心、气血充盈就是养颜之大道，任何名贵的化妆品都比不上。

内关穴自古是中医用来治疗心脏疾病的必用穴。按压内关穴的方法是，以一手拇指指腹紧按另一前臂内侧的内关穴位，先向下按，再做按揉，两手交替进行。对心动过速者，手法由轻渐重，同时可配合震颤及轻揉；对心动过缓者，用强刺激手法。平时可按住穴位，左右旋转各10次，然后紧压1分钟。按压内关穴对减轻胸闷、心前区不适和调整心律有帮助，抹胸和拍心对于消除胸闷、胸痛有一定效果。

※ 最简单的美白养颜法：按压四白穴

四白穴位于眼球正中央下2厘米处。当你向前平视的时候，沿着瞳孔所在直线向下找，在眼眶下缘稍下方能感觉到一个凹陷，这就是四白穴。

四白穴有"美白穴"、"养颜穴"之称，很多人不太相信，养颜美白靠这么一个小

小的穴位就能实现吗？你不妨每天坚持用手指按压它，然后轻轻揉 3 分钟左右，一段时间以后，观察一下脸上的皮肤是不是变得细腻，而且比以前白了？四白穴也可用来治疗色斑，如果再加上指压"人迎"（人迎位于前喉外侧 3 厘米处，在这里能摸到动脉的搏动），一面吐气一面指压 6 秒钟，重复 30 次。天天如此，经过一段时间后，脸部的小皱纹就会消失，皮肤变得更有光泽，这就是经络通畅的神力。另外，因为四白穴在眼的周围，坚持每天点揉能很好地预防眼花、眼睛发酸发胀、青光眼、近视等眼病，还可以驱除眼部的皱纹。

按摩四白穴时，为增强效果，首先要将双手搓热，然后一边吐气一边用搓热的手掌在眼皮上轻抚，上下左右各 6 次，再将眼球向左右各转 6 次。此外，还可以通过全脸按摩驱除眼角皱纹。四白穴和晴明、丝竹空、鱼腰这些穴一起用效果会更好。

※ 通行元气，水液运行就找三焦经

古人将其分为三部分：上焦、中焦、下焦。上焦心肺，中焦脾胃、肝胆，下焦肾、膀胱、大小肠。按照《黄帝内经》的解释，三焦是调动运化人体元气的器官，负责合理地分配使用全身的气血和能量。

三焦经绕着耳朵转了大半圈，所以耳朵上的疾患如耳聋、耳鸣、耳痛等都可通过刺激本经穴位得到缓解。三焦经从脖子侧后方下行至肩膀小肠经的前面，可以和小肠经合治肩膀

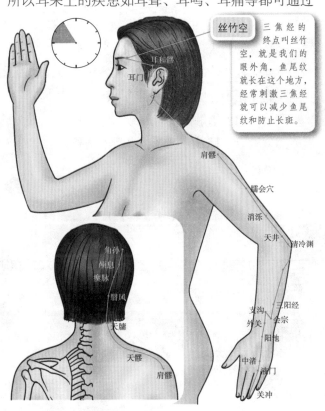

丝竹空 三焦经的终点叫丝竹空，就是我们的眼外角，鱼尾纹就长在这个地方，经常刺激三焦经就可以减少鱼尾纹和防止长斑。

三焦经

三焦经主要分布在上肢外侧中间、肩部和侧头部。循行路线是：从无名指末端开始，沿上肢外侧中线上行至肩，在第七颈椎处交会，向前进入缺盆，络于心包，通过膈肌。其支脉从胸上行，出于缺盆，上走颈外侧，从耳下绕到耳后，经耳上角，然后屈耳向下到面颊，直达眼眶下部。另一支脉，从耳后入耳中，出走耳前，与前脉交叉于面部，到达眼外角。

三焦经当令的时间是亥时，这是阴阳和合的时段，称为"性爱黄金时刻"，其实也就是通过男女的交合配合身体完成阴阳和合这个过程，达到"三交通泰"。中医一直都讲究保精色忌，房事不能过度，但是在身体健康的情况下，和谐的性爱会令人身心欢愉，容颜润泽，激发生机，有益无害。

痛，还能治疗颈部淋巴结炎、甲状腺肿等发生在颈部的疾病。三焦经顺肩膀而下行到臂后侧，又可治疗肩周炎，再下行通过肘臂、腕，因此还可治疗网球肘和腱鞘炎。

西方认为性爱的最佳时间是在22：30，传统的中医认为最好是在22：00，西医没有给出明确的理由，中医的理由就是为了达到阴阳和合。但为什么比西方认为的要早半个小时呢？这是因为下一个时辰就是胆经当令，应该是熟睡养阳的时候，如果22：30进行性爱，很可能到胆经当令的时候人体还处于兴奋状态，会睡不着；而22：00进行性爱，到下一个时辰开始的时候，人体就已经处于熟睡状态了，可以养住阳气。

一个懂得如何养颜的女人一定要善于使用三焦经，通过刺激三焦经来去除皱纹、延缓衰老，在三焦经当令的时候享受完美性爱，愉悦身心。

※ 美丽不求人——经络穴位其实很好找

经络穴位能够赋予我们美丽，可是很多女性在如何找准经络穴位的问题上却遇到了困难，总是找不到准确位置。的确，使用经络穴位，是项技术活，也可以说是把双刃剑，找对了地方，手法适当，可以益寿延年，如果一窍不通或一知半解地胡乱摆弄，往往会弄巧成拙。所以，我们有必要将经穴疗法的注意事项给大家解释清楚。

1. 如何找准穴位

找穴位最重要的，就是找对地方。在这里，我们介绍一些任何人都能够使用的最简单的找穴位的诀窍。

身体有异常，穴位上便会出现各种反应，这些反应如下。

压痛：用手一压，会有痛感。

硬结：用手指触摸，有硬结。

感觉敏感：稍微一刺激，皮肤便会很痒。

色素沉着：出现黑痣、斑点。

温度变化：和周围皮肤有温度差，例如发凉或者发烫。

在找穴位之前，先压压、捏捏皮肤看，如果有以上反应，那就说明找对地方了。

2. 如何掌握指法技巧

在家中能进行的穴位刺激中，最普遍的就是指压。不要小看你的手指头，它也蕴涵着很多玄机呢。

指压的第一个诀窍是利用容易施力的大拇指，或食指、中指，用指腹按压，可以加重压力，而且长时间按压也不觉得疲倦。

还有一个诀窍，就是按压的补泻之分。有慢性病或长期营养不良的人往往身体虚弱，这是要予以轻刺激，温柔一点，称为补法，即补充能量，使器官恢复到正常水平，当某些患者神经亢奋、疼痛较强时，要予以重压，称为泻法，即抑制过高能量的刺激法。总的来说，每次按压 3 ~ 5 秒，中间间隔 2 ~ 3 秒，重复 3 ~ 5 次，效果最好。

3. 学会利用身边的器物

把五六支牙签用橡皮条绑好，以尖端部分连续扎刺等方式刺激穴位。刺激过强时，则用圆头部分，此法可期待出现和针灸疗法相同的效果。

不喜欢针灸的朋友，可以用吹风机的暖风对准穴位吹，借以刺激穴位。这算是温灸的一种。

体质虚弱、肌肤较容易过敏的朋友，再小的刺激往往也受不了，此时可利用旧牙刷以按摩的方式来刺激穴位。

以手指作按压的时候，想省劲一些的话，可以用圆珠笔替代，方法是用圆珠笔头压住穴道，此法压住穴道部分的面积广，刺激较缓和。

脊椎骨的两侧有许多重要的穴位，可惜的是，自己无法好好地刺激它们。如果有软式棒球，即可轻易地达到目的。仰卧，将球放在背部穴位的位置，借助身体的重量和软式棒球适度的弹性，使穴位获得充分的刺激。

最后要提醒大家的是，呼气时刺激经络和穴位，传导效果更佳。因为吸气时肌肉收缩僵硬，此时刺激穴位不太会传达。而吐气时，肌肉松弛而柔软，此时给刺激，不仅痛感少，而且传导效果好。

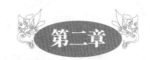

生命的基础在脏腑，
养好脏腑能容颜常驻

腹部为五脏六腑之宫城，青春和衰老都由它决定

※ 从《黄帝内经》藏象学说看人体的五脏六腑

中医讲究，女人外表的靓丽一定要有健康的内部环境做支撑。也就是说，只要五脏六腑健康了，女人自然就是美的。所以，要养颜，一定要从了解五脏六腑入手。

关于人体的五脏六腑，《黄帝内经》中有个著名的理论就是"藏象学说"。藏指藏于体内的内脏，象指表现于外的生理、病理现象。藏象包括各个内脏实体及其生理活动和病理变化表现于外的各种征象。藏象学说是研究人体各个脏腑的生理功能、病理变化及其相互关系的学说。它是在历代医家在医疗实践的基础上，在阴阳五行学说的指导下，概括总结而成的，是中医学理论体系中极其重要的组成部分。

藏象学说以脏腑为基础。人体内脏按照生理功能特点，分为五脏和六腑。五脏是指心、肝、脾、肺、肾，其共同特点是能贮藏人体生命活动所必需的各种精微物质，如精、气、血、津液等。六腑是指胆、胃、大肠、小肠、膀胱和三焦，其共同生理特点是主管饮食物的受纳、传导、变化和排泄糟粕。

五脏六腑之间，一脏配一腑，一阴一阳互为表里，由经络相互络属，共同构成了功能完整的和谐人体。

这里需要说明的是，中医藏象学说中所说的脏腑与现代西医所指的脏腑是不同的。中医所说的脏腑不单纯是一个解剖学概念，更重要的是概括了人体某一系统的生理和病理学概念。心、肺、脾、肝、肾等脏腑的名称虽与现代人体解剖学的脏器名称相同，在生理或病理的含义中却不完全相同。一般来讲，中医所说的一个脏腑的生理功能，可能包含着现代解剖生理学中的几个脏器的生理功能；而现代解剖生理学中的一个脏器的生理功能，亦可能分散在中医所说的某几个脏腑的生理功能之中。

人体是一个有机的整体，脏与脏、脏与腑、腑与腑之间密切联系，它们不仅在生理功能上相互制约、相互依存、相互为用，而且以经络为联系通道，相互传递各种信息，在气血津液环周于全身的情况下，形成一个非常协调、统一的整体。不仅如此，脏腑的运行状况还会表现在人体的外部，比如"舌为心之苗"，即心脏的状况可通过观察舌头来了解。中医四诊法——"望、闻、问、切"中的"望"就是通过观察人体外部特征来了解内在脏腑情况，是藏象学说在实际当中的应用。

※ 腹部为五脏六腑之宫城，能决定女人的青春和衰老

很多年轻女性喜欢穿低腰裤，再搭上一件紧身的短上衣，露出自己的小蛮腰，回头率就会直线攀升。但是到了每个月的经期，往往会被痛经折磨，还有那不打招呼就到来的斑点和可怕的皱纹，还有走形的身材……噩梦一个跟着一个，却很少有人想到这是经常穿低腰裤，没有保护好腹部带来的副作用。

《黄帝内经》说："背有阳，腹有阴。"腹为五脏六腑所居之处，又是阳中之阴，有脾、胃、肝、胆、肾、膀胱、大肠、小肠等分布，又有足太阴、厥阴、少阴、任脉等经脉循行。中医学将腹部喻为"五脏六腑之宫城，阴阳气血之发源"。所以，一定要养好腹部，保证腹部的温暖，尽量不要穿低腰裤。即使在炎热的夏天，也要注意别让腹部着凉。晚上开着空调或者风扇睡觉时，要盖上薄被，以免风邪侵入体内。

经常揉腹也是保护腹部的好办法，前面已经讲解过相关的理论了。

说到腹部还有一个关键部位不得不说，那就是：肚脐。每个胎儿在出生前都不能自主呼吸，无法自己摄取养料，要通过脐带从母亲身上吸取氧气和含有养分的血液，待出生以后，婴儿与母亲连着的脐带就会被剪开。待婴儿身上剪掉脐带的伤口结痂脱落后，形成的痕迹就是肚脐。

肚脐的作用并不是在婴儿脱离母亲以后就结束了，肚脐这地方还有一个很重要的穴位——神阙穴，在胎儿未出生前，这里就是胎儿与母亲交换物质的通道；胎儿出生后，这个缺口也很容易受风寒着凉，需要特别保护，因为这是人的命脉所在。所以我们不仅不能让腹部着凉，更不能让肚脐受风。另外，女性外出游玩时如果晕车、晕船，出行前可以把一片生姜贴住肚脐上，会有一定的预防作用。

总之，养好了腹部，就是给五脏六腑做好了一道坚固的屏障，我们就可以安然自在地享受健康生活。

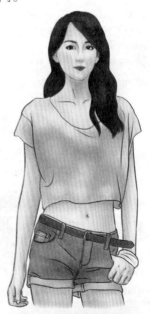

穿低腰裤时，腹部暴露在外，非常容易受凉，而寒凉进入体内会引发各种疾病，对于女性朋友来说，还会导致衰老迹象提前出现。

※ 大部分外表瑕疵都是因为脏腑失调导致的

许多女性面色无华、晦白或灰暗、肌肤粗糙、斑点多多，往往缘于五脏功能失调。对此，再高明的美容师，也难掩其憔悴之态。所以，很多外表瑕疵的根源都不是在外部，而是由于脏腑失调导致的。要想养颜美容，首先应增强脏腑的生理功能，这样才能使容颜不衰。

1. 心与容颜

《黄帝内经》中明确指出："心主血脉，其华在面。"即心气能推动血液的运行，从而将营养物质输送全身。而面部又是血脉最为丰富的部位，心脏功能盛衰都可以从面部的色泽上表现出来。心气旺盛，心血充盈，则面部红润光泽。若心气不足，心血少，面部供血不足，皮肤得不到滋养，脸色就会苍白晦滞或萎黄无华。

心气虚、心血亏少的女性可以将桂圆肉、莲子肉各 30 克，糯米 100 克，加水烧沸后改为小火慢慢煮至米粒烂透即可。常服此粥可养心补血，润肤红颜。

2. 肝与容颜

肝主藏血，主疏泄，能调节血流量和调畅全身气机，使气血平和，面部血液运行充足，表现为面色红润光泽。若肝之疏泄失职，气机不调，血行不畅，血液淤滞于面部则面色青，或出现黄褐斑。肝血不足，面部皮肤缺少血液滋养，则面色无华，暗淡无光，两目干涩，视物不清。

对肝脏失调者，中医提倡食用"银杞菊花粥"。其做法为：银耳、菊花各 10 克，糯米 60 克，同放锅内，加水适量煮粥，粥熟后调入适量蜂蜜服食。常服此粥有养肝、补血、明目、润肤、祛斑、增白之功。

3. 脾与容颜

脾为后天之本，气血生化之源。脾胃功能健运，则气血旺盛，见面色红润，肌肤弹性良好；反之，脾失健运，气血津液不足，不能营养颜面，精神萎靡，面色淡白，萎黄不泽。

脾功能出现障碍的女性可服用"红枣茯苓粥"。其做法为：大红枣 20 枚，茯苓 30 克，粳米 100 克；将红枣洗净剖开去核，茯苓捣碎，与粳米共煮成粥，代早餐食。可滋润皮肤，增加皮肤弹性和光泽，起到养颜美容作用。

4. 肺与容颜

肺主皮毛。肺的气机以宣降为顺，人体通过肺气的宣发和肃降，使气血津液得以布散全身。若肺功能失常日久，则肌肤干燥，面容憔悴而苍白。

肺功能失常者需要补肺气、养肺阴，可食用"百合粥"。其做法为：百合 40 克，粳米 100 克，冰糖适量。将百合、粳米加水适量煮粥，粥将成时加入冰糖，稍煮片刻即可，代早餐食。对于各种发热症治愈后遗留的面容憔悴，长期神经衰弱，失眠多梦，更年期妇女的面色无华，有较好的恢复容颜色泽的作用。

5. 肾与容颜

肾主藏精。肾精充盈，肾气旺盛时，五脏功能也将正常运行，气血旺盛，容貌不衰。当肾气虚衰时，人的容颜黑暗，鬓发斑白，齿摇发落，未老先衰。

肾功能失调引起的容颜受损可服用"芝麻核桃粥"。其做法为：芝麻30克，核桃仁30克，糯米100克，同放锅内，加水适量煮粥，代早餐食。能帮助毛发生长发育，使皮肤变得洁白、丰润。

※ 美目盼兮，眼睛的问题可能在脏腑

很多女性都有眼袋困扰，对于这种情况，中医认为，这是由脏腑的原因造成的。下眼皮正是小肠经的循行路线，它跟三焦、小肠、肾都有关。这里出了问题多是阳气不足，化不开水，水液代谢不掉，这属于寒邪造成的疾病。

中医认为，眼睛是脏腑的一扇小窗户，许多脏腑情况都可以反映在眼睛上。例如，有的人不哀伤也总是眼泪汪汪，虽然"水汪汪"的眼睛看起来挺漂亮，但可能是不健康的表现。中医认为，这是肺气不足、肝的收敛功能不足所致。肝主水道，而肺为水上之源，肺气的宣发和肃降对体内水液的输布、运行和排泄起着疏通和调节的作用。当肝肺之气不足时，水气就会总在上面壅着，或者水道总收敛不住，就会出现眼泪汪汪的现象。还有一些人迎风流泪，在中医看来这是肝肾阴虚的征兆。因为只有当肝肾阴虚，肾气不纳津，受到冷风的直接刺激后才会流眼泪。

除了肺气不足导致的眼泪汪汪和肝肾阴虚导致迎风流泪外，我们常见的一些眼部问题中医是这样解释的。

我们有的时候蹲后起立，会觉得眼前一片乌黑，或黑花黑点闪烁，或如飞蝇散乱，俗称"眼花"，这就是目眩。《黄帝内经》认为，心主神明，神散了看东西就会"眼花"。一般来说，如果偶尔在站起来时有昏眩感，则问题不大，只需多按按中渚穴便能见效。中渚穴在手背的第四掌骨上方，离小拇指和无名指指根约2厘米处。用另一只手的大拇指和食指分别上下用力揉按此穴，先吸一口气，然后慢慢呼出，按压5～7秒。做完之后，再换另一只手，按同样程序做一遍。每只手做5次。

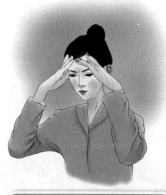

生活中很多人都有过目眩的经历

《本草纲目》里提出了黄连明目的方子。李时珍说："用黄连不限多少，捣碎，浸清水中六十天，然后单取汁熬干。另用艾铺瓦上，燃艾，把熬干的药碗，盖在艾上，受到艾的烟熏。艾烟尽后，刮取碗底药末做成丸子，如小豆大。每服十丸，甜竹叶汤送下。"这里的艾就是

我们所说的艾蒿。另外，如果遇到眼睛突然红痛，《本草纲目》记载，可以"用黄连和冬青叶煎汤洗眼"或者用"黄连、干姜、杏仁，等分为末，用棉包裹浸入热水中，趁热闭目淋洗"。如果眼睛突然觉得又痒又痛，就可以"用黄连浸乳中，随时取汁点眼"。如果眼泪不止，就"用黄连浸水成浓汁搽洗"。

除了这些方法，平时注意饮食和营养的平衡是对眼睛有好处的，多吃些粗粮、杂粮、红绿蔬菜、薯类、豆类、水果等含有维生素、蛋白质和纤维素的食物。此外，木瓜味甘性温，将木瓜加薄荷浸在热水中制成茶，晾凉后经常涂敷在眼下皮肤上，不仅可缓解眼睛疲劳，还有减轻眼袋的作用。还可以用无花果和黄瓜来消除眼袋，做法是：睡前在眼下部皮肤上贴无花果或黄瓜片，15～20分钟揭掉。

※ 想知道五脏六腑的盛衰就要关注"眉毛"

爱美的女人们从不修眉的恐怕很少吧。不同的眉形对人的外貌和气质影响很大，合适的眉形就能让自己的面部轮廓看起来更完美。但是，你知道吗？从眉毛上还能看出五脏六腑的盛衰。

《黄帝内经》中有这样的记载："美眉者，足太阳之脉，气血多；恶眉者，血气少；其肥而泽者，血气有余；肥而不泽者，气有余，血不足；瘦而无泽者，气血俱不足。"这就是说，眉毛属于足太阳膀胱经，其盛衰依靠足太阳经的血气。眉毛长粗、浓密、润泽，反映了足太阳经血气旺盛；眉毛稀短、细淡、脱落，则是足太阳经血气不足的象征。眉又与肾对应，为"肾之外候"，眉毛浓密，则说明肾气充沛，身强力壮；眉毛稀淡恶少，则说明肾气虚亏，体弱多病。

如果你的眉毛非常稀疏甚至几乎没有，这就是严重的气血不足、肾气虚弱的表现，身体需要及时的补养。如果眉毛过早地脱落，就说明气血早衰，是很多病症的反应，其中最为严重的要算麻风病了。瘤型麻风病的先兆就是眉毛脱落，开始是双眉呈对称型稀疏，最后全部脱落。另外，两眉之间的部位叫印堂，又称"阙中"。《黄帝内经·灵枢·五色篇》中说："阙上者，咽喉也；阙中者，肺也。"可见，印堂可以反映肺部和咽喉疾病。肺气不足的病人印堂部位呈现白色，而气血郁滞的人则会变为青紫色。

所以，女人不要只注意自己眉毛的形状，也要关注眉毛上显示出的一些信号，及时发现潜藏在五脏六腑中的问题，从根本上养护自己的容颜。

※ 养脏腑养容颜也应关注"面王"——鼻

对于鼻子，女人关注更多的应该是鼻梁挺不挺、鼻头上有没有黑头，而关注鼻子颜色的人很少。但是，在中医面诊中有"上诊于鼻，下验于腹"的说法，鼻子具有很大的价值，有"面王"之称。鼻子位于面部正中，根部主心肺，周围候六腑，下部应生殖。《黄帝内经》记载："五气入鼻，藏于心肺。"所以，鼻子及四周的皮肤色泽最能反映五脏六腑的疾病。

鼻子在预报脾胃疾病方面尤其准确。病人出现恶心、呕吐或腹泻之前，鼻子上会冒汗或鼻尖颜色有所改变。一些容易晕车的人感觉会比较明显。

如果鼻梁高处外侧长有痣或痦子的话，说明胆先天不足，这是因为鼻梁是胆的发射区，如果这些部位出现了红血丝，或者年轻人长了青春痘，再加上早上起来嘴里发苦的话，多半就是胆囊有轻微的炎症了。

如果鼻头发青，而且通常伴有腹痛，这就是因为肝属木，脾属土，肝气疏泄太过，横逆冲犯脾胃，影响了脾胃的消化功能。

如果鼻尖微微发黑，这说明身体里有水汽，是"肾水反侮脾土"的表现。本来应该是土克水，结果（肾）水反过来压制住了（脾）土，水汽肆虐，以致肾的脏色出现在脸上。

如果鼻子发黄，这说明胸内有寒气，脾的脏色出现在了脸上。人体内中阳不足，脾胃失于运化，吃下去的冷食或凉性食物积聚在脾胃，这些寒气上升又影响到了胸阳，所以寒气就滞留在了脏腑中。如果鼻子发黄，但光泽明润，那就不用担心了，这是即将康复的好兆头。

※ 也给五脏六腑"看手相"

按照中医的阴阳论来讲，人的一只手就是一个阴阳俱全的小宇宙，手掌为阴，手背为阳，五个手指刚好是阴阳交错。手指一般代表头，手掌一般代表内脏，手背一般代表我们的背部。人内脏经脉的气出来首先到手指，所以手指非常敏感，一个人内脏的问题很快就可以在手上看出来。

1. 看手指

（1）拇指：关联肺脾，主全头痛。

指节过分粗壮，气有余便是火，心情偏激，易动肝火；扁平薄弱，体质较差，神经衰弱；拇指指关节缝出现青筋，容易发生冠心病或冠状动脉硬化；拇指指掌关节缝的纹乱，容易早期发生心脏疾病；拇指掌节上粗下细者吸收功能差，身体一般较瘦弱；上下都粗者则吸收功能好，减肥较难；拇指中间有横纹的，吸收功能较差，横纹越多对人的干扰越大。

（2）食指：关联肠胃，主前头痛。

大肠经所过，所以反映的主要是大肠的问题。正常的指尖应该是越来越小，如果相反则是吸收转换功能比较差；如果食指很清白、弯曲、没有力，一般是脾胃的功能弱，容易疲劳、精神不振；如果在食指根部与拇指之间有青筋，则要注意会有肩周炎。

（3）中指：关联心脏，主头顶。

心包经所过，主要管人的情志、神志。如果中指细且横纹较多，说明生活没有规律，往往提示心脑血管方面的疾病；中指根部有青筋要注意脑动脉硬化，青筋很多有中风倾向。

（4）无名指：关联肝胆、内分泌，主偏头痛。

（5）小指：关联心肾，主后头痛。

小指长且粗直比较好，一定要过无名指的第三个关节或与第三关节平齐，如果小于第三关节或者弯曲，说明先天的肾脏和心脏都不是很好；如果小指细小且短，女性很容易出现妇科问题，如月经不调等；如果其他四指都非常好，就是小指不好，说明先天不足。所以，人的身体素质的保养关键是看小指，平常应多揉小指。

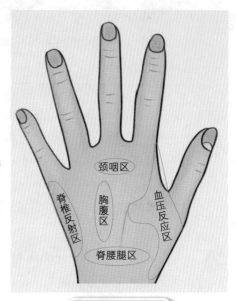

手的反射区

2. 观指形

（1）指的强弱：哪个手指比较差就说明与其相关联的脏腑有问题。

（2）指的曲直：手指直而有力，说明这个人脾气比较直。而我们经常说的"漏财手"，则是消化和吸收系统不好。

（3）指的长度：手指细长的人多从事脑力劳动，手指粗短的人多从事体力劳动。

（4）指的软硬：拇指直的人比较自信，但容易火气盛；拇指弯的人容易失眠多梦。

（5）指的血色：手指颜色较白说明气血不足，身体瘦弱，手脚比较怕冷；手指较红的人说明血气充足，但太红反而血气不畅，人容易疲劳；手指特别红说明这个人特别累，而且血黏稠度高，血脂高；手指红得发紫发黑说明脑动脉供血不足，心肌梗死，非常危险；如果延升到整个手掌都发暗、没有血色，就要注意肿瘤的问题，应大量紧急排毒；手指中间特别青，说明消化功能非常差。

了解了这些，看一下你的手指，在对照你身体经常出现的一些症状，中医"看手相"是不是很有道理呢？

"形诸外必有诸内"：养颜要从保养脏腑开始

※ 女人要养肝

不知道女性朋友有没有这种经历，突然无缘无故地脸色发黄，心情郁闷，看谁都不顺眼，总想找茬吵架，结果最倒霉的就是身边的人了，常常被没头没脑地"骂"一顿，弄得大家莫名其妙。其实这也是没办法的，因为女子是以肝为养的，肝功能出现异常就会导致上面这样的问题。

1. 肝功能与美容的关系

（1）肝主筋

肝藏血，血养筋，故筋是肝的精气所聚。若肝血充足，则筋脉得以滋养，筋健力强，四肢关节灵活、屈伸自如，就会给人以健美之感；若肝血不足，筋失所养，轻则关节屈伸不利，重则四肢麻木、筋脉拘急，甚至手足抽搐震颤、角弓反张等，自然有失健美。

（2）肝开窍于目，其华在爪

《黄帝内经》认为，五脏六腑之精气皆注于目，因此目与五脏六腑都有内在联系，但肝与目关系更为密切。目只有得到肝血的充分滋养，才能水汪汪，脉脉含情又盈盈含露。

此外，肝血的盛衰，可影响爪甲的荣枯。肝血充足，则爪甲坚韧明亮，红润光泽；若肝血不足，则爪甲软薄，枯而色夭，甚则变形脆裂。

由上可知，肝脏功能出现病理变化，便会在许多方面影响人体的美感，所以女人一定要养护好自己的肝。这样才能让自己时刻保持美丽的面容、优雅的姿态、健康的身心，也可以让自己的亲人少受一点苦。

2. 用好肝经，让肝气畅通

凌晨 1 ~ 3 点是肝经的气血最旺的时候，这个时候人体的阴气下降，阳气上升，所以应该安静地休息。另外，一个养肝气的方法就是按摩肝经上的太冲穴（在脚背上大脚趾和第二趾结合的地方，足背最高点前的凹陷处），那些平时容易发火着急、脾气比较暴躁的女性要重视这个穴位，每天坚持用手指按摩太冲穴 2 分钟，至明显酸胀感即可，用不了一个月就能感觉到有明显的好转。另外，再给大家推荐一个方法：用手掌直接按摩你的肝脏部位，或者按摩两肋。力度要较大，可以以打圈的方式进行。每次 10 分钟，每周 3 次。可以疏肝解郁，行气活血，对于因为情志不舒和肝气郁结所造成的斑点极为有效。

3. 饮食养肝

养肝的食物有蛋类、瘦肉、鱼类、豆制品、牛奶等，它们不但能保持肝脏所需的营养，而且能够减少有毒物质对肝脏的损伤，帮助肝细胞的再生和修复。春季养肝宜多吃一些温补阳气的食物，例如，葱、蒜、韭菜是益肝养阳的佳品，菠菜舒肝养血，宜常吃。大枣性平味甘，养肝健脾，春天可常吃多吃。

4. 注重精神调摄

肝主升发阳气，喜条达疏泄，恶抑郁。要想肝气畅通，首要的是必须重视精神调养，注意心理卫生。如果思虑过度，日夜忧愁不解，则会影响肝脏的疏泄功能，进而影响其他脏腑的生理功能，导致疾病滋生。例如，春季精神病的发病率明显高于其他季节，原有肝病及高血压的患者在春季会加重或复发。所以，春季尤应重视精神调摄，切忌愤然恼怒。

※ 女人要养心才能更美丽

一个女人，什么时候最美？有人可能说是做新娘子的时候，有人可能说是刚刚当上妈妈的时候，还有人可能说是微笑的时候。那么，我们来想想，为什么这些时候女人最美呢？那是因为她们从内心感到真正的快乐和幸福，那种心理上的喜悦表现在脸上，让人觉得很美。这种美不是单纯的容貌之美，而是源自心底的形神兼备的美。所以，要做一个美丽的女人，首先要养好心。

1. 心与容颜的关系

前面我们已经简略介绍了心与容颜的关系，这里再具体明确一下。

（1）心气不足：即心的精气虚少，推动血液运行的功能减低。可见心慌心跳、面色无华等。

（2）心血瘀阻：若心气不足，血运无力，可导致心脏血液瘀阻。可见脉搏节律不整、心悸、心前区憋闷疼痛、面色灰暗、口唇青紫等。

（3）心血亏虚：心主血脉的功能正常，以心气强健、血液充盈、脉道通利为基本条件。如果心血虚少，脉道不充，则可见心悸、面色口唇苍白、脉细无力等。

此外，心还有调节神志的功能。神志，即指人的精神意识、思维活动。正是因为心的这种功能，才有了心情、心意、心思、心愿等词语。心主神志的功能，与它营运血液的作用是分不开的，心所营运的血脉充盈，则神志清晰、思考敏捷、精神旺盛；否则会导致精神病变，出现心烦、失眠、健忘、精神错乱等不良症状。试想一下，一个天天失眠、心情不好的女人又怎么会有漂亮的容颜呢？

2. 养心四要点

心要怎么养呢？应做到以下四个要点。

（1）静心、定心、宽心、善心

何谓"养心"？《黄帝内经》认为是"恬淡虚无"，即平淡宁静、乐观豁达、凝神自娱的心境。生活中我们要做到静心、定心、宽心和善心。

静心就是要心绪宁静，心静如水，不为名利所困扰，不为金钱、地位钩心斗角，更不能为寝食而不安。

定心就是要善于自我调整心态，踏实度日，莫为琐事所烦忧，豁达乐观，喜乐无愁。纵有不快，也一笑了之，岂非惬意？

宽心就是要心胸开阔。宰相肚里能撑船，心底无私天地宽。让宽松、随和、宁静的心境陪伴你，岂非是快乐每一天？

善心就是要有一颗善良之心，时时处处事事都能设身处地地为别人着想，好善乐施献爱心，向需要帮助的人伸出援助之手，自己的心境也会平和而达观。

（2）通过饮食来护心

合理的饮食能预防冠心病、心绞痛和心肌梗死等疾病。平时饮食要清淡，因为盐分摄入过多会加重心脏的负担。不要暴饮暴食，戒烟限酒，多吃一些养心的食物，如杏仁、莲子、黄豆、黑芝麻、木耳、红枣等。

对于心脏不好的人来说，一定要避免大喜与暴饮暴食，否则可能会有导致猝死的危险。所谓"大喜伤心"，太高兴了会让人心气涣散，又吃了很多东西，就会出现中医里"子盗母气"的状况。"子盗母气"，是用五行相生的母子关系来说明五脏之间的病理关系。在这里子是指脾胃，母指心，就是说脾胃气不足而借调心之气来消化食物。

如果一个人本来就有心脏病，太高兴时心气已经涣散了，又暴饮暴食，脾胃的负担超负荷了，只好"借用"心气来消化这些食物，心气必然亏虚。因此，心脏病患者（特别是老年人）在这个时候往往会突然发生心脏病，一定要注意。

（3）保护心脏的穴位

一方面，内关穴可调节心律失常。平时既可以边走边按揉，也可以在工作之余进行操作，每天花两分钟左右按揉，感觉有酸胀感即可。内关作为冠心病的日常保健穴位之一，经常按揉该穴位，可以增加心脏的无氧代谢，增强其功能。

另一方面，内关穴可止住打嗝。生活中，很多人都有打嗝不止的经历，一般都会在短时间内停止，也有的长时间不止。这时，你可以用拇指在内关穴上一压一放地按，很快打嗝就能止住。

（4）夏季尤其要养心

按照中医理论，季节和五行五脏是有所对应的。夏季属火，对应的脏腑为"心"，所以养心也成为夏季保健的一大关键点。生活重要注意戒烟限酒，不要饮浓茶，保证充足的睡眠。还要多喝水，多补水，因为夏季出汗较多，若不注意及时补充水分，会引起血液中水分减少，血液黏稠度增高，致使血流缓慢，造成血管栓塞，极易引发急性心肌梗死和心脏猝死。不要等到口干舌燥时再喝水，养成睡前半小时和清晨起床后喝一杯凉开水的习惯。另外，还要避开"魔鬼时间"，一天24小时中，上午6～11时是急性心肌梗死高峰时段，医学上称它为"魔鬼时间"。因此，患有冠心病的人这个时段不宜做剧烈运动。

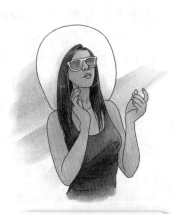

冠心病患者要注意
"魔鬼时间"

※ 补肾不是男人的专利，女人同样需要

提到补肾，人们往往会认为这是男人的事情。其实，这是完全错误的观点。女性也容易患上肾虚，女性肾虚会造成性冷淡、不孕，出现月经失调以及白带清稀、胎动易滑等症状。肾气的盛衰还关系到女性体内分泌系统的储备，而内分泌的损耗，如同灯油耗尽，生机将灭。可以说，肾精的耗损是导致女性早衰的根源。

1. 肾虚的表现及解决办法

那么，肾虚究竟会让你的"面子"出现哪些问题，解决的方案又是什么呢？

（1）黑眼圈

中医认为，黑眼圈是肾虚的外在表现，消除黑眼圈可从补肾入手。服用滋阴补肾类的中药可以消除黑眼圈。日常饮食中还要多摄取蛋黄、豆类、芝麻、花生、胡萝卜等含有大量维生素 E 和维生素 A 的食物。生活有规律，保证充足的睡眠，戒烟酒，多运动，以改善体内血液循环，减轻黑眼圈。

多吃益肾食品。大枣补气养血，桂圆补血，枸杞子滋补肾阴，核桃补肾强腰，还有花生、板栗，这些都是很好的补肾补血类健康食品。

（2）眼袋

眼袋是因为眼睛局部的血液、水液循环不畅，造成脂肪、水分的堆积。肾主水液代谢，肾虚不能温化水液，出现眼部水肿难消，长期下去，难以逆转，形成眼袋。除服用补肾中药外，还可加以按摩手法，轻按眼周攒竹、睛明、四白穴等，以疏通经络，促进血液、水液循环，消除眼袋。

（3）眼睛不再清澈明亮

眼睛是最能体现人体精、气、神的部位，精气充足，眼睛就会清澈明亮，精气衰退，眼睛就会混浊不堪。而人体精气是以肾精为本，肾精充足，眼睛则明亮。

（4）雀斑、黄褐斑

肾虚可导致面部雀斑、黄褐斑。明代陈实功著《外科正宗》中说："雀斑乃肾水不能荣华于上，火滞结而为斑。"补肾可使肾水上荣面部肌肤，淡化斑点。此外，还可食用富含维生素 C 的食品，如香蕉、蜂蜜、番茄、大枣、橘子、猕猴桃、丝瓜、黄瓜等，以及富含维生素 E 的食品，如卷心菜、胡萝卜、茄子、葵花子油、鸡肝等。

（5）面色发黑

肾病外应黑色，肾虚可使人的整个面部发黑，无光泽。爱美的女士不妨试一试滋补肝肾的药物，如枸杞子和桑葚等。

2. 如何补肾

肾虚一般多见于更年期女性，表现为失眠多梦、烦躁易怒、脱发、口干咽燥、黑眼圈与黄褐斑等"肾阴虚"的症状。可多吃鱼、鸭、木耳、黑芝麻、核桃、虫草等。

目前，有不少年轻女性也患上了肾虚，她们多属于"肾阳虚"，因脾阳虚所引起的表现为畏寒怕冷、食欲不振、消化不良、精神萎靡等。因为女性本身阳气相对较弱的生理特点，加上生活、工作压力大，精神长期处于紧张状态，造成女性的脾胃功能转弱，从而出现脾阳虚。建议可以服用金匮肾气丸、右归丸等中药，还可多吃羊肉、韭菜、鹿茸等。

下面推荐两道补肾食疗菜肴。

◇ 鹿茸枸杞猪腰子汤

功效：补肾阳。适用于因肾阳亏损而造成的头晕、耳鸣、疲倦无力、怕冷等。

原料：鹿茸 10 克，枸杞子 25 克，猪腰 2 个（去内膜，切碎）。

做法：将切好的猪腰放入锅中，加生姜小炒至熟，与鹿茸、枸杞子放入锅内隔水炖熟，调味即成（进食时可加半匙白酒）。

用法：每星期可食用一两次。

◇ 冬虫夏草淮山鸭汤

功效：滋阴补肾。适用于因肾阴不足而导致的失眠、耳鸣、腰膝酸痛、口干咽燥等。

原料：虫草 15 克，淮山 20 克，鸭 1 只。

做法：将鸭和虫草、淮山放入锅内隔水炖熟，调味即可。

用法：每星期可食用一两次。

按照《黄帝内经》的理论，肾功能衰退是随着年龄的增长而必然出现的一种现象。所以，女人要想延缓衰老，防止容颜消逝，平时就要注意保养肾脏功能，预防肾虚，就能预防早衰现象。除了吃的，再向大家介绍几种简单易学的养肾强肾方法。

（1）刺激足底穴位

在中医理论里，脚是与肾有密切关系的部位，因此养肾最佳的方式之一就是通过足部进行。每天睡前用热水泡脚，热水要泡过脚踝位置，浸泡过程中再辅以按摩效果更好。方法是：用双手拇指分别按压双脚内踝到脚底的位置，时间以 3～5 分钟为宜，也可以直接用两只脚相互揉搓挤压，达到按摩效果。

（2）按摩养肾穴位

养肾的重要穴位主要集中在后腰眼处，因此平时上班空闲或在家看电视的时候，不妨将腰坐直，然后用双手按压腰眼处，每次上下搓压 3～5 分钟。这样间隔做上一会儿，可以解除疲劳，也有利于肾的舒缓放松。

（3）经常伸腰转腰

俗话说"久坐伤肾"，对办公室一族来说，适当的起身运动就非常有必要了。每隔一小时就要站起来走动一下，经常伸伸懒腰、转动转动腰部和臀部，能很好地舒缓身体内脏、活动四肢、促进血液循环。

（4）常做强肾操

端坐，两腿自然分开，与肩同宽，双手屈肘侧举，手指伸向上，与两耳平。然后，双手上举，以两肋部感觉有所牵动为度，随后复原。可连续做 3 ~ 5 次为一遍，每日可酌情做 3 ~ 5 遍。做动作前，全身宜放松。双手上举时吸气，复原时呼气，用力不宜过大、过猛。这种动作可活动筋骨、畅达经脉，同时使气归于丹田，对年老、体弱、气短者有缓解作用。

（5）经常叩齿

齿为肾之余，肾主骨，齿、骨、肾是一家，所以通过锻炼口齿可以达到养肾的目的。可以每天早晚叩齿 20 ~ 30 次。

（6）注意身体保暖

有的女性在冬季里穿得过少，不注重腰腹部和足部的保暖，导致寒气侵入体内，也会加重肾的负荷，导致出现肾虚。因此，冬季一定要注重这些部位的保暖，不能因为美丽而伤害健康。

古话说："男怕伤肝，女怕伤肾。"补肾就是女人美容的关键，只有肾健康了，才能拥有"气血两旺，容颜焕发"的状态，胜过频繁去美容院，或是买名贵化妆品。一个真正爱美的人，首先要懂得美是真实的，美是健康的，美是由里及表的。只有在内在平衡、气血充盈的基础上进行必要的修饰，美才能达到表里如一，令人赏心悦目。

※ 嘴唇干瘪、过度消瘦的美女一定要养脾

你是不是发现自己的嘴唇总是很干，一点也不饱满？腹部的赘肉也越来越多，有发展成救生圈的趋势？这一切，都跟脾有关系。要想让自己的嘴唇丰满诱人，要想拥有平坦的小腹，先从养脾做起吧！养好脾，你还是那个健康美丽的女人。

《黄帝内经》中说"脾为后天之本"。这该怎么理解呢？大家不妨想一想土地。虽然现在人们的生活水平提高了，有汽车、电脑、高楼等，但是这些不是人类生存所必需的，没有这些人类照样生活了几千年。那么，什么才是人类不可或缺的呢？那就是土地，离开了土地，人类将面临毁灭。在中医理论中，脾属土，它就是人的后天之本，是人体存活下去的根本。如果连这个存活下去的根本都出了问题，那还谈何健康与美丽呢？所以，养脾应该值得每个人重视。

1. 脾的主要功能

（1）脾主运化

一是运化水谷精微。饮食入胃，经过胃的腐熟后，由脾来消化吸收，将其精微部分，通过经络，上输于肺，再由心肺输送到全身，以供各个组织器官的需要。一是运化水

液。水液入胃，也是通过脾的运化功能而输布全身的。若脾运化水谷精微的功能失常，则气血的化源不足，易出现肌肉消瘦、四肢倦怠、腹胀便溏，甚至引起气血衰弱等症。若脾运化水液的功能失常，可导致水潴留，聚湿成饮、湿聚生痰或水肿等症。

（2）脾主统血

脾主统血就是脾气对血液的固摄作用，源于脾的运化功能，机制在于脾主运化。脾为气血生化之源，脾气健运，则机体气血充足，气对血液的固摄作用也正常。

（3）脾主四肢及肌肉

脾主四肢是说通过脾气的升清和散精作用将其运化的水谷精微输送至人体的四肢，以维持四肢的正常生理活动。四肢、肌肉的活动能力及肌肉的发达健壮，与脾密切相关。

（4）脾气健运，精微四布，则四肢的营养充足，肌肉丰满健壮，而活动也强劲有力；若脾失健运，清阳不布，气血不足，肌肉、四肢失养，则肌肉消瘦，四肢乏力，甚至萎废不用。

（5）脾开窍于口

脾主肌肉，如果脾气健运，肌肉营养充足，则口唇红润光泽；脾气不运，运化水谷精微失职，尤其是慢性消化不良的人，常见口唇萎黄不泽。

2. 思虑伤脾

中医也有"思虑伤脾"之说，思虑过多就会影响脾的运化功能，导致脾胃呆滞、运化失常、消化吸收功能障碍，而出现食欲不振、脘腹胀闷、头目眩晕等症状。所以，缓解压力就可以健脾。那么，生活中我们应该怎么减压呢？下面几种对策，你不妨试试看。

（1）"笑一笑十年少"，"哭一哭也无妨"

当自己感到郁闷时能够"笑一笑"当然是最好的，实在笑不出来的时候就用哭来宣泄。眼泪能杀菌，就当为自己洗眼睛了。哭完以后，你就会觉得轻松多了。

（2）多听悦耳动听的音乐

悦耳动听的音乐会通过人的听觉影响大脑皮层，使内分泌系统分泌一些有益于健康的激素和酶。所以，当一个人听到自己喜欢的音乐时，呼吸就加深，神经就松弛，疲劳便得以消除。

（3）找一个没人的地方自言自语

自己声音的音调有一种使人镇静的作用，可以产生安全感。所以，在感到心情不好的时候，找一个没人的地方自言自语一会儿，可以发泄内心所遭受的思想和感情上的压抑，从而获得精神状态和心理状态的平衡协调。

（4）不要苛求自己

每个人都想追求更好、更快、更完美地做事情，也不断地给自己设定目标，这自然会给自己带来无穷的压力和烦恼。因此，要正确认识自己的能力，量力而行。

※ 要想皮肤好，要把肺养好

《红楼梦》中将林黛玉描写的姿容绝代，但她那种美是病态的、文弱的、娇滴滴的美。她患有长期的肺部疾病，那种健康的、活泼的青春气息，柔嫩光泽、白里透红的肌肤质感是与她无缘的。因为肺主皮毛，主气司呼吸，有宣发与肃降的作用，若肺功能失常日久，肌肤就会干燥，面容也会变得苍白憔悴。

1. 肺的主要功能

（1）肺主皮毛

皮毛包括皮肤、毛孔、汗毛等组织，是一身之表。依赖于卫气和津液的温养和润泽，成为抵御外邪侵袭的屏障。如果肺气虚弱，不能宣发卫气，输精于皮毛，就会导致皮肤毛发憔悴、枯槁。

（2）肺主气司呼吸

肺主气，包括两个方面：一是主呼吸之气。人体通过肺吸入自然界的清气（即氧气），呼出体内代谢产生的浊气（即二氧化碳），即吐故纳新，使身体内外的气体不断得到交换。二是主一身之气，主要是指肺与宗气的生成有密切关系。宗气是由肺吸入的自然界的清气（氧气）与由脾胃运化的水谷精气相结合而成，积于胸中，它既是营养人体的物质，又是人体机能活动的动力。宗气通过肺而布散全身，以维持脏腑功能活动。

肺主气的功能正常，则气机通畅，呼吸均匀。若肺气不足，就可能出现水道壅塞，反映在容颜上则是肌肤干燥失泽、眼睑或面部浮肿、手足四肢臃肿等。

（3）肺主宣发与肃降

宣发，是宣布、发散的意思。肺主宣发是指由于肺气的推动，使气血津液得以散布全身，内而脏腑经络，外而肌肉皮毛，无处不到，以滋养全身的脏腑组织。肺气宣发通畅，则能主一身之气而呼吸调匀，助血液循环而贯通百脉。

肃为清肃、宁静，降为下降。肃降即清肃下降之意，有向下、向内、收敛的特点。肺主肃降是指肺气宜清宜降。肺气以清肃下降为顺，通过肺气之肃降作用，才能保证气和津液的输布，并使之下行，才能保证水液的运行并下达于膀胱而使小便通利。肺气必须在清肃下降的情况下，才能保证其正常的机能活动。

如果肺的宣发和肃降功能遭到破坏，就会引起"肺气不宣"、"肺失肃降"或"肺气上逆"等病理变化，从而出现咳嗽、喘促、胸闷、尿少、水肿等症。

（4）通调水道

肺主通调水道，是指肺的宣发和肃降对体内水液的输布、运动和排泄起着疏通和调节的功能。水液的排泄，主要途径是排尿，其次为皮肤毛孔的出汗和蒸发以及呼出气体的散发等。排尿、出汗、呼出浊气就是在排毒，如果女人的"肺通调水道"功能失调，那就是失去了一条排毒的主要路径。

肺在五脏六腑的地位很高。《黄帝内经》中说："肺者，相傅之官，治节出焉。"也就是说，肺是人体内的宰相，它必须了解五脏六腑的情况。所以，《黄帝内经》中有"肺朝百脉"。就是说全身各部的血脉都直接或间接地会聚于肺，然后敷布全身。所以，各脏腑的盛衰情况，必然在肺经上有所反映，中医通过观察肺经上的"寸口"就能了解全身的状况。寸口在两手桡骨内侧，手太阴肺经的经渠、太渊二穴就处在这个位置，是桡动脉的搏动处，中医号脉其实就是在观察肺经。

2. 如何养肺

肺还是人体重要的呼吸器官，进行体内外气体的交换。通过肺的呼吸作用，我们可以吸入自然界的清气，呼出体内的浊气，从而进行吐故纳新，实现体内外气的交换，维持人体正常的新陈代谢。那么，在生活中我们应该如何养肺呢？应该坚持以下三个准则。

（1）情绪要开朗

在七情中，肺主悲，肺气虚容易引起悲伤，而悲伤又会直接影响到肺，所以情绪上要开朗。中医提出"笑能清肺"，笑能使胸廓扩张，肺活量增大，胸肌伸展，笑能宣发肺气、调节人体气机的升降、消除疲劳、驱除抑郁、解除胸闷、恢复体力，使肺气下降、与肾气相通，并增加食欲。清晨锻炼，若能开怀大笑，可使肺吸入足量的大自然中的"清气"，呼出废气，加快血液循环，从而达到心肺气血调和的作用，保持人的情绪稳定。

（2）注意呼吸

肺主全身之气，其中一个就是呼吸之气。要通过呼吸吐纳的方法来养肺。怎么呼吸呢？使呼吸节律与宇宙运行、真气运行的节律相符，也就是要放慢呼吸，一呼一吸要尽量地达到6.4秒。要经常做深呼吸，把呼吸放慢，这样可以养肺。

《黄帝内经》还介绍了一种呼吸的方法，叫闭气法，就是闭住呼吸，这种方法有助于增强我们肺的功能。先闭气，闭住之后停止，尽量停止到你不能忍受的时候，再呼出来，如此反复七遍，又叫"闭气不息七遍"。

（3）注意饮食的调养

可以多吃一些玉米、番茄、大豆、梨等，有助于养肺。秋令养肺最重要，肺喜润而恶燥，燥邪会伤肺。秋天气候干燥，空气湿度小，尤其是中秋过后，风大，人们常有皮肤干燥、口干鼻燥、咽痒咳嗽、大便秘结等症。因此，秋季饮食应"少辛增酸"、"防燥护阴"，适当多吃些蜂蜜、核桃、乳品、百合、银耳、萝卜、秋梨、香蕉、藕等，少吃辛辣燥热与助火的食物。饮食要清淡。

此外，中秋后室内要保持一定湿度，以防止秋燥伤肺，还要避免剧烈运动使人大汗淋漓，耗津伤液。

※ 胃好才能身体好

胃是人体的加油站，我们的容貌以及需要的能量都来源于胃的摄取。不过，现代人的生活太"丰富多彩"了，于是会主动或被动地不好好爱护"胃"，让胃病不知不觉中走来。

1. 都市白领胃病发病率较高

身为都市中繁忙一族，白领女性中慢性胃炎的发病率相当高。不要以为这仅仅只是带给你腹痛、恶心、食欲不振等不适，或者是无法再好好享受珍馐美味，最可怕的是，如果你忽略它，一般浅表性胃炎可能演变为慢性萎缩性胃炎，甚至会转化成胃癌，这时麻烦可就大了。所以，白领女性们，不管多忙都要注意抚慰自己的胃。

2. 胃气定生死

《黄帝内经》中说："有胃气则生，无胃气则死。"也就是说，胃气决定人的生死。

所谓"胃气"，中医是泛指胃肠为主的消化功能。对正常人来说，胃气充足是机体健康的体现；对病人而言，胃气则影响到康复能力。

胃气是人赖以生存的根气，胃气强壮，则气血冲旺，五脏和调，精力充沛，容颜润泽，所以我们一定要注意调养胃气。

3. 早餐吃热食，胃气才充足

调摄胃气最重要的一点就是早餐应该吃"热食"。有些女性贪图凉爽，尤其是夏天，早餐喝蔬果汁代替热乎乎的豆浆、稀粥。这样的做法短时间内也许不觉得对身体有什么影响，但长此以往会伤害"胃气"。

从中医角度看，吃早餐时是不宜先喝蔬果汁、冰咖啡、冰果汁、冰红茶、冰牛奶的。早餐应该吃"热食"，才能保护"胃气"。因为早晨的时候，身体各个系统还未走出睡眠状态，假如这时候你食冰冷的食物，必定使体内各个系统出现挛缩、血流不畅的现象。也许刚开始食冰冷食物的时候，不觉得胃肠有什么不舒服，但日子一久或年龄渐长，你会发现皮肤越来越差，喉咙老是隐隐有痰不清爽，或是时常感冒，小毛病不断。这就是伤了胃气，降低了身体的抵抗力。

因此，早饭应该是享用热稀饭、热燕麦片、热羊乳、热豆花、热豆浆、芝麻糊、山药粥等，然后再配着吃蔬菜、面包、三明治、水果、点心等。牛奶容易生痰、导致过敏，不适合气管、肠胃、皮肤差的人及潮湿气候地区的人饮用。

4. 摇摆运动增强胃功能

摇摆运动也可以健胃增强胃功能，具体方法如下：

（1）仰卧式

去掉枕头，平躺在硬床上，身体成一条直线。双脚尖并拢，并尽力向膝盖方向勾起，双手十指交叉，掌心向上，放于颈后，两肘部支撑床面。身体模仿金鱼游泳的动作，快速地向左右两侧做水平扭摆。如果身体难以协调，可以用双肘与足跟支撑，帮助用力，练习协调之后，可以逐渐加快速度。每次练3～5分钟，每天练习两次。

（2）俯卧式

身体仰卧，伸成直线。两手掌十指交叉，掌心向上，垫于前额下。以双肘尖支撑，做迅速而协调的左右水平摆动。

（3）屈膝式

仰卧，双手十指交叉，垫在颈后，掌心向上。两腿并拢屈膝，脚跟靠近臀部。摆动时以双膝的左右摇动来带动身体的活动，向左右两侧交替扭转。开始时幅度可小，熟练后即可加大幅度、加快频率。

※ 壮"胆"，启动健康美丽的"枢纽"

《黄帝内经》里说："胆者，中正之官，决断出焉。凡十一脏，取决于胆也。"什么是"中正"呢？比如说，左是阴右是阳，胆就在中间，它就是交通阴阳的枢纽，保持着人体内部的平衡。胆功能正常，我们的身体就健康；胆功能出了问题，人就显得虚弱不堪了，会出现黄疸、皮疹、皮肤粗糙等症状。所以，胆对美丽也很重要。

那么，为什么又说"凡十一脏，取决于胆"呢？按一般人的想法，心脏最重要，应该是取决于心。而《黄帝内经》为什么把胆提到那么高的位置呢？

人要生存下去，首先必须有足够养分。没有养分小孩无法成长，没有养分成人活不下去，没有养分人体生命需要的血就造不出来，没有血人体的五脏六腑的气机不能升腾，甚至无法维持。养分的来源主要是人们每天的进食。人们吃了足够的食物，虽然有牙齿的帮助、胃肠的蠕动，如果没有胆囊疏泄的胆汁参与或胆汁分泌疏泄不足，我们人体是吸收不到足够的养分的。胆的好坏影响到胆汁的分泌疏泄，而胆汁的分泌疏泄又会影响到食物的分解，食物分解的好坏影响到食物营养成分的吸收与转化，而营养成分的吸收转化又直接影响到人体能量的补充供给，能量补充供给又影响到其他脏腑的能量需求（五谷、五味、五畜、五禽、五色等入五脏）。这就是胆对我们人体的重要作用。

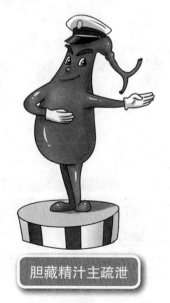

胆藏精汁主疏泄

胆病主要是指胆囊炎和胆结石，导致这类疾病的原因大多都是不良生活习惯引起的。经常不吃早餐，会使胆汁中胆酸含量减少，胆汁浓缩，胆囊中易形成结石。另外，晚饭后常躺着看电视、报刊，饭后立即睡觉，晚餐摄入高脂肪等，也会使胃内食物消化和排空缓慢。食物的不断刺激又引起胆汁大量分泌，这时由于体位处于仰卧或半仰卧，便会发生胆汁引流不畅，在胆管内淤积，可能导致形成结石。如果经常吃甜食，过量的糖分会刺激胰岛素的分泌，使糖原和脂肪合成增加，同时胆固醇合成与积累也增加，造成胆汁内胆固醇增加，易导致胆结石。

因此，日常饮食应限制高胆固醇食物，多吃植物纤维类、富含维生素类食物。饮食以温热为宜，以利胆道平滑肌松弛，胆汁排泄，少量多次喝水可加快血液循环，促进胆汁排出，预防胆汁淤滞，利于消炎排石。

最后要告诫的是中老年人，要特别关注自己不要得胆病，尤其是胆结石，因为罹患胆结石症以中老年人居多，且女性是男性的两倍。中老年人一般运动减少，身体基础代谢平均以每年 0.5% 的速度下降，控制胆道系统排出胆汁的神经功能也日趋衰退，胆囊、胆管的收缩力减弱，容易使胆汁淤滞，导致其中的胆固醇或胆色素等成分淤积而形成结石，这是主要原因。其次，中老年人身体发胖，体内脂肪代谢紊乱，造成胆汁内促成结石形成的物质（主要是胆固醇和胆色素）增加，尤其是女性，因此中年妇女是胆石症的高危人群。所以，人到中年一定要在生活习惯上严格要求自己，不要随心所欲，起居要有常，饮食要科学合理，睡眠要充足。

※ 肠道不健康，美丽就会化为乌有

提到肠，人们总会联想到某些不洁之物，但是，不要因此而忽略了肠道，你的美丽健康与它是分不开的。如果你的肠道不健康，身体的很多外部症状就能体现出来。

一个很漂亮的女孩，一张嘴却是令人避之唯恐不及的口臭。

经常莫名其妙地腹痛、腹胀。

习惯性失眠。

早已过了青春的年纪，脸上的痘痘仍然层出不穷。

皮肤暗淡、无光，小肚子总鼓鼓的，还在不断发胖。

……

这些困扰都与肠道不健康，导致宿便在体内产生毒素有关。《黄帝内经》中讲道："肠常清，人长寿；肠无渣，人无病。"意思是说：只要肠胃里没有毒素，常常保持清洁，人就能长寿。肠胃里保持通畅，没有食物残渣停留，人也就不会生病了。现代医学专家更指出，人体 90% 的疾病与肠道不洁有关。所以，要想永葆健康美丽，一定要保持肠道里面干干净净。

1. 给你的肠道一点关爱

肠道每天不停地消化、吸收食物,以保证身体养分充足,是身体最劳累的器官。此外,它还是人体内最大的微生态系统,共有 400 多种菌群,掌管着人体 70% 以上的免疫功能,成为维护人体健康的天然屏障。但是,长期以来,人们对胃肠营养健康问题的认识非常有限,很多人对肠胃方面的不适都不太在意,认为只是一些小毛病而已。其实,肠道的作用非常重要,我们应该给自己的肠道多一点关爱。

微生态学家指出,保持肠道年轻的一个关键因素就在于保持肠道清洁,大便畅通。而膳食纤维就能促进肠道蠕动,加快粪便排出,从而抑制肠道内有害细菌的活动,维护肠内微生态环境平衡。因此,日常饮食中要多吃粗粮,有意识地增加膳食纤维的摄入量。膳食纤维含量丰富的食物包括米、大麦、玉米、燕麦、小麦、荞麦、裸麦(青稞)、薏米等。但粗粮并非吃得越多越好。研究发现,饮食中以六分粗粮、四分细粮最为适宜,正常人吃粗粮的频率以每两天一次为宜。另外,黄豆、黑豆、赤小豆、绿豆等豆类及豆制品,对维护肠道微生态环境平衡起着至关重要的作用。但油炸豆腐、熏豆腐、卤制豆腐等加工食品,营养物质遭到破坏较多,应少吃。

蔬菜与水果也都含有丰富的维生素、矿物质及膳食纤维,成人应每天都摄取。高纤蔬菜主要有:芹菜、南瓜、莴苣、菜花、豆苗、山芋及荚豆类。高纤水果主要包括:橘子、葡萄、李子、葡萄干、无花果、樱桃、柿子、苹果、草莓等。高纤维的根茎类包括:红薯(白薯)、土豆、芋头等。

除此之外,花生、腰果、开心果等坚果类,瓜子、芝麻等种子类,食物膳食纤维的含量也都较高。还有,洋菜(琼脂)、果冻、魔芋也是高纤维食物。

同时,要严格控制某些食物的摄取量。例如,肉类如果没有充分咀嚼就不易消化,容易成为肠内腐败的元凶,主要存在于动物脂肪和人造奶油中的饱和脂肪,如果聚集会打破肠道内的菌群平衡,增加那些促使胆汁酸盐变为致癌物的细菌含量。白糖有利于细菌,特别是大肠杆菌在肠道内的迅速繁殖,摄入过量的白糖将对肠道微生态环境平衡产生致命的危害。

总体来说,膳食平衡要做到以下几点:

(1)尽量少吃过季或反季食品。

(2)每天吃饭的时间、数量都要有规律。

(3)吃饭时要身心愉悦,细嚼慢咽。

(4)饮食要依据自己的身体状况而定,不要盲目跟风。

2. 指压按摩,每天 10 分钟成就"肠美人"

每天 10 分钟,简单的指压按摩,就能让你从内到外的美丽,成为真正的健康美人。

（1）腹部按摩

双手叠加，以肚脐为中心，顺时针按摩 15 秒。

从上往下推压 5 ～ 10 次。

在大便容易滞留的地方——乙状结肠附近用拇指按压。

（2）敲打腹部

握拳，按照从右到左的方向轻轻敲打腹部。

换另外一只手再做一次，敲打 3 次。

此按摩对消化不良、便秘、胃肠障碍有很大帮助，在早晨去厕所前做一次，效果显著。

（3）腰部、背部指压法

找到便秘点，在背部肋骨最下方两拇指往下的地方，用拇指轻轻按压，同时扭转腰部。

大肠腧这个穴位在腰部，脊椎往外两指远的地方，用大拇指按住这个点，左右同时按压，或者借用按摩工具敲打。

此法对便秘、消除疲劳、腰疼有特效，而且简单易学。

（4）手和胳膊的指压法

合谷：拇指和食指之间凹陷的地方，是缓解便秘的代表性穴位，用拇指和食指用力按压此处。

神门：小拇指往上，手腕关节部位，骨头和筋中间凹陷的地方，用拇指略施力按压。

支沟：在小拇指和无名指的延长线交叉的地方，用拇指用力旋压。

以上几个指压动作通过按摩穴位，能够很好地促进大肠功能。

（5）小腿和脚踝指压法

三足血：从膝盖往下 4 指远、小腿外侧骨头凹陷的地方，用中指适力按压。

三阴交：从里侧的踝骨往上 4 指、小腿骨后面凹陷的地方，用拇指按压。

按摩三足血、三阴交，可以"整顿"胃肠，使大肠更健康。

指压按摩中，需要注意的是，中指和无名指主要起支撑作用，靠拇指施力。用力也有讲究，太弱起不到效果，太用力又会造成不必要的疼痛。所以，要把握住最合适的强度。

※ 呵护膀胱，驱除损伤美丽的毒素

膀胱是一个储存尿液的器官，它的主要功能就是储尿和排尿。中医认为，肾与膀胱相表里，肾是作强之官，肾精充盛则身体强壮，精力旺盛；膀胱是州都之官，负责储藏水液和排尿。它们一阴一阳，一表一里，相互影响。生活中我们经常会说有的人因为受惊吓，小便失禁，其实这就是"恐伤肾"。恐惧对肾脏造成了伤害，而肾脏受到的伤害又通过膀胱经表现出来了。

　　同样，肾的病变也会导致膀胱的气化失调，引起尿量、排尿次数及排尿时间的改变，而膀胱经的病变也常常会转入肾经。另外，憋尿的习惯特别不好，对健康的危害是非常大的，尤其是对膀胱的危害，因为尿液滞留膀胱过久，会增加细菌生长繁殖的机会。所以，憋了一段时间的尿之后，除了尽快将膀胱排空，最好的方法就是再补充大量的水分，强迫自己多排泄几次小便，这对膀胱来说有冲洗作用，可以避免膀胱内细菌的增生。

膀胱经

膀胱经是很重要的经脉是人体经脉中最长的一条，起于内眼角的睛明穴，止于足小趾尖的至阴穴，交于足少阳肾经，循行经过头、颈、背部腿足部，左右对称，每侧67个穴位，是十四经中穴位最多的一条经，共有一条主线，三条分支。

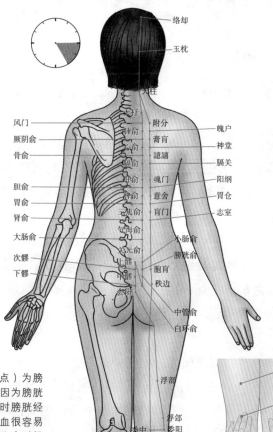

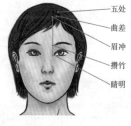

膀胱经大部分在背部，自己刺激时，应找一个类似擀面杖的东西放在背部，然后上下滚动，这样可以有效刺激相关穴位，还能放松整个背部肌肉。也可以在脊柱两旁进行走罐，对感冒、失眠、背部酸痛的疗效很好。在头部，循着膀胱经的循行路线用手模仿梳头动作进行刺激，能够很好地缓解头昏脑涨。

申时（下午3～5点）为膀胱经当令的时段。因为膀胱经经过脑部，而此时膀胱经又很活跃，使得气血很容易上输到脑部，所以这个时候不论是学习还是工作，效率都是很高的。如果这个时候出现记忆力减退、后脑疼等现象，就是膀胱经出了问题，因为下面的阳气上不来，上面的气血又不够用，脑力自然达不到。也有人会在这个时候小腿疼、犯困，这也是膀胱经的毛病，是阳虚的相，很严重。

殷门穴

委中穴

在臀下殷门穴至委中穴这段膀胱经是查看体内淤积毒素程度的重要部位，有两条膀胱经通路在此经过，此处聚毒最多。

要想去除体内之毒，膀胱经必须畅通无阻，我们可以采用从上到下的按摩法来疏通这段经络。按摩时穴位有痛感效果好，通常是越接近足部时痛感越小，所以要反复按摩这条经络。当用指甲轻掐小脚趾外侧的至阴穴痛如针刺时，膀胱经就算是打通了。要经常按摩，让这条经常保持通畅。

内因决定外貌，《黄帝内经》中让人变年轻变漂亮的方法

"二八"佳人青春无敌，无瑕肌肤从内部调养做起

※ 保养肌肤，先分清肤质

女人所做的很多事都是为了一个目的：拥有好皮肤。皮肤是人体的第一道屏障，《内经》指出："百病始生也，必先于皮毛。"丰润光泽的皮肤象征着体内气血的充盛，反之则提示内脏的衰败，所以皮肤的衰老是形体衰老的开始，洁净无瑕的好皮肤是成为美女的必备条件。

但是由于肤质的不同，每个人都会遇到各种各样的皮肤问题。根据皮脂腺分泌的油脂的多少，我们将皮肤分为 5 种类型：中性、油性、干性、混合性以及敏感性肌肤。不同的皮肤类型有不同的特点，对应不同的护理要点。

1. 中性皮肤

特征：清洁面部 6～8 小时后出现面油，皮肤细腻有弹性，不发干，天热时可能出现少许油光，很少生出痘痘，比较耐晒，也不易过敏。可以说是比较好的皮肤类型。

护理要点：中性肌肤的养护以保湿为主，如果处理不得当也很容易因缺水缺养分而转为干性肤质，应该使用锁水保湿效果好的护肤品，好好保养。

2. 油性皮肤

特征：清洁面部 1 小时后开始出现面油，平时肌肤较为粗糙，泛油光，天气转冷时易缺水，很容易生暗疮、青春痘、粉刺等。

护理要点：油性肌肤的日常养护以清洁、控油、补水为主。要定期做深层清洁，去掉附着在毛孔中的污物。特别是在炎热的夏天，油性肌肤的人应该每天多洗几次脸，洗脸后以收敛水收敛粗大的毛孔。不偏食油腻、辛辣的食物，多吃蔬菜、水果和含维生素 B 的食物。另外少用手触摸脸部，如果有痘痘就更不能经常用手触碰，以免感染。

3. 干性皮肤

特征：清洁面部后 12 小时内不出现面油，面部显得干燥缺水，换季时刻更有紧绷、脱皮等现象出现，容易被晒伤，也容易长皱纹。

护理要点：干性肤质的保养以补水、营养为主，防止肌肤干燥缺水、脱皮或皲裂，延迟衰老。洗脸时动作要轻柔，选用高保湿的乳液。另外，冬季室内因为暖气的关系，湿度较小，干性肌肤就更容易失水，因此室内宜使用加湿器。

4. 混合性皮肤

特征：清洁面部 2～4 小时后 T 型部位（额头、鼻子、下巴）出现面油，其他部位则较晚才会出油。T 型部位易生粉刺、痘痘等。其他部位却因缺水而显得干涩，比较耐晒，缺水时易过敏。所谓混合性，就是 T 型部位油性和其他部位干性的混合。

护理要点：混合性皮肤的日常护理以控制 T 型区分泌过多的油脂为主，而干燥部位则要滋润，所以护理上要分开。选用性质较温和的洁面用品，定期深层清洁 T 型部位，洁面后以收敛水帮助收敛毛孔，干燥部分则以一般化妆水滋润。要特别注意干燥部位的保养，如眼角等部位要加强护养，防止出现细纹。总之，混合性肌肤的保养之道要遵循"分别对待，各个击破"的原则，不要怕麻烦。

5. 敏感性皮肤

特征：皮肤较薄，面部容易出现红血丝，换季或遇冷热时皮肤容易发红，易起小丘疹，使用洁肤化妆用品很容易因为过敏而产生丘疹、红肿，易晒伤。

护理要点：这类肌肤最需要小心呵护，在保养品的选择上避免使用含有香料、酒精的产品，尽量选用配方清爽柔和、不含香精的护肤品，注意避免日晒、风沙、骤冷骤热等外界刺激。涂抹护肤品时动作要轻柔，不要用力揉搓面部肌肤。值得注意的是，敏感性皮肤的人在选用护肤品时，应该先做个敏感测试：在耳朵后、手腕内侧等地方试用，确定有没有过敏现象。一旦发现过敏症状应立即停用所有的护肤品，情况严重者最好到医院寻求专业帮助。

此外，无论何种类型的皮肤都要注意防晒，这是护理皮肤的一个重点。紫外线是时刻存在的，不要认为只是夏天需要防晒，即使是冬天、阴天，紫外线也会对皮肤造成伤害。所以，如果不喜欢油腻的防晒霜，外出时最好能戴顶帽子来遮挡紫外线。

※ 肤色不好，问题可能在五脏六腑

肌肤也有"颜色"，肌肤的不同颜色，会提示你身体的健康状况。健康的肌肤首先要有光泽，同时还要细腻、色泽红润，柔软而富有弹性。肌肤的颜色和光泽不仅能反映肌肤的营养情况，更是内在五脏六腑的一张晴雨表。一般来说，肤色不好主要有两种，一种是呈现暗黄色，另一种就是灰黑色。

1. 暗黄色警报：脾胃不和积毒素

肌肤出现暗黄、发灰，是对你近段时间以来繁重压力及体内毒素淤积的直接反映。如果经常承受很大的工作及生活压力，特别是情绪多变、爱发脾气，再加上城市里的生活污染、每天的上妆卸妆，肌肤就很容易变得污浊，毛孔内堆积各种毒素。

从中医角度来说，肌肤出现暗黄、发灰的颜色，也反映了体内脾胃不和。现代人忙于工作，饮食就没有规律和合理的营养，很容易造成脾胃不和、贫血等问题。尤其是在消化不良、血虚的情况下，最基本的日常供给达不到，肌肤不能得到充足的营养。如果再多愁善感、忧虑，则"思虑伤脾"，从而使肌肤逐渐变得暗淡、发黄。

拯救计划：如果肌肤的暗黄色已经持续一段时间了，那么就需要你先从内部下手，从调节脾胃开始。

每天要尽可能地多喝水，清洁肠胃，在饮食上即便很难做到按时吃饭，但至少要保证饮食的质量。一定要减少吃油腻食品和甜食的次数和量，否则很容易伤及脾。可以适当地吃一些瘦肉、坚果和豆类食品。另外，喝汤也是个不错的方法，可以把当归、大枣放在汤里，调节脾胃的效果不错。

2. 灰黑色警报：肾虚老化易长斑

肌肤的颜色越暗越深，反映的问题也就越严重。如果说，肌肤出现暗黄色只是中级警报的话，那么倘若你仔细照镜子，发现最近的肤色很不干净，灰突突的甚至发黑，脸上还总有些深深浅浅的斑点，这时你的肌肤问题已相当严峻。中医认为，肌肤发灰发黑是肾虚的反映。

拯救计划：对于现代人来说，无论心情多糟、压力多大、熬到多晚，香烟和咖啡也是绝不可取的，它们对肌肤的伤害是潜移默化的。不妨养成喝绿茶的习惯，舒心提神，还能清肠排毒。另外，不妨犒劳自己煲一锅活血补肾汤，放入地黄、当归、枸杞子、黑芝麻、桑葚等，一周喝 3 ～ 4 次，肌肤颜色会有很明显的改善。

※ 读懂《黄帝内经》谁都能拥有雪莲般清透白皙的脸

因为肤色的原因，东方女性的皮肤是有些黄的，但是这并不妨碍女性对白皙皮肤的追求，更有"一白遮三丑"甚至"一白遮百丑"的说法。的确，皮肤白皙娇嫩的女人就是能抢人眼球，所以为了使皮肤变白，女人对于美白的追求可谓疯狂，难怪有人说"美白是女人毕生的事业"。

现在市场上有很多美白产品，宣称短时间内就会让皮肤显著的增白，而通常在短时间内让皮肤变得越白的，对人体造成的伤害也就越大。从中医角度来看，拥有美丽白皙的肌肤，并不能单靠外在的保养维护，内在的调理更加重要。

《黄帝内经》中的"脏象学说"认为要"养于内、美于外"，即肤色是否能够白净、均匀，都要靠体内脏腑的精气来美化与维持。当脏腑的精气充足时，体内气血通畅、精力充沛、阴阳协调，肤色自然丰润美白，斑疵癣疥不会乱长，头发也光亮照人，眼睛有神采充满魅力；反之，气血淤滞、精力不足、阴阳失调的人，当然肤色枯槁或面黄如蜡，或肌肤浮肿松弛，脸上皱折多纹，目光迟滞，就算化妆技术再巧妙高明，也难以掩饰。

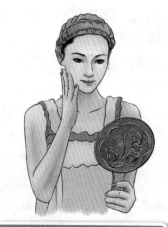

肝、脾、肾最易影响肤色

1. 肝、脾、肾最易影响肤色

中医认为，最容易影响肤色的，当属肝、脾、肾三脏。肝主疏通及宣泄，功能是疏泻全身气、血及津液，若人经常处于忙碌、压力大、紧张及情绪差、易怒的状态下，就会呈现肝气郁结，肝气郁结会产生气血逆乱及淤滞，肤色便会蜡黄而暗沉，这就是所谓的"肝郁气滞"。

脾脏影响肤色的原因，在于中医认为脾为气血生化之源，中医所谓的脾脏不是西医的脾脏，而是讲整个消化系统，所以说"脾主中州"，意即脾在五脏中主要是吸收营养再滋养其他的脏腑。所以中医的脾主统血，也主肌肉、主四肢，是气血的生化之源，如果饮食失调及心神不宁影响消化功能，就会产生脾虚湿蕴的现象。

至于肾，在中医则认为是肾主水，也就是主掌人体全身津液平衡，倘若操劳过度则会使水亏火旺，虚火上升而郁结不散，使皮肤粗糙缺少光泽。另外中医认为"肺主皮毛"，由于"肺为气之主，肾为气之根"，肾虚或肾水不足则会影响肺脏功能，肤色也会变差不亮白。

2. 要美白应该怎么补

要想肤色白皙气色好，平常要多吃红枣、枸杞子、黄芪等。

红枣是性温味甘的药材，归脾胃经，能补中益气，对于容易血虚的女性还能养血安神，同时红枣富含维生素 A、维生素 C，也符合西医营养学的美白效用。

枸杞子归肝、肾经，能滋肾、润肺、补肝及明目，也能促进血液循环，而且枸杞子性平味甘而适合各种体质的人食用。

黄芪则性温味甘，归脾、肺经，食用可益气升阳、养血补虚，大补脾肺，用西医的说法，就是可以强化新陈代谢，有助于黑色素代谢，也有助体内废气及老废代谢物质的代谢，很适合运动量不足的女性食用。

有助美白的还包括玉竹、白术、白芷及白芨等中药材。玉竹性平味甘能滋阴生津、润肺养胃，帮助女性的肠胃能更能吸收养分，脸上的肌肤能很快变粉嫩。白术性温味甘、苦，主要作用是补肺益气，并能燥湿利水、健胃镇静，有助于消除脾虚水肿，让皮肤更光亮。白芷和白芨现在常被用在中药美白面膜中，用来做药膳也有很好的美白效果。白芷入肺、脾、胃经，为祛风汤化导药，可缓解皮肤湿气，有助排脓、解毒。而白芨能补肺，主要作用能逐淤及生新，有助皮肤修复及清除黑色素，不止适合外用敷脸，内服也能美白。

我们常见的调味品——醋也是肌肤嫩白的好帮手。不管哪种原因导致的皮肤变黑，都可以用醋疗来美白。中午和晚上吃饭时喝上两小勺醋，不仅可以美白，还可预防血管硬化的发生。除了饮食之外，在化妆台上放一瓶醋，每次在洗手之后先敷一层，保留20分钟后再洗掉，可以使手部的皮肤柔白细嫩。此外，还可以在每天的洗脸水中稍微放一点醋，也能起到美白养颜的作用。

3. 美白要从体质着手

因为每个人肤色暗沉的状况不同：有些人是蜡黄，有的人是铁青，有的人皮肤很白但却有斑斑点点，而皮肤的色泽表现不同，引发的原因就不同，所以必须针对不同原因调理体质，才能真正从根源上达到美白肌肤的目的。

（1）脸色惨白是血虚

如果肤色是属于惨白或是萎黄的，大多属于血虚，这类女性平常会觉得很容易疲倦、头晕，有时也会有心悸，而且自己观察舌头的话，会发现舌质会比较淡、白，而且舌苔比较薄，平时的经血颜色比较淡、稀。这种体质的女性可以从补血入手进行调养，四物汤就很有帮助。"四物汤"被中医界称为"妇科养血第一方"，由当归、川芎、熟地、白芍四味药组成。熟地含有甘露醇、维生素A等成分，与当归配伍后，可使当归的主要成分阿魏酸含量增加，使当归补血活血疗效增强，能对付女性脸色苍白、头晕目眩、月经不调、量少或闭经等气虚之症。

（2）脸色暗沉是肾气不足

肤色暗沉通常都属于肾气不足导致阴液亏损，所以要补肾气帮助黑色素代谢，让肤色更粉嫩。

肾气不足，通常是因为太过疲累所致，因为中医认为"劳伤肾气"。肾气先天不足要补肾，如果是后天的问题则要通过健脾来补气。我们常见的黑芝麻糊、桂圆等就可以益气补肾，药材则以何首乌、淮山最为常用。若有脾虚问题也可加党参、黄芪。陈皮也是不错的理气药材。

（3）脸色铁青属于宫寒型

脸色铁青是因为缺乏血气，使得肤色不够好看，这类体质的女性通常是因为平常吃太多冰冷食物，或是夏天爱待在冷气房等而引起所谓的宫寒体质。由于火力不足，因此容易怕冷及痛经，只有温经散寒，改善虚寒体质，肤色才能红润白皙。可用肉桂（桂枝）、乌头、细辛等，简单的食疗则可饮用生姜红糖水，而利用艾叶熏脐也具有温经散寒的效用，可带来好气色。

（4）皮肤粗糙是阴血不足

皮肤如果粗糙、肤色不均匀多斑斑点点，多是因为阴血不足、内有燥火引发的，要美白就得从滋阴及清内热做起。

阴虚通常是由于熬夜引起阴虚火旺导致的，这类体质的女性也很容易失眠，火旺则容易引起牙龈浮肿，精神常焦虑及便秘、口干及眼睛酸涩，最好多用薄荷、荷叶及鱼腥草等草药材清火，绿豆和仙草也是很好的清内热食物，也可吃猪肉或鸭肉来补肾阴。

用中医方法美容就是贵在坚持，从内而外的调养不会像外用化妆品一样很快就能看到效果，而一旦我们通过中医调养改善了容貌上的不足，收获的不仅是美丽，还有更加宝贵的健康。

※ 在《黄帝内经》中寻找肌肤水润的秘诀

美女一定要是水水嫩嫩的，皮肤干燥缺水不仅让美丽大打折扣，还会过早的长出皱纹，绝对是美容养颜的大敌，就让我们在《黄帝内经》中寻找肌肤水润的秘密吧。

《黄帝内经》云："肺外合皮毛。"也就是说皮肤的润泽、水感、晶莹都必须以润肺为本，涂抹保湿补水护肤品为标，内外结合才能达到润泽晶莹、从里到外都水嫩的效果。

◇西瓜皮焕肤补水面膜

方法一：把一方干净的西瓜皮用快刀剖成两毫米厚薄的薄片。用瓜皮轻轻按摩脸部肌肤，有舒缓镇静补水的功效。

方法二：整个西瓜洗干净，刨去青皮，然后再刨下一片片的白皮一片一片地贴在脸上和手臂上，大约5分钟更换一次新的西瓜皮片，共换四次，然后用清水洗净。

◇樱桃桂花汤

先将冰糖加适量水溶化，加入银耳50克煮10分钟左右，然后加入樱桃30克、桂花适量煮沸后即可，此汤水有助于补气、养血、滋润皮肤。

◇葡萄酒蜂蜜面膜

用50克小麦粉做基础材料，倒入葡萄酒30毫升，搅拌成糊状。加一大匙蜂蜜，薄薄一层直接涂于皱纹处，或先抹在面膜上，再贴在脸上，20分钟后取下。该方法可让皮肤滋润光滑，皱纹减淡。

◇银耳莲子百合糖水

准备好银耳、莲子、百合、冰糖。将银耳和莲子洗净，凉水泡一晚上。如果使用的是百合干，需要泡一晚上。锅里加水后将银耳、莲子、百合放入，等水开后改用小火炖。大概一个小时后，放入冰糖，煮五分钟就可以了。饮用时先放到冰箱里冰一下，口感更好。银耳、莲子、百合都是美容佳品，经常饮用此汤，皮肤自然水水嫩嫩。

◇豌豆美容粥

豌豆100克，红糖适量。将豌豆用温水浸泡数日，用微火煮作粥，至熟烂如泥，加入红糖，做早餐或随时食之。此粥功效在于：理脾益气，祛湿利水，消肿通乳，生肌生肉、滋养皮肤。可适用于因胃肠失和、脾失健运引起的脘腹胀满，面、肢轻度浮肿，面色干黄等症，亦可用于妇女产后乳汁不下。

◇银耳菠萝枸杞汤

银耳5克、枸杞子5克、菠萝罐头半罐（小罐），冰糖1大匙。将银耳洗净，用水泡发后去蒂，切成小朵，放入锅内，加4碗水，用大火煮开后转小火熬煮约20分钟。接着放入枸杞子，煮至熟软时加入菠萝片，并加糖调味即可起锅。待甜汤凉却后，移入冰箱冷藏，更能生津止渴。此汤可快速排除体内毒素，润肤美白。

此外，还可以常吃以下几种润肺水果。

（1）雪梨：润肺，给肌肤补充水分，增白皮肤，去皱纹，抗衰老，令肌肤白嫩润泽，状如婴儿。经常口鼻干燥、肌肤干燥瘙痒者，生吃梨见效神速，且无副作用。

注意事项：脾胃虚寒者、极度怕冷者、胃溃疡者、腹泻者、糖尿病者、血虚者应慎吃或少吃梨。另外，梨有利尿作用，夜尿频者，睡前少吃梨，梨不能与螃蟹同吃，以防引起腹泻。

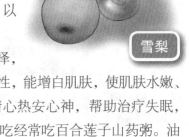
雪梨

（2）百合：补充肌肤必要的水分，使肌肤莹润光泽，含胶质，能使肌肤充满弹性，能增白肌肤，使肌肤水嫩、润白、弹性紧实，还能清心热安心神，帮助治疗失眠，有睡眠困扰的朋友可以多吃经常吃百合莲子山药粥。油性皮肤的人多吃百合能控制痘痘的滋生。

注意事项：百合最好是去药店购买干的，回来炖着吃或熬粥吃。

百合

（3）荸荠：迅速补给肌肤水分，去除皱纹，使肌肤润泽白皙，焕发活力生机，充满弹性。还能使眼睛明亮水汪汪，另外荸荠还可以降血压。

荸荠

最适宜食用者：肌肤干燥缺水者、面部有皱纹者、眼睛干涩者、儿童和发烧病人、咳嗽多痰、咽干喉痛、消化不良、大小便不利、癌症患者应多吃荸荠，荸荠对于高血压、便秘、糖尿病尿多者、小便淋沥涩通者、尿路感染患者均有一定功效，而且还可预防流脑及流感的传播。

注意事项：脾胃虚寒者、腹泻者、血瘀者不宜吃荸荠；荸荠最好煮熟吃，因为荸荠生长在泥中，外皮和内部都有可能附着较多的细菌和寄生虫，所以一定要洗净煮熟后方可食用。生吃一定要去皮，寄生虫和细菌大部分都在皮部。

※ 下"斑"以后更美丽

很多女人过了 30 岁，就发现两颊渐渐飞上了"蝴蝶"，黑色或者褐色的斑点密布脸颊看起来就像蝴蝶的翅膀，这就是我们所说的黄褐斑，也称为蝴蝶斑。很多人还发现，这些斑点随着年纪的增大越发多，颜色也越发深，美丽就快被这些斑点给淹没了。要拯救你的美丽，就要驱除这些美丽的祸患，做个下"斑"以后的漂亮女人。

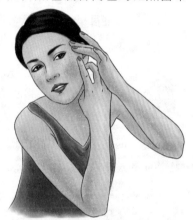

关于斑的成因，《黄帝内经》认为是"气血运行不畅，皮肤失养"导致的。皮肤色素沉积主要是"代谢"不平衡，降解速度低于合成速度，长期沉积所造成的。因此，消斑的根本还在于解决代谢问题，而人体的代谢是需要时间的，所以去斑需要循序渐进的过程。经常进行面部按摩，这些讨厌的斑点就会慢慢变淡甚至消失。

蝴蝶斑带来的不是美丽，而是让人焦灼的烦闷。

1. 大鱼际、太阳穴是祛斑的法宝

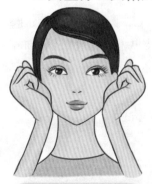

大鱼际、太阳穴是祛斑的法宝。

（1）以双手大鱼际（拇指的根部）在双侧颧骨部由内向外做环形按揉 1 分钟。

（2）以双手拇指指腹由前额正中向两边分推，从眉毛上方推至太阳穴，反复进行 1 分钟，然后用双手中指指腹由睛明穴（两眼内眼角稍靠下的部位）开始沿两侧鼻背向下推抹至迎香穴（在鼻翼外缘中点旁，当鼻唇沟中），反复进行 1 分钟。

（3）双手手掌置于两颊外侧，以食指、中指、无名指、小指指腹贴于两侧面颊部，手指按次序地由下向上运动，做扫的动作，反复进行 1 分钟。

（4）用拇指指腹按揉印堂穴（在额部，两眉头之中间）1 分钟。再用双手中指指腹分别按揉两侧四白（眼眶下缘正中直下一横指处）、迎香、颊穴（在颧骨下颌突的后下缘稍后，咬肌的起始部，颧肌中）各 1 分钟。

一些汤水和外敷法对"下斑"能起到不错的效果。

2. 祛斑汤水

◇黑木耳红枣汤

功效：黑木耳可去面上黑斑。经常服食，可以驻颜祛斑、健美丰肌；大枣和中益气，健脾润肤，有助黑木耳祛除黑斑。

原料：黑木耳 30 克，红枣 20 枚。

做法：将黑木耳洗净，红枣去核，加水适量，煮半个小时左右。

用法：每日早、晚餐后各食一次。

◇黄瓜粥

功效：可以润泽皮肤、祛斑、减肥。

原料：大米 100 克，鲜嫩黄瓜 300 克，精盐 2 克，生姜 10 克。

做法：将黄瓜洗净，去皮去心后切成薄片。然后将大米淘洗干净，生姜洗净拍碎后待用。锅内加水约 1000 毫升，将大米和姜末加入，大火烧开后，改用文火慢慢煮至米烂时下入黄瓜片，再煮至汤稠，入精盐调味即可。

用法：每天两次温服。

◇番茄汁

每日喝 1 杯番茄汁或经常吃番茄，对防治雀斑有较好的作用。因为番茄中含丰富的维生素 C，被誉为"维生素 C 的仓库"。维生素 C 可抑制皮肤内酪氨酸酶的活性，有效减少黑色素的形成，从而使皮肤白嫩，黑斑消退。

◇柠檬冰糖汁

将柠檬榨汁，加冰糖适量饮用。柠檬中含有丰富的维生素 C，此外还含有钙、磷、铁和 B 族维生素等。常饮柠檬汁，不仅可以嫩白皮肤，防止皮肤血管老化，消除面部色素斑，而且还具有防治动脉硬化的作用。

3. 外敷法祛斑

一些外敷手段，对斑点也有很好的作用，大家可以在家中尝试。

◇茯苓面膜

功效：本面膜有营养肌肤，消除老年斑黄褐斑的功效。古医家认为茯苓能化解一切黑斑瘢痕，与蜂蜜搭配使用，既能营养肌肤又能淡化色素斑。

原料：白茯苓 15 克，蜂蜜 30 克。

做法：将白茯苓研成细细的粉末，然后将蜂蜜与茯苓调成糊状即成。

用法：洁面后用茯苓蜂蜜糊敷脸 20 分钟，然后用清水洗去即可。

◇苹果番茄面膜

功效：这两种面膜因富含维生素 C，可抑制酪氨酸酶，阻止黑色素的合成，所以能祛除面部黄褐斑和雀斑，并对皮肤起到增白的作用。这两种天然的绿色美容法，贵在长期坚持使用，不能三天打鱼、两天晒网，或浅尝辄止。

原料：苹果1个或者番茄1个，淀粉5克。

做法：将苹果去皮，捣成果泥，敷于脸部，称为苹果面膜。每日一次，20分钟后清水洗净。将鲜番茄捣烂，调入少许淀粉增加黏性，敷于面部，称为番茄面膜。

用法：每日一次，20分钟后用清水洗去。

4. 气不顺的女人爱长斑

不知你有没有留意过：经常气不顺的女性都爱长斑点。当心情持续不好，或者压力比较大，又不注意锻炼身体时，斑点就非常容易出现。不过这样的斑点非常好治，想办法让自己高兴起来，把体内的浊气排出去就可以了。

（1）提高呼吸的深度，加快祛斑的速度

情绪不好、经常发火、郁郁寡欢的人，每天可以用手掌贴着身体两侧肋骨，从两侧沿着肋骨排布的方向，向身体正中斜向下搓到发热，搓完之后心情那叫一个舒服啊，连呼吸都加深了。

还有的时候，人觉得身体懒洋洋的，情绪也不高，这是体内堆积了太多的浊气，无法排出所致。此时不妨在某个休闲的片刻，选择一个空气清新的地方，进行深呼吸运动。在深呼吸的时候，缓缓地把手抬起，然后慢慢把手放下，让气流通过口鼻，把浊气推出，反复做10遍。每做完一次后，记得正常换气一次。每天重复地做，便能把肺部的浊气清除。如果觉得麻烦，那就找个没人的地方大吼几声，效果也不错。

（2）清嗓子、打喷嚏，排除体内浊气

主动咳嗽可以排除体内的污浊之气。早上，经过了一昼夜的代谢，体内堆积了太多的浊气，此时如果我们能主动咳嗽，清清嗓子，排出浊气的效果很不错。

除了主动咳嗽外，排出体内浊气的方式还有打喷嚏。《黄帝内经》里有："哕，以草刺鼻，嚏，嚏而已。"这是说打嗝不止，可用草来刺激鼻孔，一打喷嚏，打嗝就止住了。这回你知道该怎么打喷嚏了吧，不过现在找根草很难，我们可以用其他的东西代替，用手纸搓成细捻或把吸管铰成细丝，捅鼻孔取嚏就可以了。

保持良好的心态也是对抗蝴蝶斑的好方法，别让郁结的坏情绪影响了你的美丽。开朗一点，坚持使用正确的祛斑方法，你会发现脸上的蝴蝶不经意间就飞走了。

※ 美容先要抽"丝"剥茧

有些女性朋友的皮肤比较薄，很清透，甚至脸上的红血丝都清晰可见，遇冷遇热或者紧张时都会变得严重，太阳一晒就更明显。脸蛋上总是有两块"高原红"，真是让人烦恼。

中医认为，面部红血丝的出现是由于身体内阴虚血热，津血不足，脉络瘀滞所致肌肤失养，皮肤干枯，从而角化加快，导致皮肤变薄，红血丝出现。从性别上看，女性比男性多，这也恰好符合了中医学对红血丝发病机理的解释。因为高海拔地区和西北地区气候干燥，人们容易阴虚阳亢而两颧潮红，长期持续而导致面部毛细血管变粗。

《素问·六节脏象论》中说"心者……其华在面，其充在血脉，为阳中之太阳，通于夏气；肺者……其充在皮……"，《素问·阴阳应象大论》中有"苦生心，心生脉"、"辛生肺，肺生皮毛"的记载，所以，心主血脉，肺朝百脉。因此，对于红血丝的治疗，应从心和肺入手。而心在味为苦，肺在味为辛，在药物的选取上，应以辛苦寒性为主，以达到入心肺经，清热化瘀而治疗红血丝，像绿豆、白芷、百合、玫瑰等都是常用的药物。下面两种药物疗法可供参考。

◇绿豆百合面膜

取绿豆若干，放在凉水中浸泡至能搓下皮为止，取绿豆皮，晒干研末，取百合干若干研末，取干玫瑰花若干研末，以上三药以2：1：1的比例混合，加适量蜂蜜，再用甘草注射液或清水拌匀，洁面后涂于脸上，坚持用一个月，有望收到良好效果。绿豆性寒入心经，有清热解毒之功，百合微寒入心肺经，能养阴清心火。

◇白芷甘草汤

取白芷6克，甘草15克，水煎服，药渣可敷于患处。白芷性温入肺经，张仲景在《神农本草经》中说白芷能"长肌肤，润泽"。甘草性平入心肺经，能够清热解毒，调和白芷温性。

一些日常的处理方法也能在一定程度上防治和减轻红血丝，具体如下。

（1）温差刺激不要太大，不要吹冷气、烤明火，避免从冷的地方突然到热的地方，或者从热的地方突然到冷的地方，引起红血丝加重。

（2）保持情绪稳定。不要吃刺激性的东西，如辣椒之类的。

（3）夏天尽量减少日晒，要增加体育运动。因为血管扩张的人还有可能是血管太脆太薄，多吃胡萝卜也可以增加血管弹性。

（4）增强皮肤锻炼，经常用冷水洗脸，增加皮肤的耐受力。

（5）经常轻轻按摩红血丝部位，促进血液流动，有助于增强毛细血管弹性。

另外，红血丝皮肤比较敏感，一定不要使用含重金属的化妆品，避免色素沉积，毒素残留表皮，可以用些柔和型的护肤品。也要尽量少更换护肤品。如果需要更换要先做一下实验：先把少量外用护肤品搽在耳后，因为耳后皮肤一般没有过多的接触到外用护肤品，对护肤品比较敏感，一个小时后可以看一下结果，如果在耳后不会过敏，则可以再搽少量在红血丝部位，如发现过敏或不适，请立即停用。

※ 做十足美女，先要去掉黑头

你有过这样的经历吗？站在镜子前，镜中自己白净的脸上偏偏被鼻头上星星点点的小黑头破坏了美感，甚至这样的黑头不仅仅局限于鼻头，连额头、鼻子两侧都有粗大的毛孔若隐若现，这样的烦恼可是不少女性都有的。

黑头主要是由皮脂、细胞屑和细菌组成的一种"栓"样物，阻塞在毛囊开口处而形成的。加上空气中的尘埃、污垢和氧化作用，使其接触空气的一头逐渐变黑，所以得了这么一个不太雅致的称号——黑头。

如果将痘痘比喻为活火山，那么黑头就好比死火山，虽然危险性不足以引起特别关注，但它的确是想拥有凝脂般肌肤的女性之大敌。那么怎么甩掉这些令人心烦的小东西，做个十足的美女呢？

1. 祛黑头先要除脾湿

《黄帝内经》说："脾热病者，鼻先赤。"从五行看，脾胃属土，五方中与之相对的是中央，而鼻子为面部的中央，所以鼻为脾胃之外候。脾土怕湿，湿热太盛时就会在鼻子上有表现。季节与脾土相对应的正是长夏，所以黑头在夏季表现最突出。所以祛黑头要从除脾湿入手，而除脾湿的最好方法就是经常刺激阴陵穴和足三里。

阴陵穴在膝盖下方，沿着小腿内侧骨往上捋，向内转弯时的凹陷就是阴陵穴的所在。每天坚持按揉阴陵穴10分钟，就可以除脾湿。

对于足三里，要除脾湿最好是艾灸，除脾湿的速度会更快。

足三里在小腿外侧，约在外膝眼下三寸，小腿骨外一横指，按压起来有酸胀感，但不会发麻。

建议空闲的时候按揉阴陵穴，每天坚持10分钟，晚上睡觉前，用艾条灸两侧的足三里5分钟，只要长期坚持，就可以除脾湿，使黑头都消失。

2. 快速祛黑头的五种方法

（1）盐加牛奶去黑头

每次用4～5滴牛奶兑盐，在盐半溶解状态下开始用来按摩长黑头部位，由于此时的盐未完全溶解仍有颗粒，所以在按摩的时候必须非常非常轻柔，半分钟后用清水洗去，不要再擦任何护肤品，以便让皮肤重新分泌干净的油脂。

（2）珍珠粉去黑头

在药店选购质量上乘的内服珍珠粉，取适量放入小碟中，加入适量清水，将珍珠粉调成膏状，然后均匀地涂在脸上，用手轻轻按摩，直到脸上的珍珠粉变干，再用清水将脸洗净即可。每周两次，可以很好地去除老化的角质和黑头。

（3）蛋清去黑头

准备好清洁的化妆棉，将原本厚厚的化妆棉撕开成为较薄的薄片，越薄越好，打开一个鸡蛋，将蛋白与蛋黄分开，留蛋白部分待用，将撕薄后的化妆棉浸入蛋白，稍微沥干后贴在鼻头上，静待 10 ～ 15 分钟，待化妆棉干透后小心撕下。

（4）鸡蛋壳内膜去黑头

鸡蛋壳内层的那层膜，把它小心撕下来贴在鼻子上，等干后撕下来。这个方法的原理和蛋清去黑头是一样的。

（5）米饭团去黑头

每次蒸完米饭捏一小团在有黑头的地方轻揉，米饭的黏性会将脏东西带下来。

另外要提醒的是，有的女性比较"暴力"，看到黑头的第一个反应就是"挤之而后快"，但是建议有这个习惯的人还是赶快住手吧。因为那会严重损伤你的皮肤结缔组织。而且指甲内易藏细菌，容易引起皮肤发炎，使得毛孔越变越大，还是用一些比较温和的方法吧，虽然有些麻烦，而且需要一段时间的坚持，不过只要皮肤恢复了原本的光洁细腻，才是最重要的。

※ 拯救"熊猫眼"小绝招

年轻女性总是喜欢夜生活，也有因为学业或工作压力而不得不熬夜的，第二天就会发现眼圈下方围绕着青黑色的一圈，还微微浮肿，看起来就像"功夫熊猫"。这是因为睡眠不足，疲劳过度，眼睑长期处于紧张收缩状态，这个部位的血流量增加，引起眼圈皮下组织血管充盈，从而导致眼圈瘀血，滞留下黯黑的阴影。中医则会告诉你是因为肾气亏损，使两眼缺少精气的滋润，使黑色浮于上，因此眼圈发黑。

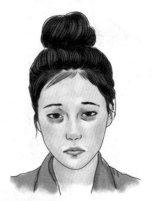

黑眼圈有碍观瞻，对于完美主义的女性来说是一定要解决的美容问题。

保持良好而充足的睡眠是最根本而彻底的方法，但是很多女性实在没办法做到，那么就尽量减少熬夜的时间，睡觉时垫高枕头也能避免血液淤积在眼圈下方。

中医认为经常眼眶黑的人多半是肾气亏损，所以要增加营养。在饮食中增加优质蛋白质摄入量，多吃富含优质蛋白质的瘦肉、牛奶、禽蛋、水产等。还应增加维生素 A、维生素 E 的摄入量，因为维生素 A 和维生素 E 对眼球和眼肌有滋养作用。含维生素 A 多的食物有动物肝脏、禽蛋、胡萝卜等。富含维生素 E 的食物有芝麻、花生米、核桃、葵花子等。另外，日常有一些治疗黑眼圈的偏方，很多人尝试以后都说效果非凡，我们可以一试。

1. 土豆片眼膜

土豆有补气、健脾、消炎、解毒的功效，将土豆削皮洗净后，切成 2 毫米的片。然后平躺在床上，将土豆片敷在眼上，约 5 分钟后再用清水洗净。这款眼膜最好在夜晚敷，更有助消除眼睛疲劳。值得注意的是有芽的土豆不要用，因为有毒。

2. 茶叶包敷眼

用冷水浸泡茶叶包（红茶除外），之后取出敷在眼睛上，15分钟后取下，每周一次，可有效淡化黑眼圈。

此外，对眼部进行适当的按摩也能够缓解黑眼圈和眼袋等问题。年轻女性的黑眼圈大多是因为血液循环不佳而造成的，穴位按摩有助于打通血脉。

用无名指按压瞳子髎（在眼尾处）、球后（下眼眶中外1/3处）、四白（下眼眶中内1/3处）、睛明（内眦角内上方）、鱼腰（眉正中）、迎香（鼻翼外侧）等几个穴位，每个穴位按压3～5秒后放松，连续做10次。中指放在上眼睑，无名指放在下眼睑，轻轻地由内眦向外眦按摩，连续10次。用食指、中指、无名指指尖轻弹眼周3～5圈。

注意按摩的力度一定要轻柔，避免大力拉扯肌肤，防止细纹的出现。

要解决"熊猫眼"，就要靠你实打实的"真功夫"，不要懒惰，从今天起好好呵护你的明眸吧。

3. 小妙招去黑眼圈

（1）熟鸡蛋敷眼法：煮一个鸡蛋，去壳后用毛巾包裹住，合上双眼用鸡蛋按摩眼部四周，这样可加快血液循环，有效祛除黑眼圈。

（2）红茶包敷眼法：用喝剩的红茶包敷眼，每晚睡前使用，20～30分钟后取下，对后天性黑眼圈效果较好。

（3）苹果褪黑法：选择一个新鲜、多汁的苹果，切两小片敷眼15分钟，因为苹果富含维生素C，维生素C不仅可以促进胶原蛋白的生长，更可以促进血液循环，所以每日坚持使用可以适当消除黑眼圈。

（4）毛巾热敷法：以37℃～38℃的温热毛巾在临睡前敷眼，冷却后更换。重复多次可以促进眼部血液循环，适合喜好熬夜的"熊猫族"。

※ 轻松去油的养护方案

很多女性都有面部油脂分泌过剩的烦恼，如何去油，让脸部清爽，有下面几种方法，可以试一试。

1. 冷热水交替洗脸去油

油性肌肤的女性因为出油的原因，通常毛孔也比较粗大，很多人认为用冷水洗脸就可以收缩毛孔，但是这对去油却没有什么效果，所以又想去油又想收缩毛孔最基本的方法就是用冷热水交替洗脸。

2. 控油不忘补水

大部分的油性肌肤都有缺水的现象，但是旺盛的

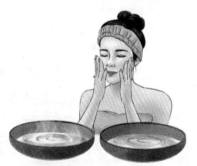

用脸盆盛好热水，洗脸时对着水龙头直接用冷水，交替洗，这样洗出来的脸干净清爽、白里透红，不仅油光褪尽了，而且毛孔也小了很多。

油脂量往往会掩盖肌肤缺水的事实，给人造成错觉。如果你只控油、吸油，不补充水分，身体内的平衡系统就会自然启动，不断分泌更多的油脂以补充大量流失的油脂，形成"越控越油"的恶性循环。并且，油脂分泌过程中要消耗肌肤内的大量水分，使皮肤处于缺水状态。所以，对付油脂分泌过多的正确方法就是补水。饮水和做补水面膜可以从内外两方面同时对肌肤进行补水，这样，油脂分泌过多的问题很快就能得到解决，脸上的毛孔也就不再那么醒目了。

此外，有些人抱怨脸上明明油脂分泌很旺盛，可是唇部周围却还是有皮屑、肌肤没有光泽、妆容不持久等等。这些都是因为肌肤不够湿润，给肌肤补水同样可以解决这些问题。

（1）不同区域区别对待

去油重点针对 T 字部位：T 字部位油脂腺多，油脂分泌旺盛，是油垢的重灾区。清洁时要重点在额头、两侧鼻翼和下巴部位。

补水重点针对双颊部位：双颊部位的油脂腺很少，几乎是没有，因此补水是必然的。可以每天早晚尤其是晚上使用爽肤水外加滋润乳液，在全脸薄薄涂一遍之后，双颊部位加倍加量重复使用。

（2）控油、补水，方法多多

挑选无油脂护肤品。买一套适合自己肤质的乳液状的清爽型洗护产品，在去油的同时，又迅速为皮脂膜补充大量水分，尽快达到清爽滋润不油腻的效果。

随身携带补水喷雾。当面部泛油时，轻轻喷一喷，可以适当补充水分。

补水面膜加强补水。每星期敷 1～2 次补水面膜，让保湿因子渗入皮肤底层，并迅速扩散开，滋润那些"等待喝水"的细胞组织。

内部补水最重要。每天 8 杯水，而且不要一次喝下几大杯，那样得不到足够的吸收，要分多次慢慢喝。多喝水能有效加速体内毒素和废物的排出，抑制多余油脂的分泌。

此外，有人觉得吸油面纸能够轻易除去脸上的油光，因此只要发现脸上稍有油脂浮现，便随手抽出一张吸油面纸来使用。其实，过于频繁地使用吸油面纸也不利于保养皮肤。因为即使是油性肌肤的人，脸上也应当保持正常的油脂分泌，这些油脂可以起到保护脆弱的肌肤，防止水分过度蒸发的作用，还能在一定程度上抵挡外界细菌的侵入，滋润肌肤。因此，适度地吸油才是正确的方式，最多每天使用两三次吸油面纸就可以了。

※ 天然去雕饰，痘痘去无踪

痘痘是困扰女性的一大美容杀手，谁也不希望自己干净光洁的脸上出现痘痘的，或者胸背部冒出小红痘痘。

1. 痘痘是怎么形成的

在医学上，痘痘叫作"痤疮"，在中医学中相当于"痤"或"痤痱"，或称之谓"肺风粉刺"、"面疮"等。最早的记载见于《黄帝内经》："汗出见湿，乃生痤痱……郁乃痤。"关于痘痘形成的具体原因，中医认为：面鼻及胸背部属肺，所以青春痘常常是由肺经风热阻于肌肤导致的，也可能因食用了过多的肥甘、油腻、辛辣食物，脾胃蕴热，湿热内生熏蒸面部诱发了青春痘。

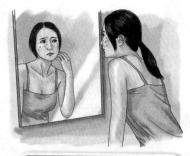

"战痘"是女人的大事

青春痘多出在年轻人身上，是因为他们血气方刚，阳热上升，与风寒相搏，郁阻肌肤所致。此外，外用化妆品刺激引起毛囊口堵塞也是本病的重要诱因。

2. 四种体质容易长痘

每个人的体质不同，痘痘的具体表现和诱发原因也有异处。我们要根据自己的体质，对症抗痘。容易长痘痘的体质有这样几种。

（1）肺热型

这种体质的人所长的痘痘是丘疹状的，也就是面部有一个一个的小包。这样的人平时容易口干，心烦，舌苔黄，容易上火。所以应该清肺解毒，可以多喝些菊花茶，也可配合喝点枇杷膏，饮食一定要忌荤腥。

（2）湿热型

这种体质的人所长的痘痘往往是脓包型的，容易流脓、流水，而且有痛感。另外身体上还伴有便秘等症状。这样的体质建议排除内毒，可以多吃萝卜等。另外每天早上起来喝一碗蜂蜜水，能够润肠通便。

（3）痰瘀型

这种体质的人所长的痘痘是硬的，囊肿型的。这样的人喜欢流汗，但是怕热。这种体质又经常长痘的话，可能预示着某种妇科疾病，最好能去医院具体咨询。平时可以多吃点海带。《本草纲目》中说海带："治水病瘿瘤，功同海藻，昆布下气，久服瘦人。"

（4）上火下寒型

这种体质的人脸上长痘痘，四肢却经常冰凉，平时容易疲倦。这就既需要治寒又需要治火。用人参、黄芪一起治，人参治寒，黄芪治火。这种体质的人平时一定要忌口，绝对不要吃海鲜。

3. 痘痘的防治

认清了自己的体质，我们就可以对症施治。不过一些日常的清洁程序却是各种体质的人通用的。长痘痘的人通常皮肤油腻，或者属于混合型皮肤，面部某一区域油腻。可以晨起和睡前交替使用中性偏碱香皂和仅适合油性皮肤使用的洗面奶，清洁油腻部位。并用双手指腹顺皮纹方向轻轻按摩 3 ~ 5 分钟，然后用温水洗干净。

也可以在家中自制祛痘面膜。将柠檬挤出的汁混入一个蛋清内，打匀，涂在面部，敷半个小时，然后用清水洗掉即可。另外芦荟可以清热解毒，所以配合内服芦荟叶汁效果更好。

4. 按揉天枢和内庭，痘痘一扫光

如果你的脸颊、前额上老长痘痘，而且颜色偏红，你还经常有口气重、肚胀、便秘的症状发生，这就是胃火旺造成的。改善这种状况的办法就是按揉天枢和内庭穴。

天枢穴位于肚脐两边两个大拇指宽度的地方。要用大拇指指肚按揉天枢穴，使的力量要稍大一点，感到疼痛为止，同时按在穴位上轻轻旋转。

内庭在两脚背上第二和第三趾结合的地方。要每天用手指肚向骨缝方向点揉200下，力量要大，依据个人的承受能力，以能接受为度，早上 7 ~ 9 点按揉最佳。

具体操作方法：每天早晨起床后，先用大拇指点按两侧内庭 2 分钟，泻胃火，再按揉两侧天枢 2 分钟，通便，饭后半小时，再按揉天枢 2 分钟。

按揉天枢和内庭穴能迅速祛除痘痘和粉刺，有效抑制痘痘的发生，肌肤更干净、更靓丽。

5. 战"痘"之后续——去痘印

经历过痘痘的侵袭，如果处理不好脸上就会留下大量痘印，怎么办呢？千万不要用厚厚的化妆品遮盖，这样只会越来越糟糕，内外兼治才是根本。一是内里调节，靠补来完善，因为人体容易内热，一旦内热，有的毒素就会往脸上发，所以一定要去火，多喝滋补汤一定能起到作用；二是外补，除了基本的护肤品和个人卫生以外，还可以去美容院做定期的保养。如果你嫌去美容院麻烦，在家也可以自己做保养。下面介绍一种比较简单的去痘印的方法。

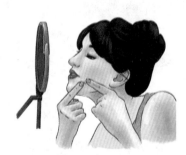

痘痘千万不要用手乱挤乱压，否则容易留疤。

取一个鸡蛋的蛋清，与 10 克珍珠粉相混合。然后均匀涂抹在脸上，注意避开眼部和唇部。尽量涂厚一点，15 ~ 20 分钟后洗掉。一个星期坚持做两次。珍珠粉和鸡蛋清都是具有镇静和美白肌肤的功效，将两者混合在一起当面膜使用，不但肌肤会越来越柔滑，痘痘的痕迹也能慢慢变淡。珍珠粉在一般的中药店有售。

还有很多女性没事就喜欢对着小镜子挤痘痘，这绝对是错误的做法，有可能造成无法祛除的痘印、小坑。如果你实在想把其中的脏物挤出来，就要使用特殊工具，以

免挤压伤害皮肤。打一盆热水，把经洗面奶或细砂磨砂膏（敏感型肌肤不适用）清洁后的脸置于升腾的蒸汽中，而后用热毛巾包裹面部3分钟。这样可以促使毛孔打开，再用事先以75%酒精棉球消毒过的医用注射针头的针帽或粉刺器柔和地挤压粉刺边缘的皮肤，即可将粉刺挤出来。

※ 为自己的面子"扶贫"，每个女人都能面若桃花

世界上所有的女人都渴望自己面若桃花、白里透红，但总有人脸上肌肤不是晦暗无光，就是色泽不均匀，那么如何改善呢?

古有"望面色，审苗窍"之说，从面相可以看出一个人的身体状况。换句话说脸色不好的人，可以从加强身体的某些部位着手来改善。

1. 脸色苍白——重在补气血

"心主血脉，其华在面"。面色苍白是血气不足的表现。一般情况下，面色淡白多是气虚的表现，如果淡白的脸上缺乏光泽，或者是黄白如鸡皮一样，则是血虚的症状。另外，体内有寒、手脚冰凉的人也会面色苍白，这是阳虚在作怪，这样的人需要多运动，运动生阳，对改善阳虚很有效果。脸色苍白的女性可以将红枣洗净，用温水浸泡，然后去核捣烂，加水煮沸15分钟放红糖和鸡蛋，水开后搅拌均匀食用。

2. 脸色发青——重在调养肝肾

肝在五行当中属木，为青色。面色发青的人，多见于肝胆及经络病症，多是阴寒内盛或是血行不畅。这类女性要多吃补肝的食物，如韭菜、猪肝等。天气寒冷的时候，人的脸色也会发青，这是生理反应，只要注意保暖就可以了。如果没有处在寒冷的环境中，脸色还发青，就是肝肾的病了，这类女性要多吃枸杞子、多喝骨头汤，记住熬汤时，要把骨头砸碎，然后加水文火熬煮。另外还可以多吃一些坚果，像核桃仁、花生仁、腰果，这些果子都是果实，是植物为了延续它的后代，把所有精华都集中到那儿了，有很强的补肾作用。

3. 脸色土黄——重在改善脾胃

脸色土黄的人一般有懒动、偏食等症状，这时应注意健益脾胃。增强脾胃功能也可以通过按揉足三里来实现，因为足三里是胃经上的保健穴。

足三里在小腿的外侧，弯腿的时候，把小腿并拢放在膝盖下，小腿骨外侧的一横指处即是。用大拇指或者中指按揉3～5分钟，或者用按摩锤之类的东西进行敲打，使足三里有酸胀和发热的感觉，时间最好选在早上7～9点，这时胃经气血最旺盛。

4. 印堂发黑——重在活血化瘀

两眉之间的部位叫印堂，我们看电视的时候经常看到有算命先生说"你印堂发黑，近日必有大祸"，就是指的这个地方。民间也认为印堂发黑是不好的征兆。《黄帝内经》

中说"阙上者，咽喉也；阙中者，肺也"。印堂可以反映肺部和咽喉疾病。印堂部位呈现白色，多是肺气不足，这类女性要注意补肺；如果印堂发黑，则是气血流通不畅，郁滞所致。中医认为，玫瑰花有很强的行气、活血化瘀、调和脏腑的作用，可以在熬粥时放上少许。也可以用它来泡茶：取玫瑰花 15 克泡水，气虚者可加入大枣 3 ~ 5 枚，肾虚者可加入枸杞子 15 克。可以根据个人的口味，调入冰糖或蜂蜜，以减少玫瑰花的涩味，加强功效。需要注意的是，玫瑰花活血散瘀的作用比较强，月经量过多的女性在经期最好不要饮用。

自古桃花增美色，想拥有一副艳若桃花般面孔的女性不妨一试，只要你能长期坚持为自己的面子"扶贫"，你就会离美丽越来越近。

越老越美不是梦，《黄帝内经》中寻找养生美容法

※ 做女人永不老，紧致肌肤有妙法

青春是无限美好的，所以我们极力想留住青春拒绝衰老。中医认为：肾主藏精。肾精充盈，肾气旺盛时，五脏功能运行正常。而气血旺盛，则容颜不衰。当肾气虚衰时，人就会表现出容颜黑暗、鬓发斑白、齿摇发落等未老先衰的症状。肾阳虚体质者更会导致身体机能的退化，在皮肤方面则表现为肌肤呈现老化的状态，皱纹出现在脸上。所以，要想让衰老来得慢些，首先就要把肾养好。

1. 饮食补肾

《黄帝内经》中说：肾为先天之本，而"黑色入肾"，所以我们可以通过多食用一些黑色食品以达到强身健体、补脑益精、防老抗衰的作用。那么，什么是"黑色食品"呢？"黑色食品"是指两个方面：一是具有黑颜色的食品；二是粗纤维含量较高的食品。常见的黑色食品有黑芝麻、黑豆、黑米、黑荞麦、黑枣、黑葡萄、黑松子、黑香菇、黑木耳、海带、乌鸡、甲鱼等。

此外，还可以经常吃一些带黏液的食物，如猪皮、猪蹄之类。它们之所以能够紧肤美容，是因为其中含有的胶原蛋白，可以抗皱延缓衰老。

2. 按摩补肾

搓腰眼：用两手搓后腰，每天早晚各一次，两手握拳，大拇指和食指组成的小圆圈叫拳眼，用拳眼分别对准后腰脊椎两侧肾脏的位置，然后一边水平地来回搓，一边把肾脏向中间挤压。搓的过程中能够给肾脏带去热量，提升肾阳，向中间挤压的过程能够提升两肾脏的能量，所以，你要一直搓到两侧肾区都感觉到热为止。

推背法强肾：推后背能够提升全身的正气，提高肾脏功能，从而滋养全身。具体

手法就是从下向上，从尾椎开始沿着脊柱用拇指指肚向上推，来回地推，遇到特别疼的地方就多按压揉捏。这个方法不但能让你睡得香，还对肾脏和全身肌肤非常有益处。

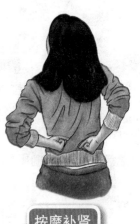

按摩补肾

另外，对于某些部位的皮肤松弛，可以采用按摩的方法，让肌肤重新"活"起来。

（1）脸部松弛

用手掌包裹住脸庞，做向上提拉的动作。

嘴巴张大，做发音练习。

（2）颈部松弛

用中指按压耳下腺部位。

手指往锁骨的方向滑动，带动废弃物的流动。

（3）嘴部松弛

用指尖按压住嘴角，然后向上提拉。

对于嘴唇上方的纵向皱纹，用手指按压住，然后向左右方扩展。

做发音练习，锻炼嘴巴周围的肌肉。

张大嘴巴，维持2～3秒。然后紧闭双唇，维持2秒，重复动作约2分钟，可紧致下巴肌肉。早上起床后，不妨喝一杯温的柠檬水，可以消除体内毒素，还可以预防眼部松弛。

※ 排出毒素，从根子里散发青春魅力

对于女人来说，岁月永远是残酷的，尤其是那些对自己身体保护不够的女性，衰老在不经意间就开始了：终日感觉疲惫不堪，还伴随着头痛、便秘、记忆衰退、抑郁、失眠、肥胖、面色枯黄、皱纹增多等令人讨厌的症状，而导致这一切得根源就是：毒素。

1. 体内的毒素是人体衰老的根源

我们生活在一个充满毒素的世界里，一不小心，我们在呼吸空气、喝水、吃饭的同时，也摄入了毒素。再加上有生活压力大、精神紧张、用脑过度、情志不舒所造成的阴阳失调、气血不通、毒火积存等内生之毒。这些毒素进入人体的各个器官，虽然在一定时期内，我们的身体会竭尽全力地保护自身免受毒素侵害，并尽力把它们清理出去，但当毒素越来越多，已经超过新陈代谢清洁系统的负荷时，毒素就会越来越多地积存在体内。

而且这些体内的宿毒会不断侵袭着我们的内分泌、血液、循环、代谢、皮脂毛囊汗腺等系统，影响人体正常新陈代谢，侵袭体表，导致皮肤色素沉着、粗糙、色斑加重、产生痤疮，出现皱纹，加速人体衰老。

鉴于此，我们要做的就是要想尽一切办法清除体内毒素，恢复健康与青春。

2. 排毒三大功效

排毒既能去污清血、调和气血、平衡阴阳，同时还能减轻肝脏负担，而面黄与肝肾功能有关，所以排毒后能改善面色。

排毒可以驱除肺胃的蕴热，对于解决颜面上的痤疮、色斑等皮肤问题也有辅助作用。

排毒对于减肥也有一定功效，由于人体内的脂肪细胞周围有丰富的结缔组织，当毒素不能及时排出体外时，就会在结缔组织内积聚，形成难看的橙皮状脂肪。排毒有利于脂肪细胞的收缩，从而达到减肥的目的。

3. 排毒不得不提的便秘问题

便秘，已经成为越来越多人的"小毛病"，它不仅使体内毒素不能排出，而且引发人们肌肤颜色灰暗，出现色斑、痘痘等，是健康和美丽的隐形杀手。所以，要排毒，首先就要把体内的宿便排出去。

（1）多吃粗粮和根类蔬菜，摄取充足的食物纤维

粗粮中富含的食物纤维是通便排毒的利器。另外，牛蒡、胡萝卜等根类蔬菜食物纤维含量也很丰富，所以我们在平时的饮食中应注意增加粗粮和根类蔬菜的摄入。

（2）摄取充足的水分

水也是软化大便、保证肠道通畅的利器，我们每天至少要喝7～8杯（以每杯300毫升论），当然8杯以上更好，但不宜过多，以免给肾脏造成负担。在各种水中，最好的选择还是20℃～30℃的凉开水。

（3）揉腹通便

这种方法是通过简单的按摩来舒畅气血，促使胃肠平滑肌张力及蠕动增强，增强消化排泄功能，以利于通便排毒。

（4）大笑放松身心

人们受到惊吓或紧张时，会嘴巴干涩、心跳加速，肠道也会停止蠕动。而我们在大笑时，一方面震动肚皮，对肠道有按摩作用，能帮助消化，防止便秘；另一方面，大笑能缓解压力和紧张情绪，促进肠道蠕动，保障肠道畅通。

（5）不要忍便

食物进入口腔，经消化、代谢后的残渣，应当在8～12小时内排出，如果粪便在肠道的停留时间过长，粪便中的有毒物质及水分就会被肠壁吸收，使毒素随着血液输送到其他各器官组织。而缺乏水分的粪便太干硬，更难以排出，极易发生便秘。

（6）多运动

运动量不足的人，肠道蠕动也很迟钝，使得粪便停滞不下，从而阻碍肠道畅通；运动量大的人，肠道蠕动加快，不利于粪便的停滞，保障了肠道畅通。

4. 排毒菜单

下面介绍一个简单易做的排毒菜单，大家不妨尝试一下，可以收到不错的效果。

第一天

起床：喝一杯鲜榨的蔬果汁或者纯净水。

早餐：一大碟水煮蔬菜和一大盘新鲜水果。

上午小食：一小盘葵花子，十二片水果。

午餐：大盘水煮蔬菜或者蔬菜沙拉。

下午小食：少许干果、果仁、一杯果汁。

晚餐：蔬菜沙拉，或大盘水煮蔬菜，一小盘水果。

睡前：小杯脱脂奶，或乳酪。

第二天

起床：一杯水或一杯鲜榨果汁。

早餐：小碗米粥。

上午小食：一大盘水果（各种水果）。

午餐：小碗米饭，一大盘水煮青菜。

下午小食：小碟干果、果仁，小碟水果。

晚餐：小碗米饭，大盘水煮青菜，水果（如苹果、香蕉）。

睡前：一小杯乳酪或脱脂奶。

两天过后，你已经有了一些经验吧，然后可以自己尝试各种食物的"混搭"。坚持一段时间，你将会发现光洁重新在你脸上出现，身体不再疲倦，周身活力充沛，精神更加饱满。不过，如果你在生病或怀孕期就不要尝试这份排毒菜单了，这些时候，摄取充足的营养才是最重要的。

※ 养好卵巢，女人才能更年轻

一个女人找个好老公，养个好孩子，找个好工作，多孝顺点老人，生活就堪称圆满了。但是，在不经意间岁月匆匆流逝，偶尔停下来却发现自己早已失去了最好的年华。

1. 卵巢功能衰退是女人衰老的主要原因

女人从 25 岁起就要预防皮肤老化，30 岁更是女人皮肤保养的一道坎，如不及时针对危险因素、重点部位等进行保养，就特别容易衰老，如：皮肤出现皱纹、松弛下垂、腰腹部出现赘肉、月经紊乱、腰酸背痛、胸闷心悸、烦躁多疑、记忆力减退、阴道分泌物减少、性生活质量下降等。

导致女人衰老的是体内雌激素量的减少，而雌激素的唯一来源就是卵巢。因此，卵巢功能衰退是导致女人衰老的主要原因。而且，女性生殖器官、第二性征的发育和保持，卵巢同样功不可没。所以，要想获得更多的年轻和美丽，女人一定要好好保养卵巢。

2. 卵巢"早衰"的原因

那么，是什么导致了卵巢的功能衰退呢？只有了解了原因，我们才能有针对性地进行保养。

（1）卵巢与月经初潮年龄。传统的说法是，女人的月经会持续30年，也就是说如果月经初潮的时间是在15岁，那么绝经的时间就是45岁。女子绝经就代表卵巢已经衰老。

（2）卵巢与生育状况。第一次怀孕的年龄越大，绝经就越早；哺乳时间越长，绝经越晚。这也是为什么现代人多见卵巢早衰的原因，现代女性忙工作忙事业，经常把婚姻大事和生孩子的事推得越晚越好，30多岁才生育的大有人在，而且生完孩子后为了保持体型和尽快工作，拒绝给孩子母乳喂养的人也越来越多，这都是造成卵巢早衰的原因。

（3）卵巢与生活习惯。每周吃2～3次鱼、虾的妇女，绝经年龄较晚；常年坚持喝牛奶的妇女，喝牛奶量较多、坚持时间越长，绝经越晚；从不锻炼身体的妇女，绝经年龄早；受到被动吸烟侵害越多、时间越长，绝经越早。

3. 卵巢的保养

卵巢保养是女性不能忽视的生活内容。卵巢保养得好，可使皮肤细腻光滑，白里透红，长葆韧性和弹性。还能调节雌性荷尔蒙的分泌，使胸部丰满、紧实、圆润，有利于身体健康。

从上述导致卵巢早衰的原因我们得出结论：保养卵巢主要得从生活方式上多下功夫。比如产后提倡母乳喂养，哺乳时间尽量延长。在生活习惯方面，女性要坚持经常喝牛奶，摄入鱼、虾等食物及经常锻炼身体，特别要注意在公共场所、家庭减少被动吸烟，从而避免早绝经给女性健康带来的危害。另外应合理安排生活节奏，做到起居有常、睡眠充足、劳逸结合，培养广泛的兴趣爱好，养花植树、欣赏音乐、练习书法、绘画、打球等，都可以怡养情志、调和气血，对健康是很有好处的。

此外，女士们千万不能老穿"塑身内衣"，因为这会导致卵巢发育受限，卵巢受伤。

再有就是不能久坐。现在很多女人都是上班坐着，回家躺着，运动的时间很少。其实坐得太多血会都淤在小腹部位。流水不腐，老是不流动的腐血积压在盆腔，容易引发炎症。炎症上涌，脸上就会发黄起斑。就算不发炎，不畅通的血堵在皮肤的毛细血管里，也会让肤色显得不健康。

4. 卵巢的常见疾病——卵巢囊肿

"卵巢囊肿"就是指卵巢内部或表面生成肿块。肿块内的物质通常是液体，有时也可能是固体，或是液体与固体的混合。卵巢囊肿的体积通常比较小，类似豌豆或腰果那么大，也有的囊肿长得像垒球一样，甚至更大。

提示卵巢囊肿的信号：

（1）痛经：以前不痛经者开始痛经或痛经持续加重。

（2）月经失调：月经经常在你毫无准备的情况下"突如其来"。

（3）不孕：卵巢囊肿是导致不孕症的一个病因，这与囊肿的大小并无直接关系。

卵巢囊肿是一种很常见的疾病，大部分囊肿是由于卵巢的正常功能发生改变而引起的，是良性的。但是如果囊肿性质发生恶变，就会演变成卵巢癌。

医学资料显示，卵巢癌是所有妇科肿瘤中死亡率最高的一个。这听起来似乎非常可怕，其实，卵巢癌本身并不是一种恐怖的顽疾，导致其死亡率过高的是人们对卵巢保养知识的缺乏。

卵巢囊肿对于身体的危害以及该种疾病的治疗，都取决于它的性质。对于 30 岁以上的女性来说，即使没有任何不适，每年也应进行一次包括妇科检查在内的体检。如果发现卵巢囊肿，应进一步检查，明确是功能性囊肿，还是肿瘤性的囊肿，以采取不同的治疗方法。

一般来说，如囊肿直径小于 5 厘米，又无证据提示肿瘤的话，多为功能性囊肿，可以 2 ~ 3 个月检查一次，以后再根据情况调整检查间隔时间，若 4 ~ 6 周后缩小或未增大，则功能性囊肿的可能性较大。如果囊肿继续增大，特别是大于 5 厘米的，或者突然下腹部阵发性绞痛，就可能是肿瘤性囊肿或发生了囊肿扭转或破裂，应该做进一步的检查确定是良性还是恶性，必要时应进行手术切除，千万不能掉以轻心。

※ 别在你的脸上留下岁月的"纹路"

当皮肤上的第一道细纹出现，就表明衰老已经开始光临你。女人过了 25 岁，皮肤就开始逐渐衰老，到 30 岁左右，最脆弱的眼部皮肤开始出现细纹，40 岁后，额头开始产生皱纹，到了 50 岁以后，整个面部就能明显看到岁月的痕迹。

导致皱纹产生的原因很多，从《黄帝内经》中的观点来看，主要有以下几种。

内脏功能失调：人体面部与其他部位一样，需要营养，而人体内的营养物质是通过内脏的功能活动产生的。所以，内脏功能失调必然导致营养物质的缺乏，使面部肌肤失去气血滋养而导致早衰，出现皱纹。

饮食不当：人体摄食量不足，体内营养物质匮乏，使面部肌肉失去营养，产生皱纹，长期饮食不平衡，可导致皱纹的产生。

情志不调：导致人体气血运行不畅，面部肌肤失去血液的滋养，导致皱纹产生。

皱纹是泄露年龄秘密的大敌，但聪明女人总有抹平皱纹的办法。

1. 眼角皱纹

眼睛四周的皮肤脂肪含量很少，眼皮又是人体最脆弱的皮肤，又易水肿，所以很容易长出皱纹。同是眼角皱纹，产生的原因却不尽相同。眼角干纹主要是由于皮肤的缺水造成的，它常出现于眼角干燥时，随着面部表情的变化时隐时现。细纹主要是由环境因素造成的，如吸烟、熬夜，长期处于密闭空调房间，以及长期在阳光下曝晒等。鱼尾纹是眼角皱纹中最严重的一种，衰老是它最大的原因。

眼部运动可以强化眼部四周肌肤，使之富有弹性。首先尽量睁大眼睛，持续 3 ～ 5 秒钟，然后慢慢闭上双眼，到上下眼皮快要接触时再睁开，动作要缓和，连续重复五次。这个动作早中晚各做 1 次。

同时要给眼部肌肤供给足够的养分及补充失去的水分，你可以选择一些合适的眼霜。涂眼霜的手法要轻柔，正确的方法是：首先以无名指沾上少许眼霜，用另一手的无名指把眼霜匀开，用"打点"的方式轻轻点在眼皮四周，最后以打圈方式按摩五至六次即可。动作一定要轻，而且不可以拉扯眼部肌肤。

2. 嘴角皱纹

皮肤在夜晚不能得到充足的养分和休息，就很容易在嘴角形成弹性下降、松弛及早衰现象。因此，养成良好的作息习惯，避免熬夜或者过度紧张疲劳对改善嘴角皱纹非常重要。同时也要注意日常饮食营养平衡，多吃富含维生素 A、C、E 的食物，多喝水。

可以用番茄汁涂擦嘴部皮肤，不仅能增加嘴部皮肤表皮细胞的水分，而且还能起到营养细胞的作用，从而增加其弹性。涂抹的方式是用中指指腹，由下往上以画圆的方式按摩，做 3 ～ 5 次。依照嘴角皱纹垂直方向按摩，当皱纹呈横态时，就要纵向按摩。皱纹呈纵态时，就要横向按摩。

3. 法令纹

法令纹出现在鼻子的两旁，像一个大写的"八"字横亘在你的脸庞上，是衰老最明显的标志。要预防和消除法令纹，可以采用这些办法。

你可以深吸一口气，然后闭紧嘴巴做漱口状鼓张两面颊，就像在嘴里含了一大口水一样。然后用舌头在口内移动并推抵两颊。每天重复这些动作，坚持早中晚各做 1 次。

皱纹的防治除了改变不良生活习惯，保持乐观开朗的良好心境外，饮食疗法也可起到较好的防皱、消皱的作用。皮肤真皮组织的绝大部分是由弹力纤维构成的，皮肤缺少了它就失去了弹性，皱纹也就聚拢起来。鸡皮及鸡的软骨中含大量的硫酸软骨素，它是弹性纤维中最重要的成分。把吃剩的鸡骨头洗净，和鸡皮放在一起煲汤，不仅营养丰富，常喝还能消除皱纹，使皮肤细腻。另外多吃蔬菜瓜果，比如丝瓜、香蕉、橘子、西瓜皮、番茄、草莓等瓜果蔬菜对皮肤有最自然的滋润、祛皱效果。

除了因为年龄增长而产生皱纹，一些习惯性小动作也是罪魁祸首。

（1）用手托脸

把肘撑在桌子上，用手托着脸，把整个头部重量都集中在接触的部分上。这个动作对脸部的挤压会造成脸上的皮肤被拉扯，很容易出现皱纹。

（2）偏侧咀嚼

只用一侧牙齿咀嚼食物，长期如此会导致脸型左右不对称。

（3）超时敷面膜

长时间的敷面膜不仅对你的皮肤不能提供保养，还会使它变干、变老。

（4）拉扯眼皮

当眼睛感觉不适时、化妆时、涂抹眼霜时都难免拉扯眼皮，会导致眼部肌肤明显受损。

（5）睡眠姿势

如果你经常采用一侧睡眠，很容易压迫那一侧的肌肤。另外午睡习惯用手臂枕着头脸的方式也是皮肤受到挤压，导致皱纹产生的重要原因。

所以，要想抹平皱纹，这些习惯性的小动作也要注意避免，否则它们会成为年龄的帮凶，让你更早更快地生出皱纹。

※ 补阴就是最有效的抗衰老面霜

市面上抗衰老的面霜都价格不菲，很多女性都寄情于此，希望这些外用的保养品能帮助自己抹平岁月痕迹，效果却往往不尽如人意。其实，补阴才是最有效的抗衰老面霜。阴虚，皮肤就容易长皱纹，原因在内部，功课却都作在了外面，就像隔靴搔痒，结果当然会令人失望。

接下来的问题就是，怎样判断自己是否需要补阴，阴虚都有什么特征呢？其实很好判断，一般阴虚的人总会感觉燥热、眼睛干涩、眩晕，有人还会有耳鸣的症状，这就要注意补阴了。

女人补阴最好的方法是吃冬虫夏草，因为冬虫夏草不但滋补肝肾兼育阴养颜，能平衡阴阳，固本培元，而且性质温和，吃了还不会整天烦躁发脾气。不过这个东西非常昂贵，比较平民化的补阴食物就是银耳百合雪梨汤和甘蔗，这两味的补阴效果都不错，熟梨更是能滋补五脏六腑。还有豆浆也是很补女人的，大家可以买个豆浆机，自己在家做纯正的豆浆。黑芝麻也是建议吃的，黑芝麻含有丰富的维生素E，可以抗衰老抗氧化，还能够滋润身体内脏，让你的脾气慢慢变好，对肝脏，肾脏，脾胃和肺都有好处，能滋润肠道，不会便秘，使得皮肤滋润，柔嫩，光滑。

1.更年期女性多为肝肾阴虚

对于更年期女性来说，大多属于肝肾阴虚。中医有"肾为先天之本"之说，最易受影响的便是肾和肝。由于中医指的肾与荷尔蒙分泌、神经、骨骼、生殖和泌尿系统有关，所以当肾部缺乏滋养，就会导致腰腿酸软、月经不调和小便颇多的症状。更年期女士荷尔蒙分泌有所转变，肾阴虚情况更为严重。此外，中医常说"肝开窍于目"，肝肾经络会循经颜面，所以肝缺乏滋养不但会影响眼睛，更会令容颜憔悴；肾部耗损又会令肝失所养，甚至肝郁化火，而肝又主情志，故肝肾阴虚女士往往较暴躁及容易心烦失眠。

肝肾阴虚之人适合吃花胶。其具有滋补肝肾、养阴生津和强健筋骨的功效，多吃能使人精神奕奕，面色红润，丰富的蛋白质能使皮肤有弹性，最适合女士食用。

2.秋冬季节要注意养阴

《黄帝内经》中说"春夏养阳，秋冬养阴"，秋冬季节，天气寒冷，保暖为第一位，为什么还要养阴呢？

这是因为秋冬时节气候转冷而渐寒，自然界寒冷了，也会影响人体，人感到寒冷时，一则人体的自身调节机制会利用自身机能大量调动阳气，来调高自身温度抵御严寒以适应外界环境的变化；二则秋冬季节阳气入里收藏，中焦脾胃烦热，阴液易损，所以更要注意养阴。

《黄帝内经》中的塑身秘方，每个女人都可以拥有好身材

※ 减肥塑身要用"绿色"方法

保持身材是女人一辈子的事，很多女性为了减肥都尝试了各种方法：节食、运动、吃减肥药、喝减肥茶、每天蔬果代主食……殊不知，这样的减肥方式很容易导致衰老。减肥可以很简单地完成，而且对身体毫无损伤。影响减肥的最大问题就是《黄帝内经》中所说的"肝郁"、"脾虚"。肝郁使胆汁分泌不足，脾虚使胰腺功能减弱，而胆汁与胰腺正是消解人体多余脂肪的两位干将。只有将这两位干将的积极性调动起来，才能迅速地解决肥胖问题。

1.敲打减肥法

上面提到的方法，对减臀部和大腿上的赘肉是很有效的。至于腰部赘肉太多的人，可以敲带脉。方法很简单：躺在床上，然后用手轻捶自己的左右腰部，100次以上就可以。人体的经脉都是上下纵向而行，只有带脉横向环绕一圈，就像一条带子缠在腰间。经常敲打带脉不仅可以减掉腰部赘肉，还可以治愈很多妇科疾病。

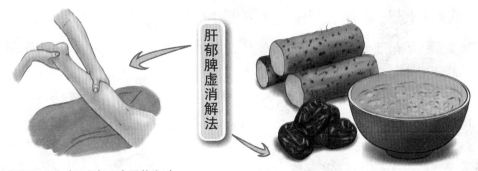

肝郁脾虚消解法

常揉肝经的太冲至行间，大腿赘肉过多的人，最好用拇指从肝经腿根部推到膝窝曲泉穴，这通常会是很痛的一条经，但对治肝郁很有效。

脾虚可用食补，多吃些大枣、小米粥、山药之类的，不仅可以健脾，还可以补气血。

有些人可能属于急性子，很没耐心去听这些那些的理论。如果你属于急性子的人，那么建议你采用更简单的方法：想瘦哪儿就敲哪儿。通常哪个地方的赘肉多，就说明经过这里的经络出了问题。你敲打这里，会把气血集中到这里，气血集中过来，此处的经络运行旺达，赘肉就会搬走了，自然就达到打哪儿瘦哪儿的目的了。有心人可以验证。不过，有一点需要说明，在敲打后，敲打部分可能会先胖起来，这是细胞充水的表现，然后就会瘦下去。

2. 中医食疗减肥法

（1）白茯苓粥：白茯苓磨成粉。每次取茯苓粉15克，粳米60克，煮粥加冰糖即可。早晚服用，忌食油腻肥甘之物。

白茯苓是茯苓的一种，色白为佳，药房就能买到。

（2）荷叶茶：荷叶以叶大、完整、色绿、无斑点者为最佳。取鲜嫩荷叶洗净后切碎晒干，每天取10克泡茶饮服，坚持一段时间就能看到效果。

中医认为，荷叶味淡微涩，入心肝脾经，有利尿、祛淤作用。现代医学研究发现，荷叶煎剂能使人体的脂肪消耗增加，还能降血压、降血脂。

（3）冬瓜汤：用半斤冬瓜连皮煎汤饮服。

冬瓜有利水消肿减肥轻身的功效。

（4）玉米须茶：玉米须阴干。用玉米须30克加400毫升水，烧开后当茶饮服。

玉米须味甘性平，有利水消肿之功，可减少体内胆固醇的存积，还可预防高血压、糖尿病的发生。

（5）山楂饮：取出楂肉60克，加水500毫升煎水代饮。每日1剂，连服10日。

山楂性味酸甘微温，有开胃消食、入滞消积、活血化瘀之功效，特别对消油腻化肉积有较好效果。

※ 几个小招数让你轻松拥有迷人平坦小腹

很多女性都有肥胖的困扰，稍不留意腹部的赘肉就会噌噌地长出来，而且很难减掉，胖胖的肚腩却衬得胸部越来越显小。

其实，对付小腹赘肉的方法有很多，下面给大家介绍几种简单实用的方法。

1. 按摩任脉瘦小腹

对付小腹赘肉最好、最轻松的方法就是按摩任脉。任脉就是我们身体正中间的那条线，主阴，对于女人来说非常重要。任脉上共有24个穴位，咽喉、两乳中间、肚脐上下都是。想减掉小腹赘肉就要从肚脐向下开始按摩，一个手指的宽度和三个手指的宽度之间的地方，不止对减肥有效，对女性健康也非常有益。

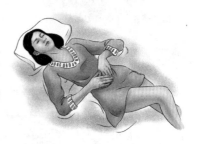

每天按摩这些穴位，要使劲按，特别是胖的人，更要用力向身体里面按，这样才能刺激到穴位，带走赘肉。

如果腹部能够紧实，不再有赘肉，那么相应地，胸部看起来也会立体很多，丰满很多。

2. 腹式呼吸瘦小腹

腹式呼吸是最轻松的瘦小腹的方法，《黄帝内经》中所说的"吐纳导引"，"吐纳"其实就是腹式呼吸。

我们常见的呼吸有两种：胸式呼吸和腹式呼吸。大多数人，特别是女性，大都采用胸式呼吸，只是肋骨上下运动及胸部微微扩张，许多肺底部的肺泡没有经过彻底的扩张与收缩，得不到很好的锻炼。这样，氧气就不能充分地被输送到身体的各个部位，时间长了，身体的各个器官就会有不同程度的缺氧状况，很多慢性疾病就因此而生了。

腹式呼吸弥补了胸式呼吸的不足，可使中下肺叶的肺泡在换气中得到锻炼，延缓老化，保持良好弹性，增加了肺活量，使机体获得充足的氧，随血液运行而布散周身，并源源不断地给大脑供氧，使人精力充沛。除此之外，腹式呼吸运动对胃肠道也是极好的调节，能促进胃肠道的蠕动，利于消化，加快粪便的排出。因此，坚持做腹式深呼吸，既可锻炼腹肌，消除堆积在腹部的脂肪，又能预防多种代谢性疾病的发生。

腹式呼吸简单易学，站、立、坐、卧皆可，随时可行，刚学时以躺在床上练习为好。仰卧于床上，松开腰带，放松肢体，思想集中，排除杂念。由鼻慢慢吸气，鼓起肚皮，每口气坚持10～15秒钟，再徐徐呼出。做腹式呼吸时间长短由个人掌握，也可与胸式呼吸相结合。

平常走路和站立时，也可以用力缩小腹，再配合腹式呼吸。这样，小腹肌肉就会慢慢地变得紧实，从而达到瘦身的功效。

缩小腹、配合腹式呼吸就能让你的曲线流畅无比。也许一开始你会觉得很不习惯，走两步路就又不自觉地突出小腹，但只要随时提醒自己，"缩腹才能瘦身"，几个星期下来，不但小腹逐渐趋于平坦，走起路来也更显迷人。

3. 运动法瘦小腹

（1）蹬车运动

躺在地板上假装蹬一辆想象中的自行车。正确的动作是，背部下方压紧地板，双手置于头后；将膝盖提到45度角，双脚做蹬车的动作，左脚踝要碰到右膝，接着再用右脚踝去碰左膝。

（2）提膝运动

找一把牢固的椅子，坐在椅子的边缘，膝盖弯曲，双脚平放于地面。收紧腹部，身体微微后倾，将双脚抬离地面几厘米。保持稳定的动作，将膝盖拉向胸部，同时上身前曲。然后将双脚恢复原位，不断重复。

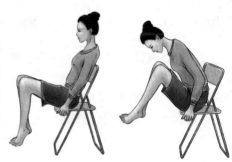

（3）手臂仰卧起坐

躺下，屈膝，双脚并拢钩住床头。用一条毛巾从后侧绕过颈部，双手各拉一端。收缩腹部，肩部抬起，后背慢慢卷起，再缓缓后仰，几乎挨到地板时继续起身，不断重复。如果你觉得太难，上身只要抬离地板也就行了。

（4）举球运动

仰卧，手里拿一个网球，抬起双手冲着天花板，双腿伸直并拢，双脚上钩。收紧腹部及臀部肌肉，将双肩和头部抬离地面几厘米。确定球是始终朝上冲向房顶而不是向前。

按摩、腹式呼吸、运动，这几个方法其实可以同时进行，这样效果会更明显，而且不会有任何的不适感。坚持一段时间，你就能拥有迷人的平坦小腹，也可以穿着紧身上衣秀一下自己的好身体了。

※ 做女人"挺"好——永不过时的丰胸秘方

女人们都想做公主，但是平坦的胸部却让女人不那么自信，如何拥有健康、丰满的胸部呢？真正健康食用而且永不过时的丰胸秘方就在这里。

1. 乳房大小跟什么有关系

《黄帝内经》认为，女子进入青春期后，由于肾气逐渐充盛，从而"天癸至，任脉通，太冲脉盛，月事以时下"。"肾气"在这里主要是指人体的生长发育和主生殖的生理功能；"天癸"是一种类似西医所说的性激素的物质；任脉和冲脉则是两条下与内生殖器官相接，上与乳房相连的经脉。同时，冲脉还有存储血液的作用，因而称之为"血海"。当血海满溢的时候则上可化为乳汁，下可形成月经，并按时来潮。

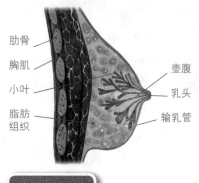

乳房的构造

因此，乳房的发育，是与肾气和血是否充足密切相关的。如果肾气不充沛，天癸不足，则任脉不得通，冲脉不能盛，最终导致血不足，乳房便不能充分发育，以致停留在青春前的状态。

懂得了女性长乳房的原理，也就懂得了如何才能使乳房发育好。现在市场上的丰胸产品五花八门，令人目眩，但大多都是治标不治本，并不能从根本上解决女性乳房发育的问题。其实，要想拥有丰满的胸部，首先就要把肾养好。前文已经提到了很多养肾的方法，这里就不再赘述。

其次是要补血。把上边女性长乳房的原理往回推，就知道血对于乳房发育的重要性，而血又依赖于脾胃。脾胃为人的后天之本，人体的可持续发展是由脾胃来决定的。如果脾胃的消化吸收功能强，吃了食物之后，生出的营养物质就多，血也就多。

最后，好好睡觉。良好的生活习惯是人体发育的保障，只有休息好，血气才能充足，元气才能充足，乳房才可以良性发育。

2. 三步按摩丰胸法

第一步：双手四指并拢，用指肚由乳头向四周呈放射状轻轻按摩乳房一分钟。在操作时动作要轻柔，不可用力过猛。

第二步：用左手掌从右锁骨下方向下推摩至乳根部，再向上推摩返回至锁骨下；共做3遍，然后换左手推摩左侧乳房。

第三步：用右手掌从胸骨处向左推左侧乳房直至腋下，再返回至胸骨处；共做3遍，然后换左手推右侧乳房。

只要你坚持做胸部按摩，不但可以使胸部健壮丰满，凸现女人的曲线美，还能达到清心安神、宽胸理气的目的，最终令人气血通畅、精神饱满、神清气爽。

3. 健胸操

支撑柔软胸部的是胸肌。如果胸肌运动不足，随着年龄的增长就会致使胸部下垂移位。你可以用运动来增强胸肌活力。

（1）双手在胸前合掌，相互用力合压。合压时，胸部两侧的胸肌拉紧，呈紧绷状态，约进行5秒钟后放松。重复10次左右。

（2）仰卧，头和臂部不离地，向上做挺胸动作，并保持片刻。重复6～8次。

你还可以在沐浴的时候交替用冷热水冲击胸部，增强血液循环，也能使得乳房更加有弹性。生活中要保持良好的习惯，姿势要正确，不要经常弯腰驼背，睡眠时不要卧睡，而是尽量采用躺睡或侧睡的姿势。

此外，饮食也需要精心调理。多吃富含维生素 E 和 B 族维生素的食物，如瘦肉、蛋、奶、豆类、芝麻等，也有利于保持乳房的健美。这里给你推荐两款专业医师的美胸靓汤。

◇ 猪尾凤爪香菇汤

原料：猪尾 2 只，凤爪 3 只，香菇 3 朵，水 6 碗，盐少许。

做法：把香菇泡软、切半，凤爪对切，备用。猪尾切块并汆烫。然后将材料一起放入水中，并用大火煮滚再转小火，约熬 1 小时，再加入少许盐即可。

◇ 青木瓜猪脚丰胸汤

原料：猪脚骨高汤 4 杯，青木瓜 1 个，黄豆 100 克，盐 1 小匙。

做法：将青木瓜去皮及籽，洗净、切块，黄豆泡水约 3 小时，洗净、沥干。锅中倒入猪脚骨高汤煮滚，放入黄豆煮至八分熟，加入青木瓜煮至熟烂，加入调料调味即可。

还有一个小窍门：丰胸的最佳时机在每月经期之后。你可以这样计算：把每月经期开始作为第一天，然后往后推，第 11 ～ 13 天就是最佳时期，稍微次之的是第 18 ～ 24 这 7 天。为什么这 10 天是最佳丰胸时间呢？关键就在刺激乳房的激素上。在这段时间里，影响胸部丰满的卵巢动情激素 24 小时等量分泌，所以这正是激发乳房脂肪囤积增厚的最佳时机。而在生理期时，乳房可能出现胀大现象，但实际上激素分泌量一般，食补或按摩都可能造成乳房不适。而生理期即将结束时，则是激素分泌最低的时间，即使再努力地食补和按摩，乳房脂肪形成的效果依然不好。所以，女性朋友们可要记住了，不管是哪种丰胸方法，一定要在恰当的时间进行，这样效果才会显著。

※ 每个女人都能拥有承上启下的玲珑柳腰身

腰，在女性的"S"曲线中起着承上启下的作用。腰身臀型若恰到好处，在视觉上就能给人曲线玲珑、峰峦起伏的美感，反之，就会显得粗笨。所以，每个女人都要注意塑形美体，让自己有个细腰翘臀的玲珑身材。

要想拥有纤细的腰身，最简单的方法就是在饮食上注意，多吃杏仁、鸡蛋及豆制品。杏仁中所含的矿物质镁是身体产生能量、塑造肌肉组织和维持血糖的必需品。稳定的血糖能有效防止过度饥饿引起的暴食及肥胖。杏仁最神奇的功能就是它可以阻止身体对热量的吸收。研究发现，杏仁细胞壁的成分可以降低人体对脂肪的吸收。所以，女性朋友要想让腹部平坦，可以每天吃十几粒杏仁。另外，鸡蛋、豆制品也是平"腹"的佳品。鸡蛋所含的蛋白质和脂肪会让人有过饱的假象，所以经常吃鸡蛋的女性，在一整天里会减少饥饿感。

大豆富含抗氧化物、纤维及蛋白质。大豆吃法多样，可以作为零食或者用来做菜、煲汤。豆制品的种类很多，如豆腐和豆浆，都是健康美味又减肥的。

其次，要多吃一些新鲜的水果蔬菜。瘦腹效果最好的水果是香蕉，它有润肺养阴、清热生津、润肠通便的功能。所以，女性朋友应坚持每天吃一两根香蕉，有助于排出体内毒素，收缩腰腹，焕发由内而外的健康美丽。黄瓜、西瓜皮、冬瓜皮等也有抑制肥胖的功效。食用时将西瓜皮，冬瓜皮分别刮去外皮，然后在开水锅内焯一下，待冷却后切成条状，放入少许盐、味精即可。经常食用这些，可起到清热除湿减肥之效。

腰部是窈窕身材的关键，但只"细"不"结实"的腰身也不符合美的标准。因此，爱美的女性除了要注意饮食外，还应重视经常"运动"腰部，以增强腰肌张力和柔韧性。

1. 敲带脉

躺在床上，然后用手轻捶自己的左右腰部，100 次以上就可以。人体的经脉都是上下纵向而行，只有带脉横向环绕一圈，就像一条带子缠在腰间。经常敲打带脉不仅可以减掉腰部赘肉，还可以治愈很多妇科疾病。

2. 摩腹

也许，你会很奇怪，摩腹怎么会瘦腰呢？摩腹实际上就是对肚脐的一种按摩，肚脐附近的"丹田"，是人体的发动机，是一身元气之本。摩腹可以刺激肝肾之经气，而人体两肾就在腰的两侧，肝经之气足了，腰部的赘肉还能有立足之地吗？摩腹的具体方法我们在前文已经介绍过了，这里不再多说。

3. 按摩腰部穴位

按摩腰部的经络和穴位，不仅可以促进局部的气血运行，还可以调节脏腑的功能，使全身的肌肉强健、皮肤润滑、形体健美。具体步骤如下：

（1）以一手或双手叠加，用掌面在两侧腰部、尾骶部和臀部上下来回按揉 2 分钟，然后双手掌根部对置于腰部脊柱两侧，其他四指附于腰际，掌根部向外分推至腋中线，反复操作 2 分钟。

（2）以一手的小鱼际推擦足太阳膀胱经第一侧线，从白环俞穴开始，至三焦俞穴止，重复操作 2 分钟。然后再推擦膀胱经第二侧线从秩边穴至肓门穴，反复操作 1 分钟。

（3）双手掌叠加，有节律地用掌根部按压命门、腰阳关穴各半分钟。

（4）双手拇指端分置于腰部脊柱两侧的肾俞穴，向内上方倾斜用力，持续点按 1 分钟。

（5）以一肘尖着力于一侧腰部的腰眼处，由轻而重地持续压腰眼半分钟，然后压对侧腰眼。

（6）用双手拇指指腹按揉气海俞、大肠俞、关元俞和次穴各半分钟。

（7）五指并拢，掌心空虚，以单掌或双掌拍打腰部和尾骶部 1 分钟。

4. 运动

（1）收腹运动：可躺在地上伸直双脚，然后提升、放回，不要接触地面。每天保持 3 ～ 4 次，重复做 15 遍。

（2）仰卧起坐：膝盖屈成 60 度，用枕头垫脚。右手搭左膝，同时抬起身到肩膀离地，做 10 次后，换手再做 10 次。

（3）呼吸运动：放松全身，用鼻子吸进大量空气，再用嘴慢慢吐气，吐出约 7 成后，屏住呼吸。缩起小腹，将剩余的气提升到胸口上方，再鼓起腹部，将气降到腹部。接着将气提到胸口，再降到腹部，再慢慢用嘴吐气，重复做 5 次，共做两组。

（4）转身运动：左脚站立不动，提起右脚，双手握着用力扭转身体，直到左手肘碰到右膝。左右交替进行 20 次。

这些运动都可帮助锻炼腰部肌肉，只要能持之以恒，就可以拥有健康美丽的腰线。

※ 臀部问题大抄底

浑圆而富有弹性的臀部是女性健美的标志之一，圆翘的臀部，会带动身材曲线的窈窕。但很多女性朋友的臀部先天条件就不是很好，要么扁平无形，要么松弛没有弹性，还有的严重下垂。要想解决这些问题，我们首先要弄明白造成臀部不完美的原因，然后再采取相对应的措施。

1. 长时间站立造成的臀部问题

站得太久也不好，因为血液不易自远端回流，造成臀部供氧不足，新陈代谢不好，长久下去还可能会引起小腿的静脉曲张。挺胸、提肛、举腿是良好的站姿，脊背挺直，收腹提气，此时再做一下肛门收缩的动作，可收缩臀部。需要长时间站立的美女，不时动一下，做做抬腿后举的动作，对塑造"S"曲线大有好处。

2. 久坐造成的臀部问题

上班族女性，因久坐办公室不常运动，脂肪渐渐累积在下半身，这样容易造成臀部下垂。对于这类女性，可以试试这个提臀法：休息站立，或者等候公交车时，脚尖着地，脚后跟慢慢抬起，同时用力夹紧臀部，吸气，然后慢慢放下，呼气，坚持做就会有显著效果。

3. 斜坐造成的臀部问题

好多人坐着的时候怎么舒服怎么坐，歪东倒西的。其实，不能斜坐在椅子上，因为斜坐时压力集中在脊椎尾端，造成血液循环不良，使身体局部氧气供给不足，对大脑不利。也不能只坐椅子前端 1/3 处，因为这样坐全身重量都压在臀部这一小方块处，长时间下来会感觉很疲惫。坐时应脊背挺直，坐满椅子的 2/3，将力量分摊在臀部及大腿处，如果长时间坐累了，想靠在椅背上，请选择能完全支撑背部力量的椅背。尽量合并双腿，长久分开腿的姿势会影响骨盆形状。坐时经常踮起脚尖，对塑造臀部线条很有好处。尽量不要长时间双腿交叉坐，否则会造成腿及臀部的血液循环不畅。

此外，有的女性有臀部肌肉松弛的问题，要想使臀部肌肉结实起来，可以每天做下面的臀部按摩，只需 3 个星期就能看到显著效果。

（1）双掌叠加按揉一侧臀部，反复操作两分钟。同法操作对侧臀部。

（2）双手捏住一侧臀部肌肉，反复用力捏揉两分钟。同法操作对侧臀部。

（3）单掌或双手掌叠加，将掌根置于一侧臀部上方关元俞穴处，向外下方推，经胞盲穴至环跳穴止，反复推按 1 分钟。

（4）以一手掌根部置于大腿后侧臀下方的承扶穴处，反复按揉 1 分钟。

（5）以一肘尖置于一侧环跳穴处，屈肘塌腰，将身体上半部的重量集中于肘尖部，由轻而重地持续按压 1 分钟。

（6）双手十指相对靠拢，指间分开，手腕放松，双前臂做主动的旋转运动，用小指侧有节律地叩击臀部，反复操作 1 分钟。

（7）指压左右臀下臀沟中心的承扶穴。首先将背挺直，肛门夹紧，慢慢吸气，用拇指以外的四根指头按压承扶穴，往上按压 6 秒钟时，将气吐出，如此重复 10 次，每天早晚各做 10 次，坚持一个月就会有很好效果。

对照这些导致臀部问题的原因，适当的做出改善，慢慢就会使臀部曲线更加流畅而健美。

※ 美女的纤腿秘籍

对于很多办公室女性来说，一天可能会在办公室坐上 8 个小时甚至更久，慢慢地，就会发现双腿越来越粗壮。其实，只要找准腿部按摩部位，每天进行自我按摩，会发现在不知不觉中，双腿就变得纤细修长了。

1. 按摩纤腿

第一课：膝盖与两侧按摩

膝盖周围很少累积脂肪，因为膝盖是骨骼相连的关节部位，只是这个部位很容易水肿或出现松弛的现象，而使得腿部变粗。具体方法是：由膝盖四周开始按摩，可以改善膝盖四周皮肤松弛现象，不过，按摩的次数要频繁，否则是无法达到改善曲线功效的。

第二课：紧实大腿线条

大腿内侧的皮下脂肪是很容易堆积松弛的，按摩大腿的方法是取坐位，腿部全部离开地面，臀部支撑身体平衡，双手按住膝盖上部大腿中部，轻轻按摩。这样可以消除腿部的水肿，让双腿肌肤更加有弹性，修长腿部线条。

第三课：改善小腿微循环

方法一：减小腿要由打松结实的小腿肥肉开始。双手掌心紧贴腿部，四指并拢，大拇指用力压住腿部肌肉，从脚跟的淋巴结处中速向上旋转，两手旋转的方向必须相反。

每条腿各做 2 ~ 3 分钟。

方法二：睡前将腿抬高，成 90° 直角，放在墙壁上，休息二三十分钟再放下，将有助于腿部血液循环，减轻脚部水肿。

2. 抓捏法和穿调整型裤子

大腿和臀部的交接处常会出现橘皮组织，最好用收敛性强的护肤品。同样，用抓和捏的方式使它吸收，也可以达到促进血液循环、加强新陈代谢的效果。你可能会感到很热，但这对于消除橘皮组织、消除水肿都是挺有用的。

除了抓捏法，另一种物理性塑身法，就是穿调整型的裤子。穿着调整型裤子可以改善你的线条，让大腿线条变得好看，长期穿的话，肉也会集中在应该集中的地方。

但是对于第二种方法专家不是很提倡，因为可能会给大家带来不舒适的感觉。当然，如果有人想尝试也未尝不可。

3. 芹菜是修长美腿的好拍档

芹菜是一种能过滤体内废物的排毒蔬菜，更是让女人拥有修长美腿的好拍档。这是因为芹菜中含有大量的胶质性碳酸钙，容易被人体吸收，补充人体特别是双腿所需的钙质。而且芹菜健胃顺肠，助于消化，对下半身水肿、修饰腿部曲线有着至关重要的作用。

钙

铁

多种维生素

芹菜

用芹菜美腿可以这样吃：准备卷心菜两片、芹菜 3 根、米醋半勺、砂糖少许、盐少许。去除卷心菜的硬芯，切成细丝，芹菜切成小段备用。然后将切好的卷心菜和芹菜放入容器内，淋上加砂糖和盐搅拌过的米醋即可。

4. 孕妇下肢水肿，按揉陷谷穴

有些孕妇，在妊娠中、晚期会出现下肢水肿。轻者限于小腿，先是脚踝部，后来慢慢向上蔓延，严重的可引起大腿、腹壁或全身水肿。之所以出现这种情况，完全是由于怀孕后盆腔血液回流到下腔静脉的血量增加，而增大的子宫又压迫了下腔静脉，使下身和下肢的血液回流受阻，因而下肢静脉压力升高，以致小腿水肿。所以，要想消除水肿就要使血液流通顺畅，而要使血液上下顺畅就要按揉陷谷穴。

陷谷穴在脚背上第二、三趾骨结合部前方的凹陷处，按压此处可以消除脸部水肿、脚背肿痛。如属全身性水肿，那就应尽快找医生查明原因。在积极进行治疗的同时，也可以用其他方法进行辅助治疗。

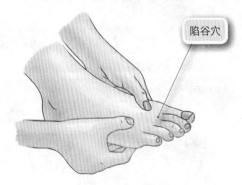

陷谷穴

方法一：是以中等力度手法，做全身按摩，

以促进全身血液循环。

方法二：对腰背部进行热敷。

施行以上方法后，就可以促进肾脏血流量的增加，从而起到利尿消肿的效果。

或许很多人都无法拥有模特那样的身高，也没有那样魔鬼的身材，但是只要不放弃努力，在完美的道路上一直向前走，普通人也能拥有纤细匀称的美腿，也能成为阳光健美的美女。

※ 将健壮手臂按摩出柔美线条

很多女性在臂部也隐藏着好多脂肪，让人很是心烦。下面这些小方法，可以帮助去掉手臂的脂肪。

1. 按摩瘦手臂

纤细匀称的双臂需要从基本的按摩开始，小臂的按摩以平直柔和为佳，上臂的按摩以手半握抓紧为佳，以促进皮下脂肪软化。你不妨每天花十几分钟为双臂进行按摩，在疏通淋巴组织之余，还可减轻水肿现象。若配合具消脂去水功效的纤手产品，效果更佳。

具体按摩步骤如下：

（1）由前臂开始，紧握前臂，用拇指之力由下而上轻轻按摩，做热身动作。

（2）利用大拇指和食指握着手臂下方，以一紧一松的手法，慢慢向上移，直至腋下。

（3）以打圈的方式从手臂外侧由下往上轻轻按摩。

（4）再沿手臂内侧由上往下，继续以打圈的方式按至手肘位置。

（5）在手臂内侧肌肉比较松弛的部位，用指腹的力量以揉搓的方法向上拉。

（6）用手由上而下轻抚手臂，令肌肉得以放松。

整套动作可每晚做一次，每只手臂各做一次。

2. 饮食瘦手臂

吃对食物也可以瘦手臂，下面给大家介绍几种比较常见的瘦手臂食物。

（1）海苔：海苔是维生素的集合体，还含有丰富的矿物质和纤维素，是纤细玉臂的美丽武器。

（2）牛肉干：高蛋白、低脂肪，两小袋可省下一顿饭。

（3）人参果：高蛋白、低糖低脂，富含多种维生素和矿物质，是营养价值极高的瘦手臂水果。

（4）石榴：含碳水化合物、脂肪、维生素 C，还含有磷、钙等矿物质成分，营养价值比较高，经常吃让手臂更美丽。

（5）韭菜：富含纤维质，有通便作用，有助于排出肠道中过多的营养，帮助减肥。

（6）海带：脂肪含量少，富含维生素、碘、钙及微量元素，常吃海带可以减肥。

3. 瘦手臂的小运动

还有一些有趣的小运动，也能有效地瘦手臂，大家可以试一试。

（1）毛巾妙方

辅助道具：一条小毛巾。

刚开始做这个运动之前，最好准备一条小一点儿的毛巾做辅助工具，先在家里练。等到动作熟练后，就可以不用毛巾而直接让两只手相握，并且可以在办公室的工作休息时间练习。

基本动作：首先右手握住毛巾向上伸直，手臂尽量接近头部，让毛巾垂在头后，然后从手肘部位向下弯曲，这时毛巾就会垂在你的后腰部位。

将左手从身后向上弯曲，也就是从手肘部位，握住毛巾的另一端，两只手慢慢地一起移动，直到右手握住左手。

这个时候两只手都在身后，而右手的手肘会刚好放在后脑勺那里，切记，不要低头，而要用力抵住右手肘，这时你会觉得右手被拉得很酸。

坚持20秒，然后换左手在上右手往下，也做20秒。

每天早晚各一次，每次左右手各做2遍，一天5分钟。

点评：这个妙方属于见效很快的那种，但是如果长时间不练习的话，就会恢复原样。不过，如果你是边减肥边做这个小运动，就不会变回原来的样子。

（2）矿泉水妙方

辅助道具：瓶装矿泉水。

基本动作：一只手握住一小瓶矿泉水，向前伸直，之后向上举，贴紧耳朵，尽量向后摆臂4～5次。

缓缓往前放下，重复此动作15次。

每天做45次左右，可以不同次完成。

点评：道具简单，动作也不复杂，适合居家练习或者在办公室练习。

（3）伸臂妙方

基本动作：将右手臂伸高，往身后左肩胛骨弯曲。

以左手压着右臂关节处，并触碰左肩胛骨，而后伸高。

左右换边，如此动作每天做20次。

点评：无须道具，动作也不复杂，适合在办公室练习。

只要坚持按摩做运动，就能去掉臂膀的赘肉，使皮肤光洁圆润，手臂修长、无赘肉。但在做这些动作之前，别忘了先做暖身操，否则会有运动伤害之虞。

※ 太瘦也不美，不胖不瘦两相宜

在别人大喊减肥的同时，有人却有这样的困扰：怎么吃都不长肉，身材总是干瘪消瘦，毫无丰满性感可言，单薄得好像一阵风就能吹倒。她们最大的愿望就是能变得稍微胖一点，告别单薄的身材。

相对于由胖变瘦来说，由瘦变胖似乎更加困难，并不是单纯的多吃就能起到作用。所以，首先应该研究"瘦"的原因所在。

胃——胃弱、消化机能差，每逢用餐时间无法下咽。

心——精神恍惚，只会自寻烦恼者，由于交感神经紧张，使得胃液分泌不良。

骨——俗云："瘦者多餐。"这种人锁骨、肋骨、肠骨向内侧封闭，骨盆紧闭。

以上三点都是过分苗条者的主要原因。这些人进餐应细嚼慢咽，处事应该悠然。为了使神经安定，最好洗温水澡。使用穴道指压法，不仅能使体重增加，也可使身体丰腴。另外，经常刺激一些穴位也能治疗过分消瘦。

1. 穴位指压疗法

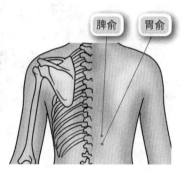

脾俞　胃俞

治疗过分消瘦首先要促进内脏功能，尤其要使胃健全，营养才能送抵全身。指压第 11 胸椎往左右各 3 指的"脾俞"和第 12 胸椎往左右各 3 指的"胃腧"，可使胃液分泌旺盛，提高消化能力。指压时应一面缓缓吐气，一面强压 6 秒钟，如此重复 30 次。但必须是用餐 30 分钟之后再进行。

2. 常喝沙苑子茶，展现丰满性感之美

沙苑子茶是什么东西，怎么又能让人变得丰满性感呢？关于这，有一个小典故。

唐朝时，叛将安禄山发动"安史之乱"，叛军攻入京城长安，李隆基携杨贵妃仓皇出逃。永乐公主在战乱中与皇家失散，被贴身奶娘带到陕西沙苑地区的一座道观中。在道观生活的那段时间，自幼多病、形体消瘦的永乐公主经常随道姑们外出游玩，采摘野生的潼蒺藜，学着道观里的道人将潼蒺藜泡水当茶喝。慢慢地，公主的身体变得丰满了，面色也红润了，与原来体弱多病时相比，像换了个人似的。

后来，唐军收复长安，永乐公主回到宫内。临走时，道观里的老道士送给永乐公主一只葫芦，里面装的就是她平时采回来的潼蒺藜，让她带回宫去，每日取来泡茶喝，可保持身体健康。公主回到长安时，其父唐玄宗已退位，由她的哥哥唐肃宗当政。公主将药物呈上，并详细介绍了潼蒺藜的奇妙功效。唐肃宗看到妹妹身体很好，与以前体弱多病时判若两人，于是也试服妹妹带回的潼蒺藜。服药半个月后，果觉神清气爽，精力倍增，不禁对此药大加赞赏，下旨令当地官员每年将潼蒺藜作为贡品进贡入宫，并将药名改为沙苑子，沙苑子因此名扬天下。

沙苑子是我国荔县沙苑地区著名的药物土产之一，其味甘、性温，能补益肝肾，固精明目，主治肝肾虚、头晕、目涩、腰膝酸痛、遗精、早泄、遗尿等症。据说，东南亚的华侨，至今仍把沙苑蒺藜子当作恭贺新婚的最佳礼品。

沙苑子茶如此神奇，建议身体虚弱的女性可以试一试。不要一味地觉得骨感就是美，还是应该适当地让自己丰满些，经常指压上面提到的学位和常喝沙苑子茶就可以让你变得健康丰腴，尽显性感之美。

做完美女人很简单，《黄帝内经》中就有全方位保养方案

※ 了解秀发乌黑柔顺的秘密

一头亮丽润泽的秀发，不仅会给他人带来美的享受，同时也能展现出自己的形象和独特风貌。为此，女性平时要花点心思护养头发，以让颜面更光鲜靓丽。

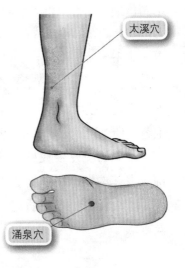

《素问·六节脏象论》中"肾者……其华在发"，这就是说头发随着人的一生，从童年、少年、青年、壮年到老年的演变，均和肾气的盛衰有直接和密切的关系。因为肾藏精，精生血，血的生成本源于先天之精，化生血液以营养毛发。人的元气根源于肾，乃由肾中精气所化生。元气为人体生命运化之原动力，能激发和促进毛发的生长。可见要想使自己的秀发飘逸有光泽就要注意补肾。补肾最好的办法就是按摩太溪穴和涌泉穴。

太溪穴是肾经的原穴，它是补肾的捷径。从脚踝内侧中央起，往脚趾后方触摸，在脚踝内侧和跟腱之间，有一个大凹陷，这凹陷中间，可感到动脉跳动之处的即是太溪穴。每天坚持用手指按揉太溪穴，除了要有酸胀的感觉之外，还要有麻麻的感觉。

涌泉穴是人体少阴肾经上的要穴。它位于脚底中线前、中1/3交点处，当脚趾屈时，脚底前凹陷处。每天睡前用手指按压涌泉穴3分钟，或者艾灸，都有很好的疗效。

建议每天睡觉之前先用热水泡脚，然后按揉太溪穴3～4分钟，再按压涌泉穴，只要能长期坚持下去一定会有很好的效果。

除此之外，还有很多方法也是养发护发的关键，下面给大家介绍几种，以供参考。

1. 每天按摩头皮

头皮上有很多经络、穴位和神经末梢，按摩头皮有利于头发的生长，防止头发

变白、脱落。此外，按摩头皮能够通经活络刺激末梢神经，增强脑的功能，提高工作效率。很多人把按摩想象得很复杂，其实按摩很简单。可以在每日的早、晚，用双手手指按摩头皮，从额骨攒竹穴位起按摩，经神庭穴位、前顶穴位到后脑的脑户穴位，手指各按摩数十次，直至皮肤感到微微发热、发麻为止。

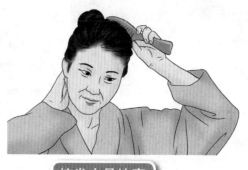

梳发也是按摩

其实，梳发也是按摩，但一定要有个限度。调查研究证明，如果连续梳刷 50 次，甚至 100 次以上，很容易会因梳头过度，增加头发负担，而使头发受损，不但达不到按摩效果，反而更加刺激油脂腺，使发根过于油腻，发尾易于干枯、断裂。这里我们不妨也学学孙思邈的"发常梳"：将手掌互搓 36 下令掌心发热，然后由前额开始扫上去，经后脑扫回颈部。早晚做 10 次。

2. 不要像搓衣服一样洗头发

日常生活中，我们可以发现很多长发女性像洗衣服一样洗头发，殊不知，这样洗发后头发会绞结成一团，不用护发素根本无法理顺。而且像洗衣服一般扭搓揉洗的手法，很容易使头发绞结、摩擦而受损，甚至在拉扯中扯断发丝。

正确的洗发步骤是：洗发前先用宽齿梳将头发梳开、理顺，温水从头皮往下冲洗头发，洗发水挤在手心中，揉出泡沫后均匀抹在头发上；然后用十指指肚轻柔地按摩头皮几分钟；最后用手指轻轻捋发丝，不要将头发盘起来或搓成一团，保持发丝垂顺。

洗头发的时候一定要用指腹搓头皮，每一寸头皮都要被洗发精的泡沫覆盖，并且用指腹搓过每一寸头皮，这样头皮才会洗得干净。

3. 头发还是水洗的好

干洗头发是发廊流行的洗头方式，直接将洗发产品挤在头发上，然后喷少许水揉出泡沫，按摩十几分钟后冲洗掉。很多人觉得这既享受舒服，又能洗得更干净。这种想法和做法是大错特错的。干燥的头发有极强的吸水性，直接使用洗发剂会使其表面活性剂渗入发质，而这一活性剂只经过一两次简单的冲洗是不可能去除干净的，它们残留在头发中，反而会破坏头发角蛋白，使头发失去光泽。另外，中医认为洗头发的时候做按摩很容易使寒气入侵。理发师在头发上倒上洗发水，就开始搓揉头发，再按摩头部、颈部。按摩使头部的皮肤松弛、毛孔开放，并加速血液循环，而此时头上全是冰凉的化学洗发水，按摩的直接的后果就是吸收化学洗发水的时间大大延长，张开的毛孔也使头皮吸收化学洗发水的能力大大增强，同时寒气、湿气也通过大开的毛孔和快速的血液循环进入头部。由此可见，洗头发还是水洗的好，同时在洗头时不要做按摩。

4. 护发素要正确涂抹

洗发后使用护发素会让头发变得柔顺，所以很多女性在使用护发素时毫不吝啬，厚厚地涂满头，特别是在发根处重点"施肥"。可是久而久之头发却出现油腻、粘贴、头屑多等"消化不良"症状。其实，头发不比植物，更何况植物的根吸收过多营养尚且会发育不良，在发根使用过量的护发素只会阻塞毛孔，给头发造成负担。其实，发梢才是最易受损，需加强保护的部位。使用护发素时，应先涂抹在发梢处，然后逐渐向上均匀涂抹。

5. 千万不要湿着头发睡觉

很多人洗完头发，头发没干就去睡觉，殊不知，经常这样会引起头痛。因为大量的水分滞留于头皮表面，遇冷空气极易凝固。长期有残留水凝固头部，就会导致气滞血淤，经络阻闭，郁疾成患，特别是冬天寒湿交加，更易成病。

洗完头后一定不要马上睡觉，要等到头发干了再睡。

6. 饮食缓解脱发

如今患脱发症的人越来越多，而且日趋年轻化。脱发固然与现代快速、紧张的生活和工作节奏，以及激烈的社会竞争所带来的精神压力有关，但主食摄入不足也是导致脱发的重要"催化剂"。《黄帝内经》中提倡健康的饮食需要"五谷为充、五果为养"，也就是说人体每天必须摄入一定量的主食和水果蔬菜。可是，现代城市人的主食消费量越来越少，这给健康带来了一定的隐患。主食摄入不足，容易导致气血亏虚、肾气不足。

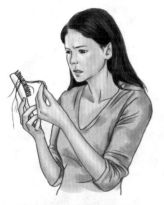

头发与肾息息相关

中医学理论认为，头发的生长与脱落、润泽与枯槁除与肾中精气的盛衰有关外，还与人体气血的盛衰有着密切的关系，而这些问题与主食摄入不足有密切关系。很多女性朋友经常为了保持身材故意不吃主食，这很容易因营养不均衡而使肾气受损。此外，主食吃得少了，吃肉必然增多。研究表明，肉食摄入过多是引起脂溢性脱发的重要"帮凶"。每个健康成年女性每日粮食的摄入量以400克左右为宜，最少不能低于300克。即使在减肥期间也不能不吃主食。此外，适当摄入一些能够益肾、养血、生发的食物，如芝麻、核桃仁、桂圆肉、大枣等，对防治脱发将会大有裨益。

※ 女人一定要有 "美眉" 的点缀

眉毛对一个人的外貌影响很大，很多关于眉毛的成语就说明了这个道理，例如，眉清目秀、眉目传情、眉飞色舞、愁眉不展等。《红楼梦》中贾宝玉第一次看到林黛玉的时候，就是被林黛玉的眉毛所吸引，并且送给她个外号 "颦颦"。诗经中的《硕人》也写到 "螓首蛾眉"，这都是在刻画眉毛的美。

不仅如此，在女性的面部中，眉毛还是最为简单最容易改变的地方，而且在变化时给人的印象非常深刻。很多爱美的女性也注意到了这点，所以很注重对眉毛的修理，没事就拿个小镊子对着镜子一番折腾，但这种对待眉毛态度正确吗？

用小镊子拔眉，疼痛不说，这样做的结果还会令长出的眉毛更加杂乱，眼皮出现松弛现象。这是因为眉毛多长在靠眼周的位置，这个部位的肌肤本来就很脆弱，拔眉毛时的反复拉扯动作很容易令肌肤松弛、产生皱纹。而且眉毛周围神经血管比较丰富，若常拔眉毛，易对神经血管产生不良刺激，使面部肌肉运动失调，从而出现疼痛、视物模糊或复视等症状，还可能引发皮炎、毛囊炎等。此外，眉毛拔除后，使毛囊张开，若不及时采取收敛护理措施，很容易感染发炎，造成红肿或暗沉。所以，女性最好减少拔眉次数。

那么用修眉刀怎么样呢？其实，这两种方法都会导致皮肤与毛囊的损伤，但如果稍加注意，可以把伤害降低到最小。无论是拔眉毛还是刮眉毛，都要顺着眉毛生长的方向，可以先用温水敷一会儿，让毛孔尽量张开；不要选择触头锋利的眉钳和眉刀，使用前后最好用酒精擦洗，拔的时候不要太用力，可以用一只手固定住局部的皮肤，不要过度牵拉皮肤，修完眉后最好涂一些润肤霜。

现在还有一些时尚的女性喜欢 "文眉"、"绣眉"，这些都会在局部留下微小的创面，还易被化脓性细菌感染，可引起毛囊炎、蜂窝组织炎、疖肿，甚至有发生败血症、乙型肝炎的可能。如果局部炎症侵犯真皮层，则可导致皮肤疤痕形成，或因毛囊遭到破坏，使眉毛乱生，甚至毁容。另外，眼眶四周密布着神经和血管，拔除眉毛及 "文眉" 等不良刺激，还可影响视觉或导致眼部肌肉运动功能失调，可能出现短暂或永久性伤害，让人追悔莫及。

所以，女性朋友们隔一段时间用修眉刀修一下形状就可以了，不必非要把原本天然的眉毛弄掉换上毫无生气的 "人工眉"，且不说这样美不美，如果因此对健康造成了伤害，实在是得不偿失。

※ 美丽容颜配上如水双眸才够完美

在人的面貌中，眼睛给人的印象最深刻，我们一定要懂得保养自己的眼睛，美丽的容颜配上动人的眼睛才够完美。

现代人的工作一般都需要长时间地对着电脑，这是很伤眼睛的。前面我们已经提到，"久视伤血"，《黄帝内经》中也说"目不劳，心不惑"，就是说通过减少用眼时间来保养眼睛。所以，女人们保养如水双眸最首要的一点就是避免用眼过度，隔一段时间就休息一会儿，或者远眺，或者做做眼睛保健操，都是有好处的。

眼睛的养护除去平时要节约用眼，不要过度劳累外，还可以通过食疗、按摩等方法进行保养。

1. 食疗护眼

视疲劳者要注意饮食和营养的平衡，注意食疗和药疗相结合。日常饮食中，建议适当吃些猪肝、鸡肝等动物肝脏，同时补充牛肉、鲫鱼、菠菜、荠菜等富含维生素的食物。在中药里，当归、白芍等可以补血，菊花、枸杞子则有明目之功效，经常用眼的人可以将其泡水代茶饮。

此外，木瓜味甘性温，将木瓜加薄荷浸在热水中制成茶，晾凉后经常涂敷在眼下皮肤上，不仅可缓解眼睛疲劳，而且还能减轻眼下囊袋。无花果和黄瓜也可用来消除眼袋：睡前在眼下部皮肤上贴无花果或黄瓜片。生姜皮味辛性凉，食之可以消除水肿，调和脾胃。

在这里，还要给女性朋友们推荐一款非常好喝的养肝护眼膳食——猪肝绿豆粥，能补肝养血、清热明目、美容润肤，让女人容光焕发，很适合那些面色蜡黄、用眼过度、视力减退的人群。

◇猪肝绿豆粥

原料：猪肝100克，绿豆60克，大米100克，食盐、味精各适量。

做法：先将绿豆、大米洗净同煮，大火煮沸后再改用小火慢熬，煮至八成熟之后，再将切成片或条状的猪肝放入锅内同煮，最后加入调味品即可。

2. 转眼

经常转眼睛有提高视神经的灵活性、增强视力和减少眼疾的功效。方法：先左右，后上下，各转十多次眼珠。需要注意的是运转眼珠，宜不急不躁地进行。

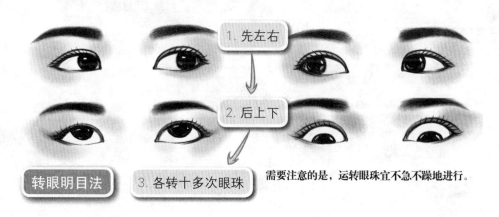

1. 先左右

2. 后上下

转眼明目法　3. 各转十多次眼珠　需要注意的是，运转眼珠宜不急不躁地进行。

3. 用冷水洗眼

眼睛干涩时，有人喜欢用热水来蒸眼、洗眼，觉得这样很舒服，其实这种做法是不对的。火攻眼睛，如果用热水洗简直就是饮鸩止渴，用热水洗眼睛虽然暂时感到滑润，但过一段时间就会感到发涩。眼睛用冷水洗是最好的，虽然刚开始时眼睛发涩，不舒服，但过一段时间就会变滑。

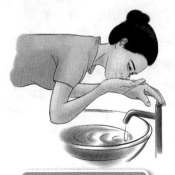

冷水洗眼是最好的

4. 按揉太冲穴

肝开窍于目，肝气通畅，双眼才会有神采。太冲穴（位于足背侧，第一、二趾跖骨连接部位中）是肝经的输土穴，是疏通肝气最有效、最迅速的穴位，美眼功效自是不用说。

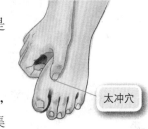

太冲穴

5. 按摩护眼

眼部按摩对保护眼睛、增进视力、消除疲劳都有很大作用，是简便、行之有效的措施。需要注意的是，操作时注意力要集中，全身肌肉放松，呼吸要自然，按压穴位要正确，手法要缓慢，旋转幅度不宜过大，由轻到重，速度要均匀，以感到酸胀、略痛为宜。

具体步骤如下。

第一步，指压、按摩眼周。

（1）在眼睛上方，从眼角朝眼尾处缓缓移动手指。用大拇指的指腹按摩太阳穴处，每按一处深呼吸一次。

（2）将中指放在眼尾处，朝外侧轻轻地提拉按摩。

（3）将手指放在眼睛下方，从眼尾向眼角慢慢移动，用食指和中指（或中指和无名指）指腹按压眼睑。

第二步，按摩脸颊及眉头。

（1）在眉头上方附近用中指和无名指以画圆圈的方式稍微用力按摩。

（2）在颧骨上方处以画圈的方式按摩。这个步骤再加上一步眉头按摩，平均约按3分钟即可。

第三步，让眼睛做操。

眼睛过于疲劳时你需要做些眼部运动进行舒解。

（1）将双眼闭上2～3秒。

（2）尽量睁大眼睛，停2～3秒。

（3）眼球分别向左、右移动，各停2～3秒。

（4）眼睛向上看，停2～3秒。

（5）眼睛向下看，停 2 ~ 3 秒。

总之，任何养护方法都需要自己的坚持和用心，只要注意饮食，合理用眼，再加上每天坚持转眼、按揉太冲穴，在感觉眼睛干涩难受时用冷水冲洗，你就能拥有一双水波流转的美目。

※ 健康红润的双唇是美女的特有标签

"指如削葱根，口若含朱丹"是古代美女的典范。嘴唇是人脸上的一道亮丽的风景线，关系着女人的美丽。所以，我们不仅要养护脸部肌肤，也要好好养护唇部。

蜂蜜味甘、性平和，有清热、补中、解毒、润燥、止痛的功效。嘴唇干燥时，可在就寝前细心地让蜂蜜渗入嘴唇，几天后，嘴唇就可恢复柔嫩光滑。当然，你也可以涂唇油，但一定要厚点，再剪个保鲜膜的小片贴在唇上，然后用热毛巾敷在上面，直到毛巾冷却就可以了，这样可以使得唇油中的精华被嘴唇彻底吸收。

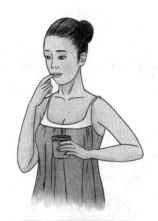

蜂蜜是保养嘴唇的好食材

年轻女孩嘟嘟嘴，红润而富有弹性的嘴唇俏皮地撅起，可爱之态淋漓尽致。可是，随着年龄的增加，这份俏皮也会随着嘴唇的老去而渐渐消减。唇部的老化并不是危言耸听，看一看，你有下列这些现象吗？

（1）弹性减弱，纵向的唇纹增多，涂抹唇膏也不能掩盖。

（2）唇峰渐渐消失，丰厚的唇变得细薄。

（3）唇色日渐暗沉。

（4）唇线也开始模糊，在描摹唇线的时候发现越来越费力。

如果有了这些现象，你的双唇就在向你敲响衰老的警钟了。别惊慌，做做下面这些运动，衰老的步伐就会渐渐慢下去。

嘴巴做张合运动，每次尽量将嘴唇张开至最大，重复 10 次。

用中间三指从中间往两侧按摩嘴唇四周的肌肉，可以缓解肌肉紧张。

用双手中指指腹以画圈的方式按摩两侧嘴角，力道不要过重。

如果你是在办公室，那么可以将一支干净的笔杆用鼻尖和上唇夹住，然后向各个方向转动脸部肌肉。这个动作既有趣，又锻炼了唇部肌肉，真是两全其美。

生活中，很多女性很关心眼角的皱纹，而鲜少注意到唇部的皱纹。其实，皮肤的老化松弛，以及表情肌的过度收缩，常会造成嘴角、唇部皱纹丛生，这会对脸部的美观造成极大的影响。以下是几种唇部护养法，可供大家参考。

毛巾用温水沾湿后，轻轻敷在双唇上（2 ~ 3 分钟）——用儿童型软毛牙刷刷掉死皮——用棉棒沾温水洗去残留的死皮——涂抹蜂蜜（居家）或者护唇膏（外出）。

嘴唇是非常娇弱的部位，干燥、低温、冷风的环境都会损伤到它，尤其是秋冬季节，空气干燥、气温低，特有的干风甚至很容易使得唇上翘起"干皮"。因此，外出、游泳的时候，要涂上一层润唇膏，让娇弱的双唇得到适当的保护。

很多女性把护唇当成白天的护理工作，而晚上不做任何唇部护理就上床睡觉，结果第二天往往会感到双唇很干，唇纹很明显。其实，双唇和其他部位的肌肤一样，清洁之后不涂上点滋润的东西是很容易丧失水分的。白天涂润唇膏主要是为了补水和防护，晚上则是做深层滋养的最佳时机。所以，爱美的女士千万不要忘记在临睡前给双唇涂一层保湿型润唇膏。

有的女性朋友嘴唇的颜色总是很苍白或是红到发紫，这是怎么回事呢？按照中医的理论，从嘴唇的颜色也可以看出一个人的健康状况，唇色发白，常见于贫血和失血症；只有下唇苍白，则为胃虚寒，平时还会出现上吐下泻、胃部发冷、胃阵痛等现象；唇色淡红，多属血虚或气血两虚，要补充营养了；唇色深红，常见于发热；唇色泛青，血液不流畅，易患急性病，特别是血管性病变；唇色发黑，多为消化系统有病，如便秘、腹泻、下腹胀痛、头痛、失眠、食欲不振等；若唇上出现黑色斑块，口唇边有色素沉着，常见于慢性肾上腺皮质功能减退。爱美的女性一定要注意观察，及时根据唇部颜色调整自己的身体。

※ 齿如编贝，为你的笑容增添魅力神采

女人在微笑的时候是最迷人的时刻。但试想一下，朱唇微起，露出的不是如编贝的皓齿，而是一排大黄牙，参差不齐，那么再迷人的笑容也只会让人望而却步。所以，大家千万不要忽略了牙齿的保养。

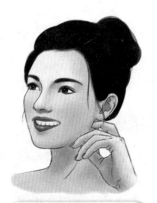

女人微笑的时候是最迷人的

1. 保养牙齿，首先需要改掉下面这些伤齿的坏习惯

（1）经常咬过硬的食物，甚至把牙齿当成"开瓶器"。牙齿内有一些纵贯牙体的发育沟、融合线，经常用牙齿咀嚼硬物会使得牙齿容易从这些薄弱部位裂开。

（2）偏侧咀嚼。咀嚼食物时总是"偏爱"一边，这样会造成肌肉关节及颌骨发育的不平衡。

（3）剔牙。柔软的牙龈其实经不起摧残，经常剔牙会使得牙龈不断萎缩，并且可能增加患牙周炎的机会。

只要是美女，一定得有一口洁白亮丽的牙齿。一口洁白的牙齿也会让你更加自信，从此把笑不露齿的羞怯抛开。

可惜现实中很多人的牙齿发黄、发黑，甚至遍布牙斑。那么，要想拥有一口皓齿，必须重视日常清洁，做到饭后漱口，保持早晚刷牙的习惯。当然，你还可以常吃甘蔗，《本草纲目》中说：甘蔗性平，有清热下气、助脾健胃、利大小肠、止渴消痰、除烦解酒之功效，可改善心烦口渴、便秘、酒醉、口臭、肺热咳嗽、咽喉肿痛等症。而且甘蔗还是口腔的"清洁工"，反复咀嚼可以把残留在口腔以及牙缝中的垢污清除，同时咀嚼甘蔗还可以锻炼牙齿、口腔及面部肌肉，起到美容的作用。另外，教你一个让牙齿白皙的小方法：漱口后，将新鲜柠檬汁涂在牙齿表面，静待一会儿后，用清水漱口。柠檬可以帮助去掉因为香烟、酱油、食物留给牙齿的颜色。

2. 选择合适的牙膏和牙刷及用正确的方法刷牙

（1）牙膏的选择

牙膏要选含氟牙膏，兼用其他牙膏。含氟牙膏不仅有抑制牙菌斑的作用，而且可以保护牙釉质，增强牙齿的抗酸能力，预防龋齿。另外，牙膏要经常更换，这是因为大多数的牙膏产品都含有预防口腔疾病的药物产品，这些产品多数是抑制细菌生长，预防口腔溃疡和上火的药物产品。在使用牙膏时，也就同时使用了这些药物。如果使用一种牙膏时间较长，那么口腔中的细菌会对这种药物产生耐药性，那么药物对细菌的抑制能力就减弱了。所以，牙膏要经常更换交替使用。

（2）牙刷的选择

牙刷应选用保健牙刷，刷毛要柔软，选用优质尼龙丝，细而有弹性，刷面平坦，刷头小，在口腔中可以灵活转动，毛束不超过3排，刷毛尖端磨圆，既能有效地消除牙菌斑，又不损伤牙龈。

每次刷牙后必须用清水把牙刷清洗干净并甩干，将刷头朝上置于通风干燥处。应注意，牙刷使用时间长了，刷毛就会弯曲蓬乱甚至脱落，减弱了洁齿能力。因此，必须每3个月更换一把牙刷，切忌几个人合用一把牙刷。

（3）正确的刷牙方法

我们平常用到的多是横刷法，这其实会伤害到牙龈。所以，提倡竖刷法。刷上颌后牙时，将牙刷置于上颌后牙上，使刷毛与牙齿呈45°，然后转动刷头，由上向下刷，各部位重复刷10次左右，里面和外面刷法相同。刷下颌后牙时，将牙刷置于下颌后牙上，刷毛与牙齿仍呈45°，转动刷头，由下向上刷，各部位重复10次左右，里面和外面刷法相同。上、下颌前牙唇面刷法与后牙方法相同。刷上前牙腭面和下前牙舌面时，可将刷头竖立，上牙由上向下刷，下牙由下向上刷。刷上下牙咬合面时，将牙刷置于牙齿咬合面上，稍用力以水平方向来回刷。

保护牙齿，还要铲除一些常见病，如牙龈萎缩、牙齿脱落等。

（1）牙龈萎缩

中医认为牙龈萎缩是虚证。人体的气血不足时，气血不能到达牙龈，这才是牙龈萎缩的原因。调理脾胃、补充肾阴则可以让气血充足，气血充足则可以到达牙龈，滋养牙龈。

（2）掉牙

中医认为，肾主骨，牙齿是肾精的外现，也是骨头的象，一个人牙齿好不好和肾精是否充足有关。随着年龄的增长，人的肾精被损耗的越来越少，超过一定的限度后牙齿就会慢慢脱落。所以，平时我们一定要注意节情控欲，戒除不良生活方式，以防阴精暗耗。

※ 呵护颈部，你就是美丽优雅的白天鹅

颈部都是最容易产生皱纹的部位，原因是我们对颈部护理的长期忽视，不注意颈部的防晒保湿，致使颈部皮肤丧失水嫩平滑。颈部的皮肤十分细薄而且脆弱，皮脂腺和汗腺的分布数量只有面部的三分之一，皮脂分泌较少，锁水能力自然比面部要差许多，容易出现干燥，使颈部皱纹悄然滋生。日常生活和工作中的不良姿势，会过多地压迫颈部，诸如爱枕过高的枕头睡觉，经常伏案工作，少有意识抬头活动活动颈部，用脖子夹着电话听筒煲电话粥等，都会催生颈部皱纹。此外，电脑辐射、秋冬季节的天气干燥也容易导致颈部干燥起皱。

要想保持颈部的光洁莹润，最简单、最有效的办法就是做日常护理。

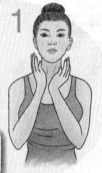

每天洁面的同时清洁颈部，然后涂抹颈部护肤品。护肤产品通常都含有让颈部皮肤紧致、滋润和抗老化的成分，每天早晚坚持使用，可延缓颈部皱纹的出现。

注意清洁和涂抹颈部护肤品

注意颈部防晒

紫外线不仅是促使面部皮肤衰老的罪魁祸首，也是造成颈部皮肤老化的元凶，因此颈部的防晒工作也是重点。

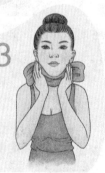

冷热交替敷法

取一条小毛巾，用冷水浸湿，轻轻拧干水，敷在颈部。拉紧贴在颈部，取下。再换用一条毛巾，用热水浸湿，敷在颈部。冷热交替敷10分钟。

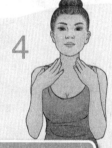

到专业美容院做一整套完善的颈部护理，这样有利于改善颈部皮肤松弛、缺水和轮廓感下降的情况。

定期做专业颈部护理

经常进行颈部按摩

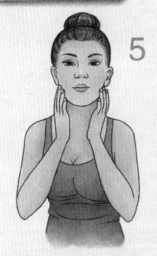

5

经常进行颈部按摩可以保持皮肤光滑、细嫩、有弹性，减少或消除皱纹，避免脂肪的堆积，让颈部光滑柔美，肤色均匀透彻。

颈部按摩的手法

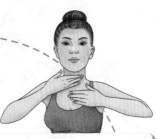

将颈霜或按摩霜均匀涂抹在颈部，双手由下而上交替提拉颈部。

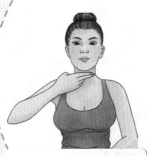

用示指、中指对颈部自下而上做螺旋式按摩。

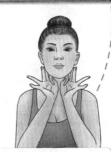

用双手的示指和中指，置于腮骨下的淋巴处，按压约1分钟，做排毒按摩。

延缓颈部皮肤松弛

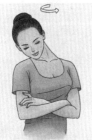

头由左至右旋转运动50次，动作宜轻柔，以免扭伤颈部。

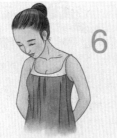

早起或晚睡前做头左右侧屈、前后俯仰各36次。

6

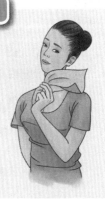

将小毛巾叠成四层蘸上冷水，轻轻挤出水。用右手揪住小毛巾角，用力拍打右下巴颏儿和右脸下部，拍打10～15次，再换左手持小毛巾拍打左脸下部和左下巴颏儿。

颈部也需要去角质

将燕麦磨成粉，加蜂蜜、水搅拌成糊状涂于颈部，以螺旋的方式由下往上按摩，10分钟后以清水洗净，每周1次，你会发现暗沉的颈部肌肤渐渐有了光泽。

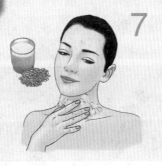

7

橄榄油也是保持颈部滋润的好帮手，它具有去皱功效，适合全身涂抹。洗澡时，将少许橄榄油涂于颈部，然后轻轻按摩，5分钟后用清水冲洗干净即可。

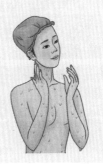

颈椎病的防治

《黄帝内经》指出：人体的经脉中，代表人体旺盛活力的经脉都从颈部而过，其中手足三阳经经过颈部，任、督二脉从前后颈部通过。所以，颈部的健康状况反映了人体阳经的气血是否充足，对人体的生命活动具有重要影响。因此，我们不仅要呵护颈部肌肤，更要关注颈部的健康。

颈部常出现的疾病就是颈椎病，现在患颈椎病的人越来越多，很多年轻的女性朋友也深受颈椎病的困扰，其典型症状就是脖子后面的肌肉发硬、发僵，颈肩疼痛，而且头晕恶心、手指麻木、腿软无力。失去了健康，美丽更无从寻找。所以，我们要重视颈椎病的防治。

防治颈椎病一个很简单有效的方法就是常做伸颈活动，以改善颈部肌肉韧带的供血，使血液循环加快，肌肉韧带更加强壮，从而增加骨密度，预防骨质疏松，减少颈椎病的发生。

颈椎运动锻炼方法简单，或坐或站都能进行。

活动的准备姿势：双脚分离与肩同宽，两手臂放在身体两侧，指尖垂直向下（坐时两手掌放在两大腿上，掌心向下），眼平视前方，全身放松。

活动方法如下：

（1）抬头缓慢向上看天，要尽可能把头颈伸长到最大限度，并将胸腹一起向上伸（不能单纯做成抬头运动）。

（2）将伸长的颈慢慢向前向下运动，好似公鸡啼叫时的姿势。

（3）再缓慢向后向上缩颈。

（4）恢复到准备姿势。

※ 让蝴蝶锁骨和纤巧双肩为你的女人味加分

有人说，女人最美的部位，是在脖子和肩膀间的优美曲线。蝴蝶锁骨、纤巧双肩都会给你的女人味加分。

很不幸的是，很多女性朋友的肩背线条变形走样了。这除了先天遗传因素外，80%是由于肥胖所致，也有少部分是由于姿势不良，造成骨骼弯曲、肌肉松弛，身体处于不平衡状态而使背部脂肪囤积。而且随着年龄的增长，身体新陈代谢的能力也开始减缓，此时腰、腹、臀、背、腿等部位，就会出现脂肪囤积，破坏原本匀称的身体曲线。特别是背部的脂肪囤积，给人壮硕的感觉，看起来比实际体重要重。

相对身体的其他部位来说，肩背上的赘肉是不易消除的，所以要多花时间努力运动。除了举哑铃或扭腰来紧实肌肉之外，还要多做肩背部伸展运动。

1. 按摩美肩法

方案一：

（1）双脚分开站立，约与肩同宽，双手拿哑铃。

（2）双手提高，手肘关节提至肩膀的高度。

（3）放下、提高，来回做20次。

方案二：

（1）膝盖微屈上身向前弯，两手拿哑铃自然下垂。

（2）脸朝正前方，双手垂直向上提，身体保持弯曲。

方案三：

（1）先放一张有椅背的椅子在侧边，双脚分开站立与肩同宽。

（2）双脚保持不动，上身向侧转，双手放在椅背上，记住紧缩背部肌肉。

方案四：

（1）屈膝站立，一手将哑铃举至肩膀位置，一手将哑铃举至头顶上方。左右手轮流做20次。

（2）屈膝站立，垂手握哑铃放两腿间。

（3）双手抽起哑铃至腋下位置。

方案五：

（1）仰面躺在地上，膝盖弯曲。右手拿一个哑铃，径直抬起你的手臂。把你的左手放在你右边的肱三头肌上来保持平衡，这也会让你感受到肌肉的运动。

（2）慢慢地把你的右臂向你的胸前弯曲90°，注意不要弯曲你的手腕，停止，然后伸直你的手臂。

方案六：

手臂向上伸直，握拳，弯曲肘部，与肩平。每组重复做20～30次。

2. 穴位指压美肩方案

（1）三角肌前中央点

将拇指充分弯曲，以第二指关节置于穴位上，用中等力量朝水平方向按压10秒。

（2）三角肌后中央点

将拇指充分弯曲，按在三角肌后中央点上，食指和中指按在后中央点上，同时朝水平方向按压10秒。

（3）肩中间的点

双手伸到脑后，抱住脖子，以食指、中指按住左、右肩中间的穴位，用中等力量垂直下压10秒，反复做3次。

（4）肩根点

将双手拇指充分弯曲，以第二指关节置于左、右肩根点穴位上，用中等力量垂直下压10秒，反复做3次。另外，对于忙于工作的白领丽人，平时紧张的工作状态会使肩部酸痛，只要间隔一段时间做耸肩运动20～30次就可以有效缓解这种疼痛，不妨试试看。

3. 肩部的保养

肩膀是一个很脆弱的部位，现在患肩周炎、肩部损伤的人越来越多。所以，做好肩部的健康保养也是应该引起重视的。

（1）按摩缺盆穴

缺盆穴（人吸气时两肩的锁骨处会形成一个窝，这个窝的中间就是缺盆穴）是颈肩部的一个重要穴位。《黄帝内经》中说"五脏六腑，心为之主"，又说"缺盆"为之道，也就是说缺盆穴是心统摄五脏六腑的通路。我们可以把手心贴在缺盆处，轻轻地蠕动，慢慢地提捏。提捏的劲道采取"落雁劲"，就好像是大雁落沙滩那样，看似轻柔，但内带劲力。没事的时候多做这个动作，就可缓解肩膀疼痛。

（2）按摩肩井穴

肩井（肩井穴的位置在大椎与肩峰连线中点，肩部筋肉处，肩的最高处，前直乳中）在人体胆经上，是非常重要的强身穴，点按它对人体非常有益。如果感冒背痛，就抓揉提拿肩井穴三次，然后拍拍全身，会很有效。

（3）注意肩膀保暖

虽然露肩装很漂亮，但女性朋友们一定要注意肩部的保暖，不能只为了漂亮而导致肩膀受风，那就得不偿失了。睡觉的时候也要注意，被子一定要盖过肩膀。

（4）深呼吸

当人深吸气的时候，就会引起缺盆的蠕动，所以缓慢的深呼吸也是一种很简单的肩部保健法。

※ 玉背光滑细腻，演绎完美风情

光滑细腻的背部可以让一个女性的魅力增加很多，要拥有一个健康美丽的背部，可以从以下几点做起。

1. 背部美容的关键：去斑点、粉刺和角质

背部肌肤几乎是全身肌肤中最厚的部分，也正因为如此，背部的循环代谢能力通常较弱，脂肪及废物亦比较容易堆积而形成斑点、粉刺。想要拥有完美的背部肤质，可利用深层洁肤品来清除毛孔中的脏污。另外，若担心洁肤品会使毛孔变粗的话，可在清除洁肤品后再涂抹芦荟汁。据《本草纲目》记载，芦荟具有消炎杀菌、保湿收敛毛孔的功效。在深层洁背后涂抹芦荟汁，可以收缩毛孔。

后背的肌肤上分布着许多皮脂腺，天气闷热时就会出现皮脂腺分泌过剩的

情况，进而堵塞毛孔，造成毛孔粗大，形成青春痘或暗疮。要想避免这种情况，就要经常去角质。和脸部、颈部不同，去除背部角质我们最好用颗粒状的食盐：将食盐和蜂蜜调在一起，然后让家人帮你涂在背上并轻轻按摩一两分钟，冲洗即可。用食盐去背部角质每月只需做一次，就可抑制油脂分泌过盛，使肌肤变得清爽洁净。

2. 注意后背的养生

中医里很注重后背的养生，《黄帝内经》认为后背为阳，太阳寒水主之，所以很容易受寒。古语有"背者胸中之腑"的说法，这里的腑就是指阳，所以女性在生活要注意后背的养生，睡觉时掖好后背处的被子，尤其是孕产期的女性。此外，捏脊是很好的后背养生法：取俯卧位，拇指、中指和食指指腹捏起脊柱上面的皮肤，轻轻提起，从龟尾穴（在尾骨端与肛门之间）开始，边捻动边向上走，至大椎穴（低头时，用右手摸到脖子后方最突出的一块骨头，就是第7颈椎，该处下方的空隙处就是大椎穴）止。从下向上做，单方向进行，一般捏3～5遍，以皮肤微微发红为度。

许多女性在工作时，身体往往保持一种姿势好几个小时。如果背部肌肉长时间不活动，就会变得疲惫、僵硬，类似突然转身这样的激烈动作就会使它受伤。而每当工作结束后，人们最喜欢的姿势就是瘫坐在椅子上，以为这样就能使全身放松，得到休息。其实，这种姿势给背部肌肉带来的超负荷的负担，远超过正襟危坐。所以，每天应利用睡前10分钟做背部伸展运动，这不但能让背部肌肉充分放松，也能顺便增加背部肌肉的紧实度。

3. 多捶捶背

中医学认为，捶背可以行气活血，舒经通络。背部脊柱是督脉所在，脊柱两旁是足太阳膀胱经，共有53个穴位。这些经穴是运行气血，联络脏腑的通路，捶打刺激这些穴位，可以促使气血流通和调节脏腑的功能，治疗某些疾病。现代医学也证明，人的背部皮下神经分布十分密集，对全身都有刺激作用，由于人手平时不容易触及背部，所以很多神经细胞处于"休眠"状态。捶背时，能刺激这些细胞，激活了它们的功能，于是它们就"醒"过来作用于全身各处，投入身体运行的战斗行列。

捶背的常用手法为拍法与击法。拍法，即用虚掌拍打患者的背部；击法，即用虚掌、掌根、掌侧叩击患者的背部。施用手法、动作要求协调、灵巧，着力要有弹性，每分钟60～100次，用单手或双手均可。捶背可达到有病治病，无病强身的目的，确实是简便易行、不花分文的健身法。

捶背简单易行，还不受时间的约束。晚上临睡前捶背能助人宁心安神、催人入睡，是医治失眠的良方之一。

※ 双手堪为女人魅力的点睛之笔

手如柔荑，十指纤纤，这是多么美妙的形容啊！自古以来，人们评价女子的美丽，双手都是一个重要因素。而这双手又会向外界透露许多秘密。光滑、细腻的手部皮肤往往暗示了主人优越精致的生活，粗糙、干裂的手则向他人传达你的艰辛劳苦。即使女人最在意的年龄问题，也会被双手暴露。因此，手堪为女人魅力的点睛之笔，值得我们付出耐心与热情细致地去呵护。

1. 看手知健康

正常情况下，手部的温度应和脸部温度一致，如出现差异，则需考虑病症的产生。《黄帝内经》中记载大量对手的观察，如"掌内热者腑内热，掌内寒者腑内寒"，手掌的温度过高或过低通常是疾病或体质不好的表征。如全手发凉，多为阴虚或气血亏虚；如高烧病人手凉，是即将惊厥昏迷的危险征兆；如手心温度低于脸部温度，多为心血衰竭或心功能不全。

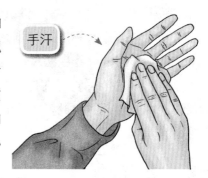
手汗

手汗。如手心发热而手掌常出汗，此为阴血虚所致，如手掌出冷汗，手足不温，此为气虚或阳虚所致。如只一侧手掌出汗，多为气血痹阻，经络不畅，如手掌出汗如珠，淋漓不断，四肢厥冷，多为阳气虚脱之象。如手掌出汗且发热不退，多为内热所致。

《黄帝内经》中还说："手三阴经从胸走手，手三阳经从手走头，足三阳经从头走足，足三阴经从足走腹（胸）。"由此可见，手足是人体十二经的起止部位，人体的气血都要通过手足流通全身。所以，从手和脚的状况能反映全身气血的盛衰，预测可能会出现的疾病。

2. 手的养护

所谓"十指连心"，手是身体中很重要的一个部位，所以我们要懂得保养。揉核桃就是不错的养护手的方法：把两个核桃放在手心里，揉来揉去的，这种方法可以很好地活动每根手指。多活动手指不仅可以起到护手作用，还可以缓解疲劳，避免老了以后患痴呆症。上班等车、坐车之际，你也可以取两个核桃或乒乓球练习练习。

与揉核桃有异曲同工之妙的是十指相敲法。就是让我们双手的十指相对，互相敲击。这种方法很好地锻炼手指上的井穴（位于手指末端），既锻炼了手的灵活性，也练了肝气，对大脑的养生也十分有好处。手脚冰凉的女孩儿一定要经常十指相敲，这样，血脉可以通到四肢末梢。此外，在我们的手心有个很重要的穴位——劳宫

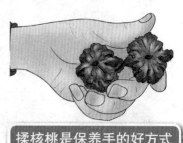
揉核桃是保养手的好方式

穴。这个穴位很好找，把手自然握拳，你的中指所停留的那个地方就是。劳宫穴是人体气机最敏感的穴位，如果在一些场合觉得紧张，手心出汗、心跳加快、呼吸困难，这时你不妨按按左手的劳宫穴，便可以帮你找回从容自信的感觉。

3. 手部按摩操

手部按摩能促使毛细血管扩张，改善微循环和淋巴循环，将代谢物和有毒物质清除干净，还能疏通全身经络气血，起到养生保健、预防疾病的效果。

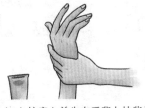

（1）按摩之前先在手背上抹些护手霜，然后从手指尖到手腕向上揉搓，直到手背充分吸收为止，两只手各做10次。

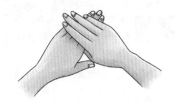

（2）一只手平放，另一只半握用手指的中间关节摁住放平的手背的上骨头上下移动。

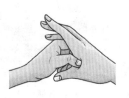

（3）用一只手摁住另一只手的大拇指和示指间陷进去的部位，并以螺旋形滑动、旋转等手法揉捏。

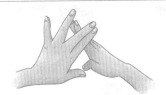

（4）用示指和中指的中间关节在另一只手的侧面上下滑动。

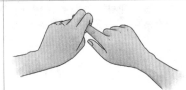

（5）用示指和中指的中间关节抓住另一只手指甲的底部用力往外抽。

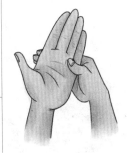

（6）打开手掌心后用另一只手托住，然后用大拇指用力推手指的根部，然后沿从手腕到大拇指和示指的方向用力摁住。

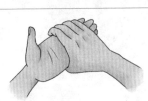

（7）在打开手掌心的状态下，用另一只手握住除大拇指以外的四个手指向后扬，反复做2～3次。

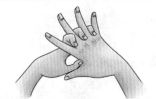

（8）把一只手扣住另一只手的手指间，用力摁住空隙的部分并向后扬，反复做10次后用拳头使劲拍打手掌。

4. 护手小窍门

如果你想让自己的手变得柔嫩健美，可以用温肥皂水洗手，擦干后浸入温热盐水中约5分钟，擦干后再浸入温热的橄榄油中，慢揉5分钟，再用肥皂水洗净，接着再涂上榛子油或熟猪油。过10～12小时后，双手会变得更加柔软细嫩。坚持用淘米水洗手，也可以收到意想不到的好效果。另外，生活中还要注意一些护手的小细节，避免自己的双手成为"主妇手"。

其实，关于手的美没有绝对的标准，但从视觉效果上来看，丰满、修长、流畅的手形及细腻、平滑的手部肌肤更能给人美的享受。所以，要做一个美到老的女人，一定不能忽视对手的保养。

1. 深层清洁	每天，我们的双手都要接触无数的外物，也就更易受到侵害。灰尘、细菌也会乘虚而入。所以要经常清洗双手。洗手时最好能使用温水，或者冷热水交替使用。
2. 涂抹手部护肤品	用有舒缓作用的手部修护乳涂抹于手部，注意选择含有维生素及蛋白质的产品，能帮助促进细胞新陈代谢及迅速改善皮肤弹性，令皮肤柔软润泽。
3. 给手去角质	选择含有蛋白质的磨砂膏混合手部护理乳液，按摩手背和掌部。因为蛋白质及磨砂粒能帮助漂白并深层洁净皮肤，去除死皮，促进细胞新陈代谢。更简单的是：做菜时顺便留点蛋清抹在手背上，等它稍微干一点再搓掉，也能很好地去角质，让手上的皮肤像婴儿般嫩滑。
4. 手指长倒刺的处理	手指的倒刺比较多，可以先把长刺的手指在温水里泡上四五分钟，然后找个专业的剪刀顺着剪，接下来把维生素E的胶囊剪开倒在手掌心里，逐个按摩手指；按摩完毕不要洗掉，接着戴上一个棉质的手套或用布把手裹好，睡一晚。第二天，你的手指就能变得细嫩美丽了。
5. 日常养护	①用含维生素E的营养油按摩指甲四周及指关节，可去除倒刺及软化粗皮；②随时做做简单的手指操，可以锻炼手部关节，健美手形；③美手也需要以内养外，调理好日常饮食，平日应充分摄取富含维生素A、维生素E及锌、硒、钙的食物；④做家务时最好能戴上塑胶手套，尤其是洗碗、清洁家居时更要用手套防护；⑤手部也要注意防晒。

※ 关注细节，让烂漫的花朵盛开在指甲上

想展现自己的魅力？不要以为只有通过发型和妆容才可以表现，只要你用些心思，烂漫的花朵也可以盛开在指甲上，爱美的女士一定要留神。

1. 怎样的指甲才算是健康的呢

看看下面几项，你符合几个呢？

（1）颜色呈粉红，表面要有光泽。

（2）指甲根部应该有月牙状的白色指甲根。

（3）没有倒刺。

（4）指甲没有断裂和增厚的现象。

（5）指甲周围皮肤没有发炎、红肿的现象。

健康指甲的条件，你要是没有达到，在平时的养护中就要更加注意了。

一般来说，指甲颜色发白，还有些小斑点，是缺乏铁、锌等微量元素。瓜子仁、豆类中多含有丰富的微量元素，这类女性可以把瓜子仁或南瓜仁剥好当零食吃，或将豆类和米一起煮成粥，都可以有效补充微量元素。

手指甲上的半月形应该是除了小指都有。大拇指上，半月形应占指甲面积的1/4 ~ 1/5，其他食指、中指、无名指应不超过1/5。如果手指上没有半月形或只有大拇指上有半月形的，说明人体内寒气重、循环功能差、气血不足，以致血液到不了手

指的末梢。小米、菠菜、大枣等有补气血的功效，适合此类女性食用。如果半月形过多、过大，则易患甲亢、高血压等病，应及时就医诊断。

如果指甲容易断裂，或出现分层，则说明人体缺少蛋白质，鱼、虾、奶、蛋等富含蛋白质和钙质。另外，香蕉、牛肉、花生、鸡肉、海藻等富含锌、钾、铁等矿物质，能使指甲坚固。常吃加强营养，指甲分到的营养也会多起来，自然变得饱满光洁。

2. 指甲护理要从以下几点做起

（1）应该经常修剪指甲，指甲的长度应保持不超过手指指尖。修指甲时，指甲沟附近的"爆皮"要同时剪去，不能以牙齿啃指甲。

（2）如果想让你的手指看起来比较修长的话，可以把指甲稍微磨尖，同时使用一种透明稍带粉红或肉色的指甲油来增加效果。

（3）指甲油不要涂抹地太频繁，每周至多涂抹指甲油3～5天，让指甲至少能自由呼吸两天。涂指甲油之前要用消毒水清洁指甲表面、指甲与皮肤连接处，以防感染。

（4）如果你的指甲比较缺乏光泽，可以取橄榄油90克，并加入30克蜂蜜、2个鸡蛋清、两朵新鲜的玫瑰花瓣或6滴100%的纯玫瑰精油，将其一起放入砂锅中，小火加热至皮肤可接受的温度，将手浸于其中15分钟。最后，用清水洗净。

其实，在中医看来，对于指甲的保养只做表面功夫是不行的。"肝脏，其华在甲"，指甲的好坏反映了肝脏的健康与否。所以，只要补血泻火养肝，指甲自然就会粉嫩有光泽。

有的女性认为美甲是对指甲的一种养护，所以没事就喜欢去做美甲，就像给指甲穿上了漂亮的衣服，整个人也美滋滋的。其实，这恰恰是一种伤害指甲的做法。

因为指甲也承担着身体一小部分的排毒任务，而美甲则完全阻止了指甲自身的呼吸和排毒。而且为了让指甲显得修长，美甲师通常会将你指甲上的保护膜推掉，这样就将指甲根部暴露出来了，非常容易伤害到指甲根部的甲基。甲基由血管、淋巴和神经组成，当它受到损伤时，指甲会变脆变形。美甲师为了把指甲贴片更紧实地贴到你的指甲上，会花很长时间打磨你的甲面，时间长了，你的指甲面就会变薄，容易感染疾病。

最重要的美甲工作其实是清洁。用专门的小刷子把指甲刷干净，指甲就能看起来很健康很漂亮。也有的女性喜欢涂各种颜色的指甲油，其实指甲油主要由化学溶剂制成，这些原料毒性很高。而且指甲油具有脂溶性，能溶解在蛋糕等食物中，不光通过指甲面被身体吸收，而且稍不注意就会毒从口入。长期使用指甲油会抑制女性体内的雄性激素，使荷尔蒙失调，生殖器官受损，神经系统受到伤害。此外，指甲油还会刺激体内黏膜，增加我们患癌症的概率。对孕妇而言，还会加大流产和胎儿畸形的概率。

对健康的指甲来说，最好的保养方法就是：给它们修剪出漂亮的形状，让它自由呼吸，和外界交换新鲜空气，这就足够了。

※ 出得厅堂，步步留香——女性的足部保养术

生活中，我们更多的时候只是目光朝上，只注重面子的修饰，却很少往下看，忽视了对脚的呵护。其实，真正懂得爱惜自己的女人，应该从头到脚都保养好，不忽略任何一个地方。而且，人的脚部穴位众多，人体奇经八脉都连通至此，素有"第二心脏"之称。对于如此重要的部位，美女们更不能掉以轻心，把脚养好就会有健康和美丽的双重收获。

1. 每天泡脚

中国人向来讲究泡脚，更是有"饭后三百步，睡前一盆汤"的说法，这"睡前一盆汤"就是指的泡脚。对于一些寒症，如平素怕冷，手足凉，并伴有慢性腹泻、痛经、冠心病等疾病的患者，泡脚非常有利，再配合按摩足底反射区，有一定的治疗效果。对女性来说，每天坚持热水泡脚能缓解压力，放松身心，保持心情的愉悦，令脸色红润，有美容养颜的功效。

热水泡脚也要有讲究，最佳方法是：先取适量水于脚盆中，水温因人而异，以脚感温热为准。水深开始以刚覆脚面为宜，先将双脚在盆水中浸泡 5 ~ 10 分钟，然后用手或毛巾反复搓揉足背、足心、足趾，还可用手或毛巾上下反复搓揉小腿，直到腿上皮肤发红发热为止，为维持水温，需边搓洗边加热水，最后水可加到足踝以上，洗完后，用干毛巾反复搓揉干净。

人的脚部穴位众多，人体奇经八脉都连通至此，素有"第二心脏"之称，对于如此重要的部位，美女们更不能掉以轻心。把脚养好就是健康和美丽的双重收获。

泡脚时还可以在水中加入一些对身体有益的中草药成分，在水的热力渗透下，通过温热药浴对足部皮肤、各穴位充分刺激与激发。这样做可改善副肾淋巴器官的色素沉着现象，促进激素分泌，慢慢使面部及身体各处肌肤变得白皙而有光泽。《黄帝内经》中有关于"沐足美容"的记载，就是通过泡脚来达到美容养颜的目的。

2. 足部按摩

我们上面已经提到，足部穴位众多，经常进行足部按摩能增强血脉运行，调理脏腑，

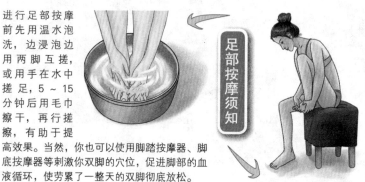

进行足部按摩前先用温水泡洗，边浸泡边用两脚互搓，或用手在水中搓足，5 ~ 15 分钟后用毛巾擦干，再行搓擦，有助于提高效果。当然，你也可以使用脚踏按摩器、脚底按摩器等刺激你双脚的穴位，促进脚部的血液循环，使劳累了一整天的双脚彻底放松。

足部按摩须知

进行足部按摩时，也不要忘记多动脚趾。祖国医学认为，大脚趾是肝、肺两经的通路。多活动大脚趾，可舒肝健脾，增进食欲，对肝脾肿大也有辅助疗效。第四趾属胆经，按摩可防便秘、肋骨痛。常按摩脚心、脚趾，对神经衰弱、顽固性膝踝关节麻木痉挛、肾虚、腰酸腿软、精神性阳痿、失眠、慢性支气管炎、周期性偏头痛及肾功能紊乱等，都有一定的疗效或辅助治疗作用。

舒通经络,加快新陈代谢,从而强身健体,祛除病邪。脚心的涌泉穴是足少阴肾经的起点,按摩这个穴位有滋阴补肾、颐养五脏六腑、防止早衰的作用。

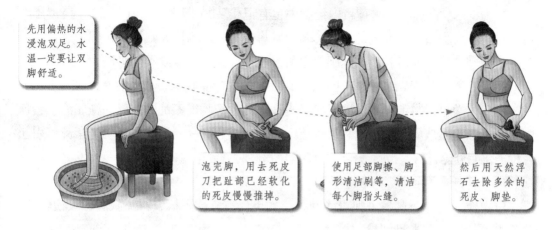

先用偏热的水浸泡双足。水温一定要让双脚舒适。

泡完脚,用去死皮刀把趾部已经软化的死皮慢慢推掉。

使用足部脚擦、脚形清洁刷等,清洁每个脚指头缝。

然后用天然浮石去除多余的死皮、脚垫。

3. 女性足部的日常护理

※ 谁都可以"舌绽莲花",《黄帝内经》中的驱除口腔异味之法

现代人生活压力大,饮食没有规律,导致口中异味的人还不在少数。不过很多人只是认为口中异味是个人卫生的问题,也有人认为是内分泌失调,具体原因却很少能够说清楚。而在中医看来,口内的津液与心、肝、脾、肺、肾等脏器是相通的,口中异味往往是内部脏腑出了问题。

1. 口中异味的几种类型及治疗要点

（1）口中发苦

《灵枢·四时气篇》中说"胆液泄,则口苦";《素问·痿论》中说"肝气热,则胆泄口苦筋膜干"。也就是说,口中发苦多为热症,是火热之邪内侵的表现,尤其是肝胆火旺、胆气上逆。热症患者除口苦外,还会有口干舌燥、苔黄、喜冷饮、尿少色深、大便干燥等症状。此时,可选用黄连上清丸或牛黄上清丸等清火药物,但身体虚弱者慎用。

（2）口中发酸

西医认为,口中发酸是胃酸分泌过多导致的,常见于胃炎、十二指肠溃疡等症。中医则认为口中发酸的病根在于肝胃不和、肝胃郁热,致使肝液上溢、胃酸过多。如果只是偶尔感到口酸,多是吃了不容易消化的食物或饮食过量,不用担心。如果经常口酸,并且伴有舌苔厚腻、打嗝时有腐臭味等症状,多是脾胃虚弱,可以服用一些保济丸或山楂丸。如果病人的口酸与胃酸上泛有关,同时还有舌头发红、肋疼痛等症状,多半是肝胃不和,这时就要以泻火、和胃为主。

（3）口中发甜

口中发甜多为脾胃湿热、热蒸上溢的外兆，少数为脾虚，虚火迫脾津上溢，久了会发展为糖尿病。这一点《黄帝内经》中也有记载："帝曰：有病口甘者，病名为何？何以得之？岐伯曰：此五气之溢也，名曰脾瘅。夫五味入口，藏于胃，脾为之行其精气津液在脾，故令人口甘也，此肥美之所发也，此人必数食甘美而多肥也。肥者，令人内热，甘者令人中满，故其气上溢，转为消渴。""消渴"就是糖尿病的一种症状。

现代医学也证明了口甜是糖尿病患者和消化系统功能紊乱的信号。糖尿病患者口中发甜是因为血液中含糖量增高，唾液中的糖分随之增高。消化系统功能紊乱可引起各种消化酶分泌异常，当唾液中淀粉酶含量增高时就会出现口甜。

（4）口中淡而无味

口中淡而无味，这多是脾胃的问题。如果伴有食欲不振、胃部胀满、大便稀薄、脉细等症状，则多半是脾胃虚弱，治疗上应以健脾、和胃为主。如果伴有疲乏无力、大便稀软、舌苔厚腻等症状，并且不喜欢喝水，则多半是脾胃有湿，治疗上应以燥湿、和胃为主。

2. 口腔的日常护理

（1）保持口腔清洁卫生

保持口腔清洁卫生意味着要每天用心刷牙两次。平时也要经常使用牙缝拉线清洁口腔。只有牙缝拉线才能将残留在牙缝和牙龈中的食物和细菌清除干净。如果不能将它们及时清除，将很有可能导致口腔异味。

（2）及时清洁舌头

残留在舌头上的细菌会破坏口气，应该时常清洁。在刷牙之后，一定别忘了刷干净你的舌头。

（3）湿润喉咙

口干很容易引起口腔异味。口水具有天然的杀菌作用，可以帮助口中的清除食物残渣。因此，可以说口水有助于保持口腔清洁。你是否觉得早上起来时嘴里常有异味？那往往是由于睡觉时口水减少的缘故。

（4）饭后用清水漱口

饭后应用清水漱口，因为用清水漱口可以除去口腔中残留的一些食物残渣，防止口臭产生。

有助于消灭齿菌斑的食物也可以用来消除口腔异味。如果想吃零食，最好的选择是花生或一些低脂肪的奶酪。

做一个"舌绽莲花"的女性，让你的口气清新自然，拉近人际关系，与人更亲近。

美丽其实很简单，
研读《黄帝内经》，寻找养生养颜法

变美很简单，吃吃喝喝就能挽救容颜和青春

※ 食物中有神秘的、最好的养颜能量

东方女性有自己独特的养颜之道，效果往往令人惊叹。其中一种常用的方法就是通过食补的方法来美容，因为食物中就有神秘的、最好的养颜能量。中医美容学讲究五脏健康，容颜才美。其中的奥妙就是吃，食物可以补养五脏，可以帮助我们把内在调理好。《黄帝内经》中一直提倡圣人不治已病治未病，通过食补来预防疾病，推迟衰老，延年益寿。《黄帝内经》更重视经脉，即十二正经和奇经八脉。奇经八脉就是储存多余经气的地方，也就是藏元气的地方。在所有的中药书里，没有一味药能入奇经八脉。也就是说，没有一味药可以补元气，只有食物能补益元气，天天吃东西才可以补益我们的身体。

1. 食补改善体质

食补既方便又实惠，人们乐于接受，一般没有副作用，而且可起到药物起不到的作用。例如，一个食欲不振、倦怠乏力的气虚体质者，如果情况不是很严重，只要适量食用羊肉、牛肉、蛋类、花生、核桃之类具有补气效果的食物，就能很好地改善体质。如果不分轻重就盲目服用人参、冬虫夏草等助热生火的大补药物，反而会引发体内其他功能的失调。

但通过食补来改善体质，必须根据体质情况适当进补，如人老肾虚可多吃些补肾抗老的食品，如胡桃肉、栗子、猪肾、甲鱼、狗肉等；防止神经衰弱，推迟大脑老化，可多吃些补脑利眠之食品，如猪脑、百合、大枣等；高血压、冠心病应多吃些芹菜、菠菜、黑木耳、山楂、海带等；防止视力退化应多吃蔬菜、胡萝卜、猪肝、甜瓜等。食补能使脏腑功能旺盛，气血充实，使机体适应自然界的应变能力增强，抵御和防止病邪侵袭，即中医所谓"正气存内，邪不可干"。

2.顺应时节的食物最养颜

如今，青菜水果一年四季都有卖，本应夏天才有的东西冬天也能吃到，从一定意义上讲，这给人们的生活带来了方便，但这也让很多人失去了季节感。

《黄帝内经》中认为，人以天地之气生四时之法成，养生要顺乎自然应时而变。养颜亦是如此，不同的季节应该吃不同的食物。俗语中的"冬吃萝卜夏吃姜"说的就是这个理。因为应季的食物往往最能应对那个季节身体的变化。例如，夏天虽然热，但阳气在表而阴气在内，内脏反而是冷的，所以人很容易腹泻，应多吃暖胃的姜，而冬天就不同，冬天阳气内收，内脏反而容易燥热，所以要吃萝卜来清胃火。

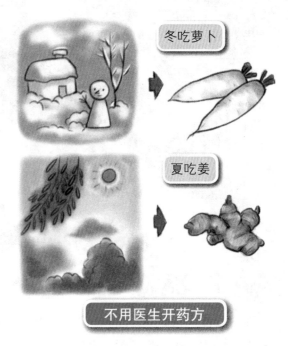

冬吃萝卜

夏吃姜

不用医生开药方

如果我们不分时节乱吃东西，夏天有的东西冬天吃，这很可能在需要清火时却吃下了热的东西。另外，反季节的瓜果蔬菜中很多都含有对人体不利的化学成分，吃了，化学品的残余就会积累在身体里，伤害肝肾。所以，大家不要为了一时的贪嘴而伤害了身体，否则，当色斑、皱纹等提前光临的时候可就追悔莫及了。

※ 再掀素食养生美颜革命

时下，一股食素之风正在蔚为流行，都市中的时尚贵族们厌倦了城市的喧闹与拥挤，厌倦了餐桌上油腻的山珍海味，她们开始希冀从素食中寻觅一缕清香、一份美丽。或许女人本来也无法成为美食家，因为入口的禁忌太多太多：大鱼大肉地折腾，堆积起来的脂肪会让女人们感到恐惧、紧张和不安，肯德基、麦当劳热情填充着肠胃，然而入口的美味与由此产生的热量却又让女人们懊恼不已，麻辣火锅适口对味，疯狂过后，脸上的痘痘也跟着青春灿烂了起来……而素食就能结束这一切。

1.素食助你吃出美丽

《黄帝内经》说："膏粱之变，足生大疔，受如持虚。"意思是说：长时期进食鱼肉荤腥、膏粱厚味的人，就会在身上发出大的疔疮来。这是因为肉类、鱼类、蛋等动物性食物，会使血液里的尿酸、乳酸量增加，这种乳酸随汗排出后，停留在皮肤表面，就会不停地侵蚀皮肤表面的细胞，使皮肤没有张力、失去弹性，容易产生皱纹与斑点。而素食作为最有效、最根本的内服"美容"圣品，它可使人体血液里的乳酸大为减少，将血液里有害的污物清除掉。素食者全身充满生气，脏腑器官功能活泼，皮肤自然柔嫩光滑、颜色红润。

2. 素食美女吃出苗条

素食者还能保持适当的体重。欧美最新的营养学，以"低热量"为目标，发展到素食主义。如果采用素食，减肥的效果显著且能顾及健康。其关键在于植物性食物能使血液变成微碱性，使身体的新陈代谢活泼起来，借此得以把蓄积于体内的脂肪以及糖分分解燃烧掉，达到自然减肥的效果。

3. 素食美女吃出好心情

食素者往往会感觉心清净明，思维也似乎变得更加敏捷了，这是事实。因为让大脑细胞活跃起来的养分主要是麸酸，其次是 B 族维生素。而谷类、豆类等素菜是麸酸和 B 族维生素的"富矿"，一日三餐从"富矿"里汲取能量，可以增强人的智慧，使人容易提高注意力。

那么到底什么是素食呢？从概念上，素食分 4 种：一是"全素素食"（不吃所有动物和与动物有关之食物）；二是"蛋奶素食"（在动物性食物中只吃蛋和牛奶）；三是"奶素食"（除牛奶外所有动物性食物均不食用）；四是"果素"（除摄取水果、核桃、橄榄油外，其他食物均不食用）。另外，素食原指禁用动物性原料及禁用五辛（即大蒜、小蒜、阿魏、慈葱、茗葱）的寺院菜和禁用五荤（即韭、薤、蒜、芸薹、胡荽）的道观菜，现主要指用蔬菜（含菌类）、果品和豆制品面筋等制作的素菜等。

4. 素食入门须知

（1）常吃素食有益美容，但并不提倡一点肉食也不沾，一日三餐可以加入一些低脂肪的肉类，如鸡肉、牛肉等，只要少吃就好。为了美丽，女士就要斤斤计较，不能太放任自己的欲望。

（2）保证饮食均衡。食素者要确保每日饮食中含有蛋白质、维生素 B、钙、铁及锌等身体所必需的基本营养成分。蛋白质主要从豆类、谷类、奶类中攫取，富含铁的素食有奶制品、全麦面包、深绿色的多叶蔬菜、豆类、坚果、芝麻等。

（3）素食减肥要天然。应注意以天然素食为主，而不是我们在市场上见到的精制加工过的白面、蛋糕等易消化的食物。天然素食包括天然谷物、全麦制品、豆类、绿色或黄色的蔬菜等。

（4）避免暴露在阳光下。有些蔬菜（如芹菜、莴苣、油菜、菠菜、小白菜等）含有光敏性物质，过量食用这些蔬菜后再去晒太阳、接触紫外线，会出现红斑、丘疹、水肿等皮肤炎症，该症在医学上被称为"植物性日光性皮炎"。所以，大量吃素的素食者饭后应尽量避免暴露在阳光下。

对于素食者来说，选择怎样的素食方案是很有讲究的。不同年龄、体质的人应选择适合自己的素食类型。发育期的少女，由于肌肉、骨骼、大脑的生长，需要更多蛋白质等营养素，建议采用奶蛋素食。而对于中年妇女来说，在素食的过程中应该多吃豆类与深绿色的食物，因为豆类中含有丰富的异黄酮，能缓解更年期症状，而深绿色食物中的钙则能有效预防骨质疏松。

5. 极致素食手册

（1）美容特使：碱性食物

根据营养师的说法，由于我们的血液本身是碱性的，而皮肤与血液的关系又极为密切，所以血液品质的好坏往往呈现于皮肤上。如果我们吃了过多使血液偏酸的食物，那么皮肤就会受到影响，失去光泽。所以，多吃蔬菜水果这些含碱性较高的食物能碱化血液、改善肤质。碱性食物有番茄、油菜、青椒、小黄瓜、赤小豆、萝卜、海带、葡萄等。

（2）对抗皱纹的法宝：胶质食物

对害怕皱纹的女性来说，富含胶质的食物一定不能不吃，如银耳、魔芋、果冻、仙草、鱼皮、猪蹄等。多吃富含胶质的食物，可以减少肌肤皱纹的生成，除了让肌肤更富有弹性外，还能让胸部保持坚挺和丰满。

素食主义代表着一种回归自然、回归健康、保护地球生态环境的理念。它让迷失在现代都市生活里压力重重、困惑彷徨的时尚新贵们体验到了一种摆脱喧嚣和欲望后的愉悦，历练着她们一种朴素、安全、纯净、韧性的人生态度。而长期素食所带来的美容养生效果，也激励着更多的人加入这一行列，畅享素食的欣喜。

※ 五谷为养，慧眼识杂粮

你知道五谷杂粮都有哪些吗？你知道它们的具体用途吗？你知道它们的饮食禁忌吗？从下面的介绍中，你可以根据自己的体质和喜好吃出健康和美丽。

1. 小米

小米含有容易被消化的淀粉，很容易被人体消化吸收。现代医学发现，小米内所含的色氨酸会促使一种使人产生睡意的五羟色氨促睡血清素分泌，所以小米也是很好的安眠食品。

禁忌：淘洗太多次或用力搓洗，会使小米外层的营养素流失。小米最好不要和杏仁同食，会令人吐泻。

2. 大麦

大麦含大量的膳食纤维，不仅可以刺激肠胃蠕动，达到通便作用，如过食饱胀用水送服大麦面即可。大麦可降低胆固醇，预防动脉硬化、心脏病等疾病，大麦富含钙，利于儿童生长发育。

禁忌：大麦炒熟后性质温热，内热体质的人不宜常食用。

3. 玉米

玉米中含有一种特殊的抗癌物质——谷胱甘肽，它进入人体后可与多种致癌物结合，使其失去致癌性。玉米所含微量元素镁也具有抑制癌细胞生长和肿瘤组织发展的作用。此外，玉米富含维生素，常食可以促进肠胃蠕动，加速有毒物质的排泄。

禁忌：避免一次食用过多，容易导致胃闷胀气，霉玉米不能吃。

4. 芝麻

芝麻，尤其是黑芝麻是极易得而效果极佳的美容圣品。首先,其所含丰富的维生素E,可抑制体内自由基的活跃，能达到抗氧化、延缓衰老的功效。其次，芝麻因富含矿物质，如钙与镁等，有助于骨头生长，而其他营养素能美化肌肤。

禁忌：慢性肠炎、肠泻、牙痛、皮肤病、白带多者忌食。

5. 赤小豆

赤小豆含铁质，能让气色红润，多摄取赤小豆有补血、促进血液循环，同时还有补充经期营养、舒缓痛经的效果。现代医学发现，赤小豆能促进心脏的活化、利尿。

禁忌：赤小豆有利尿的效果，所以尿多的人要避免食用。

早在《黄帝内经·素问》就提出了"五谷为养，五果为助，五畜为益，五菜为充"的总原则。也就是说，五谷杂粮是人们赖以生存的根本，千百年来，人们就是靠着这些最常见的食物繁衍生息，享受着健康和美丽。

※ 早饭吃饱、午饭吃好、晚饭吃少

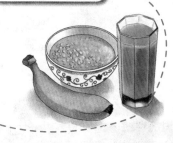

早饭一定要吃饱、吃流食　- - - - - -　**2. 早餐宜吃流食**

1. 早餐宜吃饱

早晨 7 ~ 9 点是胃经当令之时。经脉气血是从子时一阳初生，到卯时阳气就全升起来了，那么这个时候人体需要补充一些阴的东西了，而食物就属于阴。在 7 点左右起床后 20 ~ 30 分钟吃早餐最合适，因为这时人的食欲最旺盛。上午是阳气最足的时候，也是人体阳气气机最旺盛的时候，这个时候吃饭最容易消化。另外，到早上 9 点以后就是脾经当令了，脾经能够通过运化把食物变成精血，然后输送到人的五脏去，所以早饭吃得再多也不会发胖。

要想让早上吃的食物迅速转变成血液津精，源源不断地供给全身的每一个器官，就应避免饼干、面包之类的干食。因为经历了一夜的消耗，人体的各种消化液已经分泌不足，此时如果再食入饼干、面包等干食，就会伤及胃肠的消化功能，降低血液津精的生成与运输。我们早饭要吃粥、豆浆之类的"流食"，以促进血液津精的生成，让人体能及时有效得到阴的补充。

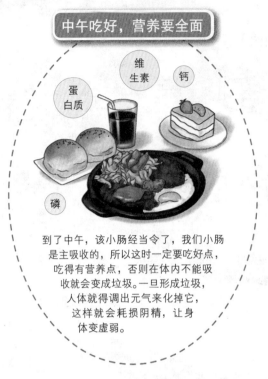

中午吃好，营养要全面

维生素　钙

蛋白质

磷

到了中午，该小肠经当令了，我们小肠是主吸收的，所以这时一定要吃好点，吃得有营养点，否则在体内不能吸收就会变成垃圾。一旦形成垃圾，人体就得调出元气来化掉它，这样就会耗损阴精，让身体变虚弱。

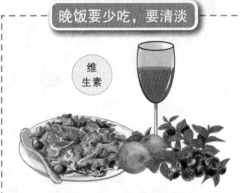

晚饭要少吃，要清淡

维生素

晚上阳气下降，阴气上升，体内呈现一派阴霾之气，这个时候是没有足够的能量来消化食物的，所以要吃得清淡点，要少吃点。因为这时候即使吃得再多再好也不能把早上中午的给找补回来；相反，身体无法消化和吸收吃进去的食物，就会出现胃不和安，影响睡眠不说，还很容易长胖，对健康也非常不利。所以，建议女性为了自己的健康和苗条身材考虑，最好要遵循早晨吃饱、中午吃好、晚上吃少的规律，否则不仅容易堆积脂肪，还可能吃出一身病。

中医认为，人和自然界是个统一的整体，早上和中午的时候，尽管你自身的消化能力弱了，但是可以借助自然界的阳气来运化食物。晚上，你吃得好了，吃得多了，自然界的阳气借助不了，自身的运化能力又弱，代谢的多余的东西就容易在体内囤积，长期如此下去，身体就会被拖垮。

※ 每个女人都与水有一段不解之缘

是女人都会与水有着一段天生的不解之缘，美丽的女人宛如一潭秋水，令人回味无穷，有爱的女人柔情似水，使人心醉神迷，难怪雪芹先生会发出"女人是水做的"感叹。从白居易笔下的"贵妃入浴"到好莱坞屏幕中的"出水芙蓉"，古今中外，不知留下了多少个女人与水的故事。是女人都离不开水，想成为美女的女人更需要水，鲜嫩水灵、含苞欲放的女性群体，永远是这个世界上一道最靓丽的风景。

1. 水是最好的美容品

水是大自然赋予人类再好不过的营养素和美容品。现代科学研究证实，水不仅是体内多种营养物质的溶剂和载体，而且是体内各种生化反应的媒介，参与调节人的体温、热量、电解质的平衡，维持正常的消化吸收、血液淋巴循环、皮肤代谢等多种功能。正常情况下，人体一天的进水量（包括饮

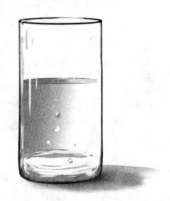

水是大自然赋予人类再好不过的营养素和美容品。

料、固体食物、体内自身合成的水），需达到 2000 毫升左右，方能维持机体的水平衡。人体这么多的生命之液，约 20% 就蕴藏在皮肤中，据测定，皮肤的含水量是其自身重量的 70%，所以皮肤被誉为"人体水库"。对于每一个爱美女性来说，水是保持皮肤良好形态的首要条件，当含水量充裕时，皮肤就显得丰满、细腻、富有弹性，缺水时皮肤便变得干燥、粗糙、角化，出现脱屑、皱纹，缺少柔软性和伸展性。因此，在人体所需的各种营养素中千万不可遗忘水。

2. 什么样的皮肤才算缺水

拥有像婴儿般细滑的肌肤是很多人的梦想，但如果你的肌肤缺水，那这个梦想就无法实现了。那什么样的皮肤才算是缺水呢？你可以先做个小测试，看看自己的肌肤是否已经进入了"干涸期"。

（1）洗脸后总觉得干巴巴，太不舒服了。

（2）脸部肌肤有紧绷感。

（3）下班从空调房出来，或长时间用完电脑，皮肤像是快要裂开一样的疼痛。

（4）用手轻触面部时，没有湿润感，并缺乏弹性。

（5）在镜子面前仔细观察，面色暗淡，有干纹。

（6）眼周肌肤有细纹。

（7）和眼周的干燥程度相近，嘴唇一样受到细纹的威胁。

（8）洗澡过后有发痒的感觉。

（9）有的部位有干燥脱皮现象。

（10）上午刚过，T 区就变得油光闪闪，脸上却越发觉得干燥。

如果四项以上均答"是"，说明你的肌肤已经"危在旦夕"，警钟长鸣，急需你尽早采取补水措施应对了。

3. 做个娇嫩欲滴的"水美人"也是有讲究的

做女人难，做个娇嫩欲滴的女人更难，我们要想做个"水美人"就要给身体喂饱水。一般来说，人体一天需要 8 杯水。

每天起床后，空腹先喝一杯水，过十几分钟后再去吃早饭，这是第一杯水。

在早上 9 ～ 10 点的时候再喝一杯水，在中饭前半小时再喝一杯水，有助于润肠。这是早上三杯水的喝法。

下午时间段较长，可以在 13 ～ 14 点喝一杯水，15 ～ 16 点喝一杯水，然后在饭前半小时再喝一杯水，这样是 6 杯水。

晚上在 19 ～ 20 点之间再喝一杯水，然后在睡前半小时再喝一杯水，这样一天 8 杯水就喝完了。

不过，有的女性可能因为喝了睡前那杯水，第二天眼睛会肿肿的，这样的话，就可以减去睡前的那杯水。

有些人虽然也经常饮水，但皮肤仍旧非常干燥，主要原因就是人体的储水功能较弱、藏不住水，因此有了水，还必须将其留住，而留住它关键是营养，需多吃含骨胶原、黏多糖、卵磷脂、维生素、矿物质丰富的食物。

4. 肌肤的外部补水

我们的皮肤很容易干燥起皮，特别是一些干性皮肤的女性。如果利用水果、蔬菜、蜂蜜等制成面膜，既省钱效果又好。现在就给大家介绍两款适合自己动手的补水美白面膜。

（1）矿物质水和黄瓜面膜

把面膜纸蘸湿（最好是用含矿物质和微量元素的水）后敷在脸上，然后将切成薄片的黄瓜贴在面膜纸上轻轻拍打，直到黄瓜片和面膜纸完全接触，15分钟后取下黄瓜片和面膜纸即可。

（2）醋、盐美白面膜

美容用的醋最好选用白醋，先把白醋和盐用水溶解，比例大概是水、白醋和盐的比例达到9：3：1，用调和好的混合液把面膜巾润湿，直接敷在脸上20分钟。这种面膜见效快，敷上去皮肤马上会变白，因为醋、盐有杀菌的作用，所以难看的痘痘也能一并杀掉。

※ 中医补水，由内而外润出来

皮肤的光泽水润与脏腑功能息息相关。让我们来学学中医如何补水保湿的，从内部调养开始，拥有水嫩亮泽的肌肤。

1. 中医补水第一课：健脾

前文已经提到：脾为后天之本，气血生化之源，脾胃功能正常，才能生化充足的气血，为身体各部位输送充足的水分。脾胃功能失常，则津液生化不足，无法滋养各部器官，皮肤自然会干燥。因此，想要肌肤水嫩，首先要健脾，只有健脾益气，才能有充足的津液，为滋润皮肤打下良好的基础。下面为大家推荐几款健脾的美食。

（1）白茯苓

白茯苓有健脾除湿的功效，研磨成粉，可以泡茶、冲在牛奶里，也可以在煮粥的时候少量加入。在北京，茯苓夹饼更是一种传统名吃。不过，在茯苓夹饼中，白茯苓只是薄薄的两片，品尝风味还可以，要养脾，还是去药店买白茯苓用上面的方法来吃效果会比较好。

（2）胡萝卜小米粥

按照五色五行和脏腑的对应远离，黄色食物可以补脾。胡萝卜和小米都是黄色食物，同煮粥可以健脾化滞，安五脏，去寒湿，其中的小米富含膳食纤维还能消脂减肥。如果有人不习惯胡萝卜的味道，还可以加些牛、羊肉丁一起熬粥，味道更好，还可温补气血。

（3）当归黄豆炖鸡

当归50克，黄豆50克（提前泡一夜），乌鸡1只，生姜1块，水适量，小火煎煮，肉烂汤浓时调味装盘即可。这道菜的味道很不错，不仅可以健脾，还能补气益血、防治妇科病。

2. 中医补水第二课：润肺

肺为"水之上源"，水液要经过肺的宣发作用，才能均匀分布到身体的各个部位，让五脏六腑及全身肌肉得到濡养，皮肤得到润泽。若肺的功能失常，失去了输送水液的能力，皮肤就得不到充分的水分滋养。下面这些食物，就是有润肺养肺的功效。

（1）百合罗汉果煲汤

百合30克，罗汉果半个，鸡500克，猪瘦肉100克，生姜3片。药材洗净稍浸泡，鸡切块，猪瘦肉洗净，与生姜放进砂锅内，加清水，大火煲沸后，改小火煲2小时，调味便可。如果觉得麻烦，可以直接用百合、冰糖、梨、银耳等润肺材料自由搭配，煲制甜汤，睡觉前喝上一小碗，效果很不错。

（2）杏仁

中药杏仁为苦杏仁，能止咳平喘，平时食用比较少。一般常吃的为甜杏仁，也有类似功效。不过有一点要提醒的是，不管是苦杏仁还是甜杏仁，都有微毒，每天的食用量不宜超过12克。

（3）蜂蜜

蜂蜜有"女性美容圣药"之称，可养阴润燥、润肺补虚、和百药、解药毒、养脾气、悦颜色、调和肠胃。现代研究证明，蜂蜜中丰富的生物活性物质，能改善皮肤干燥缺水的状况，增加皮肤营养，保持皮肤细嫩光滑。大家可以每天用温水冲一杯蜂蜜水喝，长期坚持，皮肤状况就能大有改善，还可以做成蜂蜜奶饮，用250克牛奶，煮开后加入30克蜂蜜，有滋补健身、润肤保湿的作用。

3. 中医补水第三课：固肾

肾主水，水液由肺输布全身，滋养人体后，又集聚于肾，在肾的作用之下，被过滤成清和浊两部分。清者，通过肾中阳气的蒸腾汽化作用回到肺，由肺再布散全身，以维持体内的正常水液量。浊者则被转化成尿液排出。补水除了补充水分，将水液正常输布于人体之外，更重要的是要强化肾阳的气化作用，才能达到留住水分的目的。下面这些食物是有滋补肾阳的效果。

◇杜仲炖牛腩

功效：杜仲可以用来泡茶、泡酒，除了滋养肾阳，还能增强记忆力、抗疲劳、抗衰老。

做法：山药洗净去皮切块，牛腩切小块焯水去浮沫。将八角入锅炸香，再煸香葱段和姜块，加料酒、水，下牛腩，加入洗净的杜仲，根据个人口味加入糖、盐、鸡精调味，一同炖至软烂入味即可。

◇首乌鸡汤

功效：一直坚持喝，一定能够从内到外润起来，拥有细嫩水润的肌肤。

做法：杜仲还可以用来泡茶、泡酒，除了滋养肾阳，还能增强记忆力、抗疲劳、抗衰老。乌鸡一只约800克，首乌50克，生姜1块，水适量。将食材洗净后放入锅内，以小火煎煮，肉烂汤浓时调味装盘即可。也可加入当归一同炖，效果更好。

※ 养颜靓汤，口腹之欲与滋养容颜的双重盛宴

闲暇的时候，为自己煲上一锅养颜靓汤，美美地喝上一碗，在满足口腹之欲的同时，让皮肤也美得玲珑剔透，这实在是值得向往的一件事。

《黄帝内经》曾谈到汤的神奇功效："汤液十日，以去八风五痹之病。"法国著名烹调家路易斯·古斯也说："汤是餐桌上的第一佳肴，汤的气味能使人恢复信心，汤的热气能使人感到宽慰。"可见，汤的保健功效是得到全世界公认的。不过，喝汤和吃药要对症一样，要根据自己的身体需要选择合适自己的汤，喝对了既能养生又能美容，喝错了就会危害健康。

1. 喝汤也要对症

（1）容易失眠且皮肤黯淡无光的女性适合喝虫草老龟汤进补。冬虫夏草与老龟一起炖汤，有健脾、安神、美白皮肤的功效，是四季皆宜的补品。挑选冬虫夏草时要注意，虫体丰满肥大、外壳黄亮、虫体紧实的才是上品。

（2）火气大、爱长痘痘的女性可以吃土茯苓老龟汤，有清热解毒、健脾胃的作用。土茯苓的味道比较重，可以少放些，也可以在烹调时通过调味来遮盖。如果还是不习惯它的气味，可以换为莲子。但要注意一定要将莲子芯除去，莲子芯不能和老龟一起食用。

（3）工作压力太大、皮肤粗糙的女性应该喝西洋参甲鱼汤。西洋参品性温和，适合所有人调养身体，而且四季皆宜；而甲鱼的滋补功效人尽皆知。这个汤可以补气养阴、清火除烦、养胃，对于那些工作繁忙、压力过大的女性白领特别适合。选购西洋参时要注意，好的西洋参颜色较深，形状多为短粗纺锤形，纹理呈横向，且有清香味。用硫黄熏制的参片，

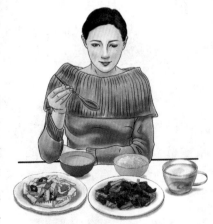

饭前喝汤可以增强饱腹感，降低人的食欲，避免吃得过饱，导致肥胖

颜色发白，质重，切片内层多实心，用手捏一捏，能感觉到表面有粉状物，闻起来也没有清香味。

（4）咳嗽、气短的女性应该喝霸王花排骨汤。霸王花又叫剑花、量天尺，在中药店就可以买到，有清热、润肺、止咳的功效。霸王花排骨汤可以清火润肺、补气，而且，就算天天吃也没什么副作用。建议大家在汤中加少许蜜枣或罗汉果，味道会更有特色。

（5）月经不调、皮肤粗糙的女性朋友适合喝红枣乌鸡汤。红枣自古以来就是补血良物，乌鸡更能益气、滋阴，这款汤乃是为女子天造地设的滋补佳品，对于月经紊乱有很好的疗效，经常食用还能让皮肤更加细腻。

2. 好喝又养颜的家常汤品

上面介绍的汤，用的食材都比较昂贵，有的人可能觉得不是很实用。那么，下面就介绍一些食材易得、简单好做的汤。

◇ 健脑养颜汤

功效：莲子功能健脾补肾，木耳有益胃滋养功效，而桂圆肉能安神养血，用它们煲糖水饮用，对滋润养颜、补血健脑十分有益，最适合产妇滋补饮用。

原料：莲子肉 100 克，木耳 25 克，桂圆肉 15 克，水 7 碗，冰糖 1 块。

做法：

（1）桂圆肉浸洗干净。

（2）莲子肉洗净留衣。

（3）木耳浸洗，同莲子肉、桂圆肉加水煲滚，再用中火煲 45 分钟，放冰糖即成。

◇ 红枣木耳美容红颜汤

功效：红枣具有润肺健脾、止咳、补五脏、疗虚损的作用，配以滋补强身的黑木耳，其补益、滋养、活血、养容的作用增强；常食能使面色红润。

原料：红枣 50 克，水发黑木耳 100 克，白糖适量。

做法：将水发木耳去杂质洗净，切成小块。红枣去核，一同放入锅中加清水适量煮至红枣、木耳烂熟，放入白糖调味即可食用。

◇ 莲藕养颜汤

功效：藕生食能清热润肺，凉血行淤，熟吃可健脾开胃，止泻固精。枣能补中益气，滋脾胃，润心肺，调营卫，缓阴血，生津液，悦颜色。此汤甘甜可口，适合贫血、心跳、失眠、面目肤色松浮的女性饮用。

原料：猪脊骨 500 克，生地黄 60 克，莲藕 500 克，红枣 10 枚（去核）。

做法：

（1）生地黄、莲藕、红枣洗净。

（2）猪脊骨洗净，斩件。

（3）将全部材料放入锅内，加清水适量，大火煮滚后，小火煲 3 小时即可。

◇银耳雪梨柚子蜜养颜汤

功效：银耳味甘性平，能生津润肠，滋阴止血。雪梨性寒味甘，有润肺止咳、降火清心等作用。柚子蜜有很好的清热解毒的功效，不像蔗糖那样燥热，又比冰糖多了一份柚子的清香。这款汤不但可以滋阴润肺，还可以宁心止咳，有益肺胃。

原料：银耳，雪梨，柚子蜜适量。

做法：

（1）用清水把银耳泡开。

（2）将新鲜的梨切成丁，与泡好的银耳一起用清水煮开后，调至小火熬到黏稠，加入适量柚子蜜。

◇银耳樱桃养颜汤

功效：银耳有滋阴清热、润肺止咳、养胃生津、益气和血等功效，樱桃具有补中益气、祛风除湿、健脾和胃等功效。这两种食物都是养颜美白的常用之品，同煮成汤可补气养血、白嫩皮肤。

原料：银耳 2 朵，樱桃 100 克，冰糖适量。

做法：银耳用清水浸软，樱桃洗净，去核，先将银耳加水煮半小时，放入冰糖煮溶，最后加入樱桃，煮片刻即可食用。

3. 喝汤也有讲究

喝汤虽好，但是也要有讲究，不是随便什么时间、无论怎么喝都会对身体有好处的。

俗话说："饭前先喝汤，胜过良药方。"这是有科学道理的。因为从口腔、咽喉、食道到胃，犹如一条通道，是食物必经之路。吃饭前，先喝几口汤，等于给这段消化道加点"润滑剂"，使食物能顺利下咽，防止干硬食物刺激消化道黏膜，保护消化道，降低消化道肿瘤的发生率。最重要的是，饭前喝汤可以增加饱腹感，降低人的食欲，避免吃得过饱，导致肥胖。

当然，饭前喝汤有益健康，并不是说喝得多就好，要因人而异，也要掌握进汤时间。一般中晚餐前以半碗汤为宜，而早餐前可适当多些，因一夜睡眠后，人体水分损失较多。进汤时间以饭前 20 分钟左右为好，吃饭时也可缓慢少量进汤。总之，进汤以胃部舒适为度，饭前饭后都要切忌"狂饮"。

※ 不要忘了粥补这款养颜良方

粥自古以来就是药膳食疗佳品，各种营养相宜的食物组合在一起煮成粥就是很好的滋补方。远在两千多年前，我们的祖先就已经用粥来防病治病了。经常食粥不仅可以调剂口味、平衡膳食，更能补养身体，美容养颜。

粥被古代医家和养生家称为"世界第一补人之物"，是中国饮食文化中的一绝。古往今来，人们不仅用粥来养生，还用它来治病。

李时珍是明代的医药学家，他活了 75 岁，在古代这已经算是高寿了。李时珍的养生保健方法，就与他的粥养是分不开的。李时珍非常推崇粥养生，他说："每日起食粥一大碗，空腹虚，谷气便作，所补不细，又极柔腻，与肠胃相得，最为饮食之妙也。"宋代诗人陆游则赞誉道："人人个个学长年，不意长年在眼前；我以宛（平）商（丘）平易法，即将食粥致神仙。"

1. 粥可滋补亦可养颜

西医的营养学里有一种叫"要素饮食"的方法，就是将各种营养食物打成粉状，进入消化道后，即使在人体没有消化液的情况下，也能直接吸收。由此看来，消化、吸收的关键与食物的形态有很大关系，液体的、糊状的食物就可以直接通过消化道的黏膜上皮细胞进入血液循环来滋养人体，而粥恰好符合这些特点，它对老人、儿童、脾胃虚弱者都是适宜的。对于爱美的女性朋友来说，经常喝粥更可以滋养脾胃，滋补气血，有益容颜。

2. 几款美味养颜粥

既然喝粥有这么多好处，下面介绍几款健康美味的养颜粥。

◇ 红枣菊花粥

功效：此方具有健脾补血、清肝明目之功效，长期食用可使面部肤色红润，起到保健防病、驻颜美容的作用。适合睡眠不好、皮肤灰暗的女性食用。

原料：红枣 50 克，粳米 100 克，菊花 15 克，红糖适量。

做法：将红枣、粳米和菊花一同放入锅内加清水适量，煮粥待粥煮至浓稠时，放入适量红糖调味即可。

◇ 补血美颜粥

功效：此粥有活血行气、补养气血之功效，女性常食能调经补血、驻颜美容。适合月经不调、皮肤粗糙的女性食用。

原料：川芎 3 克，当归 6 克，红花 2 克，黄芪 4 克，粳米 100 克，鸡汤适量。

做法：将米洗净用水浸泡，当归、川芎、黄芪切成薄片后装入干净的小布袋中，放入瓦锅内加鸡汤共熬成药汁，将粳米放入药汁中煮粥，待粥浓稠时加葱花、精盐、生姜调味即可。

◇ 黄芪橘皮红糖粥

功效：橘皮末能理气健胃、燥湿化痰。红糖温中补虚、活血化瘀。黄芪是补气的良药。此粥有益气摄血作用。适合肺热、咳嗽多痰的女性食用。

原料：黄芪 30 克，粳米 100 克，橘皮末 3 克，红糖适量。

做法：将黄芪洗净，放入锅内，加适量清水煎煮，去渣取汁，锅置火上，放入粳米、黄芪汁和适量清水煮粥，粥成加橘皮末煮沸，再加入红糖调匀，即可食用。

◇ **玫瑰情人粥**

原料：白米 50 克，新鲜玫瑰花 1 朵，香浓鸡汤 8 杯，蜂蜜适量。

做法：先将鸡汤煮沸，放入淘净的白米继续煮至滚时稍微搅拌，改小火熬煮 30 分钟，加入玫瑰花瓣再煮 3 分钟即可。

功效：此粥有美容减肥的功效。玫瑰花具有促进血液循环的功效，能使肌肤光滑。适合脾胃不强、虚火过剩的女性食用。

3. 煮粥也要有讲究

粥的制作也十分讲究，因为它关系到粥的功效。《老老恒言》的"粥谱说"卷详述食粥的煮法，总结了"择米"、"择水"、"火候"、"食候"四法。

（1）择米："米用粳，以香稻为最，晚稻、早稻次之。"因此，一定要选择新鲜、质佳、无霉变、无污染的好米。

（2）择水：在煮粥时，必须注意水质的污染和水中矿物质的含量。水要一次添足，中途不要临时再添水，这样"方得正味"。

（3）火候：火候包括火的大小、煮的时间、入料顺序 3 个方面，是影响粥的质量的一个关键步骤。火的大小分为文火、武火和文武火。文火弱小，而武火强大，文武火适中。一般情况下，煮粥时用文火为好，这样既可以将米煮出油和味来，又不损害其中营养。下料的时间与材料性质有关，难熟的食物先入锅，易熟的后入锅，易挥发的最后入锅。一般先煮米，后下料，最后加调味品。

（4）食候：所谓食候，就是食粥的时间。具有补益作用的药粥最好早晨空腹服，具有安眠作用的药粥，一日三餐都可服，但临睡前服效果最好。

4. 喝粥跟着季节走

喝粥也要顺应气候的变化。如绿豆粥性味甘寒，具有清热解毒、消暑止渴、利尿的功效，最适合夏季食用，莲米粥健脾补胃、益气，对夏季腹泻、心烦失眠有一定疗效。秋天气候干燥，就要服具有润燥、暖体、养肺、益气作用的粥，例如，莲肉粥养神固精、扁豆粥和中补脏、胡桃粥润肌防燥、松仁粥润肺益肠、燕窝粥养肺止咳等。冬天气候寒冷，就要食用羊肉粥等具有温补作用的粥，以起到温补元阳、暖中御寒的效果。

※ 适度节食是可以延续的养颜主旋律

《黄帝内经·素问》中说，饮食有节是长寿的要诀之一，而饮食不节则导致早衰。

节制饮食不仅能减轻肠胃负担，而且由于机体处于半饥饿状态，自主神经、内分泌和免疫系统受到了一种良性刺激，这种良性刺激可以调动人体本身的调节功能，促进内环境的均衡稳定，增强免疫力，使神经系统的兴奋与抑制趋向平衡，从而大大提高了人体的抗病能力。而经常饱食会使人衰老，损伤人的健康。

想一想，如果一个女人饮食毫无节制，肆无忌惮，想吃什么吃什么，而且非要吃个痛快，吃奶酪、吃肥肉、吃膨化食品，还要大把大把地吃花生、糖果等高脂肪、高热量食品，这个女人的身材一定不会好到哪去。所以，要想做一个青春秀丽、婀娜多姿、体态苗条的女性，最简单、最基本的办法就是节制饮食，不要每顿饭吃得太饱，七八成饱足矣，即使是山珍海味也不能胡吃海塞、毫无顾忌，要坚决抵制美食的诱惑，任何时候都要把好这个关口，不能懈怠。另外，节制饮食还要谢绝咖啡、烟酒、膨化食品等。凡是加工程序越多的食品，营养价值就会越少，因为每道程序都会剥夺一部分营养物质，所以没怎么经过加工的粗粮是最好的选择。

很多经过多道加工工序的大众食品，价钱反而高。所以，建议女性朋友不妨把眼光定格在物美价廉的粗粮上，如麦片、绿豆、芡实、薏米、玉米等，这些东西吃起来可能味道没那么鲜美，可是对你的美丽和健康却有很大的好处。

节制饮食的关键在于"简、少、俭、谨、忌"五字。饮食品种宜恰当合理，进食不宜过饱，每餐所进肉食不宜种类繁多。要十分注意良好的饮食习惯和讲究卫生，宜做到先饥而食，食不过饱，未饱先止，先渴而饮，饮不过多，并慎戒夜饮等。

※ 茶清香，人清秀——加入"爱茶一族"

中国茶道源远流长，从西汉时期人们就有饮茶的习惯。喝茶可以养生，《本草纲目》里就说："（茶）苦寒无毒，性冷。有驱逐五脏之邪气，镇神经、强壮精神，使人忍饥寒，防衰老之效能。"现在，很多女性都对茶叶的美容功效有一定的认知，懂得用茶水洗脸，用茶包对付黑眼圈。现在，茶类护肤品越来越多，大家更是纷纷加入"爱茶一族"的行列。在茶叶的清香里轻抚自己的脸，烦躁的心情顿时安静下来，整个人似乎也变得靓丽。

1. 茶叶的美肤功效

（1）抗氧化：茶叶中提取的茶多酚是最好的抗氧化剂之一，它能够帮助人体中和、清除自由基。

（2）保润泽：茶叶中所含有的氨基酸能保持肌肤润泽。

（3）消炎杀菌：茶叶本身还具有去火、消炎、杀菌等功效，长痘痘的肌肤最欢迎茶叶的呵护。

如今的人们上班对着电脑，下班回家对着电视，每天都被包围在各种辐射中，而喝茶，特别是喝绿茶，能有效地防辐射。

茶除了可以用来饮用外，还可以用于外敷。可以用隔夜的茶擦身，茶中的氟能迅速止痒，还能防治湿疹；用隔夜茶洗头，还有生发和消除头屑的功效；皮肤被太阳晒伤，可用毛巾蘸隔夜茶轻轻擦拭，能有效缓解皮肤的晒伤；用茶水洗眼睛可以起到明目、保护视力的功效。

需要提醒大家的是茶水外用保健，如前所说的洗眼、漱口等，就要用浓茶，而以内饮的方法养生，茶就要冲泡得淡一些，否则，不仅达不到有益健康的目的，反而会给我们的身体造成不适。

2. 自制养颜茶

茶叶的美颜功效不容怀疑，这里向大家介绍几种自制美颜茶，以调理身体，解决各种肌肤问题。

（1）芍药茶——祛瘀血

有些女性经常感觉手脚冰冷，其实是因为她们的血液循环不流畅，因此提倡饮用芍药茶以促进血液循环，将体内各处积聚的瘀血排出体外。做法是：将15克野生晒干的芍药跟400毫升水一起煮，待剩下一半分量时，再放入生姜、枣和蜂蜜就可以。

（2）薏米绿茶——消水毒

当滞留体内的水分变成毒素时，就很容易诱发水肿，这时应该多饮用能令身体变暖、排出身体多余水分的花草茶。薏米绿茶能驱除体内湿气，为身体排毒，是不错的选择。先将100克薏米、200克左右的绿豆和600～800毫升的水一起煮，至水剩下一半时，加入绿茶，继续加热一分钟就可以熄火，每天喝3次。

（3）半夏茯苓茶——化痰滞

半夏和茯苓茶有助于驱除痰滞和消化不良等现象，因此对于新陈代谢不畅，消化不良及头疼等慢性疲劳引起的疾病有一定的疗效。只需要6克半夏、4克茯苓，加上500毫升水一起煮10分钟左右，喝的时候还可以加少许蜂蜜。

但半夏辛散温燥，服用者要根据个人情况来决定是否适合，而茯苓就平民化很多，我们常接触的茯苓膏、四神汤都以它来做原料。茯苓补脾又利尿，还有降血糖、镇静、补气等效果，有些人习惯长期食用。

（4）枸杞茶——通便

便秘是美容的大敌，经常便秘的人可以喝点没有特别苦味的枸杞茶，晚上喝一点，第二天上午就会大便通畅，神清气爽。

（5）何首乌茶——瘦身

绿茶、何首乌、泽泻、丹参各等量，加水共煎，去渣饮用。每日1剂，随意分次饮完，有美容、降脂、减肥等功效。

（6）葡萄茶——抗衰老

取葡萄 100 克，白糖适量，绿茶 5 克，先将绿茶用沸水冲泡，葡萄与糖加冷水 60 毫升，与绿茶汁混饮。可抗衰老、保持青春活力。

3. 四季饮茶有区别

要提醒的是，饮茶还讲究四季有别，即：春饮花茶，夏饮绿茶，秋饮青茶，冬饮红茶。其道理在于：春季，人饮花茶，可以散发一冬积存在人体内的寒邪，浓郁的香茶能促进人体阳气发生。夏季，以饮绿茶为佳。绿茶性味苦寒，可以清热、消暑、解毒、止渴、强心。秋季，饮青茶为好。此茶不寒不热，能消除体内的余热，恢复津液。冬季，饮红茶最为理想。红茶味甘性温，含有丰富的蛋白质，能助消化、补身体，使人体强壮。

※ 水果养生抗衰老，常吃能把青春保

俗话说："萝卜青菜，各有所爱。"不爱吃水果的女人却是少之又少。色彩缤纷的水果不仅味道鲜美，而且营养丰富。《黄帝内经》中就说"五果为助"，水果可以帮助我们补充多种人体所需的营养成分，有些水果还可以贴在脸上，起到补水保湿美白等作用，给女性更添几分美丽。

1. 水果美颜逐个数

（1）苹果

苹果号称"水果之王"。饭后吃一个苹果，可治疗反胃、消化不良及慢性胃炎。将苹果煎服或服用苹果汁，对治疗高血压有一定功效。

（2）梨

梨是人见人爱的"天然矿泉水"。取 4 个梨洗净后切块，去掉梨核，再将 8 个无花果和适量猪肉洗净切成块，将所有用料放入锅内，加水后用大火煮沸，再改小火熬煮 2 小时，调味后即可食用。具有清肺润燥、生津止渴之功效。

（3）橙子

橙子可解酒，橙子核浸湿捣碎后，每晚睡前涂擦可治面上各种粉刺和斑。

（4）香蕉

香蕉具有美容通便的功效。把香蕉皮敷在发炎处，可很快治愈皮肤感染。把香蕉烘干后磨成粉，每次以温水冲服若干，可辅助治疗胃溃疡。把剥好的香蕉切碎，放入茶水中，加糖，饮用可治疗高血压、冠心病，还可润肺解酒、清热润嗓。

（5）柚子

柚子是天然的"口气清新剂"。其果肉可解酒毒、健脾温胃，还可去除饮酒人的口臭，去肠胃恶气和化痰。

（6）橘子

橘子在我国一些地区被视为吉利果品。把橘子剥皮后用白糖腌一天，再用小火把汁液熬干，把每瓣橘子压成饼状，再拌上白糖，风干后食用，可治疗咳嗽多痰、腹胀等症。

（7）猕猴桃

猕猴桃可以防治老年骨质疏松症、动脉硬化，可改善心肌功能，防治心脏病，对高血压、心血管病也有明显疗效。经常食用可防止老年斑形成，延缓人体衰老，清热除烦止渴，还可以对癌症起到一定的预防作用。

（8）杏

杏有"甜梅"的美誉。把杏仁研磨成泥状和大米混合后，大火煮沸，再改用慢火煮烂，食之可防止咳嗽、气喘。

（9）山楂

山楂含有丰富的营养。取山楂果肉放入锅中，加水煎煮到七成熟，当水快耗干时加适量蜂蜜，再用小火煮透，食之可活血化瘀、开胃消食。

（10）西瓜

西瓜是盛夏里最常见的消暑果品，饮用西瓜汁能治口疮。但不能多食用，以免助湿伤脾。将西瓜与番茄放在一起榨汁饮用，可治疗感冒。

（11）枇杷

枇杷是止渴利肺的佳品。取 12 个枇杷的果肉与 30 克冰糖一起煮食，可治疗咳嗽。

（12）火龙果

火龙果是一种低热量高纤维的水果，营养十分丰富，深得减肥女性的喜爱。另外，火龙果对防治便秘也很有效果。

2. 根据体质选水果

人的体质有寒热虚实之分，先认识自己的体质，再配合相应性质的食物，滋养效果才能加倍。

体质分类是传统中国医学的独特理论，也就是一般常听到的寒、热、虚、实。"寒体质"的人体内产热量较少，所以手足较凉，脸色比一般人苍白，喜欢喝热饮，很少口渴，即使炎炎夏日，进入有空调的房间也会觉得不适，需要喝杯热茶或加件外套才会舒服。相反，"热体质"的人产热能量较多，脸色红赤，容易口渴舌燥，喜欢喝冷饮，夏天进入空调房间会倍感舒适。

体质虚是因生命活动力衰退造成的，人的精神比较萎靡，心悸气短，体质实则容易发热、腹胀、烦躁、呼吸气粗，容易便秘。

中医认为，食物进入体内会产生"寒、热、温、冷"的作用。因此，每种水果都有它的"个性"。中医强调均衡、阴阳调和，所以体质偏热的人要多吃寒凉性的食物，体质偏寒的人，自然多吃温热性的食物，吃水果的原则也一样。如果不温不热，不寒也不凉，则归属于"平"性。而每种水果，都有其属性，一般分为"温热"、"寒凉"、"甘平"三类。

（1）温热型水果

温热型水果指的是热量密度高、糖分高的水果。吃下去后，肝脏的葡萄糖磷酸化反应加速、肝糖合成增加、胰岛素与升糖泪素比例上升、脂肪酸合成提高、三磷酸甘油酯合成提高。肝脏充满了待送出的油脂和糖，就容易上火，身体能量增加，就比较"热"。

温热类水果有：枣、桃、杏、桂圆、荔枝、樱桃、石榴、菠萝等。体质燥热的人吃这类水果应适量。

（2）寒凉型水果

体质虚寒的人对寒凉型水果应慎用。寒凉类水果包括：柑、橘、菱、香蕉、雪梨、柿子、百合、西瓜等。

（3）甘平型水果

甘平型水果有：葡萄、木瓜、橄榄、李子、梅、枇杷、山楂、苹果等。这类水果适宜于各种体质的人。

水果虽好，但吃太多身体也受不了。例如苹果，吃过量会伤脾胃；另外，荔枝吃多了会降低消化功能，影响食欲，产生恶心、呕吐、冒冷汗等现象；杏过量食用会上火，诱发暗疮；瓜类由于水分多，吃多了会冲淡胃液，引起消化不良、腹痛、腹泻；桂圆吃多容易上火、燥热。所以，吃水果不仅要重"质"，还要重"量"。

总之，水果的美容作用有很多，所以女性朋友一定要保证每天进食一定量的应季水果。这样，不仅身体会变得健康，如花的青春也会和你成为好朋友，与你长久相伴。

※ 女人的养颜回春酒

不管是现代的美女还是古代的佳人都把酒当成一种美容养颜之圣品。例如，唐朝时杨贵妃经常用酒浴美肤健体，紧缩肌肤，净化体内。肤如凝脂的她，在甘醇美酒的浸润下，愈发显得美丽动人。《黄帝内经》中也有关于酒的记载，是黄帝与岐伯在一起讨论酿酒的情景，书中还提到一种古老的酒——醴酪，即用动物的乳汁酿成的甜酒。酒何尝不是女人养颜回春的灵丹呢？我们现代的美女们对酒养颜的运用，已经到了炉火纯青的程度。

1. 爱啤酒：告别扰人头屑

一头青丝乌发如果出现了头皮屑，那绝对是美丽的噩梦。去屑洗发水的有效性乏善可陈，头发日渐干枯分叉却是不争的事实。如果真有一种方法能消灭头皮屑又营养头发，大家肯定要试一试。

头皮屑普遍认为是由头皮上的真菌引起的，这种真菌以皮脂（自然分泌的油脂）为食，因新陈代谢而产生副作用（包括脂肪酸），引起头皮发炎和增加细胞繁殖的概率。啤酒中的少量酒精能够杀掉头皮上的细菌，其中的酵素能够为头皮细胞注入活力并促进细胞的代谢，而维生素、矿物质和氨基酸又能为发丝提供营养，是天然的美发剂。

有头皮屑烦恼的人们可以先把啤酒在热水里烫温，然后倒在头发上将头发弄湿，保持 15～30 分钟，并不断地轻揉头皮。然后用温水冲洗，最后用普通洗发露洗净。每日两次，四五天就可以除尽头皮屑、消除瘙痒。这种方法对头皮没有丝毫损伤，头发还能变得更光泽、更柔顺。

2. 爱红酒：告别粗糙松弛

自古以来，红葡萄酒作为美容养颜的佳品，备受人们喜爱。有人说，法国女子皮肤细腻、润泽而富有弹性，与经常饮用红葡萄酒有关。那么，红酒为什么能得到女性的青睐呢？红酒养颜的秘诀又是什么呢？

这是因为酿造红酒的葡萄的果肉中含有超强的抗氧化剂，其中的自由基能中和身体所产生的自由基，保护细胞和器官免受氧化，令肌肤恢复美白光泽。红酒提炼的自由基活性特别高，其抗氧化功能比由葡萄直接提炼要高得多。葡萄子富含的营养物质"多酚"，其抗衰老的能力是维生素 E 的 50 倍，是维生素 C 的 25 倍，而红酒中低浓度的果酸还有抗皱洁肤的作用。坚持使用，可以使肌肤紧实明亮，并能收缩毛孔。

现代女性最大的敌人莫过于斑点、皱纹、肌肤松弛等，然而这些都与新陈代谢延缓有关。如果经常用红酒润肤，就可以把这些问题一起解决掉。下面介绍一款红酒面膜：

◇ 红酒面膜

功效：去死皮，滋润肌肤。

原料：1 瓶高档红酒，压缩面膜纸，1 个塑料容器。

做法：

（1）将塑料容器洗干净后晾干，如果有条件，最好放入消毒柜里消毒。

（2）将一张面膜纸放入塑料容器中，倒入红酒，面膜纸一旦接触水分会立即涨大。倒入的红酒的量以淹没胀大的面膜为宜。

用法：将双手洗净打开面膜，敷在脸上，感觉面膜上的水分半干时取下即可。

在此要提醒大家，本身肌肤对酒精过敏的人最好不要使用这种面膜，红酒面膜最好在晚上使用，因为肌肤死皮去除后如果出门晒太阳，反而会加速肌肤的老化。

沐浴时也可以加入红酒。将浴缸中的水温调到比体温高 2℃～3℃后，倒入红葡萄酒 3～4 杯，冬季可适量增加。要注意水温不要太高，因为红酒中的营养成分如维生素、果酸等，在高温下容易变质、流失。浴后应彻底用清水洗净，否则残留在肌肤上的酒精会带走肌肤大量的水分。即刻涂上护肤乳，可以加强锁水功效。经常这样洗浴可让肌肤变得细嫩柔滑。

3. 爱清酒：告别黄脸婆

"黄脸婆"，多么触目惊心的字眼，为了逃离这个名号，女人们消耗了太多的护肤产品和彩妆。我们向往婴儿般细腻的肌肤，但那些化学成分给不了我们想要的惊喜，而清酒却能助我们一臂之力。

清酒有着很好的美容疗效，能够帮助减轻厚重的粉妆对皮肤的伤害。这是因为清酒中含 18 种氨基酸和蛋白酶等多种营养成分，不仅能活化肌肤，还有保湿的功效。清酒所含的酒精成分不但不会刺激皮肤，反而能深入毛孔清除污垢，从而保持皮肤光滑，加快面部血液循环的加速，让皮肤自然而然白里透红。

用清酒美容的方法也很简单，可以将少许清酒放入温水中用来洗脸，也可以用清酒代替水，混入面膜粉中敷脸。使用时，选用精米度低（即米粒外壳磨得愈多）的清酒，效果会更好。

4. 爱青梅酒：养颜又美发

青梅酒口感酸甜，似乎天生就是为女人准备的，这是因为青梅具有调节肠胃功能的独特功效。青梅中的儿茶酸能促进肠道的蠕动，对便秘和腹泻有显著功效。

青梅还能促进唾液腺分泌更多的腮腺素。腮腺素是一种内分泌素，常被称为"返老还童素"，它可以促进全身组织和血管趋于年轻化，保持新陈代谢的节律，有美肌美发之功效。

要想自制青梅酒，首先将新鲜青梅泡上 6 ～ 8 小时，擦干水，将青梅的蒂摘掉，清除蒂把上面不干净的东西。把青梅和冰糖交替放进杀过菌的瓶子里，不时摇晃一下瓶子，让其分布均匀，等装满以后注入白酒。耐心等待 3 个月以后，你就可以喝到淡淡的青梅酒了。泡了 1 年以上的青梅酒就更是绝品。

青梅酒可常年饮用。冷饮（加冰块或冰镇）、热饮（青梅酒、纯净水其中之一加热，适量调和），餐前或餐后饮用都很适合。若适量兑入橙汁、柠檬汁、雪碧、苏打水等，更可调出五彩缤纷的鸡尾酒。青梅酒中大量的多酚类物质还能抑制脂肪堆积，酣畅之余还有塑身减肥的作用。

5. 爱黄酒：爱上好气色

黄酒是世界上最古老的酒类之一，源于中国，且唯中国有之，与啤酒、葡萄酒并称世界三大古酒。黄酒是以大米为原料，经过长时间的糖化、发酵制成，原料中的淀粉和蛋白质被酶分解成为小分子的物质，易被人体消化吸收；黄酒里还含有丰富的维生素，有防止皮肤老化、消除皮肤斑点的作用。将黄酒与大枣和桂圆同煮，有益气健脾之功，可以促进气血化生，使面色红润、肌肉丰满，让女性气色绝佳。

6. 爱米酒：让你气血充盈

每天一碗枸杞子米酒酿蛋，可补气血。米酒是糯米经酿制而成，又称醪糟，其口感甘甜芳醇，有温中益气、补气养颜的作用。产妇和妇女经期饮用，尤有益处。将米酒和枸杞子、鹌鹑蛋同煮成枸杞子米酒酿蛋，会产生有利于女性皮肤的酶类与活性物质，每天一碗，可令肤色更加滋润动人。产妇每天坚持食用，不但保证拥有优质的乳汁，皮肤也会越来越好。

在清甜梦乡中享受惬意美丽，会睡女人才能一直美到老

※ 睡眠养颜真法

充足的睡眠才能保证肌肤的光鲜。那么，睡眠与美容究竟有哪些关系呢？睡觉有没有什么讲究？我们怎样才能睡得更好、睡得更舒适呢？

1. 睡眠与美容的关系

充足的睡眠才能保证肌肤的光鲜。那么，睡眠与美容究竟有哪些关系呢？睡觉有没有什么讲究？我们怎样才能睡得更好睡得更舒适呢？下面，我们将对这些问题一一进行解答。

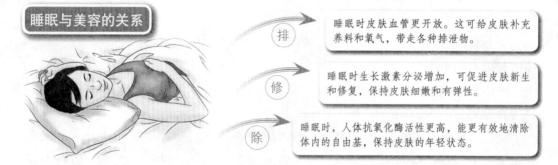

睡眠与美容的关系

排 —— 睡眠时皮肤血管更开放。这可给皮肤补充养料和氧气，带走各种排泄物。

修 —— 睡眠时生长激素分泌增加，可促进皮肤新生和修复，保持皮肤细嫩和有弹性。

除 —— 睡眠时，人体抗氧化酶活性更高，能更有效地清除体内的自由基，保持皮肤的年轻状态。

如果长期睡眠不足或睡眠质量不高，就会精神萎靡，有损健康，提前衰老。反映在面部就是皮肤失去光泽，变得干燥，松弛没有弹性，这就是所谓的"老化"。这种老化随着年龄的增长而加重。25～35岁，眼角开始出现鱼尾纹，40岁左右，皱纹就爬上了额头，等到50岁，整个面部就会出现"人生的年轮"了。

2. 几个小方法助你轻松入眠

虽然很多女性已经很努力地去营造一个好的睡眠环境，却因为生活或工作的压力使得心情紧张，在床上翻来覆去睡不着，或者睡着了也一直做梦，第二天还是感觉很疲惫。有一些小方法可以改善这种状况，大家不妨试一下。

（1）每天上床睡觉前，一定要放下白天的事，带着轻松的心情入睡。

（2）可以点薰香，利用能帮助人放松的香味让自己入睡。

（3）睡前泡澡也不错，泡完澡之后觉得身体很温暖、很放松，甚至昏昏欲睡，趁

这个机会上床，很快就能熟睡。

（4）睡前不要做激烈的运动，不要看太暴力、声光效果太强的电视节目，不要吸收过多的信息（尤其必须用脑的信息）。

3. 助眠汤让你有个好睡眠

如果试过了上面的方法你还是无法入睡的话，就来试试下面几款安神助眠的美味汤吧，只要连续喝，就能有效改善夜晚的睡眠质量。

◇荷叶鱼汤

原料：鲜鱼1条，莲子10克，荷叶半张，生姜1块，盐和料酒各少许。

做法：生姜洗净后去皮切片，莲子洗净用开水泡半小时左右，荷叶洗净，鲜鱼洗净后切块备用；将姜片、莲子及荷叶放入锅中，加水煮滚5分钟后捞出荷叶；再放入鱼块，煮熟后加料酒及盐调味即可。

荷叶鱼汤有助于镇静安眠，尤其在夏天烦躁不安、睡不着时很有帮助。鱼肉容易煮散，一定要等汤煮滚后再放进去，也可以将鱼块用一个鸡蛋的蛋清和少许盐腌15分钟，能让鱼肉更鲜嫩紧致。

◇酸枣仁汤

原料：酸枣仁20克，川芎10克，知母10克，白茯苓15克，甘草10克。

做法：将所有药材洗净，将水烧开，倒入所有药材煎煮，入味后当茶喝即可。

酸枣仁汤里的药材都可以在中药店买到，如果没有其他的材料，只有酸枣仁也可以。有时候工作压力太大，就算很累也会失眠，这是因为过于劳累而导致肝血和气血不足。这道酸枣仁汤可以改善失眠、多梦、心悸、浅眠等问题。

4. 助眠枕让你枕着清香入眠

唐宋时代流行一种"菊枕"，是用晒干的甘菊花做枕芯，据说有清头目、祛邪秽的妙益。倚着这样的枕头读书，也是很清雅的享受。枕着一囊菊花入睡，连梦境都是在花香的弥漫中绽开，自然神清气爽，睡眠质量提高了，人也会变得漂亮。所以，这种"香花芯枕"，不仅是为了给生活增添诗意，也是养生养颜的一种方式。

现在又出现了一种"玫瑰花香助眠枕"。在玫瑰花盛开的季节，趁清晨太阳未出之前，花半开时采集鲜花晒干制成玫瑰花香枕。使用此香枕对头部、颈部的健康大有益处，能有效缓解因睡姿不正确而引发的头痛、颈椎痛、肩周炎、高血压、记忆力衰退等疾病。玫瑰花香枕散发出的清新淡雅的芳香可使人心情沉静，还可缓解紧张烦躁的情绪，起到安神镇静的作用。

我们说女人要像花一样，做个"香枕"就是不错的办法。在鲜花盛开的季节，选择自己喜欢的一种花香，多多收集一些花瓣晒干，做成香枕或者抱枕，无论是睡觉的时候枕在头下还是休息时放在手边，嗅着那种淡淡的清香，生活也会变得惬意而美好。

※ 给身体"缓带",睡个轻松舒适的"美容觉"

会保养的女人都知道"美容觉"一说。所谓"美容觉",时间是晚上的 10 点至次日凌晨 2 点,这段时间是新陈代谢进行最多的时间,也是调理内部最好的时间,所以一定要珍惜这段时间,睡个舒舒服服的觉,这样身体才会回报给你一份美丽。

1. 如何睡"美容觉"

《黄帝内经》里提到一种养生方法:"缓带披发。"这其实是在说放松身体,睡眠时更需要为身体"缓带",让身体完全处于放松、宽松的状态,"美容觉"才能真正起到美容的作用。

(1)睡觉时摘掉胸罩

戴胸罩睡觉容易患乳腺癌。其原因是长时间戴胸罩会影响乳房的血液循环和淋巴液的正常流通,不能及时清除体内有害物质,久而久之就会使正常的乳腺细胞癌变。

(2)睡觉时不戴隐形眼镜

有的女性为了爱美喜欢戴隐形眼镜,但睡觉的时候千万别忘了摘掉。因为我们的角膜所需的氧气主要来源于空气,而空气中的氧气只有溶解在泪液中才能被角膜吸收利用。白天睁着眼,氧气供应充足,并且眨眼动作对隐形眼镜与角膜之间的泪液有一种排吸作用,能促使泪液循环,缺氧问题不明显。但到了夜间,因睡眠时闭眼隔绝了空气,眨眼的作用也停止,使泪液的分泌和循环机能相应减低,结膜囊内的有形物质很容易沉积在隐形眼镜上。诸多因素对眼睛的侵害,使眼角膜的缺氧现象加重,如长期使眼睛处于这种状态,轻者会使角膜周边产生新生血管,严重者则会发生角膜水肿、上皮细胞受损,若再遇到细菌便会引起炎症,甚至溃疡。

(3)不戴手表睡觉

睡觉时一定要把手表摘下来。因为入睡后血流速度减慢,戴表睡觉使腕部的血液循环不畅。如果戴的是夜光表,还有辐射的作用,辐射量虽微,但长时间的积累也可导致不良后果。

2. 想获得一个良好的睡眠,还必须注意以下几点

(1)忌临睡前进食。人进入睡眠状态后,机体中有些部分的活动节奏便开始放慢,进入休息状态。如果临睡前吃东西,则胃、肠、肝、脾等器官就又要忙碌起来,这不仅加重了它们的负担,也使其他器官得不到充分休息,大脑皮层主管消化系统的功能区也会兴奋起来。如果晚饭吃得太早,睡觉前已经感到饥饿的话,可少吃一些点心或水果(如香蕉、苹果等),但吃完之后,至少要休息半小时才能睡觉。

(2)忌睡前用脑。如果有在晚上工作和学习的习惯,要先做比较费脑筋的事,后做比较轻松的事,以便放松脑子,利于入睡。否则,脑子总是处于兴奋状态,即使躺

在床上，也难以入睡，时间长了，还容易导致失眠症。

（3）忌睡前激动。人的喜怒哀乐都容易引起神经中枢的兴奋或紊乱，使人难以入睡甚至造成失眠，因此睡前要尽量避免大喜大怒，要使情绪平稳为好。如果你由于精神紧张或情绪兴奋难以入睡，请取仰卧姿势，双手放在脐下，舌舔下腭，全身放松，口中生津时，不断将津液咽下，几分钟后你便能进入梦乡。

（4）忌睡前说话。俗话说："食不言，寝不语。"因为人在说话时容易使脑子兴奋，思想活跃，从而影响睡眠。因此，在睡前不宜过多讲话。

（5）忌当风而睡。睡眠时千万不要让从门窗进来的风吹到头上、身上。因为人睡熟后，身体对外界环境的适应能力有所降低，如果当风而睡，时间长了，冷空气就会从人皮肤上的毛细血管侵入，轻者引起感冒，重者口眼歪斜。

（6）忌对灯而睡。人睡着时，眼睛虽然闭着，但仍能感到光亮，如果对灯而睡，灯光会扰乱人体内的自然平衡，致使人的体温、心跳、血压变得不协调，从而使人感到心神不安，难以入睡，即使睡着，也容易惊醒。

3. 裸睡

其实，说到底最舒服的睡眠方式就是裸睡。没有了衣服的隔绝，裸露的皮肤能够促进新陈代谢，加强皮脂腺和汗腺的分泌，有利于皮脂排泄和再生，使得通身都有一种通透的感觉。而且，裸睡的好处还不止这些。

（1）裸睡能祛痛。裸睡的时候身体自由度很大，肌肉能得到放松，能有效缓解日间因为紧张引起的疾病和疼痛。有肩颈腰痛、痛经的人不妨试试。

（2）裸睡护私处。女性阴部常年湿润，如果能有充分的通风透气就能减少患上妇科病的可能性。

（3）裸睡享安宁。裸睡不但使人格外感到温暖和舒适，连妇科常见的腰痛及生理性月经痛也得到了减轻，以往因手脚冰凉而久久不能入睡的妇女，采取裸睡方式后，很快就能入睡了。

但裸睡时也应注意：

（1）上床睡觉前应清洗外阴和肛门，并勤洗澡。不应在集体生活或与小孩同床共室时裸睡。

（2）被子床单要勤换洗。

（3）裸睡时注意不要着凉。人着凉时抵抗力下降容易感冒。

充足而高效率的睡眠是健康和美丽的强大保证，从今天起，不妨彻底放松身心，享受健康睡眠的自由与快乐，做个睡美人吧。

※ 失眠的完美解决方案

睡觉是一件多么美妙的事情，可是有人却完全享受不到。每天躺在床上辗转反侧，无法入眠，这简直是一种折磨，美丽的容颜也因此而变得黯然无光。那么怎样才能解决失眠的问题呢？

1. 失眠的 4 种原因

失眠在《黄帝内经》中又称"不得卧"、"不得眠"、"目不瞑"，之所以失眠是因为阳不交阴，但具体又可分为 4 种情况。

（1）胃不和安。《黄帝内经》有"胃不和则卧不安"一说，白天是人体阳气生发的时候，吃的东西会被体内的阳气消化掉，而到了晚上，体内会呈现阴气，任何东西都是不容易被消化掉的。所以古人有"过午不食"，现在虽不主张大家不吃晚饭，但一定要少吃，否则会"胃不和安"，导致失眠。

（2）精不凝神。精为阴，神为阳，精不凝神就是指阴阳不能和谐统一。肾主藏精，精不凝神就说明肾出现了问题，治疗时要从肾经入手。

（3）思虑过度。思虑伤脾，一个人如果事情想太多，脾胃就会不和，人就会失眠。可以在晚上的时候喝些小米粥，可以健脾和胃，有助于睡眠。

（4）心火过旺。中医把心火太盛叫"离宫内燃"，离为南方，属心火。心火太盛的人不仅会失眠，还会出现舌头发红、小便发黄等症状。

以上就是《黄帝内经》中提到的失眠的 4 个原因。此外，心肾不交、肝火亢旺、胆热心烦等也会导致失眠，失眠患者一定要分清原因，不可擅自服药。

2. 对抗失眠的小法宝

（1）按摩。每天睡觉前按摩"安眠穴"5 分钟，可以帮助睡眠。安眠穴在耳后乳突后方的凹陷处，具有安眠镇静的作用。

（2）泡脚。每晚临睡前用温水泡脚，有助于进入睡眠状态，尤其适合脑力工作者。泡脚时先用温水浸泡，再慢慢加热水，泡到脚热、微微出汗就可以了。

（3）从头到脚放松。首先躺在床上要先放松头部，从头发开始，放松头发，然后放松眼眉（当你有意识地注意到这一点的时候，你常会发现，刚才的眉头是紧锁着的）。眼眉放松后做深呼吸，慢慢地深呼吸。然后再慢慢地放松肩膀。肩膀是人体最不容易放松的地方，这个部位经常是抽紧的，现在我们要让自己的肩膀有意识地放松。再然后是心、肾……就这么一直想下去，想到最后，每一根手指头和每一只脚指头就都放松了。一般没等你想到脚，就已经进入睡眠了。所谓的睡眠一定要先睡心，先让心静下来，心能够先睡下，身体才能够听从心的安排，才能够睡下。

（4）食疗。取桂圆肉 25 克，冰糖 10 克。把桂圆肉洗净，同冰糖放入茶杯中，冲沸水加盖闷一会儿即可饮用。每日 1 剂，随冲随饮，再吃桂圆肉。

3. 通肝经，失眠不再扰

我们首先看一下肝经的循行路线：肝经起于大脚趾内侧的指甲缘，向上到脚踝，肝经起于脚大拇指内侧的指甲缘，向上到脚踝，然后沿着腿的内侧向上，在肾经和脾经中间，绕过生殖器，最后到达肋骨边缘。

凌晨 1 ~ 3 点的时候是肝经的气血最旺的时候，人体的阴气下降，阳气上升，人应处在熟睡之中。虽然睡觉养肝是再简单不过的事，但是很多经常应酬的人，这个时候可能正在兴头上，精神处于很兴奋的状态，根本不可能睡觉。现在有很多得肝病的人，就是不注意养肝才得了肝病的。

心包经是从心脏的外围开始的，到达腋下三寸处后沿着手臂阴面中间的一条线走行，止于中指。

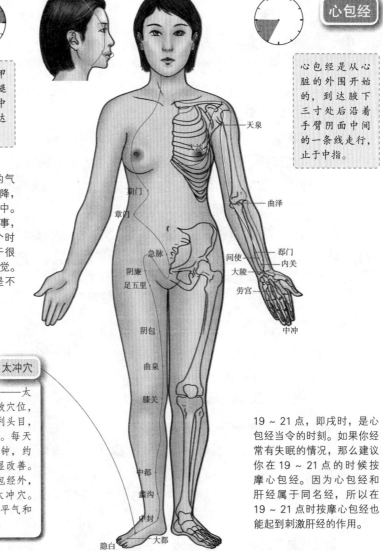

太冲穴

在肝经上有个很重要的穴位——太冲穴，是治疗各种肝病的特效穴位，能够降血压、平肝清热、清利头目，对女性的月经不调也很有效。每天坚持用手指按摩太冲穴 2 分钟，约 1 个月就能感觉到体质有明显改善。失眠的人，除了可以按摩心包经外，还可以在每晚临睡前刺激太冲穴。只需几分钟，人就会感到心平气和了，自然也就能安然入睡了。

19 ~ 21 点，即戌时，是心包经当令的时刻。如果你经常有失眠的情况，那么建议你在 19 ~ 21 点的时候按摩心包经。因为心包经和肝经属于同名经，所以在 19 ~ 21 点时按摩心包经也能起到刺激肝经的作用。

然后沿着腿的内侧向上，在肾经和脾经中间，绕过生殖器，最后到达肋骨边缘止。

肝经出现问题，人体表现出来的症状通常是：腹泻、呕吐、咽干、面色晦暗等。《黄帝内经》认为肝是将军之官，是主谋略的。一个人的聪明才智能否充分发挥，全看肝气足不足。而要让肝气充足畅通，就要配合肝经的工作。

4. 拥有好睡眠的几个小规则

对于非习惯性失眠的女性来说，如果能遵循下列规则，也会对睡眠起到促进作用。

（1）规律睡眠时间

四季睡眠春夏应"晚卧早起"，秋季应"早卧早起"，冬季应"早卧晚起"。最好在日出前起床，不宜太晚。正常人睡眠时间一般在每天 8 小时左右，体弱多病者应适当增加睡眠时间。

（2）规律睡眠方向

睡觉要头北脚南。人体随时随地都受到地球磁场的影响，睡眠的过程中大脑同样受到磁场的干扰。人睡觉时采取头北脚南的姿势，使磁力线平稳地穿过人体，最大限度地减少地球磁场的干扰。

（3）规律睡觉姿势

身睡如弓效果好，向右侧卧负担轻。研究表明，"睡如弓"能够恰到好处地减小地心对人体的作用力。由于人体的心脏多在身体左侧，向右侧卧可以减轻心脏承受的压力，同时双手避免放在心脏附近，以免因为噩梦而惊醒。

上面提供的小方法都会对失眠起到一定效果，更重要的是，大家对待失眠要从心境上保持平和，再用其他方法慢慢地调理，这样才能事半功倍，拥有好睡眠。

※ 告别睡眼迷蒙，做精神伶俐的美女

与失眠相反的是，很多女性总是睡不够，每天早晨起床的时候很困苦，睡眼迷蒙的，做事也打不起精神，脸上缺少年轻女性该有的动感与活力，这又是怎么回事呢？

嗜睡与阴气关系最大，《黄帝内经》说："阳气尽则寐。"是说阴气重易产生嗜睡，也就是说，导致嗜睡的原因是阳衰阴盛，这主要是阳主动、阴主静的缘故。

1. 赶跑午后嗜睡的小绝招

对于上班一族，容易感觉困倦的时候通常是在下午，尤其是下午 2 ～ 4 时之间。在这两个小时中，会让人感到极度疲乏、沉闷，总是提不起劲工作，工作效率变低，这些都是"午睡综合征"的表现。那么怎么对付"午睡综合征"呢？在这里告诉你几个小绝招。

（1）做双腿下蹲运动，每次 50 个，每天早晚各 1 次。

（2）做腹式呼吸 5 分钟，每天早晚各 1 次。晚上临睡前作效果最好。

（3）在困倦袭来时，反复按揉位于中指指尖正中部的中冲穴，或用中指叩打眉毛中间部位（鱼腰穴），反复数分钟。

（4）赶走午后瞌睡虫还有一个绝妙的办法，就是顿足，因为足底有很多穴位，站起来，使劲跺几下脚可以振作精神。

只要你感觉没精神工作的时候，不妨做做这些一学就会、一做就灵的小动作。

2. 解决经期嗜睡的小招数

中医学认为，经行嗜睡多由脾虚湿困、气血不足或肾精亏损所致。有这个问题的朋友平时要注意加强体育锻炼，如慢跑、打球、打太极拳等，选择自己喜欢的一种锻

炼方式，长期坚持。在饮食上要少吃甜腻与高脂肪的食品。夏天可适量多吃一点西瓜，冬天可多吃一点胡萝卜，平时也可用赤小豆、薏米煮粥喝。一般说来，有经行嗜睡的妇女，只要在生活上注意，并按时在医生的指导下服用药物，都可以取得满意的治疗效果。

（1）由脾虚湿因引起的经行嗜睡

由脾虚湿因引起的经行嗜睡者，多数形体肥胖，常伴浮肿，动则气喘，食欲欠佳，胃脘满闷，白带量多，质黏而稠。经行之际精神疲惫，头重如裹，四肢沉重，困倦嗜睡，舌苔白腻，脉象濡缓。

可用《医方集解》太无神术散治疗。苍术、陈皮各12克，藿香、厚朴、石菖蒲各10克，生姜3片，红枣10枚。水煎服，每日1剂，经前5天开始服药，经至后停服。

（2）由气血不足引起的经行嗜睡

多见于身体虚弱的女性，表现为少气懒言，倦怠乏力，头晕目眩，心悸不安。月经量少，色淡质稀。经行之际昏昏欲睡，每次进餐后尤甚。面色萎黄，舌淡苔白，脉沉细无力。

可用中医传统名方十全大补汤加减治疗。党参、白术、茯苓、甘草、当归、白芍、熟地各10克，黄芪30克，肉桂、川芎各3克。水煎服，每日1剂。于月经前开始出现嗜睡时服药，服至月经干净，一般以每次连续用药5～8剂为宜。

（3）由肾精亏损引起的经行嗜睡

由肾精亏损引起的经行嗜睡，多见于频繁人工流产的女性。主要临床表现有，经行倦怠善眠，耳鸣耳聋，神情呆滞。平日精力不支，腰膝酸软。月经多延后，经量偏少。舌淡苔白，脉沉细弱。

此类情况比较严重，治疗上要长期坚持才能取得效果，多采用河车大造丸进行调理。处方：紫河车30克，熟地24克，炒杜仲、天冬、麦冬、牛膝各10克，龟板10克，黄檗6克。共研细末，炼蜜为丸，每丸重10克，早晚各服一丸。

湿气重，如长夏雨季，或脾虚的人湿气偏重，也可引起嗜睡，但只要常服薄荷、藿香、荷叶之类辟湿醒脾的药，便可醒脾除湿赶走"瞌睡虫"，让你做个精神伶俐的美女。

※ 睡好三种觉让你比实际年龄显年轻

女人总是喜欢别人说自己年轻的，结了婚的女人喜欢别人说自己还像女孩，生育过的女人喜欢别人说自己的身材还像少女，30岁的女人喜欢别人说自己还像20岁……女人总是这样，用自己的方式来拒绝衰老。其实，要想比实际年龄显年轻也很简单，每天睡好觉，神清气爽、充满活力的人就会显年轻，这就首先要求你能够养好良好的睡眠习惯，每天睡好3种觉。

1. 美容觉

"美容觉"的时间是晚上10点至次日凌晨两点。研究表明，从午夜至清晨两点，人体表皮细胞的新陈代谢最活跃，皮肤细胞进行再生，肌肤进行自我调整。此时若熬夜将影响细胞再生的速度，导致肌肤老化。所以，睡"美容觉"对保持脸部皮肤的娇嫩很有效，胜过许多大牌护肤品。

2. 子午觉

"子午觉"指的是子时和午时这两段时间的睡眠。据《黄帝内经》的睡眠理论，子时阴气最盛，阳气衰弱，此时睡眠效果最好，睡眠质量也最高。午时阳气最盛，阴气衰弱，"阴气尽则寐"，所以午时也应睡觉。不过午休"小憩"半小时即可，否则会影响晚上睡眠。多睡子午觉，不失为保持健康的好方法。

3. 回笼觉

早晨醒后，大脑并没有马上进入正常的兴奋状态，而是由抑制状态向兴奋状态过渡，如此时突然醒来并强行起床，常会感到头晕、头胀痛、血压不稳。早上醒来可以睡个"回笼觉"，让大脑神经活动重新调整，最终使人彻底清醒过来。

所以在时间和条件允许的情况下，早晨哪怕已起床并做了一些事，但还是很困时，可以睡个"回笼觉"，保证自己一天精力充沛。

充足的睡眠会使人容光焕发、面色红润饱满，所以有的女性一到节假日就抓住时机补觉，睡到头昏脑涨。但是，并不是睡得越多越好。

因为人的生活规律与体内激素分泌是密切相关的，生活及作息有规律的人，下丘及脑垂体会分泌许多激素，早晨至傍晚相对较高，而夜晚至黎明相对较低。如果平日生活较规律，逢节假日贪睡，就可能扰乱生物钟，使激素水平出现异常波动，结果白天激素水平上不去，夜间激素水平下不来，使大脑兴奋与抑制失调，使人夜间久久不能入睡，白天心绪不宁、疲惫不堪。

这样做还会导致机体抵抗力下降，诱发多种疾病，所以必须注意睡眠时间的均衡，保持良好的生活规律。

看电视、听音乐或者玩电玩的时候睡着；睡到自然醒，还想着再"赖会儿床"，强迫延长睡眠时间；晚上不睡，白天补觉，双休日补觉；工作压力大，晚上需加班，在高强度的工作结束后马上入睡等，统称为"垃圾睡眠"。垃圾睡眠除了会导致肥胖外，还会引起脱发。早上起来梳头时，发现头发大把大把地脱落，连自己都吓了一跳。你是否想过，这是由于"垃圾睡眠"引起的呢？睡眠时间的长短与脱发无明显关系，但是脱发却与睡眠质量密切相关。

所以，睡到自然醒是最好的状态，睡醒就应该起床了，不要强迫自己多睡。10个小时的垃圾睡觉也不如7个小时的高质量睡眠更能让你光彩照人。

爱运动，动感美女才能拥有健康的白皙红润

※ 瑜伽之魅——练就身轻骨柔的氧气美女

瑜伽，在印度语中意为"身心处于最佳的稳定状态"，是一种里外兼施的缓和运动。当你开始沉下心去练习瑜伽，你会觉得天地之间都是清净自然的气息，甚至可以听到身体的声音，那是一种确定，确定控制自己身体的感觉，从而慢慢地抓到自己的心。长期坚持下来，瑜伽会让你容光焕发每一天。

1. 清晨瑜伽伸展十二式

从清晨开始就让我们踏上瑜伽之旅，可以先做几个回合的瑜伽呼吸：横膈膜呼吸法、单鼻孔呼吸法。完成呼吸练习之后，休息5分钟，然后以简单、伸展为主要原则，以消除身体僵硬感、恢复精力为目的进入下面瑜伽的姿势练习。快乐、充实的一天就这样开始了。

在远古时代，人们一向是在太阳刚出现在地平线上时，就对着朝阳做拜日式，祈祷阳光给予生命能量。今天，人们更多地利用拜日式来提升精气神和塑造形体。

拜日式由12个连贯的动作组成，所以又叫伸展十二式。它作用于全身，每一个姿势都是前一个姿势的平衡动作。它包括前弯、后仰、伸展等动作，配合一呼一吸，加强全身肌肉的柔韧性，同时促进全身的血液循环，调节身体各个系统的平衡，如消化系统、呼吸系统、循环系统、神经系统、内分泌系统等，使人体各系统处于协调状态。

伸展十二式

（1）直立，两脚并拢，双手于胸前合十，调整呼吸，使身心平静。

（2）吸气，向上伸展双臂，身体后仰，注意髋关节往前推，这样可减少腰部压力，双腿伸直，放松颈部。

（3）吐气，向前屈体，手掌下压，上身尽可能接近腿部（如有需要，可稍弯曲双膝）。注意放松肩膀、颈部和脸部。

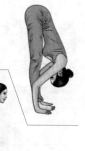

（4）吸气，左腿往后伸直（初学时也可膝盖着地），右腿膝盖弯曲，伸展脊柱，往前看。

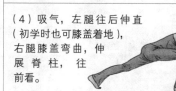

（5）保持呼吸，右腿退后，使身体在同一直线上，用两手和脚趾支撑全身，腹部和腿部要尽量伸展、收紧，肩下压。

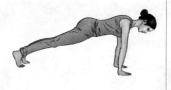

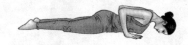

（6）吐气，使膝盖着地，然后放低胸部和下巴（也可前额着地），保持髋部抬高。注意放松腰部和伸展胸部。

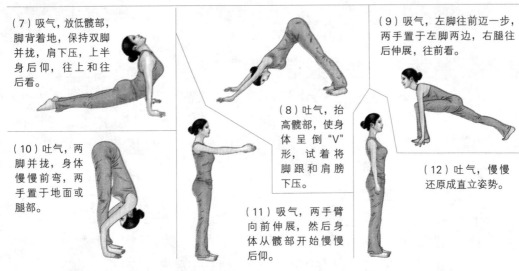

（7）吸气，放低髋部，脚背着地，保持双脚并拢，肩下压，上半身后仰，往上和往后看。

（10）吐气，两脚并拢，身体慢慢前弯，两手置于地面或腿部。

（8）吐气，抬高髋部，使身体呈倒"V"形，试着将脚跟和肩膀下压。

（11）吸气，两手臂向前伸展，然后身体从髋部开始慢慢后仰。

（9）吸气，左脚往前迈一步，两手置于左脚两边，右腿往后伸展，往前看。

（12）吐气，慢慢还原成直立姿势。

2. 消除疲劳的瑜伽四式

经过一天的工作和学习，到了晚上，往往会觉得很疲惫。这时你可以在屋子里放上轻柔的音乐，用瑜伽来熨帖自己的身心，消除疲劳。

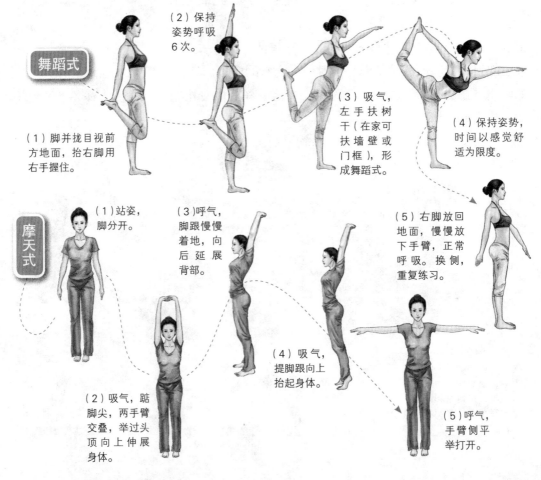

舞蹈式

（1）脚并拢目视前方地面，抬右脚用右手握住。

（2）保持姿势呼吸6次。

（3）吸气，左手扶树干（在家可扶墙壁或门框），形成舞蹈式。

（4）保持姿势，时间以感觉舒适为限度。

（5）右脚放回地面，慢慢放下手臂，正常呼吸。换侧，重复练习。

摩天式

（1）站姿，脚分开。

（2）吸气，踮脚尖，两手臂交叠，举过头顶向上伸展身体。

（3）呼气，脚跟慢慢着地，向后延展背部。

（4）吸气，提脚跟向上抬起身体。

（5）呼气，手臂侧平举打开。

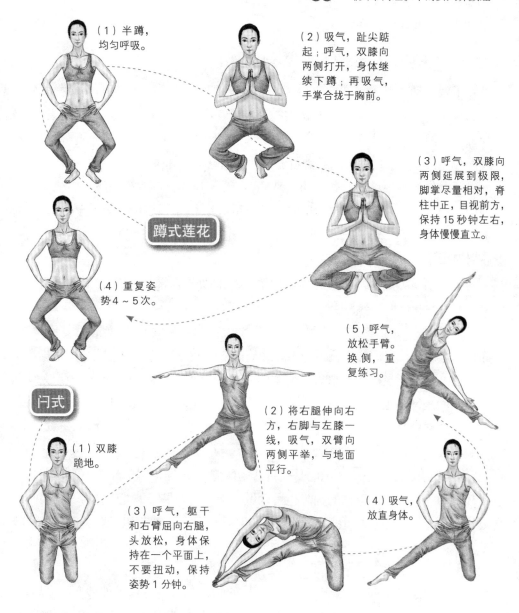

（1）半蹲，均匀呼吸。

（2）吸气，趾尖踮起；呼气，双膝向两侧打开，身体继续下蹲；再吸气，手掌合拢于胸前。

（3）呼气，双膝向两侧延展到极限，脚掌尽量相对，脊柱中正，目视前方，保持15秒钟左右，身体慢慢直立。

蹲式莲花

（4）重复姿势4～5次。

（5）呼气，放松手臂。换侧，重复练习。

闪式

（1）双膝跪地。

（2）将右腿伸向右方，右脚与左膝一线，吸气，双臂向两侧平举，与地面平行。

（3）呼气，躯干和右臂屈向右腿，头放松，身体保持在一个平面上，不要扭动，保持姿势1分钟。

（4）吸气，放直身体。

3.练习瑜伽时的注意事项

练习瑜伽时，有一些细节大家一定要注意：

（1）室内练习时，开窗通风，保持空气的流通，这对于调息练习尤为重要。可以摆放绿色植物或鲜花。

（2）关注自己的身体状况，切忌强己所难。如果身体有不适的地方或是病状，尽量不要练习过难的动作，也可以完全不进行练习。

（3）女性在经期内，不宜做瑜伽练习。

（4）瑜伽对一些特殊生理状况都有很好的调整作用，如孕期保健，但最好在老师的指导辅助下进行。

※ 美女甩手功，轻松甩走亚健康

关于做运动，很多女性会觉得每天工作都要累死了，哪来的时间和精力去运动？可是缺少运动的后果是：身上的赘肉越来越多、皮肤苍白缺少活力、亚健康也开始找上门来……其实，有些运动非常简单，随时随地都可以做，就看你愿不愿意坚持。这里就推荐一种甩手功，简单的运动就能帮你轻松赶走亚健康。

甩手动作相当简单，身体站直，双腿分开，与肩同宽，双脚稳稳站立，然后，两臂以相同的方向前后摇甩，向后甩的时候要用点儿力气，诀窍就是用三分力量向前甩，用七分力量向后甩。练功时，要轻松自然，速度不要过快，刚开始可以练得少一些，然后慢慢增加次数。

这种"甩手功"会牵动整个身体运动起来，从而促进血液循环，虽然做起来有些枯燥，但是，健康的身体恰恰来源于每天的坚持。

"甩手功"是由古代的"达摩易筋经"演变而来。"易筋"的意思就是使微病之筋变为强壮之筋，使有病的人慢慢痊愈，无病的人体质健壮。甩手功能活动手指、手掌、手腕、足趾、足跟、膝部的12条筋脉，使气血能更好地循环，很多问题也就迎刃而解了。需要说明的是，练甩手功一段时间后会出现流汗、打嗝及放屁等现象，大家不要觉得难为情，放屁就是通气，气通了，身体自然就轻松了。如果实在觉得不好意思，就在自己家里做，简单、方便、自然。

"甩手功"动作并不难，难的是坚持。姐妹们如果工作比较繁忙，可以在每天晚饭前的几分钟甩一甩手，工作的间隙也可以做一会儿，如果每天能坚持做10分钟，效果会更好。常练甩手功定能甩掉亚健康，甩出好身体，让你神清气爽、身心通透、容光焕发。

※ 打坐，以静制动的养生美颜功

生命在于运动，亦在于静养，养颜也是如此，在我们寻求了种种方法之后，回过头来才发现：大道至简。《黄帝内经》中早已给我们准备好了最简单也最有效的功法——打坐，也叫静坐。《黄帝内经》中讲"恬淡虚无，真气从之；精神内守，病安从来"。如何"恬淡虚无，真气从之"，唯静坐尔。

打坐和瑜伽都强调静，以静制动。《黄帝内经》中说："呼吸精气，独立守神。"这里的神气内收，即是静功的结果。打坐可以安定思虑，保持健康，是修养身心的一种重要方法。现代科学研究已证实，打坐可以增强肺功能，提高心肌功能，调整神经系统功能，协调整体机能，对多种疾病均有良好的防治作用，比如神经官能症、头痛、失眠、高血压和冠心病等。此外，静坐还能有效地排除心理障碍，治疗现代极易多发的心身性疾病。静坐尤其适合脑力劳动者，能够缓解因用脑过度而造成的神经衰弱、心悸、健忘、少寐、头昏、乏力等症状。

大家白天上班都很辛苦，压力很大，一直处于紧张状态，长期这样下去，对身心健康都不利。所以，每天都应该尽量抽出时间来放松一下，而打坐就是松弛身体、调整五脏六腑机能的有效办法。通过打坐，能够使人体阴阳平衡，经络疏通，气血顺畅，从而达到益寿延年之目的。

打坐时，要注意以下几点。

（1）端正坐姿。端坐于椅子上、床上或沙发上，面朝前、眼微闭、唇略合、牙不咬、舌抵上腭；前胸不张，后背微圆，两肩下垂，两手放于下腹部，两拇指按于肚脐上，手掌交叠捂于脐下；上腹内凹，臀部后凸；两膝不并（相距约10厘米），脚位分离，全身放松，去掉杂念（初学盘坐的人往往心静不下来，慢慢就会习惯的），似守非守下丹田（肚脐眼下方），慢慢进入忘我、无我状态，步入空虚境界。这时候你会感觉没有压力，没有烦恼，全身非常轻松舒适。

（2）选择清幽的环境。选择无噪声干扰，无秽浊杂物，而且空气清新流通的清静场所。在打坐期间也要少人打扰。

（3）选择最佳时间。打坐的最佳时间是晨起或睡前，时间以半小时为宜。不过工作繁重的上班族可以不拘泥于此，上班间隙，感到身心疲惫，可以默坐养神。

（4）打坐后调试。打坐结束后，打坐者可将两手搓热，按摩面颊、双眼以活动气血。此时会顿感神清气爽，身体轻盈。

打坐可以说是最简单的养生美颜功，它能让我们的身心沉静下来，回到原始自然的状态，经常打坐的女子，慢慢会透出一种淡泊清朗、敦厚温和的气质，这更是非常珍贵的收获。

※ 游泳健身又美体，做一条快乐自在的"美人鱼"

游泳是一项很受女人欢迎的运动，很多明星也把游泳作为休闲运动的方式。游泳可以放松身心，还能健康美体，就让我们徜徉在水的怀抱中，做一条快乐自在的"美人鱼"吧。

那么，游泳都有哪些好处呢？

1. 增强心肌功能

人在水中运动时，各器官都参与其中，耗能多，血液循环也随之加快，以供给运动器官更多的营养物质。血液循环速度的加快，会增加心脏的负荷，使其跳动频率加快，收缩强而有力。经常游泳的人，心脏功能极好。一般人的心率为 70 ~ 80 次 / 分，每搏输出量为 60 ~ 80 毫升。而经常游泳的人心率可达 50 ~ 55 次 / 分，很多优秀的游泳运动员，心率可达 38 ~ 46 次 / 分，每搏输出量高达 90 ~ 120 毫升。游泳时水的作用使肢体血液易于回流心脏，使心率加快。长期游泳会有明显的心脏运动性增大，收缩有力，血管壁厚度增加弹性加大，每搏输出血量增加。所以，游泳可以锻炼出一颗强而有力的心脏。

2. 增强抵抗力

游泳池的水温为 26℃ ~ 28℃，在水中浸泡散热快，耗能大。为尽快补充身体散发的热量，以供冷热平衡的需要，神经系统便快速做出反应，使人体新陈代谢加快，增强人体对外界的适应能力，抵御寒冷。经常参加冬泳的人，由于体温调节功能强，就不容易伤风感冒，还能提高人体内分泌功能，使脑垂体功能增强，从而提高对疾病的抵抗力和免疫力。

3. 减肥

游泳时身体直接浸泡在水中，水不仅阻力大，而且导热性能也非常好，散热速度快，因而消耗热量多。就好比一个刚煮熟的鸡蛋，在空气中的冷却速度，远远不如在冷水中快，实验证明：人在标准游泳池中运动 20 分钟所消耗的热量，相当于同样速度在陆地上的 1 小时，在 14℃的水中停留 1 分钟所消耗的热量高达 100 千卡，相当于在同温度空气中 1 小时所散发的热量。由此可见，在水中运动，会使许多想减肥的人，取得事半功倍的效果，所以，游泳是保持身材最有效的运动之一。

4. 健美形体

人在游泳时，通常会利用水的浮力俯卧或仰卧于水中，全身松弛而舒展，使身体得到全面、匀称、协调的发展，使肌肉线条流畅。在水中运动由于减少了地面运动时地对骨骼的冲击性，降低了骨骼的老损率，使骨关节不易变形。水的阻力可增加运动强度，但这种强度，又有别于陆地上的器械训练，是很柔和的，训练的强度又很容易控制在有氧域之内，不会长出很生硬的肌肉块，可以使全身的线条流畅，优美。

5. 加强肺部功能

呼吸主要靠肺，肺功能的强弱由呼吸肌功能的强弱来决定，运动是改善和提高肺活量的有效手段之一。据测定：游泳时人的胸部要受到 12 ~ 15 千克的压力，加上冷水刺激肌肉紧缩，呼吸感到困难，迫使人用力呼吸，加大呼吸深度，这样吸入的氧气量才能满足机体的需求。一般人的肺活量大概为 3200 毫升，呼吸差（最大吸气与最大呼气时胸围扩大与缩小之差）仅为 4 ~ 8 厘米，剧烈运动时的最大吸氧量为 2.5 ~ 3 升 / 分，比安静时大 10 倍。而游泳运动员的肺活量可高达 4000 ~ 7000 毫升，呼吸差达到 12 ~ 15 厘米，剧烈运动时的最大吸氧量为 4.5 ~ 7.5 升 / 分，比安静时增大 20 倍。游泳促使人呼吸肌发达，胸围增大，肺活量增加，而且吸气时肺泡开放更多，换气顺畅，对健康极为有利。

6. 护肤

人在游泳时，水对肌肤、汗腺、脂肪腺的冲刷，起到了很好的按摩作用，促进了血液循环，使皮肤光滑有弹性。此外，在水中运动时，大大减少了汗液中盐分对皮肤的刺激。

7. 游泳的一些禁忌

（1）患心脏病、高血压、肺结核等严重疾病，难以承受大运动量的人一定不要游泳。

（2）沙眼、中耳炎、皮肤病等传染性疾病患者不适合下水，以免给别人带来麻烦。

（3）饭后或酒后不宜立刻游泳，因为胃受水的压力及冷刺激易引起痉挛腹痛，久之会引起慢性胃肠炎。饭后40分钟方可游泳。

（4）月经期不宜游泳，若有保护装置并且有游泳习惯的人可以游，但时间不宜过长。

※ 健美操——时尚人士的爱美选择

现在时尚运动的种类越来越多，瑜伽、舍宾、街舞、普拉提这样的词汇层出不穷，可以让人在不知不觉中练出好身材。而健美操作为一种时尚健康的运动方式，越来越受到广大时尚、爱美人士的欢迎。

健美操是目前最受人欢迎的一种体育运动。健美操，尤其是健身健美操，对增进人体的健康十分有益，具体表现在以下几方面。

1. 增强体能

健美操可提高关节的灵活性，使心肺系统的耐力水平提高。与此同时，由于健美操是由不同类型、方向、路线、幅度、力度、速度的多种动作组合而成的，因此，常跳健美操还可提高人的动作记忆和再现能力，提高神经系统的灵活性、均衡性，从而有利于改善和提高人的协调能力。

2. 塑造优美的形体

经常练健美操的女性体态优雅、矫健、风度翩翩，还可延缓肌体的衰老，保持良好的体态，杜绝中年发福。

3. 缓解精神压力

健美操作为一项充满青春活力的运动，可使人们在轻松欢乐的气氛中进行锻炼，从而忘却自己的烦恼和压力，使心情变得愉快，精神压力得到缓解，进而使自己拥有最佳的心态，且更具活力。

4. 增强人的社交能力

健美操运动可起到调节人际关系、增强人的社会交往能力的作用。参加锻炼的人来自社会各阶层，这种锻炼方式扩大了人们的社会交往面，把人们从工作和家庭的单一环境中解脱出来，从而认识和接触更多的人。大家一起跳，一起锻炼，每个人都能心情开朗，解除戒心，互相交谈或交流锻炼的经验，相互鼓励。这有助于增进人们彼此之间的了解，产生一种亲近感，从而建立起融洽的人际关系。

5. 医疗保健功能

健美操作为一项有氧运动，其特点是强度低、密度大，运动量可大可小，容易控制。因此，它除了对健康的人具有良好的健身效果外，对一些身体素质比较差的人来说，也是一种医疗保健的理想手段。

※ 缓解疲劳，保持向上的青春活力

身体疲惫时，容颜会显得憔悴。所以，一定要及时缓解疲劳，让自己时刻保持饱满的青春活力。

1. 高举双臂缓解身体疲劳

长久坐着不动的人，特别是办公室一族，因为久坐，腰疼背也不舒服，这时候如果伸伸懒腰，会觉得疲劳缓解了许多。《黄帝内经》里说，伸懒腰也是一种养生方法。因为，两臂往上举的时候伸拉的是胆经，胆经正好是生发之机，所以双臂向上多停留一会儿，就把胆经伸起来了，对人的生发之机就很有好处。

2. 大脑疲劳的缓解三法

对于脑力工作者，除了身体上的疲劳外，大脑也会疲劳。缓解大脑疲劳的一个简单的方法就是手指交叉。当感到大脑迟钝、精力不集中时，不妨把双手手指交叉地扭在一起。有的人习惯把右手拇指放在上面，有的人则把左手拇指放在上面。不同的方法产生的效果也是不相同的，所以某只手拇指在上交叉一会儿后，要换成另一只手拇指在上交叉。如果这样感觉不舒服，这是由于采取了与平时不同的动作，会给大脑一种刺激，由此可以促进大脑功能的提高。

做完这些后，我们再把使手指朝向自己，某只手拇指在上，从手指根部把双手交叉在一起，并使双手手腕的内侧尽量紧靠在一起。紧靠一会儿后，换成另一只手拇指在上交叉。这也同样会给大脑以刺激。一般交叉3秒钟左右就要松开，然后再用力地紧靠在一起，反复进行几次。

缓解大脑疲劳还有一个方法：拍手。把手掌合起来拍击时会发出"嘭嘭"的声音，这个声音通过听觉神经传到大脑，可以增强大脑功能。如果早上爱睡懒觉，白天昏昏沉沉，记忆力不佳，注意力也不集中，就应该进行拍击手掌的锻炼。这种锻炼方法很简单。早上，如果想睡懒觉时，可以把双手向上方伸展，强烈地拍击手掌3次。接着，把向上方伸展的双手放在胸前，再拍击3次。应该注意，手腕要用力伸展，尽量使左右手的中指牢牢地靠拢。

与拍手有异曲同工之妙的是十指相敲法。就是让我们双手的十指相对，互相敲击。这种方法很锻炼手指上的井穴，既锻炼了手的灵活性，也练了肝气，对我们大脑的养生也十分有好处。手脚冰凉的女孩儿一定要经常十指相敲，这样，血脉可以通到四肢末梢。

3. 多活动手指

平常我们没事时要多活动活动手指，不仅可以缓解疲劳，还可以防治老年痴呆。过去老人们有个很好的锻炼方法——揉核桃，就是把两个核桃放在手心里，揉来揉去的，这种方法可以很好地活动到每根手指。上班等车、坐车之际，你也可以试试。

※ 形劳而不倦，畅享运动带来的动感魅力

现在的女性能每天坚持运动的很少，繁忙的生活让她们失去了运动的兴趣和精力，更多的时候她们喜欢窝着补觉，也是因为这样，现在美女的脸色多是白皙有余，红润不足，这就是缺乏运动的后果。

关于运动，《黄帝内经》提出了"形劳而不倦"的思想，主张形体既要动，又不要使之过于疲劳，也就是说要掌握运动的适度性。

1. 适度运动应该遵循的几个要点

（1）循序渐进，量力而行

生命在于运动，但是绝不在于过度运动，因此，掌握好运动量以及运动强度也很重要。目前，一般是根据运动后即测脉搏来判断的，它的计算公式是：

170 — 年龄 ＝ 合适的运动心率

例如，一个 40 岁的人，运动后他的脉搏如果是 130 次左右，表明运动量合适，若明显超过 130 次说明运动量过大，反之则运动量不足。

（2）持之以恒，坚持不懈

锻炼身体不是一朝一夕的事，要注意经常坚持不能间断。名医华佗讲道"流水不腐，户枢不蠹"，一方面指出了"动则不衰"的道理，另一方面也强调了经常、不间断锻炼的重要性。因此，只有持之以恒、坚持不懈地进行适当的运动，才能真正达到养生的目的。

（3）有张有弛，劳逸适度

所谓一张一弛，文武之道。运动也是这样，紧张有力的运动，要与放松、调息等休息运动相交替。长时间运动，一定要注意适当地休息，否则会影响工作效率，导致精神疲惫，甚至影响养生健身。

（4）协调统一，形神兼炼

在中国传统的运动养生活动中，非常讲究意识活动、呼吸运动和躯体运动的密切配合，即所谓意守、调息、动形的协调统一。意守是指意识要专注，心无杂念；调息是指呼吸的调节，要均匀、有节奏；动形是指形体的运动，要自然、连贯、刚柔相宜。运动养生紧紧抓住这三个环节，使整个机体得以全面而协调地锻炼，就能增强人体各种机能的协调统一性，促进健康、祛病延年。

（5）顺应时日，莫误良机

早在2000年前，我们的祖先就已经提出了"起居有常"的养生主张，告诫人们要顺应阳气变化，合理安排日常生活。古代养生家把一日比作四时，朝则为春，日中为夏，日入为秋，夜半为冬。因此，一天中的运动应该遵循早晨阳气始生，日中而盛，日暮而收，夜半而藏的规律。在锻炼、活动时要注意顺应阳气的运动变化，才能事半功倍。

2. 让女人青春靓丽的运动

（1）慢跑或散步：对心脏和血液循环系统都有很大的好处，每天保证一定时间的锻炼（30分钟以上），会有利于减肥，最好的方式是跑走结合。

（2）自行车：这项运动比较容易坚持，它可以锻炼你的腿部关节和大腿肌肉，并且，对于脚关节和踝关节的锻炼也很有效果。同时，还有助于你的血液循环系统。

（3）滑冰：有助于锻炼身体的协调能力，可以使你的腿部肌肉更加结实而有弹性。同时，滑冰属于大运动量的运动，可以提高肺活量。

（4）排球：会使你的个子越长越高，所以最好尽早加入这项运动，对臂部肌肉和腹部肌肉的锻炼效果尤为明显，同时，还能提高灵敏度。

（5）高尔夫：这项运动是和散步紧密结合在一起的，在一个18个洞的球场里，你走路的距离会达到6～8千米，挥杆的动作有助于你身体的伸展。此外，美丽的球场更会使你心情舒畅。

（6）骑马：可以锻炼你的敏捷性与协调性，并且可以使你的全身肌肉都得到锻炼，尤其是腿部肌肉。但此项运动具有一定的危险性，所以年龄在40岁以上的女性最好不要参加。

3. 适合办公室的小动作

很多人不运动的理由：每天忙得团团转，哪里还有时间运动。其实这不能成为你拒绝运动的理由，因为有些"小动作"是在办公室里就可以做的，它能够帮你缓解工作压力，增加对脑部的供血，使得头脑更加灵敏，有助于从紧迫感中释放自我，从而提高工作效率。

（1）深呼吸：停下你手中的工作，然后做10次深呼吸，时间以越长越好。吸气的时候，最好想着自己的每一块肌肉都在呼吸，在呼气的时候，尽量放慢速度，想象压力离自己而去的感觉。

（2）伸展运动：站起来，把手伸向天花板，然后弯腰，让手指尽量接近脚趾。大腿的肌肉在长时间的坐姿之后会绷得很紧，所以一开始很难做好这个动作。然后，把左臂绕到头后面，拉紧右肘然后放松。换一只手再做一遍。慢慢地，从前到左，从左到后，从后到右，从右到前转头一圈，感受一下舒展的感觉。

《黄帝内经》中还提倡：形神共养，动以养形，静以养神。只有动静结合才能做到"形与神俱，而尽终其天年"。瑜伽就是一种形神兼养的运动，而且绝对适合女性练习，很多明星也会经常练习瑜伽来缓解压力，颐养身心。

※ 不恰当的运动是美容的大忌

运动健身美容的功效是毋庸置疑的，但如果运动方法不当就起不到预期的作用，所以大家一定要注意。

1. 运动时间不要太晚

现代许多繁忙的都市女性都利用夜间进行运动，人体经过了一整天的体力消耗，到了晚上必定已经没有多余的能量可供运动。因此运动时身体必定是调动储存的肝火，加上运动的激发，精神处于亢奋状态，在夜间九、十点钟停止运动后，至少需要两三个小时让这种亢奋状态消除，才可能入睡。由于肝火仍旺，这一夜的睡眠必定不安稳。这种运动对身体不但没有任何益处，如果形成习惯，还可能成为健康的最大杀手。

2. 运动要有限度

很多女性还有这样的看法：只有练到大汗淋漓才能健身，才能达到排毒养颜的效果。运动，尤其是大量运动是要耗费人体大量气血的。大量的精气储藏于人体深处，它持续缓慢地供应着人体的日常生活所需。大量运动在短时间内造成大量气血的损耗，会逼迫人体把原本应该储藏起来慢慢使用的精气在短时间内大量释放出来，以维持人体的需要。年轻时运动过度，可能当时并没有什么不适的感觉，但岁数大了的时候很多疾病就可能找上门来。这在那些专业运动员的身上体现得最为明显，她们中的很多人，年龄稍大后身体出现的问题比常人要多。

运动有益健康，关键在度，不要盲目相信所有的运动都是有益于人体的，一定要把握好适度的原则。每日取平缓之法，活动活动身体，既能促进经络中气血的流通，又不损耗气血，这才是正确的运动之道。

3. 冬天要减少运动

古人有"冬不潜藏，春必病温"之说。冬季是人体阳气潜藏、温养脏腑的好时期，此时尽量减少活动，否则春天就会生病。

4. 运动时间要选正确

对于运动时间的选择有很有种说法，那么究竟什么时间锻炼比较好呢？

早晨时段：晨起（日出后）至早餐前。

上午时段：早餐后 2 小时至午餐前。

下午时段：午餐后 2 小时至晚餐前。

晚间时段：晚餐后 2 小时至傍晚（日落前）。

※ 一举一动皆有养颜之道

女人的风姿会在举手投足间淋漓尽致的展现，日常生活中你的一举一动、一颦一笑都会将你的美丽流露。可是平时你关注过自己的"小动作"吗？还是大大咧咧地随它们去，任它们把你的美丽出卖得荡然无存？

1. 挠头

有些女士比较腼腆，和不熟悉的人打交道时，觉得不好意思或者找不到话题时总是习惯性地挠头。习惯挠头的人自己不觉得什么，但在外人看来，这很让人不舒服，给人"小家子气"、"没见过世面"的感觉，在形象上大打折扣。所以奉劝有挠头习惯的女士要注意：别让不经意的小动作毁了自己的美丽形象。

爱挠头既然是习惯就很难改正，对此中医有自己的独特看法，中医认为人爱挠头，是因为胆经不通。胆经的循行路线是从人的外眼角开始，沿着头部两侧，顺着人体的侧面向下，到达脚的小趾和四趾。"胆主决断"，一旦人有事情想不清楚、决断力不够的时候，经常会做挠头动作。而挠的地方正好是胆经经过的地方，这也是人在刺激胆经以帮助决断。所以爱挠头的女士们，不妨多按摩刺激胆经。

2. 跷二郎腿

爱跷二郎腿的女性常常是出于习惯，觉得交叉着双腿坐比较自在、舒服，一些女性还认为，跷二郎腿显得性感、高雅。但是，跷二郎腿不仅会导致早衰，还会引发疾病。美国的一个医学研究机构就发起了"女人们，改掉跷二郎腿习惯"的活动。原因是长期跷二郎腿会造成腰椎与胸椎压力的分布不均，压迫神经，引起骨骼变形、弯腰驼背，而且还会妨碍腿部血液循环，影响新陈代谢的正常进行，容易产生疲惫感，造成身体尤其是皮肤与骨骼的早衰。所以，这里建议跷二郎腿的女性还是早日戒除这个影响美丽的习惯为好。

3. 皱眉

有很多女人喜欢皱眉，尤其是在思考问题、写作或读书的时候，会不自觉地皱起眉头。天长日久，双眉之间会出现像"川"字一样的皱纹。风水学中将其称为"川字眉"，认为有这样皱纹的女人命理不好。听起来很可怕，是真是假我们不去追究，但试想一下一个女人顶着个"川"字很伤大雅，与美丽格格不入。从女人追求美丽的角度讲也应该把皱眉的小动作戒掉。

喜欢皱眉的人，一般来讲，双眉间的皱纹都比较深，而且一旦形成将很难消退，只能淡化。为此这里给有"川字眉"的女人一些淡化方法：用温水清洗眉间，待毛孔张开后涂上去皱保湿霜，然后横向按摩 5 分钟，早晚各一次。

4. 眯眼

一些女性患了近视，但觉得戴眼镜很难看，所以往往患了近视眼也不佩戴眼镜。

由于近视，看东西时眼肌紧张，就会不由自主地眯起眼睛。时间长了，就养成了眯眼的习惯。

经常眯眼不但会增加眼睛近视度数，使近视加深，还很容易使眼部的皮肤起皱，眼周形成致密而细小的皱纹，时间一长，皱纹就固定了。所以，患近视的女性，应该及时佩戴合适的眼镜。

5. "暴力"撕唇皮

由于各种原因，大家的嘴唇会出现脱皮的现象，无论怎么涂唇膏还是很难看，于是就有些人用手撕翘起的唇皮。这是个很不好的习惯，手上有很多细菌，唇皮一旦被撕破导致流血，很容易感染细菌。针对这些情况，推荐大家使用蜂蜜。

6. 单侧咀嚼

部分女性在咀嚼时往往习惯于只用一边牙齿，这样经常嚼东西的一侧脸面就会显得饱满，而不经常嚼东西的那侧脸面咀嚼肌无法得到锻炼，面肌也得不到活动，时间长了甚至会萎缩退化，形成凹瘪，结果导致两侧脸颊大小不一，影响美丽。所以对双侧牙齿要"一视同仁"，咀嚼食物的时候，双侧牙齿平均使用。这样，既能减少单侧牙齿的磨损，同时又可以保持双侧面肌匀称。

7. 舔唇

许多女性都抱怨自己的嘴唇干燥，尤其是换季的时候，嘴唇变得非常干，而且还会脱皮，于是就忍不住舔嘴唇，以为这样可以让自己的唇时刻保持湿润的状态。经常舔唇不仅不会湿润嘴唇，反会加速唇部的水分蒸发，造成嘴唇脱皮裂口。其实，正确的做法是多喝水，为双唇提供足够的水分，随时补擦润唇膏。

对照一下，这些小动作你有哪些呢？如果有的话赶快改正吧，美丽可是容不得一丝瑕疵的，不要让这些小动作给你的整体形象减分。

※ 冬天也不要忘记运动

寒冷的冬季，女人们都贪恋室内的温暖，很多人就疏于锻炼了。其实，冬天的运动也很必要，俗话说："冬天动一动，少闹一场病；冬天懒一懒，多喝药一碗。"那么，在寒冷的冬天，应该怎样运动呢？

冬季晨练宜迟不宜早。冬天的寒气比较重，早上的时候更是如此，因为每天的最低气温一般出现在早上 5 时左右，而人体的阳气还没旺盛。此时外出锻炼，易受"风邪"侵害。"虚邪贼风，避之有时。"根据《黄帝内经》的养生法则，冬天人体需要吸收阳光补充自己的阳气。在太阳出来之前运动会损伤阳气，容易患伤风感冒，也易引发关节疼痛、胃痛等病症。所以说，冬季晨练宜迟不宜早。一般太阳出来半个小时后，晨寒才开始缓解，此时才应该开始锻炼。

冬季气温低，体表血管遇冷收缩，血流缓慢，肌肉的黏滞性增高，韧带的弹性和关节的灵活性降低，极易发生运动损伤。因此锻炼前，一定要做好充分的准备活动，待热后脱去一些衣服，再加大运动量。准备活动可采用慢跑、拍打全身肌肉、活动上肢和下蹲等。尤其是冬泳下水前，预备活动更要充分，通过慢跑、全身按摩等方法，调动机体各部分的机能活动，提高中枢神经系统的兴奋性和反应能力。

不要剧烈运动，避免大汗淋漓。《黄帝内经》认为冬季养生应"无泄皮肤"，否则就会使阳气走失，不利于气闭藏。这就是说冬天里不宜剧烈运动，锻炼时运动量应由小到大，逐渐增加，尤其是跑步。不宜骤然间剧烈长跑，必须有一段时间小跑，活动肢体和关节，待机体适应后再加大运动量。通过锻炼，感到全身有劲，轻松舒畅，精神旺盛，体力和脑力功能增强，食欲、睡眠良好，就说明这段时间运动是恰当的。

锻炼后，要及时擦干汗液，若内衣已潮湿，应尽快回到室内换上干衣服。对于坚持冬季长跑的人，要特别注意冰雪，防止滑倒。遇冰封雪飘大雾天气时，可在室内、阳台或屋檐下原地跑步。

总之，运动是需要循序渐进、持之以恒的事情，即使在寒冷的冬天也不应该忽略，否则冬天积攒下来的身体方面的问题就会在来年春天凸显出来，而长期待在温暖的室内也会降低身体的免疫力，增加患感冒等呼吸道疾病的概率。

细节决定美丽，《黄帝内经》中自有经营美丽之道

※ 闺中房事，特殊而又无价的养颜方

为什么有的女性在结婚前还稍显干瘪，但结婚后就越来越饱满，也越来越水灵，眉眼间都是娇媚，显得更加漂亮了呢？当然，这其中的原委离不开婚后幸福的家庭生活。一个人的婚姻美满、内心满足就会显得漂亮，婚后甜蜜和谐的性爱也可以使女性肤若凝脂，眉黛含春，愈加光彩照人。有关专家也说，适度和谐的性爱，不仅有助于身心健康、益寿延年，而且有益于青春和美容，尤其对女性更为明显。所以说，房事是一种特殊的养颜方。

这其中的道理与卵巢中雌激素的分泌是否旺盛有着密切的关系。当雌激素在体内与皮肤内特异体结合时，可促进细胞生成透明质酸酶，而这种酶又可使皮肤对许多物质的渗透性增强。因此，甜蜜的情感、美满的婚姻、和谐的性爱可以使皮肤弹性增强，芳容更显得妩媚可爱。但是，房事也要有节制才能对身体产生良性影响，如纵欲过度反而会损伤身体，使面色萎黄、容颜受损。

1. 如何判断是否纵欲过度

衡量性生活频度是否适当的客观标准是，第二天早上是否精神饱满、身心愉快。如果在性交后第二日或几日之内，出现以下情况，又查不出其他原因，就可认为是过度了，就应当有所节制，适当延长性生活的间隔时间。

（1）精神倦怠，萎靡不振，无精打采，工作时容易感到疲乏，学习精力不集中，昏昏欲睡。

（2）全身无力，腰酸腿软，懒得动，头重脚轻，头昏目眩，两眼冒金星。

（3）面色苍白，两眼无神，神态憔悴，形体消瘦。

（4）气短心跳，时出虚汗，失眠多梦，不易入睡。

（5）食欲减退，不思饮食，胃纳欠佳，并有轻度恶心感。

《黄帝内经·素问》说："以欲竭其精，以耗散其真……故半百而衰也。"纵欲过度是导致人早衰的重要原因。所以房事一定要有所节制。要在双方都身心愉悦的时候进行，有些情况下是不适合行房的。

2. 房事中的七损八益

性是人类的正常生理活动，科学合理的性生活有利于健康，是最佳的养生之道。《黄帝内经》里说："能知七损八益，则二者可调，不知用此，则早衰之节也。"这说明了房事生活的"七损八益"对于人体健康的重要性。

"七损"是指：

（1）闭：即有疾病的男女不可同房，若不禁忌则伤五脏。

（2）泄：即行房不可过急过久，否则大汗出则伤津液。

（3）涩：即房事不加节制，无休止地交合，会使精血虚耗。

（4）勿：即阳痿不能勉强行房，犯之则废。

（5）烦：即患喘息或心中烦乱不安的不可行房，否则更能引起烦渴，加重病情。

（6）绝：即夫妇一方不愿行房而另一方强行之，可引起精神抑郁并导致内脏疾病而影响孕育。

（7）费：即行房时不是和志定气，而是急速施泄，这是耗散精气的行为。

"八益"是指：

（1）治气：即正坐，将腰背脊骨伸直，紧敛肛门呼吸30次，使气降于丹田。

（2）致沫：即早上饮食时不要再行吐纳，要将尾骶部放松，使由上而下合于丹田之气通于身之四周。

（3）智时：即是女房事之先，须先嬉戏，使志和意感。若男急而女不应，女动而男不从，则双方都会有损害，故要知其时而行房。

（4）蓄气：即临交须敛周身之气蓄于前阴，使势大而缓进之。

（5）和沫：即交合时男子不要粗暴，应尽量温柔、顺意。

（6）积气：即交合不要贪欢，应及时起来，当阴茎尚能勃起之时即迅速离去。

（7）待赢：即交合快要结束时，应当纳气运行于脊背，不要摇动，必须收敛精气，导气下行，安静地等待着。

（8）定倾：即阴精已泄，不可使势软而出之，要待阴茎尚能勃起时迅速离去。

房事养生还包括注意房事卫生等内容。行房前，男女双方应注意性器官的清洁。男性应清洗阴茎、阴囊，清除皮肤皱褶里的污垢。女性外阴部与肛门接近，易受污染，且汗腺、皮脂腺丰富，分泌物较多，也要彻底清洗。另外，行房前要养成洗手的习惯，以免因房事中的爱抚引起女性尿路感染。女性在房事后应立即排尿，清洗外阴。

※ 口水就是我们生而带来的养颜圣品

唾液，中医上也称"津液"、"甘露"、"金津玉液"、"玉泉"、"天河水"等，是十分宝贵的液体营养物质，能湿润和稀释食物，帮助胃的消化吸收，还能杀灭进入口腔内的很多细菌。《黄帝内经》中说"脾为涎，肾为唾"。"肾为先天之本，脾为后天之本"。唾液来自于脾和肾这两个人体的先后天之本，这足以体现唾液的重要性，唾液是否充足反映了人体精气的充盈与否，中医养生学对唾液一向尤为重视，认为唾液充盈者体质会强健，并能根据唾液的情况来判断健康和疾病的状况。

唾液也是人体津液的一种，津液是体内各种正常水液的总称，包括各组织器官的内在体液和分泌物，如胃液、肠液、唾液、关节液等，习惯上也包括代谢产物中的尿、汗、泪等。津液以水分为主体，含有大量的营养物质，是构成和维持人体生命活动的主要物质之一。各种津液因性质、分布和功能不同，又分为津和液两类。存在于气血之中，散布于皮肤、肌肉、孔窍并渗入血脉，清而稀薄，流动性较大，具有湿润作用的称为津，灌注于关节、脏腑、脑髓、孔窍等组织，稠而浓浊，流动性较小，具有滋养作用的称为液。

津液是人的养生之宝，有滋润、濡养的作用，可以滋润皮毛、肌肤、眼、鼻、口腔，濡养内脏、骨髓及脑髓。所以，津液丰沛，则皮肤饱满湿润、有弹性、不易老化。若津液亏损，则皮肤干瘪起皱，容易老化。所以经常吞咽唾液，补充肌体流失的津液，是美容养颜的重要方法之一。

现代医学研究发现，唾液是以血浆为原料生成的。其中一些成分既是皮肤细胞最好的营养物质，又不会引起皮肤过敏。唾液中含有多种生物酶，如溶菌酶、淀粉酶等，呈弱碱性，可以消除面部皮肤分泌的油质，杀灭面部的一些细菌，避免面部长疖生斑，平复皱纹。如果你的眼角已有细纹出现，不必花钱买昂贵的眼霜之类，每天坚持用自己的唾液涂抹眼角，两个月左右，就会有意想不到的收获。

有一种古老的吞咽唾液养生法——"赤龙搅天地"，李时珍把这种方法叫作"清水灌灵根"，是用舌在口腔内搅动，等到口内满是唾液时，便分三次将唾液咽下，并用意念将其送到丹田。

这个方法看似简单，但是作用巨大，可以加强人体五脏的功能，既能养生又能治病，而且简便易行，随时随地都可以做，又不用花一分钱。

※ 好心情的女人更温婉动人

记得在一本书上看过这样的话："每个女孩都是坠落凡间的天使，为这苦难的人世带来美丽与欢笑。"在人们眼中，能够称得上天使的女子定然是美丽温婉善良的。而走在路上我们经常会看到一些女人，她们面容凌厉，眼神中尽是牢骚与不满，一开口说话更会让人跌破眼镜，她们的心里似乎总是有那么多不如意，事业、老公、孩子……生活的每一处都有抱怨的地方，在这种抱怨中，她们脸上呈现的不是经过岁月沉淀的睿智与知性，而是让人望而生厌的庸俗神色，可以说摧毁她们的不是时间，而是长久的坏心情。

我们常说"怒容满面"，一个人的心情对容颜绝对会有影响。一个总是微笑的女人，即便她的容貌并不惊艳，那种温柔的光芒也会让人感觉很舒服很愿意同她接近，而一个女人即使很漂亮，如果总是满脸暴戾之气，也会让别人敬而远之。当然，世事无常，我们的心情也不可能一成不变如无风时平静的湖水，偶尔风来泛起涟漪也不失为一种生活的点缀，我们要说的是无论快乐悲伤都不要太过。中医讲究"百病生于气"，这"气"有内外之分。外气指"六淫"——风、寒、暑、湿、燥、火，内气则指"七情"——喜、怒、忧、思、悲、恐、惊，这是人类正常的情绪变化，但应保持协调，否则就会损害身体健康，继而影响容颜保养。

中医讲"怒伤肝，喜伤心，忧悲伤肺，思伤脾，惊恐伤肾"，是说人的七情过度对脏腑的伤害。但如果七情自然而发，不但不会造成伤害，反而会增进脏腑的功能。比如，怒伤肝，但对于那些抑郁太久的人，适当的发怒则可激发阳刚之气，宣散郁结之火；忧悲伤肺，但对于长期忍气吞声、忍辱负重的人，诱导其忧悲，可以一哭解千愁；恐伤肾，但当遇到危险时，肾上腺激素会迅速分泌，给我们以平日数倍的能量。所以，人的情志是没有绝对标准的，如果不时发泄一下情绪会让你觉得很舒畅很痛快，那这就是有益的，在这方面，个人的感受最重要。

《黄帝内经》中说："恬淡虚无，真气从之，精神内守，病安从来。"这就告诉人们要有恬淡虚无的心境才能守住健康，这是古人修炼的境界，对于世俗之人，最重要的是时时懂得知足、惜福，享受自己所拥有的一切，坦然接受生活所赐予的一切，在这种心境下，即使我们做不到恬淡虚无、精神内守，也不至于为了一些小事就捶胸顿足、气愤难消。特别是作为女人，如果能有一分淡然平和的心境，那种从内心散发出来的温柔宁静自会为她的容颜增添动人的光彩。

※ 生气是养颜的大忌——美丽需要调节情绪

生气时，最漂亮的脸孔也像落了秋霜。为什么呢？当人生气时血液大量涌向面部，这时的血液中氧气少、毒素增多。而毒素会刺激毛囊，引起毛囊周围程度不等的深部炎症，产生色斑等皮肤问题。

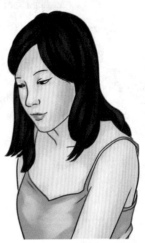

我们都是凡人，都不可避免的会产生这样或那样的情绪。但任何情感都要发挥有度，以少不为过为原则。如果出现不良情绪要及时调整，以免进一步恶化。俗语说气大伤身。爱生气的人是不健康的，不美丽的，所以这里再给大家提供几种节情控欲的方法，实用简单操作方便。

经常生闷气会使自己脸色憔悴、双眼浮肿、皱纹多生。

1. 手指弹桌

将双眼轻轻微闭，哼着你喜欢的歌曲，或念着诗词，用你的手指有节奏地敲打桌面就能缓解抑郁情绪。为什么呢？

十指肚皆是穴位，叫十宣，最能开窍醒神，一直被历代大医当作高热昏厥时急救的要穴。十指的指甲旁各有井穴，《黄帝内经》上说："病在脏者，取之井。"古人以失神昏聩为"病在脏"，所以刺激井穴最能调节情志，怡神健脑。另外，有抑郁情绪的人经常会表现为整日疲劳不堪，四肢无力，连心里也觉得虚弱无力，吃饭走路都没精打采，甚至不知道哪里还能使出力气来。俗语道：十指连心。只要你闭上眼睛，轻轻地在桌上一敲，手指的微痛，立刻就会让您重新找回"心力"，这是人体中宝贵的力量。

2. 按压太阳穴

太阳穴位于眉梢与眼外眦之间向后1寸许的凹陷处。当人们患感冒或头痛的时候，用手摸这个地方，会明显地感觉到血管的跳动。这就说明在这个穴位下边，有动脉血管通过。因此，用指按压这个穴位，会对脑部血液循环产生影响。不光是烦恼，对于头痛、头晕、用脑过度造成的神经性疲劳、三叉神经痛，按压太阳穴都能使症状有所缓解。

按压太阳穴时要两侧一起按，两只手十指分开，两个大拇指顶在穴位上，用指腹、关节均可。顶住之后逐渐加力，以局部有酸胀感为佳。产生了这种感觉后，就要减轻力量，或者轻轻揉动，过一会儿再逐渐加力。如此反复，每10次左右可休息较长一段时间，然后再从头做起。

3. 双手合十

我们知道佛家对人表示问候和尊重时，都会双手合十。其实，从中医的角度来说，双手合十其实就是在收敛心神。双手合十的动作一般停在膻中这个位置，那么掌根处正好是对着膻中穴。这样做，人的心神就会收住，一合十，眼睛自然会闭上，因为心收敛了，眼睛自然也会收敛。

4. 拨心包经

腋窝下面有一根大筋，用手掐住然后拨动它。每天晚上拨 10 遍，这样坚持下去就可以排去郁闷和心包积液，增强心脏的活力，从而增强身心的代谢功能。另外，对经常处于萎靡状态、有忧郁倾向的人来说，每天上午接受日照半小时，每周到郊外呼吸一下新鲜空气，对缓解不良情绪也很有效。

※ 忧郁是养颜的大敌

自古红颜多薄命，面对《红楼梦》中林妹妹的忧郁而终，人们都会对这种忧郁造成的悲剧而感到惋惜。有活力的女人是最美的，一个情绪低落、毫无生气的女孩再怎么化妆，也掩饰不了她内心的忧愁苦闷。

自古以来，因为精神异常、忧郁寡欢影响一个人的容貌和寿命的不乏其人，而情志稳定、乐观向上、抗争逆境者，能驻颜延寿的也屡有记载。

南宋时的爱国诗人陆游，虽被迫与前妻分离，加上政治上的郁郁不得志，但他仍笑迎逆境，寿得八旬有五，而其前妻唐婉思念前夫，悲郁过度而致面目暗淡、形体消瘦，最后形瘁气乏，气脱魂消。

中医认为，精神活动由五脏所主，五脏的异常可以影响精神活动，而精神异常也可导致五脏的功能紊乱。脏腑功能紊乱之后，气血失和，于是皮毛憔悴，面部枯槁无华，而出现早衰，影响人的健康容貌。

那么，如何摆脱忧郁的困扰呢？其实很简单，只要你用宽容、乐观的心态去看待所有的事物，你就可以摆脱忧郁带给你的伤害。

客观评价自己和他人，不妄自尊大，更不妄自菲薄。要看到事物的光明面，不把事物看成非黑即白，遇到不愉快的事，要从好处和积极方面着想，以微笑面对痛苦，以乐观战胜困难。扩大人际交往圈子，不要拘泥于自我的小天地里，应该置身于集体之中，多与人沟通，多交朋友，尤其多和精力充沛、充满活力的人相处。这些洋溢着生命活力的人会使你更多地感受到事物的光明和美好。要善于向知心朋友、家人诉说自己不愉快的事。当处于极其悲哀的痛苦中，要学会哭泣。另外，参加文体活动、写日记等，都可以帮助消除心理紧张，避免抑郁。

忧郁的时候苦脸，忧思的时候皱眉，这样的女性只会让人敬而远之，因为一个人的情绪会感染别人的，谁也不愿意被坏情绪感染，谁也不愿意与不积极、不乐观的人交往。所以大家不妨笑对生活、笑对压力、笑对生活中的每个挫折，你对世界笑，世界也会对你笑，你快乐了，世界也会快乐起来。

※ 感受音乐魔力，让美丽心情与跳跃音符共舞

听音乐能美容吗？它们之间可能没有什么直接关系，但是想一下，我们平时心情不好的时候，是不是因为听到一首歌就感觉舒畅点了呢？所以说，音乐能调节人的情绪，使人心情转好，心情好了人当然也会变得漂亮了，这就是音乐的魔力。

忙碌的生活让我们远离了音乐，有多少人很长时间都没有认真地听一首歌了？

音乐可以怡情，也可以治病。这并不是虚妄之谈。音乐应用于医学已经有数千年的历史了。天有五音，人有五脏；天有六律，人有六腑，《黄帝内经》中便记述了"宫、商、角、徵、羽"这五种不同的音阶，并进一步将它落实到五脏，就出现了"脾在音为宫，肺在音为商，肝在音为角，心在音为徵，肾在音为羽"。所以，在我国古代就有"以戏代药"的疗法，即用音乐治疗病痛。

现代医学也证明：人处在优美悦耳的音乐环境之中，可以分泌一种有利于身体健康的活性物质，调节体内血管的流量和神经传导，改善神经系统、心血管系统、内分泌系统和消化系统的功能。而音乐声波的频率和声压会引起心理上的反应，能提高大脑皮层的兴奋性，改善情绪，振奋精神。同时也有助于消除紧张、焦虑、忧郁、恐怖等不良心理状态，提高应激能力。

1. 音乐无形的力量超乎想象

聆听音乐、鉴赏音乐，是现代人极为普遍的生活调剂。但是听音乐也需要"辨证施治"，针对不同的症状选择不同的音乐，才能收到较好的疗效。

（1）性情急躁：宜听节奏慢、让人思考的乐曲。这可以调整心绪，克服急躁情绪，如一些古典交响乐曲中的慢板部分。

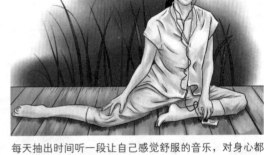

每天抽出时间听一段让自己感觉舒服的音乐，对身心都是有好处的。

（2）悲观消极：宜听宏伟、粗犷和令人振奋的音乐。这些乐曲对缺乏自信的人是有帮助的，乐曲中充满坚定、无坚不摧的力量，会随着飞溢的旋律而洒向听者"软弱"的灵魂。久而久之，会使人树立起信心，振奋起精神，认真地考虑和对待自己的人生道路。

（3）记忆力衰退：常听熟悉的音乐。熟悉的音乐往往是与过去难忘的生活片段紧密联系在一起的，听到这些音乐可以唤起病人对过去生活的追忆。实验证明，使记忆力衰退的人常听熟悉的音乐，确实有帮助恢复记忆的效用。

（4）产妇：宜多听舒缓的、抒情性强的古典音乐和轻音乐，这样可帮助产妇消除紧张情绪，避免抑郁情感的产生。

2. 听音乐要讲技巧

（1）生气忌听摇滚乐

人生气时，情绪易冲动，常有失态之举，若在怒气未消时听到疯狂而富有刺激性的摇滚乐，无疑会火上浇油，助长人的怒气。

（2）空腹忌听进行曲

人在空腹时，饥饿感受很强烈，而进行曲具有强烈的节奏感，加上铜管齐奏的效果，人们听了，受音乐的驱使，会进一步加剧饥饿感。

（3）吃饭忌听打击乐

打击乐一般节奏明快、铿锵有力、音量很大，吃饭时欣赏，会导致人的心跳加快、情绪不安，从而影响食欲，有碍食物消化。

音乐是我们每个人不可或缺的精神食粮，一首优美的乐曲能使人精神放松、心情愉快，令大脑得到充分的休息，体力得到适当的调整。所以，我们在闲暇之时要多听听音乐，在享受艺术的同时也换来健康的身心。

※ 沐浴，保健美容一举两得

沐浴不仅可以清洁皮肤、调节身心、恢复体力，还有神奇的美容功效。当然这些都建立在一定的基础之上，并不是用水简单的冲洗就能达到这样的效果，洗澡美容是有讲究的。

1. 美女天然沐浴方

（1）天气干燥用橙皮汤沐浴

如果天气比较干燥，那么在沐浴时就要放些橙皮汤。《本草纲目》记载"香橙汤：宽中快气、消酒。用橙皮二斤切片、生姜五两切焙擂烂……沸汤入盐送下，奇效良方。"橙皮可通气、止咳、化痰，所以可以在吃完橙子后把皮晒干用来泡水喝。另外，橙皮中含有的维生素等物质，具有消炎、抗过敏作用，把新鲜的橙皮加水一起熬成汤，在泡浴时加入少量新熬好的橙皮汤，可使皮肤润泽、柔嫩。

（2）肌肤死皮较多用燕麦沐浴

如果肌肤死皮比较多，就可以用燕麦沐浴。方法是：用半杯燕麦片、1/4杯牛奶、2汤匙蜂蜜混合在一起，调成干糊状，然后将这些原料放入一个用棉布等天然材料做成的小袋子中，放在淋浴的喷头下，流水就会均匀地将燕麦的营养精华稀释，冲到皮肤上，当然，如果有条件，最好把燕麦袋放在浴缸中，浸泡20分钟，使其营养成分更加充分地被肌肤吸收。

（3）肌肤粗糙试试香花浴

肌肤粗糙，毛孔比较大的女性可以试试香花浴：把玫瑰花或菊花放在水里煮10分钟，过滤去渣，混入洗澡水，再加两匙蜂蜜，有助于收紧毛孔、光洁皮肤、清除小皱纹。

（4）美白肌肤要用盐醋浴

想要美白肌肤的女性可以试试盐醋浴：在浴水里加入一点盐，几滴醋，能促进皮肤的新陈代谢，使其更富有弹性，如果用以洗发还可以减少头屑，保持头发柔软光泽。

（5）菊花、薰衣草浴治皮肤病

有皮肤疾病的人，可以把菊花、薰衣草等加水用文火熬1小时左右，滤去渣，倒入洗澡水中。另外有皮肤病的人可以在洗澡水中倒入200克白酒，经常用此洗浴，不仅可治皮肤病，使皮肤光滑柔软富有弹性，还可以治疗关节炎。

如果你的皮肤已经非常好了，那么也要注意保养，洗澡时，把略经稀释的牛奶涂抹在身上，15分钟后冲净，就能够使皮肤更加光滑细腻。

2. 洗澡时多做"小动作"

如果你能在洗澡时配合做以下"小动作"，不但能够加速缓解疲劳，也能促使一些小毛病尽快痊愈。

（1）身体疲劳常搓脸

多数人都有这种感觉，在疲劳时搓一搓脸，马上就会神清气爽起来。这是因为面部分布着很多表情肌和敏感的神经，热水能刺激这些神经，搓脸能加速血液流动，同时舒展表情肌。洗澡时搓脸的速度以每秒一次为宜，搓脸3～5下，每次不少于3分钟即可。需要注意的是，40℃的温水消除疲劳最理想，如果水温过高，消耗热量多，不但不会消除疲劳，反而会让人感到难受，水温过低，血管收缩，不易消除疲劳。

（2）大便不畅揉肚子

洗澡时可用手掌在腹部按顺时针方向按摩，同时腹部一鼓一收地大口呼吸，并淋浴腹部，可治疗慢性便秘并防治痔疮。

（3）消化不良勤吸气

食欲不振时可选择在饭前30分钟入浴，用热水刺激胃部，待身体暖和后，再用热水在胸口周围喷水，每冲5秒休息1分钟，重复5次。泡澡时可先在热水中泡20～30分钟，同时进行腹式呼吸，再用稍冷的水刺激腹部，这种冷热水的刺激能促进胃液分泌，提高食欲。

3. 洗澡时的注意事项

洗澡时还有一些事项需要注意，这样才能保证你洗得舒服、健康，否则不仅不能滋润肌肤，还可能会出现一些突发事件让你措手不及。

（1）洗澡时的水温应该控制在40℃左右，水温过高会使皮肤老化，在洗澡时应该先洗头发，这样可以让水流冲击全身，使身体的毛孔因受热而渐渐张开，"吐"出秽物，从而彻底清洁皮肤。睡前洗澡可以消除一天的疲劳而使你轻松入睡，但长期湿头发睡觉容易导致脱发。

（2）饥饿、饱食、酒后不要沐浴。这是因为空腹泡澡容易引起虚脱、眩晕及恶心等症状；刚饱餐后沐浴，会使大量血液由体内流向体表，容易引起消化机能障碍；酒后血液循环加速，这时泡澡容易诱发脑溢血。

（3）睡眠不足或是熬夜用脑过度时，猛然泡高温澡，可能会导致脑部缺血或"温泉休克"现象。

（4）刚做过剧烈运动，如打球或做爱后，不要马上泡高温澡，以免引起"温泉休克"现象。情绪极度兴奋或是生气时，也不宜泡澡。

（5）女性经期来时以及经期前后最好不要洗澡，怀孕期的妇女在怀孕初期和末期，不宜泡温泉。

（6）身体发烧，体温超过 37.5℃时。急性疾病患者、传染病患者，如急性肺炎、急性支气管炎、急性扁桃腺发炎、急性中耳炎或发烧的急性感冒患者，最好不要泡澡。

有的女性洗澡时喜欢用力揉搓肌肤，觉得这样才能洗干净，其实不然。如果总是这样反复用力揉搓肌肤反而会让皮肤变黑，这就是"摩擦黑变病"。摩擦黑变病的病因尚未完全搞清，但与用力搓澡不当的关系已被专家确认，所以女性洗澡时一定要对自己温柔点。还要注意不能天天搓澡，这很容易让皮肤变老，一般 3 天搓一次就足够了。

※ 精油美颜，开启女人一生幸福的芳香之旅

提及芳香疗法，大家都会觉得那是新近流行的时尚。其实不然。让我们把时间的指针倒拨，直到那遥远得超乎想象的境地，譬如几千年前的古埃及。是的，自那时起，埃及人已经开始使用香油香膏了。芳香植物被用到各种领域：祭祀、驱邪、医疗，还有美容。

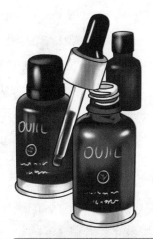

芳香植物被用到各种领域：祭祀、驱邪、医疗以及美容

对植物的倾心，看来自古有之。而现代"芳香疗法"的正式提出，源于 20 世纪早期。1937 年法国化学家盖特弗塞有一次在家族的香水公司实验室里研发新产品，结果发生了化学爆炸，烫了手。他在惊慌中把剧痛的手掌浸入了随手拿到的一碗液体里。这也许是神奇的机缘，盖特弗塞发现他手上的疼痛缓解了，而且此后手上也没有留下疤痕。那碗液体正是薰衣草精油。这激发了他极大的兴趣，盖特弗塞开始研究"香精油"的治疗效果。这些油来自天然材料而且纯度很高，是蒸馏植物的某一部位制成的。他称这个新的方法为"芳香疗法"。

20 世纪 50 年代，莫利夫人把芳香疗法介绍到英国，并应用到美容养颜上。此举激

发了芳香疗法在欧洲的盛行。

而现在，这个绵延了几千年的神奇疗法开始越来越吸引人们的目光。因为芳香疗法不仅是一门严谨的科学，它所内涵的充满艺术感的人文情怀，对人的心理所起到的巨大慰藉作用更是不可忽视。下面我们就介绍一些常用的精油疗法。

1. 玫瑰精油

（1）每天早上洗脸时，将一滴玫瑰精油滴于温水中，用毛巾按敷脸部皮肤，可延缓衰老，保持皮肤健康亮丽。

（2）将玫瑰精油 3 滴加薰衣草精油 1 滴加乳香精油 1 滴，在 5 毫升玫瑰果油中，每周 1～2 次做脸部皮肤按摩，可使皮肤滋润柔软，有保湿与抗皱的作用，对于老化及干性肌肤，可以有效调理肤质，让皮肤的新陈代谢活泼化。

（3）用玫瑰花 2 滴加天竺葵 2 滴，滴于 5 毫升按摩底油中，以顺时针方向轻柔地按摩下腹部，缓和经痛及调理经前症候群，也可用于荷尔蒙失调的更年期障碍。

（4）滴 5～6 滴的玫瑰于浴缸中，可以促进血液循环，可以改善荷尔蒙失调，对于生理不顺、更年期荷尔蒙分泌不足有调理的作用。

2. 薰衣草精油

（1）睡觉时将 1～2 滴薰衣草滴于枕头上，能安然入梦。

（2）薰衣草 5 滴加薄荷 2 滴加荷荷芭油 30 毫升调制均匀，然后轻揉胸前和背部，能缓解咳嗽症状。

（3）薰衣草 3 滴加百里香 2 滴，以熏蒸法放在卧室内就寝，能预防流行感冒。

（4）薰衣草 1 滴加茶树 2 滴调制均匀，滴入一碗热水（1000 毫升）中，吸入含有精油分子的蒸汽 5～10 分钟，能缓解咽喉炎或咽喉痛。

（5）薰衣草 3 滴加入 100 毫升冷水中，冷敷或轻按太阳穴至后脑部。或者薰衣草 1 滴加薄荷 1 滴加荷荷芭油 5 毫升，按摩太阳穴和额头，可以缓解头痛或偏头痛。

（6）薰衣草 3 滴加茶树 3 滴加蒸馏水 90 毫升做成伤口洗涤剂。能促进擦伤或割伤等伤口的愈合。

（7）天竺葵 10 滴加迷迭香 10 滴加薰衣草 5 滴加荷荷芭油 50 毫升，然后用按摩的方式帮助血液循环，能缓解腰腿疼痛。

（8）薰衣草 2 滴加姜 2 滴加葡萄籽油 15 毫升，按摩关节或泡澡，能治疗风湿关节炎。

（9）薰衣草 6 滴加尤加利 5 滴加迷迭香 4 滴加荷荷芭油 25 毫升，制成按摩油，按摩疼痛的部位，能缓解肌肉酸痛。

（10）薰衣草 1 滴，涂于唇上，可治疗唇疮。

（11）薰衣草 5 滴加茶树油 5 滴，滴入温水中，用足浴法泡脚，能治疗脚气。

（12）薰衣草适量涂抹于鼻孔、太阳穴。或滴于纸巾上，直接吸入，能预防晕车。

（13）薰衣草 6 滴加茶树 3 滴，或甘菊 6 滴加佛手柑 2 滴混合均匀，取 4 ～ 5 滴滴入盆中坐浴约 15 分钟，可治愈阴道炎。

3. 茉莉精油

（1）保养皮肤：茉莉 3 滴加乳香 3 滴加薰衣草 2 滴加荷荷芭油 10 毫升调制均匀，沐浴后身体水分未擦干时，涂抹全身，可延缓皮肤老化，改善皮肤松弛。

（2）助产黄金配方：茉莉 3 滴加薰衣草 3 滴加杜松子 2 滴加小麦胚芽油 10 毫升加甜杏仁油 40 毫升。产妇分娩时做腹部按摩，可加快分娩过程，减轻分娩痛苦。

（3）减少妊娠纹：茉莉 3 滴加乳香 2 滴加荷荷芭油 5 毫升。按摩腹部，每天一次，能减少妊娠纹。

（4）滋润护发：茉莉 1 滴加檀香木 2 滴加天竺葵 2 滴加荷荷芭油 20 毫升调匀，洗发后按摩头发和头皮，能滋养秀发。

（5）开朗心情：将茉莉 3 滴加甜橙 3 滴加檀香 2 混合均匀后滴入薰香灯中，温暖的气息，能使人精神愉快，忘记烦恼。

4. 柠檬精油

（1）空气清新剂：柠檬精油 2 滴加水 100 毫升制成空气清新剂。

（2）清新口气：柠檬精油 2 滴加入 200 毫升的清水中漱口，可以消除口中异味，及预防口腔黏膜的感染。

（3）护发养发：将柠檬精油 2 滴滴入洗脸盆中，将洗好的头发，浸泡其中，5 ～ 10 分钟，起来后直接用毛巾擦干，不但可以减少头皮屑的发生，还有护发柔顺发丝的效果。

（4）提神醒脑：柠檬精油 2 滴加罗勒精油 2 滴混合均匀，滴入香薰炉中，能提神醒脑，增加记忆力，提高工作效率。

（5）防治感冒：柠檬精油 2 滴加桉树精油 3 滴加太阳花油 5 毫升，调匀后按摩背部、腹部、上胸部位 20 分钟，然后盖上被子睡觉，睡醒后症状即可缓解。

（6）减肥瘦身：柠檬精油 2 滴加肉桂精油 3 滴加迷迭香精油 3 滴加太阳花油 6 毫升，作局部减肥按摩，可去除多余积水，减肥瘦身。

5. 天竺葵精油

（1）问题肌肤：天竺葵 4 滴加玫瑰 3 滴加佛手柑 2 滴加乳液 50 毫升，抹擦患处，能平衡皮脂分泌，改善肌肤状况，唤醒肌肤活力。

（2）丰胸健美：天竺葵 5 滴加檀香 2 滴加玫瑰 3 滴加 10 毫升基础油调制均匀，每晚临睡前涂抹于乳房上，并按摩 5 ～ 10 分钟，可促进乳腺发育，起健胸作用。

（3）泌尿系统感染：天竺葵 3 滴加杜松子 2 滴加佛手柑 3 滴混合均匀，滴浴缸里，半身浴 15 ～ 20 分钟，能改善尿道感染。

（4）强化循环系统：天竺葵 5 滴加檀香 3 滴加鼠尾草 2 滴加甜杏仁油 20 毫升调制

成按摩油，按摩胸部、颈部，能强化循环系统，对喉部及唇部的感染有疗效，并能安抚神经痛。

（5）女性呵护：天竺葵 5 滴加橙花 2 滴加薰衣草 3 滴加杏仁油 20 毫升调制成按摩油，全身按摩能调节荷尔蒙，改善经前症候群、更年期症状、乳房胀痛等。

（6）抚平情绪：天竺葵 3 滴加葡萄柚 3 滴加依兰 2 滴，滴在熏香炉中，能提振精神，舒解压力。

6. 檀香精油

（1）皮肤保养：将檀香 5 滴加薰衣草 3 滴加天竺葵 2 滴加入 50 毫升无香料乳液中，用于日常的皮肤护理和按摩，可消除皮肤干燥、脱皮及干疹，柔软皮肤。

（2）防治呼吸系统疾病：檀香 2 滴加薰衣草 2 滴混合均匀，滴入热水中，将蒸气吸入，对胸腔感染之支气管炎、肺部感染的喉咙痛、干咳也有效果。

（3）放松情绪：将檀香 3 滴加乳香 3 滴加玫瑰 2 滴调制均匀，滴入熏香炉中，可安抚神经紧张及焦虑。

（4）女性保健：将檀香 3 滴加安息香 3 滴加玫瑰 2 滴混合均匀，滴入八分满的浴缸中泡澡，能净化性器官，促进阴道的分泌作用，改善由性接触或性行为引起的疾病。

7. 茶树精油

（1）将茶树精油 1 滴滴在洗手盆里洗手，可抑菌、杀菌、让双手散发草本芳香。

（2）将茶树精油 3 滴加迷迭香精油 4 滴，于一盆 3 千克的热水中坐浴 15 分钟，连续一周，能有效改善阴道炎、膀胱炎等症。

（3）茶树精油 4 滴加薰衣草精油 3 滴加葡萄籽油 5 毫升，调配后涂抹于患处。严重者可直接使用茶树精油 4 滴和薰衣草精油 3 滴混合后直接涂抹于局部患处，能抑制脚气，改善病情。

（4）经常用茶树精油 2 滴加薄荷 1 滴加 500 毫升温水漱口，可保持口气清新，防止蛀牙。

（5）将茶树精油 2 滴加桉树精油 3 滴加天竺葵精油 1 滴，滴于香薰炉作蒸熏，可改善治疗咳嗽和呼吸系统疾病。

8. 迷迭香

（1）强化心脏：迷迭香 5 滴加玫瑰 3 滴加牛膝草 2 滴加甜杏仁油 10 毫升加葡萄籽油 10 毫升，用以按摩，能使低血压恢复正常，是珍贵的强心剂和心脏刺激剂。

（2）缓解肌肉酸痛：迷迭香 5 滴加黑胡椒 3 滴加姜 2 滴加甜杏仁油 16 毫升加小麦胚芽油 4 毫升，用以按摩，可以止痛，舒缓痛风、风湿痛以及使用过度的肌肉。

（3）瘦身减肥：迷迭香 3 滴加葡萄柚 3 滴加杜松 2 滴，用以沐浴，因为它的利尿属性可以有助于排出女性经期中水分滞留症状，达到瘦身效果。对肥胖症也有好处。

芳香精油对女人的吸引力应该是天生的，美丽与芳香总对女人有着致命的诱惑力。有哪个女人会厌弃来自纯真自然的呵护，更何况这呵护带着缤纷的色彩和迷人的芳香。

※ 女人要善待自己，不可过度疲劳

很多现代女性都有这种感觉，钱多了，生活好了，吃得好了，美容院也常进，人却老得快了。为什么呢？因为不少女人在忙着工作或忙着赚钱的时候很容易陷入一种疲劳的状态。疲劳对人们的身心健康有极大的影响，对肌肤保养也很不利，可以说疲劳是美容和健康的大敌。

《黄帝内经》中提到的"五劳七伤"其实就是由于疲劳导致的健康问题。体力疲劳一般表现为四肢乏力、肌肉酸痛、关节屈伸轻度障碍或有牵引性疼痛等。这是一种正常的生理现象，是由于体力劳动时间过长或强度过大，体内组织器官需要的营养物质和氧气供应不足，代谢废物积累增多，使人产生疲劳感。如经过适当的休息，代谢产物从体内排出，疲劳感便自然消失。所以，疲劳感是人体的一种保护性反应。但是，如果人感到身体疲劳却不休息，体内新陈代谢过快，氧的消耗量急剧增加，则会产生大量的活性氧，这是促使人体衰老的主要物质。人一旦衰老，首先会反映到外表容貌，这是一般的美容术无法修复的。同时疲劳也会使人体血液循环不畅，皮肤供血及营养代谢不足，影响皮肤健康。

那么如何解除疲劳，达到养颜的目的呢？

1. 规律生活、适度运动

熬夜会使身体无法得到充分的休息，自然会影响第二天的精神，所以要绝对遵守"不熬夜"的原则。中午最好再来个 20 ～ 30 分钟的小午休，放松身心，减轻压力。适当运动也可以增进体能，力行"333 政策"，相信体力会大大增进。所谓"333 政策"就是一个星期运动 3 次，每次运动 30 分钟，运动 30 分钟后，每分钟心跳 130 次。

2. 饮食改善，应对疲劳

要应对疲劳，应该多吃这些东西：

（1）热茶：茶中含有咖啡因，它能增强呼吸的频率和深度，促进肾上腺素的分泌而达到抗疲劳的目的。咖啡、巧克力也有类似的作用。

（2）碱性食物：疲劳是由于人体内环境偏酸而引起的，多食碱性食物则能达到消除疲劳的效果，如新鲜蔬菜、瓜果等。

（3）高蛋白：人体热量消耗太大也会感到疲劳，故应多吃富含蛋白质的豆腐、牛奶、猪肉、牛肉、鱼、蛋等。

3. 善用维生素解疲劳

复合维生素就像是身体的大补丸，适时补充对消除疲劳也很有帮助，如 B 族维生素和锌就具有相当的功效，维生素 A 则可以对抗眼睛的疲劳，要想解除肌肉疼痛，维生素 E 和钙质也是必不可少的。

4. 放逐身心，拟订计划

放松身心，发个呆或者放纵自己一个下午，让自己获得充分的休息，如此才不会把神经绷得太紧。

每个女人都应该从心里把自己当成公主来呵护，懂得适当的休息和放松，不要总是让自己疲于奔命，这样，青春和美丽容颜才能停留得久一些。

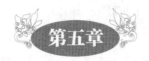

第五章

《黄帝内经》养护不限时，
每时每刻都要靓丽 100 分

懂得养颜真谛的美女要熟知四季

※ 养颜也要顺应四季的"生长收藏"法则

一年四季，自然万物都随着季节的变化而变更，人的皮肤同样也随着季节的更换发生着微妙的变化。《黄帝内经》上说"智者之养生，顺四时而适寒暑，和喜怒而安居处，节阴阳而调刚柔"，其实养护容颜也是一样，只有顺应天时，随着时令的更迭而改变，适时而食，才能让容颜永葆青春活力。

《黄帝内经》里有句话说："夫四时阴阳者，万物之根本也，所以圣人春夏养阳，秋冬养阴，以从其根，故与万物沉浮于生长之门。逆其根，则伐其本，坏其真矣。"四季阴阳是万物的根本，也就是在春、夏季节保养阳气，在秋、冬季节保养阴气。因为身体与天地万物的运行规律一样，春夏秋冬分别对应阳气的"生、长、收、藏"。如果违背了这个规律，就会戕害生命力，破坏人身真元之气，损害身体健康，没有了健康，容颜也就成了无源之水、无根之木。

四季轮回，寒暑更替是人类赖以生存的必要条件。春生、夏长、秋收、冬藏适生物适应四季气象变化形成的普遍规律。人类在长期的进化过程中，获得了适应自然变化的能力，表现为"人与天地相应"。所以，人的各种生理功能，有着与天地自然变化几近同步的节律性和适应外界变化做出自我调整的能力。简言之，就是要法时，养生和养颜都要法时。

1. 春季养"生"，让身体与万物一起复苏

春天是阳气生发的季节，《黄帝内经》说："春三月，此谓发陈，天地俱生，万物以荣。夜卧早起，广步于庭，被发缓形，以使志生，生而勿杀，予而勿夺，赏而勿罚。此春气之应，养生之道也。"这段话就是春季的养生养颜总纲。

首先，春天要晚睡早起，不要睡得太多，否则会阻碍身体内部气机的生发。春暖

花开的季节应该多活动，节假日的时候可以踏青去游玩，一方面放松心情，一方面唤醒冬季里沉睡的身体，还能呼吸天地之间的清气。

春天是肝气最足、肝火最旺的时候。肝在中医五行当中属木，此时它的功能就像是春天的树木生长时的情形。这时候人最容易生气发火，肝胆是相表里的，肝脏的火气要借助胆经的通道才能往外发，所以很多人会莫名其妙地感到嘴苦、肩膀酸痛、偏头痛、乳房及两肋胀痛、臀部及大腿外侧疼痛。这时你按摩一下肝经上的太冲穴就可以达到止痛的效果。因为出现上述疼痛的地方就是胆经的循行路线，通过胆经来抒发肝之郁气，是最为顺畅的。

春季有人经常腿抽筋，有人经常会腹泻，有人经常困倦，这又是一种情形，就是"肝旺脾虚"。五行中肝属木，脾属土，二者是相克的关系。肝气过旺，气血过多地流注于肝经，脾经就会相对显得虚弱，脾主血，负责运送血液灌溉到周身，脾虚必生血不足、运血无力。造成以上诸般症状，这时可以服用红枣山药薏米粥以健脾养血，脾血一足，肝脾之间就平和无偏了。

早春天气，乍暖还寒，有时还会倒春寒，所以一定要注意增减衣服。所谓"春捂"，就是说早春要穿暖一点，不要急于脱冬衣。办公室及家里要多开窗户，一天至少开两次窗户，每次 15 ～ 30 分钟。多吃温阳性食物、生发性食物、酸性食物、甜味食物等，如豆芽、韭菜、青笋、香椿、酸枣、橙子、猕猴桃、羊肝、猪肝、鸡肝等。

2. 夏季养"长"，适当宣泄体内淤滞

夏季是天地万物生长、葱郁茂盛的时期。这时，大自然阳光充沛，热力充足，万物都借助这一自然趋势加速生长发育。人在这个季节也要宣泄出体内的淤滞，这样才能使气血通畅，为以后的收藏腾出地方。如果在夏天宣泄得不够，到了秋冬季节想进补的话，根本就补不进来。

另一方面，因为夏季属火，主生长、主散发，夏天多晒太阳、多出汗，可借阳气的充足来赶走身体里的积寒。但现代人通常都处于有空调的环境下，整个夏天都很少出汗，这样反而会让体内的寒气加深，抑制散发，秋天就会得痰证（呼吸方面的病），降低了适应秋天的能力。

中医认为长夏（农历六月，阳历 7 ～ 8 月间）属土，五脏中的脾也属土，长夏的气候特点是偏湿，"湿气通于脾"，也就是说湿气与脾的关系最大。所以，脾应于长夏，是脾气最旺盛、消化吸收力最强之时，因而是养"长"的大好时机。另外，夏季对应人体五脏中的"心"，有心脏病的人在夏天容易复发或者症状加重，所以夏季应以养心为先。

那么夏天我们应该怎样"养长"和"养心"呢？

（1）要保证睡眠，中午的时候人们总是精神不振、昏昏欲睡，因此有条件的话可

以增加午休的时间，以消除疲劳，保持精力充沛。

（2）要保证营养，夏季天热气压低，人体消耗大，所以这时候更应该注意养自己的身体，增加营养，多吃绿叶蔬菜和瓜果，早晚喝点粥或汤是大有好处的，尤其是绿豆汤或粥，既能生津止渴、清凉解暑，又能滋养身体。

（3）要及时补水，多喝凉白开水，不能用饮料代替饮水。

（4）不能贪凉。《黄帝内经》里说"防因暑取凉"，这是告诫人们在炎热的夏天，在解暑的同时一定要注意保护体内的阳气，因为天气炎热，出汗较多，毛孔处于开放的状态，这时机体最易受外邪侵袭。所以不能过于避热趋凉，如吃冷饮，穿露脐装，露天乘凉过夜，用凉水洗脚，这些都会导致中气内虚，暑热和风寒等外邪乘虚而入。

（5）保持心静，夏天容易使人心烦，提别是在气温高、无风、早晚温度变化不明显时，就更容易使人心胸憋闷，产生烦躁和厌烦情绪，从而诱发精神疾病。所以夏天应该清心寡欲、收心养神。

3. 秋季养"收"，人应该处处收敛不外泄

秋季的三个月，是万物收获的季节。此时秋风劲急，气温下降，地气内敛，外现清明，人们也应该早睡早起，收敛精神而不外散，以缓和秋季肃杀的伤伐，使神气安定。这是秋季养生的法则，如果违背了这个法则，就会伤损肺脏，到了冬季便会出现顽固不化的泄泻，供给冬季收藏的就减少了。

生活中我们应该如何进行"养收"呢？

（1）早睡早起。秋季，自然界的阳气由疏泄趋向收敛、闭藏，在起居方面要合理安排睡眠时间，早卧早起。晚上10点就睡觉，11点就能养肝胆之气，不然你的肝胆是养不起来的。

（2）使志安宁。肾藏志，顺应了秋收之气，就能使肾经不妄动。所以在秋季的时候性生活要有所收敛，以养精气。

（3）饮食调养。秋天气候干燥，应防"秋燥"，膳食应贯彻"少辛增酸"原则，尽可能少食葱、姜、蒜、韭菜等辛味之品，多食酸味果蔬。如雪梨、鸭梨，生食可清火，煮熟可滋阴、润肺而防燥。

秋季易伤津液，故饮食还要以防燥护阴、滋阴润肺为基本准则。多食芝麻、核桃、糯米、蜂蜜、乳品等可以起到滋阴润肺、养血的作用的食品。

（4）内心宁静。秋季日照减少，花木开始凋谢，特别是霜降之后，"无边落木萧萧下"，常使人触景生情，心中产生凄凉、忧郁、烦躁等情绪。因此秋季养肺就要注意精神情志方面的养生，培养乐观情绪，可以参加一些登山赏红叶等有意义的活动。我国古代民间就有重阳节登高赏景的习俗，登高远眺，饱览奇景，有心旷神怡之感，可使一切忧郁、惆怅顿然消失，又调剂生活，实为人间乐事。

4.冬季养"藏"，养肾防寒是关键

冬季的主气为寒，寒为阴邪，易伤人体阳气，阴邪伤阳后，人体阳气虚弱，生理机能受到抑制，就会产生一派寒象，常见情况有恶寒、脘腹冷痛等。另外，冬季是自然界万物闭藏的季节，人体的阳气也要潜藏于内。由于阳气的闭藏，人体新陈代谢水平相应降低。因而需要生命的原动力"肾"来发挥作用，以保证生命活动适应自然界的变化。人体能量和热量总来源于肾，也就是人们常说的"火力"，"火力"旺说明肾脏机能强，生命力也强。反之生命力就弱。冬天，肾脏机能正常则可调节肌体适应严冬的变化，否则将会导致新陈代谢失调而发病。综上所述，冬季养生的重点是"防寒养肾"。

《天枢天年》中黄帝问岐伯，有人不能寿终而死的原因。岐伯回答："薄脉少血，其肉不实，数中风寒……故中寿而尽也。"其中"数中风寒"便是早亡的一个重要原因。所以我们要健康、要长寿，就要防寒。现在很多人，尤其是时尚女性，冬天的时候，上身穿得厚厚的，下面却只穿条裙子。这样的装束，虽然美丽，但对身体的伤害是无穷的。俗话说"风从颈后入，寒从脚下起"。虽然血总是热的，但很多人气血虚弱，或阳气不足，新鲜血液很难循环到脚上去，没有热血的抵挡，寒气便会乘虚从脚下侵入。

冬季属阴属水，要藏得住才保证春季的生发。因此，冬季一定要养好肾阴，要收敛，澡都要少洗，每周一到两次，但可以每天热水泡脚。这样才能养住体内已经收敛的阳气，所谓"无扰乎阳"。

衣服要穿暖，多晒太阳，冬天不宜洗冷水澡也不提倡冬泳，以免阳气耗损太大。多吃温补性食物，这些食物能温暖人身，驱除寒邪，温热性食物主要指温热及养阳性食物如羊肉、牛肉、鸡肉、狗肉、鹿茸等，其中，羊肉和鸡肉是冬天温补的主要肉食品。

中医认为肾藏精，是人的生命之本。房事不节，会损伤肾精，久而久之，便会使肾气亏损，产生精神萎靡、耳目失聪、面容憔悴、皮肤干枯等未老先衰的症状。冬季与肾脏相应，因此这个季节应节制性生活，以保肾固精。

由此可见，四季阴阳不同，对人体造成的影响也不同。养颜同养生一样，要顺应四季的阴阳，按照季节的不同采取各有侧重的养护方式，才能收到事半功倍的效果。

※ 春季是保养容颜最好季节

俗话说："一年之计在于春。"对于女性的养颜大计来说，春天可是保养容颜不可错过的大好时机。春天万物生发，人体内的阳气也处于上升的趋势，各种生理功能逐渐活跃，最有利于生精血、化精气、充实人们的五脏器官。正因为如此，才有了"人面桃花相映红"的动人景象。

然而，春天也是"百草发芽，百病发作"的季节，恼人的春风，不仅卷走水分，

还裹挟着花粉、灰尘，袭击人的肌肤。一些女性的面部或眼角经常会出现小红疙瘩或者红斑，上面有细碎的糠状鳞屑，有的奇痒难忍，夜间更是厉害，抓破后不但皮肤会受到伤害，平日小心打理的形象也大打折扣，让女性非常苦恼。因此，在春季里如何对抗过敏，做好"面子"工作就成了女性的一项必修课。

其实，这并不是一件难事，只要做好日常的皮肤护理，再让自己盛开的味蕾畅享一些春日美食，就能帮你轻松解决过敏问题。

1. 做好皮肤日常护理

从外面回来后要及时把落在脸上的花粉、灰尘等过敏性物质洗去，以减少致病的机会。洗脸的时候不要用碱性强的肥皂或洗面奶，以免破坏皮脂膜而降低皮肤抵抗力。在护肤品的选择上，最好使用纯天然植物护肤品，如含海藻、甘草、薰衣草精华或芦荟的护肤品通常具有抗过敏的功效。尽量不要用一些特殊功效的护肤品，如祛斑、焕肤、强效美白等产品。注意皮肤的保湿，尽量不化浓妆。如果出现皮肤过敏后，要立即停止使用任何化妆品，对皮肤进行观察和保养护理。

具体可以这样护理：早上洁肤后，除了保湿，还要用敏感皮肤专用的日霜，外出前涂上防晒霜，晚上洗脸后，先用热毛巾覆盖脸2分钟，接着用冷毛巾覆盖1分钟，然后用营养型化妆水涂抹面部，轻轻拍打，让皮肤吸收，最后再涂上保湿防敏型的营养晚霜，轻柔按摩至吸收。

2. 注意饮食营养的均衡

少食用油腻、甜食及刺激性食物、烟、酒等。要多吃些富含维生素的蔬菜、水果、野菜等，以增强机体免疫能力。下面3种是最有效的抗过敏食物：

（1）蜂蜜

蜂蜜质地滋润，可润燥滑肠、清热润肺、缓急止痛，是春季是最理想的保健饮品。每天早晚冲上一杯蜂蜜水，就可以远离伤风、气喘、瘙痒、咳嗽及干眼等季节性过敏症状。

（2）红枣

红枣中含有大量抗过敏物质，可阻止过敏症状的发生。用10颗红枣煮水喝，每天3次，就可以治疗过敏症。

（3）胡萝卜

胡萝卜营养价值很高，它所含的维生素易被人体吸收，具有强身作用。而其中的β—胡萝卜素更能有效预防花粉过敏症、过敏性皮炎等过敏反应。长期吃胡萝卜及其制品，既可获得较好的强身健体效果，又可使皮肤处于健康状态，变得光泽、红润、细嫩。

3. 春季自制花粥

春天正是百花盛开的季节，有的女性可能会对鲜花过敏，但这并不妨碍用鲜花菜肴来关爱自己。下面几款非常好吃易做的自制养颜粥，可以让你在春天里喝出如花美颜。

（1）玫瑰花粥

熬玫瑰花粥，最好采用经过脱水处理的尚未开放的小小玫瑰花蕾，所有营养物质都含在尚未开放的花蕾之中。用新鲜粳米熬制成粥，煮熟后加入适量的小玫瑰花蕾，待粥熬成粉红时，即可食用。常食玫瑰花粥，可悦人容颜，使皮肤更加细腻有致，还可治疗肝气郁结引起的胃痛，对情绪方面还有镇静、安抚、抗忧郁的功效。

（2）茉莉花粥

每年7～8月，将尚未完全开放的茉莉花采集后经脱水处理制成干茉莉花，既可泡茶，又可熬粥。用新鲜粳米100克煮粥，待粥将好时，放入干茉莉花3～5克，再煮5～10分钟即成。茉莉花粥味甜清香，十分爽口，茉莉花的香气可上透头顶，下去小腹，解除胸中陈腐之气，不但令人神清气爽，还可调理干燥皮肤，具有美肌艳容、健身提神、防老抗衰的功效。

（3）菜花粥

菜花含有多种维生素、胡萝卜素及钙、磷、铁等矿物质，对增强肝脏解毒能力、促进生长发育、细嫩肌肤有一定的功效。做粥时，取鲜菜花50克（干品10克），粳米50～100克，红糖适量，加水500克，文火煮粥，待粥稠时，加入菜花，以表面见油为度，适宜早晚服用。

（4）桃花粥

取桃花（干品）2克，粳米100克，红糖30克。将桃花置于砂锅中，用水浸泡30分钟，加入粳米，文火煨粥，粥成时加入红糖，拌匀。每日1剂，早餐1次趁温热食用，每5剂为一疗程，间隔5日后可服用下一疗程。适用于血淤表现（如脸色黯黑、月经中有血块、舌有紫斑、大便长期干结）者。此粥既有美容作用，又可以活血化瘀。但不宜久服，且月经期间应暂停服用，月经量过多者忌服。

（5）杏花粥

杏花具有补中益气、祛风通络、美容养颜的作用。将杏花熬粥服用，可以借米谷助其药力，让肠胃充分吸收其内含抑制皮肤细胞酪氨酸酶活性的有效成分，以预防粉刺和黑斑的产生。

另外给大家推荐一个简单实用还省钱的好方法：将金银花、野菊花、玫瑰花混在一起煮一锅汤，放在冰箱里，每次洗澡时加一点进去，这样能更彻底的为身体做一次大扫除，把扰人的病毒全都赶跑。白天最好就不要给皮肤太多的负担，平时喜欢化浓妆的人只用一些基础护理的保养品和隔离霜就可以了，让皮肤也能好好呼吸，做一个温暖春日里的天然美人。

4. 春季护肤小细节

全面养护容颜，除了要做好肌肤的保养工作外，还要结合春天的季节特点，注意生活的细节：

（1）多喝水

春天多风，人体容易因空气干燥而缺水，多喝水可补充体液，增进血液循环，促进新陈代谢。多喝水还有利于消化吸收和排除废物，减少代谢产物和毒素对肝脏的损害。

（2）服饰宽松

阳气最怕压抑，喜欢自由自在。春季衣着上尽量穿得宽松一点儿，不要束缚太紧，特别是辫子不要扎太紧，帽子也不要太紧，形体得以舒展，气血不致淤积。肝气顺畅，这样才能让我们的阳气好好地工作。

（3）心情舒畅

由于肝喜疏恶郁，故生气发怒易导致肝脏气血淤滞不畅而成疾。首先要学会制怒，尽力做到心平气和、乐观开朗，使肝火熄灭、肝气正常生发、顺调。

（4）饮食平衡

食物中的蛋白质、碳水化合物、脂肪、维生素、矿物质等要保持相应的比例。同时保持五味不偏。尽量少吃辛辣食品，多吃新鲜蔬菜、水果，不暴饮暴食或饥饱不均。

（5）适量运动

做适量的运动，如散步、踏青、打球、打太极拳等，既能使人体气血通畅，促进吐故纳新，强身健体，又可怡情养肝，达到护肝保健的目的。

※ 春季护肤关键词：少油、多水

春天是多风的季节，风起的是散热的作用，同时，风还有干燥的作用，能把皮肤、呼吸道表面的水分都吹干，所以我们在春天会感觉干燥、皮肤瘙痒。春回大地，万物复苏，所以要注重皮肤的保湿。

1. 小心，春天并不全是生机

肌肤之所以在春季特别容易干燥，其实是与春季多风、多沙的气候特点分不开的。在早春时节，肌肤的油脂分泌都还处于休眠状态，但春季干燥的风沙会将水分抽走。如果你感到皮肤紧绷发干，就是典型的缺水表现。要是再不采取保护措施，就会进一步恶化，粗糙、皲裂、脱皮、干纹都会蜂拥而至，让你无从招架。尤其在北方，这种现象更严重。

2. 春季护肤，少油多水

春季的皮肤保养，第一步就是把护肤品都换成适合春季使用的，因为冬季护肤品对于春季的皮肤来说太油腻了。

春天是人体机能最活跃的季节，这时的皮肤其实并不缺油，干涩是因为皮肤缺水所造成的，因此一定要选用保湿功能较强的护肤品。保湿护肤品并不能直接给肌肤提供水分，它主要是通过皮肤细胞吸收一些能够携带水分子的物质，以及通过吸收空气中水分的保湿因子，形成脸部湿润小环境来给皮肤保湿，所以，要尽量让你的居室保持适宜的湿度。总的来说，春季护肤品应该调整为保湿及具有修复受损细胞功能的低油面霜。

3. 春季的脸蛋儿，要分"区"治理

有些人往往会发现这样一个问题，那就是补水功课虽然做得很到位，T区部位的水分都已经"过剩"了，而脸颊的肌肤还处于"饥渴"的状态。对此，要提醒大家，在春季要想让皮肤焕发最佳状态，必须抛弃千人一面的补水方法，只有针对肌肤的不同部位进行"分区管理"，才能让肌肤喝到充足的水分。下面，就来看看如何根据T区、U区、唇部的不同情况来对症补水吧。

（1）T区：不必强力去油。T区部位一直给人"多油"的印象，但是在春季，T区一般不会显得特别油。可以用温和的保湿化妆水补水，并在T区部位停留的时间稍长一点，如果感觉不够，还可以用吸饱化妆水的化妆棉敷一会儿。

两周去一次角质就行了，千万别贪多，否则皮肤会变薄。此外，尽量选择油分低的保湿乳液，一旦觉得T区干燥就立刻涂抹，以达到最佳保湿效果。

（2）唇部：每周做唇膜，睡前是关键。唇部也是春季保湿应该照顾到的重点对象。虽然春天不像冬天那么干燥、寒冷，但大风让唇部水分的蒸发速度加快，一旦水分缺乏，就容易导致唇部干燥脱皮。建议大家每周做一次唇膜来深度滋养嘴唇。蜂蜜是唇膜的最佳材料，在双唇涂上蜂蜜，用一小片保鲜膜覆盖，15分钟后洗净即可。纯天然的自制唇膜非常安全，就算不小心吃到嘴里，也是甜甜的。唇膜最好在晚上入睡前做，效果会更好。如果你有化妆的习惯，要记得用专门的唇部卸妆液仔细把唇妆卸掉，再做唇膜，这样才能更好地保护唇部皮肤。

（3）U区：补水又"加"油。和T区相比，脸颊的U区部位一直是最需要保湿滋润的。在春天，只需根据自己的肤质选择合适的补水保湿产品，就能缓解皮肤干燥。含有玫瑰或红石榴精华的护肤品，绝对是春天补水的好选择，还可以准备一瓶喷雾以便随时补水。

如果U区有干燥脱皮的现象，应该勤做补水面膜，补水的同时注意补油，也可以补充一些维生素A，对脱皮的现象会有所改善。

※ 做个夏季里如花般娇艳的女人

夏日的阳光就像人们盛放的热情，在带给我们炎热的同时还带来美的享受。很多人对夏季的感受可谓又恨又爱，恨的是酷热的高温、无处不在的强紫外线，爱的是夏

天里可以挥洒青春的美好身段，随便穿件吊带衫就是风情万种……其实，只要多用一点心做好日常护理，你就可以完全爱上夏天。

1. 时刻防晒

虽然做了种种防护措施，但还是会被晒伤，是防晒产品不够好，还是自己对于防晒的认识不足呢？下面我们列举一些防晒误区，看你是不是误区里的一个。

误区一：阴天厚重的云层可以阻挡紫外线，所以阴天出门不用防晒。

误区二：马上要出门了，这会儿涂点防晒霜吧。

误区三：今天上班忘记涂防晒了，没事儿，就这么几次。

误区四：我出门前擦了防晒，今天可以高枕无忧了。

其实，紫外线是无处不在的，即使阴天、室内也会有讨厌的紫外线出没，所以，防晒应该随时随地进行。防晒品中的有效成分必须渗透至角质表层后，才能发挥长时间的保护效果，因此应在出门前半小时就擦好防晒用品，出门前最好再补充一次。不要以为一两次忘记防晒没什么，日晒对皮肤的伤害是会累积的，时间长了脸上就会出现斑点、产生皱纹、老化等现象。防晒产品在暴晒部位涂抹数小时后，其防晒效果会渐渐减弱，这时应及时洗去并重新涂抹，以确保防晒效果的延续。

认识了这几个误区，我们就要小心的绕道而行，注意防晒的小细节，让自己的防晒工作真正发挥功效。

（1）尽量避免在夏季早上10点~下午2点这个时段晒太阳，因为这段时间的阳光最强、紫外线最具威力。

（2）夏日外出，每隔2~3小时应当补擦一次防晒品。而游泳时应使用防水且防晒指数较高的防晒品。

（3）暴晒后，用毛巾包着冰块来冰镇发红的被灼伤皮肤以减缓局部燥热，并尽量少用手抓，否则将会加剧晒后斑的产生。

（4）外出时，不要只照顾"脸面"，双手、手臂、脚、膝等外露部位都应涂防晒品，这样既可以防晒又可以有效减少斑点，特别是中年以后过早生成"老年斑"。

防晒是一件需要非常细心的事情，一定不能怕麻烦，这样才能在夏日的阳光下自由呼吸，畅享白皙美丽。

2. 夏日肌肤问题全攻略

护肤，是夏日生活中的必修课程。但阳光的虐待，也使夏日的护肤工作遭遇更多挑战，我们必须了解夏日护肤过程中的种种问题和对策，才能确保娇容不会因为不恰当的保养方式而受到伤害。

（1）蚊虫叮伤

夏季是蚊虫活跃的季节，大量的蚊子、跳蚤等害虫袭击着我们的皮肤，还有可能传播多种疾病，真的是非常可恨。蚊虫叮伤因人而异，轻者无明显症状，重者可显著红肿，并发生淤斑。所以，灭蚊是减少蚊虫叮伤的重点。被蚊虫叮咬后，可以涂抹一些花露水、风油精，不能一味用手挠，避免挠破了发生感染。

（2）痱子

遇上高温闷热、出汗多、蒸发不畅的天气，小水疱、丘疹似的痱子常在额头、颈部、胸背、肘与腋窝等部位出现。解决这样的问题，大家可以在洗澡水中滴点花露水，或者洗澡后涂点痱子粉均会见效。居室和工作场所要适当通风，避免温度过高。不过，切忌出了大汗直接洗冷水浴，汗孔突然闭塞最易得病。

（3）皮肤癣

手癣、足癣、股癣等皆因真菌引起，在潮湿闷热的夏季，发病率增多，同时病变程度往往加重。所以一定要保持皮肤的清洁与干燥。夏日里，轻薄透气的棉质衣物是首选，袜子等衣物要勤换洗。洗完澡后，擦干净脚趾缝、手指缝等"旮旯"，不给癣留下可乘之机。

（4）皮肤感染

夏季皮肤病防治不当，会引发皮肤感染，如毛囊化脓感染等。针对这一问题，女士们一定要加强体育锻炼，增强机体抵抗力，就可减少皮肤感染的患病概率。个人卫生用品要勤洗勤换。多服些维生素制剂，饮食上忌食辛辣、刺激性食物。

（5）毛孔粗大

夏季炎热，油脂分泌过多，造成面部毛孔粗大，很影响美观。所以，大家首先需要做的是用温水和洁面用品彻底洗干净脸，然后拍上一些收敛性的化妆水，再用冰毛巾冷敷，这样有助于收缩毛孔，使皮肤感觉非常清爽。

（6）皮肤干燥

夏季经常待在空调房里的女性常会出现皮肤干燥的情况，解决这种肌肤问题的关键就是及时补水，经常敷补水面膜，多喝水补充体内水分。不要用频繁洗脸的方式来为肌肤补水，这样反而会使脸部的深层水分随着脸表面的水珠一起蒸发掉，起到相反的效果。

《黄帝内经》中说：夏季要"无厌于日"，所以大家不要怕热怕晒就总是躲在空调房里，该出汗的时候就要出汗。其实，高温不可怕，紫外线也不可怕，只要将肌肤防护做得面面俱到，我们就能在阳光下尽情挥洒美丽。

※ 夏季美食谱，爱美就要这么吃

中医认为，夏季五行属火，主长养。也就是说，在这个季节，万物蓬勃生长，呈现一派欣欣向荣的景象。但是，暑气外逼，阴气内藏，女性的身体经常处于一种外阳内阴的不平衡状态之中，脾胃功能也因此衰减。所以这个时候的饮食要注意清淡。调整体内的阴阳平衡，容颜才能由内而外焕发出生机和光彩。

下面我们就介绍几款清凉滋补的靓汤和养颜花茶，一来可以调理身体，二来养颜美容还能纤体。下面我们就一起来看看吧。

1. 夏季清凉滋补汤

◇ 人参竹荪汤

功效：清凉退火，益气生津。

原料：参须 30 克，竹荪 15 克，银耳 15 克，枸杞子 10 克，红枣 10 颗。

做法：竹荪洗去杂质，泡水发软，切成小段，银耳发开去蒂，切成小块。锅中放适量水，放入所有材料，大火煮开，改用小火熬煮 40 分钟左右，最后加入冰糖即可。

注意：根据个人体质，参须可适量调整。

◇ 绿豆银耳汤

功效：消暑解毒，益气补血。

原料：绿豆 60 克，银耳 15 克，冰糖 1 大匙。

做法：绿豆洗净泡水 2 ～ 3 小时，银耳泡水发开，去掉黄蒂。锅中置 600 毫升水，放入所有材料，用中火煮开后，改用小火继续煮 30 ～ 40 分钟加入冰糖即可。

◇ 椰子银耳煲老鸡

功效：消暑、降火、健脾胃、纤体。

原料：土鸡 1/2（约 500 克）、椰子 1 个、干银耳 40 克、红枣 12 粒、姜 3 片，盐适量。

做法：将椰子去皮，取其椰子水与新鲜椰子肉。将鸡汆烫后备用。将银耳先泡水 15 分钟，洗净去带备用。将鸡放入锅中，加热水淹过鸡肉，以大火煮沸，转中火续煮 45 分钟。再放入银耳、红枣、姜片，一起煮 45 分钟，然后加盐调味即可。

注意：椰肉中的纤维质具有纤体的功效。整个的椰子自己家取椰汁及椰肉较为困难，购买时请卖主切开，帮忙取出椰子水与新鲜椰肉，这样可以方便又省力。

◇ 胡萝卜炖牛肉

功效：活血明目、抗氧化防皱。

原料：胡萝卜 200 克、牛腱 200 克、红枣 8 粒、姜 2 片、水 1500 毫升，酒少许、盐适量。

做法：将牛腱洗净，切成条块状备用；将胡萝卜洗净后切块备用；将牛腱汆烫后捞起备用；把水煮开后，放入牛腱、胡萝卜、红枣及姜片，以盅为炖煮一个半小时，然后再加入调味料调味即可。

注意：牛腱一定要选择新鲜的，煮出来的汤味道才会鲜甜。牛肉含丰富的脂肪、蛋白质、铁质。尤其是铁质对女性补血很有助益，而蛋白质则能增强人体的抵抗力。

◇莲藕排骨汤

功效：养颜抗老，活血润肤，促进新陈代谢。

原料：莲藕500克、排骨400克、章鱼干2片、老姜3片、水3500毫升、盐适量。

做法：将章鱼干先泡温水20分钟，莲藕去皮切片，排骨汆烫后备用。将所有食材一起放入水中，以中火煮一个半小时后熄火，再加盐调味即可。

注意：以刀背拍打莲藕的目的，是为了增加其烹煮后松酥的口感。煮汤的过程最好不要中途加水，若是煮到水量过少非得加水时，则可添加热水，以节省烹调时间。

2. 夏季除烦润燥花茶

◇桂花茶

桂花开放分两个阶段，第一阶段闻香不见花，俗称"佛花"，第二阶段花的花瓣全部飘落，所收集的花瓣经过加工即可制成花茶饮用。

桂花茶可以暖胃，胃寒胃胀时饮用最佳。还能止咳化痰、养身润肺、解除口干舌燥，经常饮用可以缓解胀气、润肠通便、美白皮肤、排除体内毒素。此外，它还可以化痰散瘀，对食欲不振、经闭腹痛有一定疗效。

◇菩提子茶

用10片左右带叶的菩提子花，冲入沸水，浸泡10分钟左右即可。

在西方的传说中，菩提子花是诸神献给维纳斯的礼物，夏天开出的米黄色花朵虽然很小，香气却极清远。菩提子花茶富含维生素C，具有松弛神经、宁神安眠的作用，对于头痛失眠有改善效果。睡前1小时适量饮用。对促进消化、减轻感冒发烧、缓解鼻黏膜炎和咽喉疼痛有一定效果。运动后饮用，可让身体感觉舒适，还能助消化，促进新陈代谢。

◇薰衣草茶

取一匙干的薰衣草花焖泡5～10分钟，直接饮用味道有些微苦涩，加蜂蜜调匀后可去除。

薰衣草花茶有缓解疲劳和压力、改善睡眠的功效，特别有助于减轻头疼、失眠、咳嗽、偏头痛、神经紧张等症状，同时也具有一定的抗衰老及滋润肌肤的美容功效。

◇马鞭草茶

冲泡饮用即可。

马鞭草茶具有提神、平缓情绪、消除呕心、促进消化的功效，另外还能有效解决下半身水肿的困扰，特别适合因上班长坐而腿肿的人，但孕期女性应避免饮用。

◇金银花茶

金银花有清热解毒、疏利咽喉、消暑除烦的作用。可治疗暑热症、泻痢、流感、疮疖肿毒、急慢性扁桃体炎、牙周炎等症，非常适合夏季饮用。

不过，金银花性寒，不适合长期饮用，特别是虚寒体质的女性就更要注意。

※ 秋冬到，该给肌肤排排毒了

秋冬到，肌肤的新陈代谢开始转慢，盛夏的骄阳和潮湿让一些问题潜藏起来，慢慢堆积在肌肤表面排不出去，或者排出的速度较慢。在进入秋天之后，这些问题就显现出来，例如肤色暗沉、干燥缺水，甚至出现色斑，手感也比夏季要粗糙很多，这说明你的肌肤需要排毒了。在清除了体内大部分的毒素之后，才能安心进补保养，我们的肌肤才能安然度过接下来这一年中最冷的冬季。

古人有云"美在其中而畅于四肢"，是说只有机体内部健康了，才会有美丽的外在。中医认为女性要注重益气养阴，要注意清除体内多余的积垢，包括排阴毒、利湿、化瘀等。女性健美要以养阴为主，女性阴气茂盛，身体才能健康，外表方能华美雍容。

1. 测测你的肌肤是否有毒素

（1）肤色不是很黑，但暗沉发黄。

（2）天气转凉，脸部的肌肤更加出油。

（3）坚持用眼霜，但黑眼圈和眼袋依然明显。

（4）皮肤变得干燥，摸上去很粗糙。

（5）皮肤抵抗力降低，容易出现过敏现象。

如果以上现象中你有3个以上，说明"中毒"的症状在你身上突出，要赶快着手排毒了。

2. 排出毒素三大策略

（1）洗脸、沐浴就是在排毒

先用温水洗脸，接下来用冷水冲30秒，再用温水洗，再用冷水冲，冷热交替的洗脸法，能够促进血液循环，也是促进排毒的小窍门。洗澡的时候，打点浴盐，不仅能使皮肤光滑细嫩，还能舒缓疲劳、松弛神经、安抚情绪。

（2）多做运动，排毒效果也不错

秋季应经常进行一些大运动量的活动或是外出旅游，这样才能加速身体的新陈代谢，在不断喝水不断出汗的同时，身体的毒素会随着汗液排出。

（3）天然食物，净化肌肤毒素

直接食用一些有利于排毒的水果或蔬菜，也是美容排毒的关键。当然，在补充排毒食品时，要避免油炸、烧烤、饼干、罐头等容易堆积毒素的食物。可多吃些石榴、燕麦片、苹果、红薯、胡萝卜、木耳等，这些食物都有很好的排毒效果，大家平时可以多吃一点。李时珍《本草纲目》指出红薯可以"补虚乏，益气力，健脾胃"，李时珍还有"海中之人多寿，乃食甘薯故也"之说。所以多食红薯好处多多。

※ 秋"收"，容颜也要跟着收获

秋天，是收获的季节，但同时也是容颜的"多事之秋"。很多女性朋友的皮肤会变得干燥无光，那么，这个季节到底应该怎么做，才能赢得身体和容颜的双重收获呢？

《黄帝内经·素问》指出："秋三月，此为容平，天气以急，地气以明；早卧早起，与鸡俱兴；使志安宁，以缓秋刑；收敛神气，使秋气平；无外其志，使肺气清；此秋气之应，养生之道。逆之则伤肺，冬为飧泄，奉藏者少。"这段话的意思是：秋天三个月，是万物成熟收获的季节。这时天气已凉，应该像鸡一样夜寐晨醒，使意志安逸宁静，以缓和秋天肃杀气候对人体健康的影响。这个时候还要收敛神气，使自己的身体与秋天的气候相适应，不要急躁发怒，使肺气不受秋燥的损害。这就是适应秋天气候的养生法。倘若违反了这种自然规律，就会损伤肺气，到了冬天就容易患消化不良、腹泻等疾病。

从这段话中，我们提炼出以下几个养生养颜要点：

1. 秋季饮食应"少辛增酸，以养肝气"

秋天天气凉爽、气候干燥，人们在食欲大增的同时，便秘、咽喉疼痛等疾病也不断地找上门来。所以，在饮食上，一定要注意"少辛增酸"。所谓少辛，就要少吃一些辛味的食物，这是因为肺于秋相应，肺气盛于秋，辛味入肺，少吃辛味，是以防肺气太盛。中医认为，金克木，即肺气太盛可损伤肝的功能，故在秋天要"增酸"，酸入肝，以增加肝脏的功能，抵御过盛肺气之侵入。因此，在秋天一定要少吃一些辛味的葱、姜、蒜、韭、椒等辛味之品，而要多吃一些酸味的水果和蔬菜，如山楂、苹果、石榴、葡萄、杧果、阳桃、柚子、柠檬等。这些水果中所含的鞣酸、有机酸、纤维素等物质，能起到刺激消化液分泌、加速胃肠道蠕动的作用。

2. 肌肤护理：滋阴润肺加补水

秋季时水果丰美的季节，大家可以多吃一些应季的果品，既清心养肺，又可补水美容，让你在秋天干燥的季节，也能拥有水润的令人羡慕的肌肤。比如：梨可以清热解毒、润肺生津、止咳化痰；柑橘有生津止咳、润肺化痰、醒酒利尿等功效；石榴有生津液、止烦渴的作用；荸荠有清热生津、化湿祛痰、凉血解毒等功效，多吃对皮肤很有好处。另外，可以把梨洗净去核切片，加水煮沸30分钟，然后加少许冰糖煮成梨汤喝，既过嘴瘾又可除秋燥。当然也可以把梨、苹果、香蕉混在一起榨成果汁，这样什么营养都有了。

对抗秋季干燥不光靠吃，还可以把这些水果捣烂或榨汁后敷在脸上，这样内外兼养，享了口福，也美了容颜，两全其美。将一个苹果去皮捣烂，加一茶匙蜂蜜，再加少许普通乳霜，敷于洗干净的脸上，20分钟后用温水洗净，再用冷水冲洗一下，然后涂上适合自己的面霜。这个方法很适合皮肤干燥的女性。另外，用捣烂的香蕉敷脸，也能柔化干性皮肤，过 20 分钟后用温水洗干净，涂上面霜，方便快捷。对于油性皮肤的女性来说，可将榨好的柠檬汁加少许温水，用来擦脸，这有助于去除脸上死掉的细胞。其他一些水果也有独特的护肤作用：西柚汁对毛孔过大有收敛作用，橙比柠檬温和，对中性肤质特别适合。大家可根据自己肌肤的情况选择适合自己的水果。

※ 冬"藏"，养颜就要做好饮食、保暖工作

经过春、夏、秋三季之后，寒冷的冬天来临了。《黄帝内经》中说："冬三月，此谓闭藏。水冰地坼，无扰乎阳。早卧晚起，必待日光，使志若伏若匿，若有私意，若已有得，去寒就温，无泄皮肤，使气亟夺，此冬气之应，养藏之道也。"其中"去寒就温"就是说冬天一定要注意保暖，因为冷是一切麻烦的根源。身体血行不畅，面部就会长斑点，体内的能量就不能滋润皮肤，皮肤也就没了生气。所以，女性在冬天里要泡热水澡。天冷时，在热水里泡上半个小时，加上按摩，再冷的身体也会变热。如果没条件的话泡泡脚也可以，再不行就捧一杯热水，怀抱暖水袋，总之方法很多。

"冬三月,所谓闭藏"就是说冬季整个天地都封闭了，人体也要关闭所有开泄的气机，要收藏。我们都知道冬眠的动物，它们一到冬天就开始蛰伏起来不再活动，以降低能量的消耗。其实，在冬天人也应该像动物这样，减少消耗注意收藏，具体要做的就是：减少洗澡的次数、减少运动量、早睡晚起、多吃些味道浓厚有滋补功效的食物。

我国自古以来就讲究冬令进补，因为冬天人们食欲大增，脾胃运化转旺，此时进补可谓是投资少、见效快。但是进补有道才能起到理想的效果，女性在冬季要补出好容颜就要了解以下内容。

1. 冬季进补，应"省咸增苦，以养心气"

冬季气候寒冷,万物收藏。这时人的活动应该有所收敛，将一定的能量储存于体内，为来年的"春生夏长"作准备。冬季在饮食调养方面，以温肾阳、健脾胃为主。这是因为，肾是人生之本，是人体生长发育之本，肾主咸味属水，心主苦味主火，水克火。冬季是肾经旺盛之时，在这个季节如果咸味吃得过多会增加肾的负担，因此冬季要适当地减少咸味，多吃苦味的食物。

2. 因人而异，辨证施食

人的体质各异，其阴阳盛衰、寒热虚实偏差相当大，因此，冬季六节气饮食亦应因人而异，辨证施食。阴虚之人应多食补阴食品，如芝麻、糯米、蜂蜜、乳品、蔬菜、水果、鱼类等；阳虚之人应多食温阳食品，如韭菜、狗肉等，气虚者应食人参、莲肉、山药、大枣等补气之物；血虚者应食荔枝、黑木耳、甲鱼、羊肝等；阳盛者宜食水果、蔬菜、苦瓜，忌牛羊狗肉、酒等辛热之物；血淤者宜多食桃仁、油菜、黑豆等，痰湿者多食白萝卜、紫菜、海蜇、洋葱、扁豆、白果等；气郁者少饮酒，多食佛手、橙子、

橘皮、荞麦、茴香等。

3. 进补时间也有讲究

专家认为，在冬至前后进补为最佳。《易经》中说"冬至阳生"，节气运行到冬至这一天，阴极阳生，此时人体内阳气蓬勃生发，最易吸收外来的营养，而发挥其滋补功效，因此在这一天前后进补最为适宜。当然这不是绝对的，要因人而异。患有慢性疾病又属于阳虚体质的人需长时间进补，可从立冬开始直至立春。体质一般而不需大补的人，可在三九天集中进补。

4. 滋润防燥是关键

冬天虽然清爽，但空气过于干燥，气候寒冷，容易咳嗽，而此类咳嗽多是燥咳，所以应以润肺生津为主，如煲老糖水，将陈皮、冰糖加水煲两小时就可以了。

5. 药物进补要有禁忌

冬天进补以食物最佳，但也有人选择药物进补，这就需要注意饮食中的禁忌，以提高补益效率。在服用人参等补气药物时，忌食萝卜，特别是生萝卜。进补期间，要少饮浓茶和咖啡，因为它们都是消导之品，会使补品中的有效成分分解而降低补效。

进补时要少吃寒凉滋腻的食品，如冷牛奶、肥肉、糯米点心等，以免败伤胃气，造成积滞，影响补品的消化和吸收。进补过程中，不能过多食大蒜、辣椒等辛辣食物，因为这些食物不仅与补阴类药物不适合，也会使补气、补阴药的效果降低。

有许多药物制成了补酒形式，患有高血压、肝病的女性或者孕妇千万不要饮用。

关于冬季进补，很多姐妹还有这样的顾虑：本来冬天活动得就少，再吃一些滋补的肉食，岂不是要长胖了吗？其实，让我们发胖的不是肉，而是过冷的体质。一旦我们的体质过冷，就会需要更多的脂肪来保温，我们的肚脐下就会长肥肉，而一旦我们的身体暖和了，肥肉也就没有存在的必要了，就会自然消失。

※ 冬日护肤要做好，小心肌肤也"感冒"

寒冷的冬季里，女孩们都裹上了厚厚的棉衣，身上是暖和了，可是面部皮肤还暴露在寒风中，脸蛋、耳朵都冻得红彤彤的。进到温暖的屋里，脸上就开始发烧，尤其是耳朵。一次两次还好，如果经常让面部肌肤承受这么大的温差变化，它也会"感冒"的，起皮、发红、脸色暗沉等问题就都出来了，其实这些就是皮肤生病的症状。

1. 肌肤也会害感冒

人的面部有着非常丰富的血脉和神经，它们一方面负责输送营养，一方面又将多余的毒废物代谢出去。但是，"热胀冷缩"的原理不只是适用于物体的，血管神经也一样。冬季天寒地冻的，血液循环也会受影响，营养的输送和毒废物的代谢就会受到阻滞，这就是为何我们的肤色在冬季会变黑、筋肉会纠结的原因所在。先用温水洗脸，然后再用冷水轻拍脸部，这样持续约一分钟，不仅可以有效防止冷空气给皮肤带来的不适，还可以起到收缩毛孔的作用。

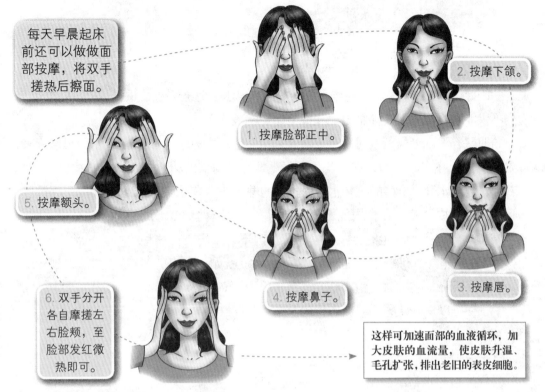

每天早晨起床前还可以做做面部按摩，将双手搓热后擦面。

1. 按摩脸部正中。

2. 按摩下颌。

5. 按摩额头。

4. 按摩鼻子。

3. 按摩唇。

6. 双手分开各自摩搓左右脸颊，至脸部发红微热即可。

这样可加速面部的血液循环，加大皮肤的血流量，使皮肤升温、毛孔扩张，排出老旧的表皮细胞。

2. 肌肤含氧充足就会靓

细胞呼吸是需要氧气的，氧气就像是身体和皮肤的电池，只有氧气充足，皮肤才能健康光洁。然而，寒冷的冬天正是肌肤缺氧的主要季节。给皮肤补"氧"的最好方法就属按摩了，就好似给肌肤做有氧运动。

按摩的方法也很简单，用指腹从额头中央按压至发际，重复 5 次；用食指和中指沿着眼周，轻柔地画一个大圈，重复 5 次完整的画圈；放松下巴，以指腹从嘴角按摩至脸颊，直到有温热感为止；以指腹在脖子上由上往下按摩，重复 5 次。每天坚持做，一定会有效果的。

3. 只要水润白，不要冬日红

很多人在冬天都会两颊红扑扑，别以为这是气色好的表现，其实这两团红是脆弱肌肤的信号。冬季室内外温差大，脆弱的肌肤毛细血管很容易受伤，这样就会加快皮肤老化和松弛。最直接的方法就是降低温差，如果难以改变室内温度，那就尽量在保暖外套里面穿轻薄的衣服吧，进屋后可以脱去外套，避免身体在室内温度过高。还有就是可以多食用胶原蛋白，像猪蹄、猪皮等食物中胶原蛋白就很丰富，冬季里煲一锅猪手黄豆，效果非常不错。

从早到晚，漂亮女性一天 24 小时里的养颜真经

※ 清晨一杯水，肌肤水灵灵

大家都知道这句话："女人是水做的。"的确，水对于女性的健康和美丽起着尤为重要的作用。女性皮肤开始出现老化时最显著的变化就是变得干燥黯淡，不再那么水灵了。因此，女性养颜一定要注重水分的补充。但水要怎么喝也很重要，只要喝得得法，我们不仅能喝出健康，还能把自己变成一个"水美人"。

给肌肤补充水分最好的时机是早晨，身体经过一整夜的代谢，开始缺水。早晨醒来，首先要喝一大杯水。因为，你的身体已经七八个小时滴水未进了，血管内的血液正渴望着补充新鲜水分。早晨的这杯水对保护你的健康非常有益。人体经一夜睡眠，因排尿、呼吸、出汗、皮肤蒸发，体内的水分消耗很多，血液黏稠度增高、血容量减少、血流速度减慢、新陈代谢产生的废物毒素滞留体内不易排出。在这种状态下开始一天的活动，对身体是非常不利的。而晨起空腹喝一杯水，就如一股清泉，很快使血液得到稀释，血液黏稠度下降、血流通畅，组织细胞得到水份的补充，废物毒素得以顺畅排出，身体"苏醒"了，便能以良好状态迎接新一天的到来。

那么早上喝的这杯水有没有讲究呢？有的，大家要注意以下 3 点：

（1）要喝什么样的水

新鲜的白开水是清晨第一杯水的最佳选择。白开水是天然状态的水经过多层净化处理后煮沸而来，它里面所含的钙、镁元素对身体健康非常有益，有预防心血管疾病的作用。早晨起床后的第一杯水最好不要喝果汁、可乐、汽水等饮料，这些碳酸饮料中大都含有柠檬酸，长期饮用会导致缺钙，故晨起不宜饮用。

（2）喝多少水为宜

一个健康的人每天至少要喝 7 ~ 8 杯水（约 2.5 升），运动量大或天气炎热时，饮水量应相应增加。清晨起床时是一天身体补充水分的关键时刻，此时喝 300 毫升的水最佳。

（3）喝何种温度的水为宜

有的人喜欢早上起床以后喝冰箱里的冰水，觉得这样最提神，其实这是错误的。早晨，人的胃肠都已排空，过冷或过烫的水都会刺激肠胃，引起肠胃不适。早晨起床喝水，喝与室温相同的开水最佳，以尽量减少对胃肠的刺激。冬季以煮沸后冷却至 20℃ ~ 25℃ 的白开水为宜，因为这种温度的水具有特异的生物活性，容易透过细胞膜，促进新陈代谢，增强人体免疫力。

※ 早盐晚蜜，简单至上的女性养颜经

常坐办公室的白领们，不论男女都会担心自己的腰围。因为长时间地坐着，同时

又缺乏运动，眼见着小腹就隆起了。不仅有碍观瞻，而且长此以往对健康的影响也是不小的。大家都知道，胖子比瘦子要承担更多的疾病风险。其实，多数肥胖的人身体四肢总感觉胀胀的，是因为人体内积蓄了过多的水分、脂肪和老旧废物所呈现出来的浮肿。而体内寒湿重时，就需要更多的热量来祛寒，所以身体自己就会囤积更多的脂肪。

这里介绍一套"早盐晚蜜"的养生养颜经，尤其适合女性使用。

所谓"早盐"，就是每天早上空腹喝一杯加了1小勺竹盐的纯净水。按照《黄帝内经》讲的，咸属水归肾经，如果早上起床后，先喝上半杯白开水，然后再喝半杯淡盐水，可以保养一天的精神。盐水能促进肠蠕动，解除便秘，减少脂肪在肠道中的堆积和过量吸收，减少肥胖。竹盐比一般的盐更具有解毒排毒功能的原因是它的提炼技术。竹盐中的有机物能够渗入皮肤，促进皮肤的新陈代谢，排出体内多余的水分和废物。

所谓"晚蜜"，就是睡前用温开水调服10～20毫升蜂蜜。蜂蜜味甘，性平，自古就是滋补强身、排毒养颜的佳品。《本草纲目》记载它可以："不老延年。"对润肺止咳、润肠通便、排毒养颜有显著功效。近代医学证明，蜂蜜中的主要成分葡萄糖和果糖，很容易被人体吸收利用。常吃蜂蜜能达到排出毒素、美容养颜的效果，对防治心血管疾病和神经衰弱等症也很有好处。

"早盐晚蜜"的排毒效果虽好，但每个人也要考虑自身的体质，因为竹盐中含有较多的钠，会引起血压增高，而蜂蜜中含糖量较高，所以，高血压、糖尿病患者要慎用此法。

此外，盐水和蜂蜜结合起来喝也很不错，因为二者有互补作用。蜂蜜中钾的含量较高，有助于排出体内多余的钠。当然，在此基础上，平时还要注意多运动，以促进体内机能的正常循环和代谢，才能排毒养颜两不误。

※ 下午三点到五点，减肥最是好时机

下午3～5点，也就是申时，中医认为此时是膀胱经当令的时候。膀胱经号称太阳，是很重要的经脉，它从足后跟沿着小腿、后脊柱正中间的两旁，一直上到脑部，是一条大的经脉。此时膀胱经很活跃，它又经过脑部，使气血很容易上输到脑部，所以这个时候不论是学习还是工作，效率都是很高的。

对于想把身材变得更苗条的美女们来说，下午3～5点是一个不可错过的减肥好时机。因为膀胱经是人体最大的排毒通道，而其他诸如大肠排便、毛孔发汗、脚气排湿毒，气管排痰浊，以及涕泪、痘疹、呕秽等虽也是排毒的途径，但都是局部分段而行，最后也要并归膀胱经。所以，要想去驱除体内之毒，膀胱经必须畅通无阻。疏通膀胱经就是减肥的一个好方法，尤其是对于水肿型的肥胖，在膀胱经当令时记得要多跑两趟厕所。还可以通过刺激膀胱经来促进体内垃圾的排出，以达到减肥的目的。

膀胱经大部分在背部，所以自己刺激时，应找一个类似擀面杖的东西放在背部，

然后上下滚动，这样可以有效刺激相关穴位，还能放松整个背部肌肉。坚持一段时间，对疏通膀胱经，促进毒素排出非常有效，大家不妨试一试。

※ 晚餐时刻，要美丽就要管好你的嘴

一天三顿饭是人们生下来就一直遵循的，大家理所当然地认为这是最合理的。但实际上，古代的人们每天是只吃两顿饭的，早上9点左右和下午两三点各吃一次，他们的这种做法非常符合养生之道：早上9点左右是脾胃最旺盛的时候，这时候吃饭，可以得到最好的消化和吸收，下午两三点则是小肠经当令，正好可以将食物的精微运送到人体的各个部位，以供生命活动之需。

但是，我们现代人的生活规律都是每天3顿饭，有些人还会加上夜宵，一天4顿，如果让他们按照古人那样每天吃两顿，似乎有点不太可能，毕竟饿肚子对身体也没什么好处。所以，只能建议现代人早晨和中午吃得好一点，可以多吃一点，但是不要撑着，晚上一定要少吃一点。特别是男人过了32岁，女人过了28岁，这时身体的新陈代谢已经开始走下坡路，早上和中午阳气旺盛，吃的食物都能转化成气血滋养身体，但是到了晚上，自身的阳气不足了，代谢缓慢，吃进去的食物不能化成气血，而成了多余的废物，也就是中医所说的"痰湿"，所以说晚上要少吃。

生活中会有一些女性，为了减肥，常常是不吃早饭，午饭也只吃一点点，但到了晚上，因为饿了一天往往会放纵一下自己，大吃一顿，其实这无论是对保持身材，还是养生养颜来说，都是非常不可取的。早餐对人的健康非常重要，而且早上是胃经当令的时间，此时吃得多些也不会发胖。而晚上则不同，由于晚上活动量小，加上不久后就要上床睡觉，吃得太多，会对身体造成负担。此时，食物也极易转化为脂肪，对追求身材苗条的女性来说，晚餐尤其要控制食量。

古语有云"早上要吃好，晚上要吃少"，是非常符合健康之道的。

※ 睡前泡泡脚，调理脏腑容颜好

传统中医认为，人的脚掌是一扇通向身体的"窗口"，因为人的双脚上分布着六大经脉，连着肝、脾、胃、肾等内脏，足底有66个穴位，贯穿全身血脉和经脉，五脏六腑的功能在脚上都有相应的穴位。经常洗脚就可刺激足部的太冲、隐白、太溪、涌泉以及踝关节以下各穴位，从而起到滋补元气、调理脏腑、疏通经络，促进新陈代谢，防治各脏腑功能紊乱、消化不良、便秘、脱发落发、耳鸣耳聋、头昏眼花、牙齿松动、失眠、关节麻木等症的作用，还有强身健体、延缓衰老的功效。因此，民间自古就有"春天洗脚，升阳固脱；夏天洗脚，暑湿可祛；秋天洗脚，肺润肠濡；冬天洗脚，丹田温灼"的说法。

脚与人的健康息息相关。因为脚掌有无数神经末梢，与大脑紧紧相连，同时又密

布血管,故有人的"第二心脏"之称。另外,脚掌远离心脏,血液供应少,表面脂肪薄,保温力差,且与上呼吸道尤其是鼻腔黏膜有密切的神经联系,所以脚掌一旦受寒,就可能引起上呼吸道局部体温下降和抵抗力减弱,导致感冒等多种疾病。而热水泡脚就可使自主神经和内分泌系统得到调节,并有益于大脑细胞增生,增强人的记忆力。同时,还能使体表血管扩张,血液循环得到改善。女性的娇美容颜离不开充盈的气血。五脏健康,女人才能有美丽的容颜,因此,无论是养生还是养颜,都需要保持五脏健康。

1. 泡脚的最佳方法

热水泡脚也要有所讲究,最佳方法是:先取倒适量水于脚盆中,水温因人而异,以脚感温热为准,水深开始以刚覆脚面为宜,先将双脚在盆水中浸泡5 ~ 10分钟,然后用手或毛巾反复搓揉足背、足心、足趾。为强化效果,可有意识地搓揉中部一些穴位,如位于足心的涌泉穴等。必要时,还可用手或毛巾上下反复搓揉小腿,直到腿上皮肤发红发热为止。为维持水温,需边搓洗边加热水,最后水可加到足踝以上,女性水要淹到小腿2/3处近三阴交穴为宜。洗完后,用干毛巾擦干净。实践表明,晚上临睡前泡脚的养生效果最佳,每次以20 ~ 30分钟为宜,泡脚完毕最好在半小时内上床睡觉,这样才有利于阳气的生发,也不会太多的透支健康。

2. 泡脚的注意事项

泡脚事虽小但方法很重要,还要注意这些细节,使泡脚的功效达到最好。

首先,泡完脚后要多喝水,及时补充水分。最好是一边泡脚,一边喝温水或生姜红糖水,让身体内部多产热,通过出汗让寒湿及时排出体外。这个方法对治疗女性痛经也非常有效。

其次,是泡脚水的温度。泡脚水的温度没有明确的界限,要视人的承受能力而定。刚开始泡时温度可以低一些,然后再慢慢地增添热水,不断加温,泡到全身发热为宜。

※ 夜晚来临,别让夜色吞噬了美丽

熬夜是美丽的第一大天敌。相信很多女性都知道这一点,但是现实所迫却很难做到不熬夜。可能工作任务重,老板一直在催促,所以白领们总是夜以继日地工作,熬夜也成了家常便饭。而有些女人也喜欢泡夜店,习惯丰富的夜生活。如果你不能改变你的习惯,也要想办法把熬夜的"美丽负担"降到最小。

熬夜很消耗元气,所以应当用食物适当补充一下体力,但是不要吃难以消化的食物,以免给肠胃增加过重的负担而使得大脑缺氧,从而产生困意。为了保持头脑清醒,很多人大量喝茶或者咖啡,但是咖啡虽然提神,相对地也会消耗体内与神经、肌肉协调有关的维生素B,缺乏维生素B的人本来就比较容易累,更可能形成恶性循环,养成酗茶、酗咖啡的习惯。因此,熬夜时多补充些维生素B,反而比较有效。比如一杯温热的燕麦粥就可以为你补充维生素 B。另外甜食也是熬夜大忌，高糖虽有高热量，刚开始让人兴奋，却会消耗 B 群维生素，导致反效果，也容易引来肥胖问题。

熬夜除了对健康有负面影响，对美丽更是坏处多多，那么我们该如何补救或者减轻呢？

首先，加班加点工作的白领丽人们，在熬夜前千万记得卸妆，否则厚厚的粉层或油渍让皮肤得不到顺畅呼吸，很容易引发皮肤问题。熬夜时的皮肤护理也很重要。通常情况下，皮肤从晚上 10 时到 11 时之间进入保养状态，在这段时间里，最好彻底清洁皮肤并涂抹乳液，使得皮肤就算不能正常入眠，也能得到养分与水分的补充。

另外，熬夜对你美丽的眼睛也是大敌，可能导致黑眼圈、眼袋等一系列的容颜问题。解决的方案就是一杯枸杞子茶。枸杞子味甘、性平，能养肝明目，帮助你的眼睛恢复光彩。熬夜后要赶快进行这些补救措施。

早上利用保湿面膜敷一下脸，来补充缺水的肌肤。做个简易柔软操，活动一下筋骨，让精神也能早日恢复。然后吃一顿比较有营养的早餐，记住不能吃凉的食物。另外熬夜的人由于打乱了自身新陈代谢规律，会使得体内废物和水分积聚。第二天你发现自己成了"包子脸"，要解决这样的水肿问题就要做淋巴按摩。用无名指轻柔按摩眼窝位置，有助淋巴循环。然后用手指尖配合呼吸按动面颊，由耳垂边方向至鼻颊骨旁边，呼气按、吸气放，很简单却很有效。

虽然我们为熬夜提供了一系列减轻损害的措施，但熬夜无论对健康还是对美丽都还是害处多多的。

时刻关爱自己，女人在特殊时期要养好

※ 月经初潮，绕开误区让青春更富光彩

青春期中期，在 13 ~ 14 岁的时候，少女会来月经。女性的月经周期绝大多数是有规律的，每月来潮一次是正常的生理现象，它依赖丘脑下部—脑垂体—卵巢轴的调节，无论哪个环节出了问题都会导致月经紊乱，影响女性健康。所以女性在经期要注意以下禁忌，不要认为是"老朋友"来了，就忽视了对自己的呵护。

1. 情绪激动

经期应与平时一样保持心情愉快，防止情绪波动，遇事不要激动，保持稳定的情绪极为重要。情绪激动、抑郁愤怒常使气滞进而导致经期推迟、痛经、闭经等。

2. 过于劳累

经期要注意合理安排作息时间，避免剧烈运动与体力劳动，做到劳逸结合。经期繁劳过力，可导致经期延长或月经过多，反之，过度安逸，气血凝滞，易致痛经等症。

3. 饮浓茶

经期应适当多饮白开水，不宜饮浓茶。因为浓茶中咖啡因含量较高，能刺激神经和心血管，容易导致痛经、经期延长或出血过多。同时茶中的鞣酸在肠道与食物中的铁结合，会发生沉淀，影响铁质吸收，引起贫血。此外，经期最好不饮酒、不吸烟、不吃刺激性强的食物。

4. 营养不足

经期应多吃一些鸡蛋、瘦肉、鱼、豆制品及新鲜蔬菜、水果等。不宜暴饮暴食、饮食偏嗜，如果吃过多辛辣助阳之品可能导致经期提前、月经过多等。过食寒凉生冷食物，可致痛经、闭经、带下病症。

5. 受寒凉

经期要注意保暖，避免着凉；不要淋雨、涉水或游泳，不要坐在潮湿、阴凉之处以及空调、电扇的风道口；也不要用凉水洗澡、洗脚，以免引起月经失调。

6. 坐浴

有些女性平时喜欢坐浴，但在月经期，因为子宫颈口微开，坐浴或盆浴很容易使污染的水进入子宫腔内，从而导致生殖器官发炎。

7. 穿紧身裤

如果月经期间穿立裆小、臀围小的紧身裤，会使局部毛细血管受压，从而影响血液循环，增加会阴摩擦，很容易造成会阴充血水肿，甚至还会引发泌尿生殖系统感染等疾病。

8. 高声歌唱

女性在经期呼吸道黏膜充血，声带也充血，甚至肿胀，高声歌唱或大声说话，声带肌易疲劳。

※ 快乐食物齐登场，还经期无恙心情

月经是每个女人都要遭遇的，经前不适的人群占到80%左右：腹痛、胸闷、烦躁、长痘痘……每个月"大姨妈"造访前都有这么几天，各种讨厌的症状群起而攻，叫人怎么能不烦恼？

营养专家发现，经前不适与营养素的缺乏有关，只要补充相应的维生素，你就能

轻松愉快地度过这段时间。

1. 喜怒无常

有些女性每次月经前都会变得喜怒无常，容易哭泣、抑郁，情绪的变化连自己都不明白怎么回事。

缺乏元素：维生素 B_6。研究表明，那些摄入了足够维生素 B_6 的女性，在经前也能够保持情绪的稳定，这是因为维生素 B_6 能帮助合成提升情绪的神经传递素，如多巴胺。还有一项研究表明，如果和镁制剂一起服用的话，维生素 B_6 还能缓解经前焦虑。

有这种症状的女性应多吃菜花、胡萝卜和香蕉。

2. 胸部不适

有些女性一到临近经期，就发现自己的胸部变硬，乳房胀痛到一点都不能碰。其实这也是经前综合征的常见症状之一。

缺乏元素：维生素 E。摄入维生素 E 的女性，胸部不适会降低 11%。这种营养物质能减低前列腺素的产生，而前列腺素是一种能引发一系列经前疼痛的物质。维生素 E 也能缓解腹痛。

有这种症状的女性应多食用蛋黄、生菜、辣椒、牛奶、小麦面包、白菜和花生。

3. 腹痛

有一部女性在经前的一个星期就会感觉到断断续续的腹痛，当临近经期的 2 ~ 3 天，这种疼痛就变得更加剧烈。

缺乏元素：β -3 脂肪酸。腹痛是最为常见的经前问题，如果女性在每天的饮食中多摄入一些 β -3 脂肪酸就能缓解 40% 的腹痛。β -3 脂肪酸能减少女性体内一种荷尔蒙的分泌，而这种荷尔蒙可能在经前期加剧子宫收缩引起腹痛。β -3 脂肪酸还能缓解因经前综合征引起的焦虑。

有这种症状的女性应多食用深海鱼类，如三文鱼、金枪鱼等。

4. 失眠，睡眠质量不高

有些女性从经前一周就开始失眠，即使睡着了也很容易惊醒，觉得疲惫不堪，体力不支。

缺乏元素：色氨酸。因为荷尔蒙的变化，大约有 60% 的女性在经前一周都不容易入睡。不过色氨酸能有效提高睡眠质量，身体会利用色氨酸来产生一种化学复合胺，帮助你安然入睡。

有这种症状的女性应多食用火鸡肉、牛肉和山核桃。

5. 痘痘

有一部分女性每个月都能准确地知道自己的来潮时间，因为在那之前，讨厌的痘痘总是准时出现在她们的脸上。

缺乏元素：锌。痘痘找麻烦是女人最烦恼的事，一项研究表明，不长痘痘的女人体内锌的含量明显比长痘痘的女人高。锌能阻碍一种酶的生长，这种酶能够导致发炎和感染。此外，锌还能减少皮肤油脂分泌，减少感染机会。

有这种症状的女性应多食用牛肉、羊肉、虾和南瓜。

※ 青春期保健乳房影响女人一生的秀挺

青春期乳房的发育标志着少女开始成熟，隆起的乳房也体现了女性成熟体形所特有的曲线美和健康美，并为日后哺乳婴儿准备了条件。因此，乳房的保护与保健是女性青春期卫生的重要方面。

乳房发育过程中出现的一些现象可能引起少女的困惑和不安，例如，是否戴胸罩、乳房过小或过大、两侧乳房不匀称、乳房畸形以及乳房肿块等问题。下面是保健医生的建议。

1. 少女不应束胸

处于青春期发育阶段的少女千万不要穿紧身内衣，束胸对少女的发育和健康有很多害处。第一，束胸时心脏、肺脏和大血管受到压迫，从而影响身体内脏器官的正常发育。第二，束胸会影响呼吸功能。第三，束胸压迫乳房，使血液循环不畅，从而产生乳房下部血液瘀滞而引起疼痛、乳房胀等不适，甚至造成乳头内陷，乳房发育不良，影响健美，也给将来哺乳带来困难。

2. 选戴合适的胸罩

乳房发育基本定型后，要及时选戴合适的胸罩。一般情况下，可用软尺从乳房上缘经乳头量至下缘，上下距离大于 7.5 厘米时即可戴胸罩。

3. 乳房的卫生

青春期的少女，由于内分泌的原因，每当月经周期前后，可能有乳房胀痛、乳头痒痛现象，这时少女们千万不要随便挤弄乳房、抠剔乳头，以免造成破口而发生感染。乳晕有许多腺体，会分泌油脂样物质，它可以保护皮肤，但也会沾染污垢、产生红肿等，因而要经常清洗，保持乳房的清洁卫生。

4. 乳房发育不良

若发现乳房过小或过大、双侧乳房发育不均、乳房不发育、乳房畸形以及乳房包块等现象，不必惊慌失措。若发现这些情况，一是可通过健美运动促进胸肌发达，使乳房显得丰满，二是在医生的指导下进行适当的调治。少女要到身体发育定型、性发育完全成熟才能确定乳房是否发育不良，不要过早下结论。

5. 加强营养

适当增加动物蛋白和动物脂肪的摄入量。如果只吃素食，或者偏食，对乳房的发育都极为不利。

※ 在最佳怀孕期要孩子

孩子是男女双方爱情的结晶，有个孩子，家庭会增加许多的快乐，从一定程度上还可以加强夫妻之间的感情。但是有些年轻男女怕麻烦，觉得生了孩子就没了自由，所以对此比较抗拒。我们知道花到了时候会开，果子到了季节会结，人也要顺着自然的规律，该要孩子的时候就得要个孩子。那么什么时候是最佳怀孕期呢？

1. 最佳怀孕季节

按《黄帝内经》的理论，最适合怀孕的季节是春天和秋天。因为冬天的时候，人的气血都到里面了，它以肾气为主。《黄帝内经》里说冬天重在藏精，夏天的时候所有气血都到外面了，里面的气血是最弱的。如果在夏天和冬天这两个季节里夫妻生活过多，这时候对身体来讲是一种损害，所以在中国古代养生里面，讲究夏避三伏，冬避三九。《黄帝内经》有一句话叫"冬不藏精，春必病瘟"，就是这时候，正常的夫妻生活可以有，但是一定要注意节制。而春天和秋天的时候，正好是气血最旺盛的时候，气血一个是从外边往里边走，一个是里边向外面走，这时候整个的自然界气候，一个是春花之实，一个是秋收之实，这两个时间，如果要孩子的话，是最好的时候。

2. 最佳怀孕年龄

至于男女要孩子的最佳年龄，《黄帝内经》里讲女人在28岁的时候身体处于最佳时期，35岁以后身体状况开始衰退。这就是说女人在28岁左右生育是最好的，最晚不能超过35岁。男人在32岁的时候身体状况最好，40岁的时候身体素质开始下滑。

※ 呵护生命的摇篮——子宫

子宫是女性重要的性器官，也是宝宝最初的摇篮。其实，只要体内的雌性激素水平正常，没有其他病变，子宫自身就可以保持健康。但是，现在有很多女孩不懂得爱惜自己的子宫，过早开始性生活、频繁流产等都让子宫遭受威胁。据统计，与子宫有关的疾病竟占妇科病的1/2，即每两个妇科病人中，就有一人的子宫在遭难。

1. 子宫疾病的信号

（1）伴有下腹或腰背痛的月经量多、出血时间延长或不规则出血，这些症状提示子宫肌瘤的发生（良性子宫肌瘤）。

（2）大小便困难，当大笑、咳嗽、腰背痛时出现尿外溢，这可能提示有子宫脱垂。

（3）月经周期间出血或者绝经后出血，这些症状可能提示有子宫癌。

（4）慢性、不正常的绝经前出血，被称为功能失调性子宫出血。

（5）下腹急性或慢性疼痛，有子宫肌瘤或者另外严重的盆腔疾病。例如急性盆腔炎或子宫内膜异位症，应立即去看医生。

（6）月经量过多，导致贫血，这也可能是子宫肌瘤、功能失调性子宫出血、子宫癌或其他子宫疾病的症状。

2. 常见的子宫疾病——子宫肌瘤

子宫肌瘤是女性生殖器最常见的一种良性肿瘤，多无症状，少数表现为阴道出血，腹部触及肿物以及压迫症状等。子宫肌瘤多发于中年妇女，一般在绝经后就会停止生长并逐渐萎缩，所以，如果在快绝经的时候发现有子宫肌瘤，那基本就不用管它了，因为绝经以后，子宫肌瘤也就要萎缩了。这时如果还要手术治疗，就会大伤任脉之血，对身体非常不好。

3. 子宫心气过多导致的小腹胀痛

有的女性在经前或者经期经常会有小腹胀痛的症状出现，这其实是到达子宫的心气太多导致的。《黄帝内经》里说："胞宫络于心。"这句话的意思是：子宫和心脏有经络直接相连。在经前和经期，有适量的心气会沿着心脏和子宫相连的经络向下到达子宫，促使子宫向外排出经血。如果通往子宫的心气偏少，无力推动经血排出，就会导致你的月经迟迟不来，如果到达子宫的心气偏多，就会壅塞在子宫里面，导致小腹胀痛。

要解决这个问题，我们就要找到掌管心脏中心气潜藏与释放的穴位——手少阴心经的原穴神门穴（在腕横纹尺侧端，当尺侧腕屈肌腱的桡侧凹陷中）。根据中医"左升右降"的原则，左侧神门穴负责促使经气回归心脏潜藏，右侧神门穴负责让原本潜藏在心脏中的心气向外释放。在经前或经期出现小腹胀痛的时候，你就可以在左侧神门穴上贴白参片，或者直接按摩、艾灸，让心气重新回到心脏潜藏，小腹胀痛就会缓解。

4. 子宫的养护

子宫的重要意义已经不言而喻，所以女性朋友一定要把子宫的保健纳入日常生活的内容中，精心呵护。

（1）切忌早婚早育

女性过早婚育，由于子宫发育尚未完全成熟，不仅难以担负起孕育胎儿的重任，不利于优生，而且易使子宫不堪重负，进而罹患多种疾病，比如少女生育比成年女性更易发生难产，子宫破裂的机会显著增多，产后也更易出现子宫脱垂。

（2）注意性生活的卫生

不洁的性交，最容易引起子宫内膜炎、宫颈糜烂。女性性生活放纵或未婚先孕、早孕，将会对自己的身心健康造成损害，常是宫内感染、宫颈糜烂以及子宫癌发病的直接原因。不洁的性生活，还包括男性龟头包皮垢对宫颈的刺激，也是导致子宫受损的因素之一。

此外，在妊娠期初期的 3 个月和临产两个月，最好禁止性生活，否则会引起流产或早产，对子宫有很大的损害。

（3）选择健康科学的分娩方式

子宫的受损与分娩不当有着密切的关系。因此，必须要做到"三不"，即一不要私自堕胎或找江湖医生进行手术，这样做的严重后果是，子宫破损或继发感染甚多；二不要滥用催产素药，在一些偏远农村，当孕妇分娩发生困难时，滥用催产素的情况时有发生，这相当危险，可能导致子宫破裂等；三不要用旧法接生，少数农村仍沿用旧法接生，包括在家自接，这对产妇和胎儿的安全是一种严重威胁。

（4）绝经期的子宫保健

女性进入绝经期后，表明子宫已经退役，但此时的保健工作依然不可松懈。一般说来，老年期遭受癌症之害的可能性大增，表现在老年女性身上就是宫颈癌发病危险上升。故老年女性仍须注意观察来自生殖系统的癌症警号，如"老来红"、性生活出血等。

同时，更年期妇女要注意合理进餐，坚持适度体育锻炼，戒烟忌酒，防止肥胖。因为肥胖与吸烟也可增加子宫颈癌的发病危险。

另外，保养子宫一定要尽量避免人流。同卵巢养护一样，人工流产也会给子宫带来一系列健康隐患。所以暂时没有生育计划的年轻夫妇一定要做好避孕措施。万一情况发生，要到正规医院接受科学正规的流产手术。流产也是一种分娩，要认真对待。人流后一个月内应禁止盆浴，禁止性生活。给子宫一个复原的时间，也让身体有一个复原的机会。饮食上保证蛋白质的摄入，多吃鸡蛋、牛奶、鱼、禽、肉类等。多吃蔬菜和水果，但要少吃生、冷、硬的食物。同时不能过度劳累。

※ 阴部保养——关乎女人一生的幸福

阴道是女人身体上很重要的一个器官，它是女性的性交器官及月经血排出与胎儿娩出的通道，关系着女人一生的幸福。所以女人要给自己的阴道最贴心的关怀，保证它的健康。

1. 日常阴部保养

（1）注意保暖

按照《黄帝内经》中的阴阳观，女性属阴，所以，女人的生殖系统最怕冷。女人的很多阴道及宫颈疾病都是由于受寒导致的，特别是下半身的寒凉会直接导致女性宫寒，不仅造成手脚冰凉、痛经，还会引起性欲淡薄。而宫寒造成的瘀血，也会导致白带增多，阴道内卫生环境下降，从而引发盆腔炎、子宫内膜异位症等。另外，中医还常说"暖宫孕子"，很多女人的不孕症就是宫寒造成的，只要子宫、盆腔气血通了，炎症消除自然就能怀上宝宝。

（2）保持下半身血液循环畅通

紧身的塑身衣和太紧的牛仔裤会让下半身的血液循环不畅，也不利于女性私处的干爽和透气，而私处湿气太大，则容易导致霉菌性阴道炎。

（3）不要久坐

下半身缺乏运动会导致盆腔瘀血，对心脏和血管也没有好处，还会导致女性乳房下垂。坚持锻炼，加强腰腹肌力量对保持身材、预防盆腔炎等各种妇科病都有很大作用，还可以提升性生活质量。瑜伽中有许多专门针对腹部循环的运动，非常有效。

（4）适度的性生活

适度的性生活能适当滋润阴道，可以看作是给私处最好的 SPA。

（5）健康饮食

女人在饮食上要当个"杂食动物"。每天 4 种以上水果和蔬菜，每星期吃两次鱼，另外在早餐时摄取各类谷物和奶制品，适当补充纤维素、叶酸、维生素 C 和维生素 E。

2. 房事前后的阴部保养

不论是男性还是女性的外生殖器都有皱褶，很容易滋生细菌。每次房事，男子的精液和女子阴道分泌的黏液，都会粘在外生殖器上，阴道口或阴茎上的污物还会被带入阴道内，引起炎症。因此房事前后男女双方都应该清洗外生殖器，这是防止生殖道炎症、阻断各种传染病的重要措施之一。男子要注意洗净阴茎、阴囊，并将包皮向阴茎部牵拉，以充分暴露出阴茎头并清洗干净。女性清洗外阴要注意大小阴唇间、阴道前庭部，阴道内不需要清洗。

房事前后还应各排尿一次。房事前排尿，可防止膨胀的膀胱受压带来不适，影响性生活质量。房事后也应排尿一次，让尿液冲洗尿道口，可把少量的细菌被冲刷掉，预防尿路感染。特别是女方，因尿道比较短，一旦感染，容易上行引起肾盂肾炎。

3. 生育期间的阴部保养

自然分娩的时候，阴部会被拉伸，变得很薄，有些人还会因会阴没有足够的韧性而导致撕裂。如果从生宝宝六周前就开始按摩会阴，可以减少撕裂的危险。

每次洗完澡后将甜杏仁油（如果有旧的伤疤的话可以使用维生素 E 油）抹在会阴上，将手指放在阴道里，然后轻轻向着肛门方向按摩，记住要用力均匀，轻柔的向前按摩后再退回来，手法要稳，可按照 U 字形来回按摩 5～10 分钟，直到有轻微的灼热感、发麻或有些刺痛感为止（在生产过程中，当婴儿的头出来时就和这种感觉类似）。

自然生产后，阴道一般都会变得松弛，如果做做下面这些锻炼可加强弹性的恢复，促进阴道紧实。

（1）在小便的过程中，有意识地屏住小便几秒钟，中断排尿，稍停后再继续排尿。如此反复，经过一段时间的锻炼后，可以提高阴道周围肌肉的张力。

（2）在有便意的时候，屏住大便，并做提肛运动。经常反复，可以很好地锻炼盆腔肌肉。

（3）仰卧，放松身体，将一个手指轻轻插入阴道，然后收缩阴道，夹紧阴道，持续3秒钟，然后放松，反复重复几次。时间可以逐渐加长。

（4）走路时，有意识地要绷紧大脚内侧及会阴部肌肉，后放松，重复练习。

经过这些日常的锻炼，可以大大改善盆腔肌肉的张力和阴道周围肌肉，帮助阴道恢复弹性。

※ 呵护乳房，成全女人的骄傲与荣光

乳房是女性重要的性别特征，不仅可以凸显曲线美，更是女性孕育生育的另一个摇篮，一个女人如果失去了乳房，那会是身体与精神的双重打击。

1. 乳房的日常保养

健康其实源于日常的保养，乳房的健康源自每天的呵护，获得乳房的健康，避免乳房的疾病，只要做到以下几点就没问题了。

（1）保持愉悦的心情，避免抑郁

中医在调理方法方面有一句很经典的话，"药补不如食补，食补不如神补"。做女人要性格开朗。所谓的神补就是调神，关键点就是要"调理神明"，使五脏的神变得更好。调神就要求女人的心要粗一点，尽可能不生气或者少生气。

（2）培养爱好，加强修养

女人要有点事做，如果丧失了自我追求，就会使自己很容易在本来很细微的事情上想不开，从而影响情志，造成身心的伤害，患乳房疾病，所以要培养自己的爱好，让自己有事情做。

（3）营养要充足，不要忌食、偏食

遵循"低脂高纤"饮食原则，多吃全麦食品、豆类和蔬菜，控制动物蛋白摄入，同时注意补充适当的微量元素。不要忌食和偏食，否则你的乳房就会"缩水"。

（4）合适的胸罩很重要

根据自己的乳房情况佩戴质地柔软、大小合适的胸罩，使乳房在呈现优美外形的同时还能得到很好的固定和支撑。

（5）保持乳房的清洁

要经常清洗乳房，特别是乳头乳晕部位，对于先天性乳头凹陷者来说尤为重要，因为如果内藏污物，久而久之就会产生炎症。

2. 哺乳期的乳房保养

每个女性都希望自己的乳房丰满挺拔，春光常在。可是有不少产妇在孩子生下后

便拒绝哺乳，代之以人工喂养，为的就是保持乳房的原有形态。其实，这是一种错误的观念在她们的脑子中存在着：哺育婴儿会使乳房下垂，从而丧失女性的风韵。

哺育婴儿是母爱的体现，母乳喂养婴儿是最佳方式。身体健康的产妇，都应以母乳喂养自己的宝宝。只要是科学保养，乳房是不会下垂的。

哺乳期间应注意以下几点：

（1）哺乳时不要让孩子过度牵拉乳头，每次哺乳后用手托起乳房按摩10分钟。

（2）每日至少用温水洗乳房2次，这样不仅有利于乳房的清洁卫生，而且能增加悬韧带的弹性，从而防止乳房下垂。

（3）乳罩要选择松紧合适的，令其发挥最佳提托的效果。

（4）哺乳期不要过长，孩子满10个月时，就应该断奶。

（5）坚持做俯卧撑等扩胸运动，促使胸肌发达有力，增强对乳房的支撑作用。

※ 做健康美丽女人要从调经开始

每个月总有那么几天，身体虚弱，心情烦躁，有时甚至还有难言的疼痛。千万不要责怪自己的"好朋友"，女性拥有正常的周期才是年轻健康的标志。女人一生要排卵400～500次，排卵期卵子没能受精，内分泌就会减少，促使子宫内膜脱落，引起出血，这样就形成了月经。月经不调是女性的一种常见疾病，多见于青春期女性或绝经期妇女，是指月经周期、经量、经色、经质等方面出现异常等一系列病症。那么，月经不调是什么原因引起的，又该怎样调理呢？

1. 引发月经不调的原因

外感寒凉是引起女性月经不调的一个重要原因。随着空调的广泛使用，室内室外温差增大，很容易使人体调节出现问题。很多女性往往不能很好地注意身体的保暖，导致寒邪阻滞胞宫而出现痛经、闭经等问题。

压力过重是引起女性月经不调的另一个重要原因。现代女性过度紧张的工作节奏、超常的精神压力，喝咖啡提神、熬夜加班已是家常便饭，日积月累，导致阴血暗耗。我们前面提到过要睡"子午觉"这是非常重要的，如果这两个时间段不能很好地睡眠休息，身体始终处于兴奋状态，就很可能导致阴阳平衡的紊乱，日久则出现身体多方面的不调，而女性往往表现为月经方面的异常。

在中医看来，引起月经不调的原因就是气血不足。《内经》曰："女子七岁，肾气盛，齿更发长。二七而天癸至，任脉通，太冲脉盛，月事以时下，故有子。"太冲脉盛，血液充盈，女子才能月经来潮而能生育。而"血为气之母气为血之帅"，气与血是相互依存的关系，如果气血不足，月经就会出现异常。

2.月经病的几种不同症状与防治

月经病有几种不同的表现形式，有的是月经提前，有的是月经延迟，有的是量多，有的是量少，症状不同，引发的原因也不同，在日常防治上也要有明确区分。

（1）月经量多

有些女性在周期内，一天要换 5 次以上的卫生巾，而且每片都是湿透的，这就属于月经量过多，这类女性多半是气虚。在防治上要注意补气，下面提供几个补气小良方。

山药薏米茶：淮山药、薏米各 9 克，水煎代茶用饮。常饮山药薏米茶可使中气足、精神好、脸色佳。

香菇泥鳅粥：香菇泥鳅粥对于气虚及胃肠功能差的人极具功效。将泥鳅、大蒜、香菇、大米、葱一起熬成粥，不但味道佳，且营养价值高。

四神汤：莲子、薏米、淮山药、芡实煮成汤是适合气虚之人的养生饮食。有人习惯在四神汤中加排骨、鸡肉等，为防止营养过剩、发胖，可以去掉附着的油脂再煮。

（2）月经量少

月经量少的女士一般是血虚，也就是通常所说的贫血。血虚的女性，生下来的孩子也会体弱多病，因此女性平时一定要多吃菠菜，它可以有效治疗缺铁性贫血。另外猪血也是补血的好食品，猪血中含有人体不可缺少的无机盐，如钠、钙、磷、钾、锌、铜、铁等，特别是猪血含铁丰富，每百克中含铁量 45 毫克比猪肝几乎高 2 倍（猪肝每百克含铁 25 毫克），是鲤鱼和牛肉的 20 多倍。铁是造血所必需的重要物质，有良好的补血功能。因此，血虚的女性膳食中要常有猪血，既防治缺铁性贫血，又能增补营养。

（3）月经提前或延后

一般来讲，正常的月经周期应该是 28 ～ 30 天，提前或推后一周称为月经提前或月经推后。月经经常提前或推后的女性一般都肾虚，肾虚不但导致机体精、血及微量元素的全面流失，促使体质变得更加虚弱，还加速了机体细胞的衰老。这表现为机体的各个系统、各种功能，包括免疫功能的紊乱失调。如果不及时治疗，长此以往，身体就会出现真正的疾病：感冒、高血压、高血脂、糖尿病、贫血、前列腺增生等。

肾虚的女性平时可用按摩法养肾。

搓擦腰眼：两手搓热后紧按腰部，用力搓 30 次。"腰为肾之府"，搓擦腰眼可疏通筋脉，增强肾脏功能。

揉按丹田：两手搓热，在下丹田按摩 30 ～ 50 次。此法常用之，可增强人体的免疫功能，起到强肾固本、延年益寿的作用。

在饮食方面，要多吃含铁、蛋白质多的食物，如木耳、大枣、乌鸡等，消化不良者可以多喝酸奶，吃山楂。

此外，有人认为女性经期要静养，所以就每天赖在床上不活动。其实完全不活动并不利于行经。女性在经期最好能进行一些柔和的运动，比如散步等，适当的运动可以加快血液循环，以利于经血的排出。

（4）痛经

有痛经的女士，一般来说是体内寒湿过重，如果不治好痛经，生下来的孩子也会多病。对女性来说，姜是极好的保健食品，它可以帮助女性摆脱痛经的困扰。

用小刀把姜削成薄片，放在杯子里，尽量多放几片，越辣越好，加上几勺红糖，不要怕热量高。女人在月经期间可以大量吃糖却不发胖，可以再加上一点红枣和桂圆，用沸水泡茶喝。如果不够烫，可以在微波炉里热一下，姜茶越滚烫越有效。

※ 孕期保养——准妈妈应该是最美的女人

怀孕，表明一个生命即将诞生，也代表一个女人真正的成熟。一个将要做母亲的女人是美丽的，一个怀孕的女人，她脸上那种对新生命的惊喜与期待，以及随时流露出来的母爱的温柔足以为这个女人增添光彩。现在很多女人一直不想生育，就是怕生育破坏了自己的体形，其实，谁能说怀孕的女人不美丽呢？谁又能说一个已经做了母亲的女人不美丽呢？下面为准妈妈们准备了一些贴心提醒，还有一些应付孕期肌肤问题的小方法，希望她们能够顺利地孕育宝宝，做一个健康美丽的准妈妈。

1. 孕期，首先保证营养充足

《黄帝内经》中说："阴阳者，天地之道也。万物之纲纪，变化之父母，生杀之本始。"男为阳，女为阴，中医认为：胎儿的形成就是男女的阴阳精气与天地之气交合而成的，男女的原始之精形成了胎儿的形体。怀孕期间，因为胎儿血液循环、胎儿器官和骨骼生长发育、胎盘生长及其正常功能等，母体对营养的需求量大大增加。所以，妊娠期间，饮食的质比量更为重要。但是，生产后很难恢复正常体形是大部分孕妇所顾忌的，既保证妊娠期的营养，又能尽量不破坏美好的形体，是每一个孕妇所希望的。所以，要了解妊娠期不同阶段身体对营养的需求，只要保证营养充足就可以了，饮食量可根据自己的食欲而定。

孕期前3个月内，正是胎儿的器官形成阶段，此时一定不要偏食，应多吃些粗制的或未精加工的食品，不要吃有刺激性的东西和精制糖块。妊娠4～6个月期间是孕妇重点营养阶段，胎儿此时生长迅速，需要大量营养，孕妇应适当提高饮食的质量，增加营养，但不要吃得太多。最后3个月接近分娩和哺乳的阶段，孕妇需要良好的营养，平衡饮食，注意减轻过重的体重有助于晚上的睡眠，为孕妇的分娩和哺乳做好准备。此时应注意少吃不易消化的或可能引起便秘的食物。

孕妇应少吃的食品包括：油条、糖精、盐、酸性食物、咸鱼等。

孕妇应少吃的果品包括：山楂、桂圆、水果等。

孕妇应少喝的饮料包括：茶、咖啡、糯米甜酒、可乐型饮料、冷饮等。

此外，女性在妊娠期不要一味地安胎静养，在妊娠早、中期，身体尚灵活的时候，可以根据自己的身体素质和爱好，适当地参加一些体育活动。如打太极拳、散步、简单的体操等。

妊娠期适当的体育活动能促进机体新陈代谢与血液循环，可增强心、肺功能，有助于消化，还能增进全身肌肉力量，减少分娩时的痛苦。

2. 孕期的皮肤问题及对策

（1）蜘蛛斑

人在怀孕期间血管相当敏感，热了容易扩张，冷了又收缩得很快，结果脸上经常会出现毛细血管破坏的情况，形成蜘蛛斑。这个问题很好解决，只要平时避免对皮肤的冷热刺激，状况就可以缓解。

（2）蝴蝶斑

蝴蝶斑，又称为妊娠斑。怀孕时，鼻梁、两颊和颈部特别容易出现妊娠斑，它们是孕期美容的头号敌人。对付它们就要多补充多种维生素，尤其是富含维生素 C 的食物和富含维生素 B_6 的奶制品，此外，还要保证充足的睡眠与自然的心态。

（3）妊娠纹

一般来说，妊娠纹容易长在肚子上，在怀孕的时候可以经常将少许橄榄油涂在腹部轻轻按摩，生育以后，皮肤就能变得和没生宝宝前一样光滑。

另外，怀孕期间由于受到荷尔蒙的影响，皮肤会出现两种情况，要么比平时细腻柔软、油脂分泌相对减少，要么皮肤因孕激素造成干燥脱皮，青春痘比怀孕前会更严重，面色也会随之暗淡。遇到第二种情况时也不用怕，要尽可能少用碱性大的清洁品，防止油脂的丧失，同时改用婴儿皂、甘油皂及沐浴乳清洁皮肤就可以了。

※ 会坐月子的女人才好恢复元气

在我们中国的传统中，是非常重视坐月子的，身体上的很多病也可以在月子里治好。如果月子坐不好，就会落下很多病。为什么要叫"坐月子"呢？这是因为女性的月经周期是 28 天，是女人气血运行的一个周期，产后的调养至少需要 28 天左右的时间，所以老百姓把产后期间的调养形象地称之为"坐月子"。

1. 坐月子首先要防风寒

坐月子首先就要防风寒，这是非常重要的。在分娩过程中，产妇的筋骨腠理大开，同时伴随着疼痛、创伤、失血，使体能快速下降，稍有不慎，风寒侵入体内，就会导致月子病。《黄帝内经·素问》中讲道："故风者，百病之始也。"受了风寒，什么病都可能引发，所以过去坐月子的时候不能洗澡、洗头、洗脚、刷牙，就是怕受风寒。不过现在的居住条件好了，屋子里的密封条件很好，该洗澡就洗澡，但是冬天最好多擦擦就可以了，夏天可以洗淋浴，一定不能盆浴，而且夏天不能吹空调。避开了风、寒对人身体的侵袭，子宫肌瘤和卵巢囊肿这两种跟寒邪有关的妇科病就不会发生了。

还有的产妇在月子期间因为血虚会觉得燥热，想喝凉水解渴。这是绝对不可以的，生完孩子马上喝凉水的，大多会出现"产后风"。有人说：在国外，女人在生完小孩后很多人都不忌讳喝凉水，为什么没事呢？这是因为东西方人体质有很大差异，西方人摄入的食物主要以肉类为主，体质偏热，所以喝凉水没事。中国人的饮食以五谷为主，体质偏寒，喝凉水就会寒上加寒，戕伤人体阳气。

产后虚弱的身体最怕寒凉之物，所以温性食物最为补。温补可以把体内的阳气升发起来，同时清理体内垃圾。生完小孩有很长一段时间都要出血，中医叫恶露，就是脏血、败血，要给它清理出去的。如果寒凉的东西侵入人体，寒凝气滞，这些垃圾就出不来，淤在卵巢和子宫里形成血块，长久以后会导致很严重的妇科病。

2. 坐月子的补法

分娩过程中，因疼痛失血，出很多汗，一下子把人体的阴伤了。汗、血是同源的，损耗的都是人的元气。所以在过去，生完小孩后都会先炖点鸡汤补补，补充失去的体液。鸡汤酸性入肝，肝藏血，为女子的先天之本，女人补身子要先补肝。熬鸡汤时，可以放一些黄芪、党参、桂圆等有温补功效的药材。

胎儿是母亲的血养起来的，所以无论是顺产还是剖宫产，产妇都会失血阴亏，身体虚弱。过去的人都知道，生完小孩后，先不让产妇去吃补品，而是熬一点小米粥，里面加一点红糖，喝它就可以了。小米健脾养胃，补充后天生化机能，红糖色赤入心养肝，能迅速补充身体气血。这是从古至今我们的先人一直沿用的产后补法，是一种大智慧。

很多产妇生完小孩以后乳汁不足，这时可以煲一些鲫鱼汤、猪蹄汤来喝，会促进乳汁的分泌。母乳喂养还对产妇健康很有益处，乳房通过婴儿的吸吮，使经脉畅通，可以减少乳腺炎、乳腺增生的发病概率。中医食疗的药汤是最好的营养补充方法。

◇ 花生猪蹄汤

功效：花生能益气、养血、润肺、和胃，猪蹄是补血通乳的食疗佳品。此汤对产后乳汁缺乏很有效。

做法：猪蹄2个，花生150克，盐，味精适量。将猪蹄洗净，和花生一起放入锅中，用小火炖熟，加食盐、味精调味即可食用。

◇ 黄芪炖鸡汤

功效：黄芪能补气健脾，益肺止汗，补气生血，中医常用于治疗产后乳汁缺少，还能补虚固表，是治疗产后虚寒证的主药。母鸡温中健脾，补益气血。此汤对产后体虚、面色萎黄、乳汁过少、易出虚汗者效果非常好。

做法：黄芪 30 克，枸杞子 20 克，母鸡 1 只，红枣 8 颗，葱、生姜、盐、米酒适量。将黄芪放入滤袋中，母鸡洗净，切块，生姜切片，葱切段，加清水 1500 毫升，用小火慢炖 1 小时后加盐、米酒即可食用。

◇ 猪蹄通草汤

功效：通草能清热通乳，对产后缺乳非常有效。此汤每天服 3 次，连服 3 日。

做法：猪蹄 2 只，通草 8 克，葱白 3 根，盐少许。将以上 3 味共同加水炖熟后服用。

◇ 回乳麦芽饮

功效：此汤能健脾消食，中医常用于回乳，亦可减轻乳胀。

做法：炒麦芽 50 克，山楂 30 克，煎水服用。

另外还要特别注意的是，孕妇在月子期间绝对不能行房事，要等满月过后才能开始性生活，否则会妨碍子宫的恢复，还会引发多种妇科疾病。

※ 剖宫产妈妈的调理，愈合"美容刀口"需要点智慧

剖宫产因有伤口，同时产后腹内压突然减轻，腹肌松弛、肠子蠕动缓慢，易有便秘倾向，饮食的安排与自然产应有差别，产妇在术后 12 小时，可以喝一点开水，刺激肠子蠕动，等到排气后，才可进食。刚开始进食的时候，应选择流质食物，然后由软质食物、固体食物渐进。

剖宫产术后一周内禁食蛋类及牛奶，以避免胀气。不要吃油腻的食物，避免咖啡、茶、辣椒、酒等刺激性食物。

传统观念认为产妇不宜喝水，否则日后会肚大难消，这时必须多补充纤维质，多吃水果、蔬菜，以促肠道蠕动、预防便秘。一周后可开始摄取鱼、鲜奶、鸡精、肉类高蛋白质食物，帮助组织修复。因为失血较多，产妇宜多吃含铁质食物补血。生冷类食物（如大白菜、白萝卜、西瓜、水梨等）禁食 40 天。

产后 3 周补身计划：

第一周：以清除恶露、促进伤口愈合为主。最初可以鸡汤、肉汤、鱼汤等汤水类进补，但是不可加酒。猪肝有助排恶露及补血，是剖宫产妇最好的固体食物选择。甜点也可以帮助排除恶露。子宫收缩不佳的产妇，可以服用酪梨油，帮助平滑肌收缩、改善便秘。鱼、维生素 C 有助伤口愈合。药膳食补可添加黄芪、枸杞子、红枣等中药材。

第二周：以防治腰酸背痛为主。食物部分与第一周相同，药膳部分则改用杜仲。

第三周：开始进补。食物部分与第一周相同，可以增加一些热量，食用鸡肉、排骨、猪脚等。口渴时，可以喝红茶、葡萄酒、鱼汤。药膳食补可用四物、八珍、十全（冬日用）等中药材。

※ 产后总动员，让美貌回到少女时代

生孩子、做妈妈是女人的宿命，但生完孩子后能否恢复少女时的体形是每个女人都关注的。生完孩子后，皮肤很容易变得松弛，尤其是乳房，由于肚子无情的拉扯，乳房会向下向外分开，变得难看了。所以，产后就要开始塑身美体。

根据统计，70%～90%的孕妇在首次怀孕时会出现妊娠纹，而妊娠纹一旦出现就很难消除，要经过很长的时间才会淡化，所以，预防妊娠纹，就显得极为重要。

准妈妈们在孕前就要注意锻炼身体，经常做按摩，坚持冷水擦浴，增强皮肤的弹性。同时也要注意营养，多吃富含蛋白质、维生素的食物，增加皮肤的弹性。

怀孕期间，准妈妈们切不可"胡吃海喝"，进食大量高热量食品，从而导致体重突增。实际上，准妈妈们要适当控制体重，在保证均衡、营养膳食的基础上，应避免过多地摄入碳水化合物和过剩的热量，以免体重增长过多。在怀孕时体重增长的幅度上，每个月的体重增加不宜超过2千克，整个怀孕过程中体重的增长应控制在11～14千克。

从怀孕初期就可以选择适合体质的乳液、按摩霜，在身体较易出现妊娠纹的部位，如肚子、大腿等处勤加按摩擦拭，以增加皮肤、肌肉的弹性以及血流的顺畅。不过需要注意的是，千万不可采用按压的按摩方式，要动作轻柔，以打圈的方式进行。所选用的乳液不要含有过多的化学制剂，一般的儿童霜就可以了。

分娩之后，要在第一时间内实施塑身计划，这段时间就是产后6个月。洗澡时用毛巾对腹部、腿部进行揉洗，再将温热的牛奶涂在肚皮上，用双手从里向外揉，最后再涂上纤体紧致霜，能收紧皮肤，并促进皮肤新陈代谢。此时应多吃富含维生素C的食物，如柑橘、草莓等。此外，适当的运动也能帮助产妇尽快恢复。

※ 让更年期来得更晚一些

按照《黄帝内经》中的理论，女性更年期一般出现在49岁左右，但是，由于女性在现代社会女人身上承载的很多，家庭、孩子、工作，一个都不能少，再加上生育、流产等原因，女性早衰已成为当今社会和医学界关注的重要问题。现在，很多女性刚过30岁，就出现面部色斑、皱纹，乳房干瘪萎缩、松弛，阴道泌液减少，性机能减退，失眠、烦躁、潮热、盗汗等症状，甚至有很多人在35岁左右就开始进入更年期。红颜易逝，而我们真的没有办法挽留吗？

要对抗更年期问题，首先女人要懂得好好呵护自己，调适心情减缓压力，学会提高自我调节及控制的能力，保持精神愉快。要比过去更注重优化夫妻关系，要以温柔和激情缓和厌倦和排斥，努力使自己"恢复"。

在饮食上，对于更年期有头昏、失眠、情绪不稳定等症状的女性，应选择富含B族维生素的食物，如粗粮（小米、麦片）、豆类和瘦肉、牛奶。牛奶中含有的色氨酸，有镇静安眠功效，绿叶菜、水果含有丰富的B族维生素。这些食品对维持神经系统的功能、促进消化有一定的作用。此外，要少吃盐（以普通盐量减半为宜），避免吃刺激性食品。

更年期在古代中医学里被称为脏燥。这是因为肾功能下降，肾水不足，导致体燥。在治疗上可以选择用五行经络刷，在后背上沿着三条路线刮痧：中间督脉一条，两边膀胱经各一条。每次刮痧30分钟为宜，刮时不要太使劲。因为肝心脾肺肾五脏，都有其在后背占据的背俞穴，也就是说后背是一个独立的五行区域，在后背刮痧，可以把五脏的五行关系全部调理和谐。

更年期的女性还经常发生头晕目眩的症状，这种头晕往往是非旋转性的，表现为头沉、头昏等症状，眩晕程度因人而异。头晕目眩并不可怕，只要应对有方，完全可以有效防止这种症状的发生。易发生眩晕症状的更年期女性，日常生活最好避免太强烈的光线，远离太嘈杂的环境，保持生活环境的平和安静。当眩晕发作时，要尽快平躺休息，避免头部活动，以免摔倒造成其他伤害。等眩晕症状好转后，要慢慢做一些头部和肢体的活动，逐渐摆脱虚弱的状态。还应遵守上文提到的饮食宜忌。

另外，更年期卵巢功能急剧衰退，特别容易罹患子宫肌瘤、卵巢肿瘤、子宫颈癌等胞宫疾病。因此，更年期的女性朋友还要注意子宫和卵巢的保养。

在预防更年期提前方面，一个很简单也很重要的方法就是：在该生育的时候生育。要知道，女性一生中如果有一次完整的孕育过程，就能增加10年的免疫力，而一直没有生育过的女性就可能提前进入更年期。

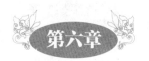

第六章

健康的女人才美丽：
奉献给女人的养生祛病大法

※ 按摩经络就能远离女人易患的很多疾病

当今社会，女人已成为当之无愧的"半边天"，肩负着事业和家庭的两副重担，工作竞争之激烈，家庭责任之繁重，使女性承受着巨大的压力，因此女性的健康问题日益突显。据医生介绍，乳腺癌、宫颈癌、高血压、糖尿病、乳腺增生、便秘、月经不调等疾病已呈现出发病率升高、发病时间提前的趋势，成为危害女性健康的主要因素。除此之外，现代都市白领们还面临着重大的工作和生活压力，相关疾病也随之而生，如颈椎病、腰肌劳损、失眠、亚健康等。医生提醒此现象应该引起女性和整个社会的关注。

虽然现在的医学技术很发达，但是我们也不可能把医生24小时带在身边，身体不舒服了医生也不能马上为你解决。如果哪个女人正忍受着疾病所带来的痛苦，但又不能及时送往医院，或者即使去医院也不能起到立竿见影的作用，那她们该怎么办呢？经络按摩可以帮助女性缓解痛苦，只要适当、正确、科学地按摩经络就能达到手到病除的效果，能起到缓解病情和痛苦的作用。所以，女人一定要掌握一些运用经络、穴位来进行自我保健和预防疾病的方法，这样就等于有了个随身的保健医生，既方便又省钱还省时，何乐而不为呢？

《黄帝内经》中说，经络可以调节人体功能，具有"决死生、处百病"的作用。医学研究认为：经络的存在，是各种长寿方法产生作用的关键，它在人体内起总调度、总开关、总控制的作用，无时无刻不在控制人的身体健康。女人只要在日常生活中经常利用经穴来做好自身保健，就能避免很多常见病症。

※ 太冲和膻中是乳腺疾病的克星

胸部是女人的第一个S曲线，谁都希望胸部曲线完美无瑕。但是不知从什么时候起，患胸部疾病的女性越来越多了，乳腺疾病是现阶段危害女性健康的主要疾病之一，尤其是乳腺癌严重威胁妇女的生命。

一般乳腺病都会有乳房包块的症状，但是，并不是所有摸起来像包块的感觉都意味着患了乳腺疾病。有的女性尤其是年轻未婚女子，乳腺的腺体和结缔组织有厚薄不均的现象，摸起来有疙疙瘩瘩或有颗粒状的感觉，这可能是正常的，用不着忧心忡忡。如果是新长出的包块就需要特别注意，因为青春发育期后出现乳房肿块，很可能是乳腺疾病所致。因此，学会乳房的自我检查，早发现病情及早治疗是十分重要的。

从中医的角度看，乳腺系统疾病都是肝经惹的祸。肝经经过乳房，当情绪不好，肝气郁结，气不通畅，影响乳络，各种乳腺病就发生了，比如乳腺炎、乳腺增生，甚至是癌变等。因此，治疗乳腺疾病首先要疏通肝经，让心情好起来。下面就分别介绍一下乳腺炎和乳腺增生的经络疗法。

1. 患了乳腺炎，用太冲和膻中来治

做了妈妈是女人一生莫大的幸福，但也经常会面临这样的情况：给宝宝喂奶一个月左右，乳头就开始皲裂、胀痛，感觉特别疼，不敢喂奶，一喂奶就感觉痛得不得了，严重时都不敢碰，一碰就胀疼胀疼的，其实这就是乳腺炎的症状，一般以初产妇较多见，发病多在产后 3 ～ 4 周。如不及时处理，则易发展为蜂窝组织炎、化脓性乳腺炎。

太冲穴能降血压、平肝清热、清利头目。膻中穴在前正中线上，两乳头连线的中点。如果你不小心得了乳腺炎，一定要及时采用按摩和辅助疗法进行治愈，以防疾病恶化。具体操作方法：坚持每天下午 3 ～ 5 点按揉太冲和膻中穴 3 ～ 5 分钟，然后捏拿乳房，用右手五指着力，抓起患侧乳房，一抓一松揉捏，反复 10 ～ 15 次，重点放在有硬块的地方，坚持下去就能使肿块柔软。

按摩之外，还有热敷疗法。将仙人掌或者六神丸捣碎加热后外敷 5 分钟。

女性朋友还应常备逍遥丸。感到乳房胀痛时，吃上一袋。平时用橘核或者玫瑰花泡水喝，也可以疏肝理气。

此外，哺乳时期的女性要穿棉质内衣，因为鲜艳夺目的尼龙化纤材料的内衣，掉下的微小线头非常容易钻到乳头里面去，可能会引起炎症。

2. 按压行间和膻中，可有效防止乳腺增生

乳腺增生多见于 25 ～ 45 岁女性，其本质上是一种生理增生与复旧不全造成的乳腺正常结构的紊乱，症状是双侧乳房同时或相继出现肿块，经前肿痛加重，经后减轻。

很多患了乳腺增生的女士非常紧张，生怕和乳腺癌挂上钩。其实，由乳腺增生演变成癌症的概率很小，只要注意调整自己的情绪，舒缓压力，再配合一些按摩治疗，乳腺增生是不会严重威胁到健康的。

具体操作方法：每次月经前 7 天开始，每天用手指按压两侧行间穴（从脚上的大拇指和第二趾根部之间的中央起，捎靠近大拇指侧之处，在脚的表面交接处就是行间穴）

2 分钟，或者从行间向太冲推，临睡前按揉膻中穴 2 分钟，或者沿着前正中线从下向上推，月经来后停止。可以解除乳房胀痛，防止乳腺增生。

防止乳腺增生除了按摩预防之外，还要注意改变生活中的一些环境行为因素，从根本上防止乳腺增生病。如调整生活节奏，减轻各种压力，改善心理状态；注意建立低脂饮食、不吸烟、不喝酒、多活动等良好的生活习惯；注意防止乳房部的外伤，等等。

※ 做好预防工作，便秘痔疮不再扰

便秘，在现代人中是很常见的，它的形成有多种原因，比如心情抑郁、饮食不当、压力太大，等等。便秘虽不是大病，却给生活带来了很多不便，对女性朋友来说，也是养颜美容上的大忌。便秘的人一般脸色看起来都是黯淡无光的，且容易长斑长疙瘩。因此，养生养颜一定要先根除便秘。

下面介绍几个防治便秘的小方法：

1. 养成习惯

不管能不能排出来，养成每天去厕所的习惯，让肠道也有自己的"生物钟"。排便的时候要专心，不要三心二意，不专心和有了便意坚持不去厕所一样有害。中医认为，用心排便，紧闭口齿，不讲话，可使精气不随大小便而外泄，有补肾健齿的作用。

2. 按摩腹部

每天晚上入睡前，平躺在床上，将双手搓热后，按摩腹部，每天三百次以上，以肚脐为中心，包括两侧的小腹部。大家平时运动少，自我按摩权当是做适量的运动了。每次按摩完之后，身上都会热乎乎、湿漉漉的，有种全身通透的感觉，这就是气血活络的表现。同时，按摩腹部还可以增加肠胃蠕动，达到消除便秘的目的。

3. 吞咽唾液

我们知道咽口水就是养生，此外，它还是治疗便秘的有效方法。这是因为有的人便秘是因为上火，肺火旺盛，热耗津液，而大肠与肺相表里，缺少津液滋润的大肠就像缺少润滑油的传送带，传导功能失常，也就产生了便秘，这时候吞咽唾液就像给大肠上了润滑油，使大便能顺畅地滑出肠道。还有的人是因为体质虚，肝肾不足，血虚津亏，传导力不足导致便秘，这种情况下，吞咽唾液可以补充津液，增强排便动力，缓解便秘。

4. 饮食调理

饮食法治便秘就要多喝水、多吃水果。但吃水果的时候要注意，大家都认为香蕉是通便的，那一定得是自然成熟的香蕉才可以，生的香蕉很涩，含有鞣酸，有很强的收敛作用，反而会造成便秘。苹果也有一定的收缩作用，带皮吃苹果才能帮助通便。另外，猕猴桃、梨子等都能起到润滑肠道的作用。

此外，值得一提的是痔疮，它多伴随着便秘发生。痔疮最主要的症状是便血和脱出，大便时反复多次出血，会使体内丢失大量的铁，引起缺铁性贫血。而用脚尖走路可以减轻痔疮的困扰，让身体进入健康的"良性轨道"。具体做法如下：走路时，双脚后跟抬起，只用脚尖走路。在家中早晚2次，每次各走100米左右。长期坚持下去有利于提肛收气，又能让肛门静脉瘀血难以形成痔疮。另外，温水坐浴也是个不错的方法，每天大便后，用毛巾或手指，蘸温水敷或清洗肛门。因为温水洗不但能清洁肛门，还能使肛门收缩，防止由于大便引起的肛门发胀和下垂。只要坚持这种简单的方法，就能不得痔疮，得了痔疮的人坚持这个方法也能减轻痛苦。

※ 肥胖症的补法治疗原则

人体内脂肪积聚过多，体重超过标准体重的20%以上者，称为肥胖症。肥胖之人脂肪多，就像穿了一件"大皮袄"，不容易散热，夏天多汗容易中暑和长痱子。由于体重增加，足弓消失，容易成为扁平足，虽然走路不多，也容易出现腰酸、腿痛、脚掌和脚后跟痛等症状。而且，肥胖也是困扰了众多爱美女士们的一大难题，为了苗条的身材，无数人在减肥的路上前仆后继，减肥药减肥茶吃了一大堆，却总是收效甚微，甚至适得其反。究其原因，都是没有明白导致肥胖的原因，没有用对方法。

人们常常用"虚胖"来形容胖。肥胖的人一般在活动后很容易出现心慌、气短、疲乏、多汗等症，这都是因为身体"虚"的缘故，这种虚只能用补来解决。

有句话叫"血虚怕冷，气虚怕饿"。血少的人容易发冷，而气虚的人容易饿，总想着吃。针对这种食欲旺盛的情况，最好的方法就是补气。常用十几片黄芪泡水喝，每晚少吃饭，食用10颗桂圆、10枚红枣（这个红枣是炒黑的枣，煮水泡上喝），就不会因为晚上吃少了而感到饿，同时红枣和桂圆又补了气血。另外，平时要多吃海虾，这也是补气、补肾最好的方法。当气补足后，就会发现饭量能很好地控制了，不会老是觉得饿。坚持一段时间，体重就会逐渐下降。

对于那些吃得少，也不容易饿的胖人来说，发胖是因为血虚，平时要多吃鳝鱼、黑米、海虾、牛肉等，气血补足了，肥胖的赘肉自然就消失了。

另外，用按摩的方法也可以减肥，每天早上醒来后将手臂内侧的肺经来回慢慢搓100下，再搓大腿上的胃经和脾经各50下，能有效地促进胃肠道的消化、吸收功能，并能促进排便，及时排出身体内的毒素与废物。中午的时候搓手臂内侧的心经，慢慢来回上下搓100次，然后再在腰部肾俞穴搓100下，因为中午是阳气最旺盛的时候，这时是补肾、强肾的最好时机。晚上临睡前在手臂外侧中间的三焦经上来回搓100下，能有效地缓解全身各个脏器的疲劳，使睡眠质量提高，好的睡眠也是人体补血的关键。

※ 更年期综合征，按压三阴交穴最可靠

更年期是女性卵巢功能从旺盛状态逐渐衰退到完全消失的一个过渡时期，包括绝经期和绝经前后的一段时间。一般在 40 岁以后，女性都会或早或晚地经历更年期，生理和心理上会出现一系列的变化。

部分妇女在更年期会出现一些与性激素减少有关的特殊症状，如早期的潮热、出汗、易激动等。晚期因泌尿生殖道萎缩而发生的外阴瘙痒、阴道干痛、尿频急、尿失禁、膀胱炎等，以及一些属于心理或精神方面的非特殊症状，如倦怠、头晕、头痛、抑郁、失眠等，称为更年期综合征。

其实大多数妇女都能够平稳地度过更年期，但也有少数妇女由于更年期生理与心理变化较大，被一系列症状所困扰，而影响了身心的健康。因此每个到了更年期的妇女都要注意加强自我保健，顺利地度过人生的这一时期。自我保健的最佳方法就是按压三阴交穴位。

三阴交穴位位于内踝上 3 寸处，胫骨后缘。女性朋友对于这个穴位应该予以高度重视，经常对它进行刺激，可以治疗月经不调、痛经等妇科常见病症。

对于更年期有头昏、失眠、情绪不稳定等症状的女性，要选择富含 B 族维生素的食物，如粗粮（小米、麦片）、豆类和瘦肉、牛奶等。牛奶中含有的色氨酸，有镇静安眠功效，绿叶菜、水果含有丰富的 B 族维生素。这些食品对维持神经系统的功能、促进消化都有一定的作用。此外，要少吃盐（以普通盐量减半为宜），避免吃刺激性食品。

※ 内分泌失调——从三焦经寻找出路

对于内分泌失调，大家也许并不陌生：你脸上长斑了、出痘了，朋友会告诉你内分泌失调；你最近情绪不好，脾气暴躁，佳人会说你内分泌失调；你最近工作不在状态、心不在焉、丢三落四，同事会说你内分泌失调；月经不调、乳房肿块、妇科肿瘤，医生会告诉你是内分泌失调所致……这些症状是否已经引起了你的重视？

女性 25 岁以后，身体状况开始出现下滑，很多以前不曾遇到的问题，比如面部黄褐斑、痤疮粉刺、乳房肿块、子宫肌瘤等问题相继出现。乳房肿块有可能转化为乳腺癌，而子宫肌瘤的患病率也高达 20%，女性有可能因此切除部分或整个子宫而导致不孕，甚至发生癌变……内分泌失调导致的疾病和症状不仅如此，还可能导致肌肤干燥、皮肤暗淡无光、皮肤过敏、皱纹早现、月经紊乱、带下异常、乳房松弛、局部肥胖、失眠多梦、情绪波动、烦躁忧虑、燥热不安、疑神疑鬼、疲乏无力或对性生活淡漠甚则厌恶、无性高潮、夫妻关系紧张等等。可见内分泌失调不仅仅影响容貌，还时刻威胁着女性健康。在最近的医学调查中显示，内分泌失调导致的上述疾病，正在向低龄化发展，少女也已成为内分泌失调的威胁对象。

如果你正在为内分泌失调而倍感焦虑不安不妨揉揉自己的三焦经，治疗的效果通常会让你喜出望外。

三焦，用通俗的话来说，就是人整个体腔的通道。古人把心、肺归于上焦，脾、胃、肝、胆、小肠归于中焦，肾、大肠、膀胱归于下焦。《难经·三十八难》云："三焦者，主持诸气，有名而无形。"《灵枢》上说三焦经"主气所生病者"，这种"气"类似于现代医学所讲的内分泌的功能。

去医院看病，很多症状查不出病因，往往会被诊断为"内分泌失调"。但很多时候，医生也很难确定是哪个内分泌系统出现了问题，这时医生常常会给你开一些谷维素或维生素B这些比较安全平和的药物，但治疗作用实在有限。当你焦虑不安、不知所措的时候，不妨揉揉自己的三焦经。

三焦经从手走头，起于无名指指甲角的关冲穴，止于眉毛外端的丝竹空，左右各23个穴位。三焦经属火，焦字本身就是"火烧"的意思。看来此经"火气"不小。三焦经与胆经是同名经，二者都是少阳经，上下相通，所以肝胆郁结的"火气"也常常会由三焦经而出，于是三焦经便成了身体的"出气筒"。三焦经直通头面，所以此经的症状多表现在头部和面部，如头痛、耳鸣、耳聋、咽肿、喉痛、眼睛红赤、面部肿痛等。三焦经的症状多与情志有关，且多发于脾气暴躁之人，打通此经，可以疏泄"火气"，因此可以说三焦经是"暴脾气"人群的保护神。及早打通此经，还可预防"更年期综合征"。此经穴位多在腕、臂、肘、肩，"经脉所过，主治所及"，所以对风湿性关节炎也有特效。下面所讲的几个穴位都较容易找，大家可以试一试。

液门（荥水穴）：津液之门，在无名指、小指缝间。此穴最善治津液亏少之症，如口干舌燥、眼涩无泪。"荥主身热"，液门还能解头面烘热、头痛目赤、齿龈肿痛、暴怒引发的耳聋诸症，此穴还善治手臂红肿、烦躁不眠、眼皮沉重难睁、大腿酸痛疲劳诸症。

中渚（俞木穴）：此穴在手背侧，四、五掌骨间。俞主"体重节痛"。木气通于肝，肝主筋，所以此穴最能舒筋止痛，腰膝痛、肩膀痛、臂肘痛、手腕痛、坐骨神经痛，都是中渚穴的适应证。此穴还可治偏头痛、牙痛、耳痛、胃脘痛、急性扁桃体炎等。此外，四肢麻木、腿脚抽筋、脸抽眼跳等肝风内动之症，都可掐按中渚来调治。

外关（络穴）：此穴非常好找，在腕背横纹上2寸。外关即与外界相通的门户。胸中郁结之气可由此排出，外感风寒或风热可由此消散。此穴络心包经，因此外关可以引心包经血液以通经活络，可治落枕、肩周炎、感冒、中耳炎、痄腮、结膜炎等。此穴还能舒肝利胆，散郁解忧，可治月经不调、心烦头痛、厌食口苦、胸胁胀满、五心烦热、失眠急躁等症。若脚踝扭伤，用力点按外关穴，可即时缓解症状。平日多揉外关穴，还可以防治太阳穴附近长黄褐斑和鱼尾纹，以及青少年的假性近视。外关穴功效众多，且又是防止衰老的要穴，不可小视。

支沟穴：此穴在外关上1寸，所以与外关穴的功用较为类似。也可舒肝解郁、化解风寒，但同时还善治急性头痛、急性腰扭伤、胆囊炎、胆石症、小儿抽动症。古书皆言其善治便秘，但其最为特效是治疗"肋间神经痛"，俗称"岔气"。当岔气时，用拇指重力点按支沟穴，即时见效。

经络穴位，就是我们与身体交流的通道，想要真正认识自己，不必去远方寻求开悟，因为答案就在我们自己身上。

※ 经前综合征，按揉心俞和神门让你有个好情绪

很多女性朋友，尤其是未婚的年轻女孩子，每次月经来的前几天，常常会变得情绪不稳、焦虑紧张、胸部肿胀、头痛、睡不好，注意力也没办法集中。可是月经来潮，这些症状就消失了。这就是 PMS（经前综合征），也是女人专属的情绪指标。

众所周知，许多女性在月经周期中存在情绪波动问题，尤其是在月经前和月经期，情绪不稳，抑郁或脾气暴躁，主要表现为烦躁、焦虑、易怒、疲劳、头痛、乳房胀痛、腹胀、浮肿等。其实，这全是心血不足惹的祸。有些女性本身心血不足，月经时大量气血又被派到冲任，心血更虚了，心主管神志，心自身都衰弱了，怎么能好好地管制神志呢？所以会造成情绪上的波动，或低落或焦虑。可见，要想避免经期的情绪波动就要补充气血，安神定志。其中最好的、最有效的、最便捷的就是按揉心俞穴和神门穴。

心俞穴位于人体背部，在第五胸椎旁约15寸的位置，大约两指的宽度，此部位是心功能的反应点，心血不足时心俞按起来又酸又疼，平时按揉这个部位就能补心。

神门穴在手腕的横线上，弯曲小拇指，牵动手腕上的肌腱，肌腱靠里就是神门穴的位置，神门穴是心经的原穴，可以补充心脏的原动力，每天坚持按揉此穴能补心气、养心血，气血足了，神志自然就清醒了。

建议你每天早晚按揉两侧神门穴2～3分钟，然后再按揉两侧心俞穴2～3分钟。只要长期坚持下去，就能让你在经期有个好情绪，轻松愉快地度过经期。

此外研究还表明，那些摄入足够B族维生素的女人，在经前就能够保持情绪的稳定。这是因为B族维生素，能帮助合成提升情绪的神经传递素，如果和镁制剂一起服用的话，B族维生素还能缓解经前焦虑。推荐食物有菜花、胡萝卜、香蕉等。

※ 防治崩漏，重点是要辨证施护

崩漏是月经的期与量严重紊乱的类月经病，是指经血非时崩下不止或淋漓漏下不尽，前者为"崩"，后者为"漏"。崩漏的出血状况虽然不同，但其发病机理是一致的，而且在疾病发展过程中相互转化，如血崩日久，气血耗伤，可变成漏；久漏不止，病

势日进，也能成崩，所以临床上常常崩漏并称。正如宋代医学家严用和在《济生方》书说："崩漏之病本乎一症，轻者谓之漏下，甚者谓之崩中。"

崩漏的原因，多数由于血热或血瘀，也有由于肝肾虚热或心脾气虚，导致冲任失调而经常出血。少数还有由于肾阳虚的。

1. 崩漏的辨证分型及治法

（1）实热型

症状：出血量多，或淋漓日久不止，色深红，烦热，口干，夜卧少寐，伴胸肋胀，大便秘结，脉弦数或滑数有力，舌质红苔黄燥。

治法：一般用清热固经汤加知母、玄参，如兼胁胀便秘的，用逍遥散去白术加丹皮、栀子、炒蒲黄、血余炭、制大黄、醋炒香附。

（2）虚热型

症状：出血持续时间长，色鲜红，量时多时少；午后低热，颜面潮红、晕眩耳鸣，有时心悸、口燥唇红；脉细数、舌质红少苔。此为肝肾虚热的崩漏证，临床上比较多见。

治法：六味地黄汤加龟甲、龙骨、牡蛎、白芍、枸杞子、白菊花、女贞子、旱莲草，或知柏地黄汤合左归饮加减。

（3）气虚型

症状：出血量时多时少，色淡红，面色少华或萎黄，时觉头晕、心悸、肢重倦怠，食欲不振。脉虚弱无力，舌质红或浮胖，有薄苔。此属心脾气虚的崩漏证，常见于崩漏日久或更年期妇女之气血不足者。

治法：先用固本止崩汤，或举元煎加阿胶、艾叶炭、海螵蛸，血止后用归脾汤或补中益气汤加减调理。

（4）阳虚型

症状：出血淋漓或大下，血色清稀，腹部隐痛，喜热喜按，腰酸腿软，四肢欠温，面浮肢肿，大便溏薄。脉象沉而无力，或濡弱，舌质淡润，面色苍白或晦暗。

治法：偏于肾阳虚的金匮肾气丸去泽泻、丹皮加菟丝子、巴戟天、仙灵脾。偏于脾阳虚的前方加党参、白术、黄芪、炮姜。

（5）血瘀型

症状：出血紫暗有小块，下腹刺痛拒按（按之有包块），血块排出后腹痛暂时缓解，但仍胀痛。脉沉弦或涩，舌边有紫斑点，唇色暗红。

治法：逐淤止崩汤或祛淤消症汤加三七末1.5克（分吞）。另有积淤生热，血热妄行而崩漏不止的，用功血方，颇有疗效。

2. 崩漏的防治要点

血崩皆从经漏开始，所以防崩应先治经漏，同时还要根据崩漏成因进行防治。崩漏的成因，除前面提出几点外，尚有因长期忧郁，突然大怒（伤肝）而引起，有因恐怖焦虑（劳伤心神）而引起，有因性生活不节（伤肾）而引起，有因多食辛辣（血热妄行）而引起。这些情志及生活方面的因素，都能导致崩漏，必须使患者及时注意。还有在经漏时长途骑车，腰腹部过分着力，容易使经漏加多，或转血崩，亦宜注意。

一旦发生崩漏症状，初起应以止血为主，有热则清热，有瘀则消瘀，待血止热除然后补其虚。

※ 经期腹泻，驱除脾虚是关键

经期腹泻多是由体内虚寒造成的。这在年轻女性的身上比较常见，因为处于这个年龄段的很多女性都常常节食减肥，常吃一些青菜水果之类的食物，而远离肉类和主食，时间长了就会使脾虚寒。当来月经的时候，气血就会充盈冲脉、任脉，脾气会变得更虚。因为脾是主运化水湿的，脾不能正常工作了，那么水湿也会消极怠工，不好好工作，也就不能正常排泄了，所以就会出现腹泻，甚至会出现脸部浮肿。

可见，要想经期不腹泻就要补脾气，而补脾气最好的办法就是灸脾俞穴。脾俞穴位于人体的背部，在第十一胸椎棘突下，左右旁开两指宽处。每天坚持灸此穴就能缓解经期腹泻的症状。灸此穴最好在上午 7 ~ 9 点进行。

此外，从饮食上调养脾脏也可以达到不错的功效，下面两款药膳就是很好的。

◇ 山药茯苓粥
原料：山药 50 克、茯苓 50 克、粳米 250 克。
做法：先将粳米炒焦，与山药、茯苓一同加水煮粥即可。

◇ 莲子粥
原料：莲子 50 克、白扁豆 50 克、薏米 50 克、糯米 100 克。
做法：莲子去心，与白扁豆、薏米、糯米一同洗净，加水煮成粥即可。

此外，丝瓜汁有"美人水"之称，它含有丰富的营养成分：维生素 B_1、维生素 C 等，能保护皮肤，消除斑块，使皮肤洁白、细嫩，更重要的是，它对调理月经很有帮助。

※ 经期头痛，得从补充气血上下手

经前期出现头痛，为经前期紧张综合征的症状之一。经前期紧张综合征的常见表现有经前期头痛、乳房胀痛、手足或面部浮肿、注意力不集中、精神紧张、情绪不稳，重者有腹胀、恶心或呕吐等症状。症状常在经前 7 ~ 14 天开始出现，经前 2 ~ 3 天加重，经期内症状明显减轻或消失。经期出现头痛的原因是气血亏虚、经络不畅，因为本身体质较差，经前或经后气血会更虚，头脑营养跟不上，所以就会出现头痛。可见，要想避免经期头痛，最根本的办法就是补充气血。而补充气血最好的方法是按揉足三里、太阳穴和印堂。

足三里是阳明胃经的合穴，其矛头直指头痛，只要每天坚持按揉足三里就能达到制止头痛的目的。除了按揉足三里，还要按揉太阳穴和印堂部位。

建议你每天早上7～9点按揉或艾灸两侧足三里3分钟。月经前7天开始，分别推前额、按揉太阳穴和印堂2分钟，直至月经结束。

除了按揉经穴外，要防止经期头痛还要配合饮食调节，避免吃含奶丰富的食品，如牛奶、冰激凌、腌制的肉类，因为这些食物均能诱发头痛，还要避免过度运动或劳累，以防经血过多、经期延长或闭经。

※ 子宫脱垂，足三里、百会和关元让你轻松摆脱

子宫脱垂是妇科的一种常见病，指的是子宫从正常位置沿阴道下降，宫颈外口达坐骨棘水平以下，甚至子宫全部脱出于阴道口以外。子宫脱垂常合伴有阴道前壁和后壁膨出，病人感觉会阴处有下坠感，阴道有肿物脱出。中医学称之为"阴挺"、"阴颓"、"阴菌"、"阴脱"等，因其多发生在产后，故又有"产肠不收"、"子肠不收"之称。产生子宫脱垂的主要原因包括：

（1）分娩时子宫盆底肌、筋膜、韧带受到严重的损伤和伸展。在产褥期未得到恢复、过早参加体力劳动致使子宫承受不住腹腔的压力而脱出。

（2）产妇在产后经常仰卧、盆底肌等组织由于松弛造成子宫后位，子宫轴线与骨盆（阴道）线相一致，成水平线。当腹压增加时，子宫就沿阴道下垂。

（3）产妇长期哺乳（应该断乳时不断）使卵巢功能恢复不足、雌激素水平低，因而体质虚弱，造成子宫支持力不够，加之腹压增加的因素出现，如体力劳动，体虚咳嗽等。

大部分医院往往对子宫脱垂束手无策，其实只要每天坚持按揉足三里3分钟，艾灸关元穴15分钟，3个月以后，就可以消除此病带来的痛苦和不便。此病治疗的关键是要坚持不断地进行。

※ 应对宫颈糜烂，日常保健加食疗

宫颈糜烂是慢性宫颈炎的一种表现形式，当宫颈外口表皮脱落，被宫颈口另外一种上皮组织所代替后，由于覆盖面的新生上皮很薄，甚至能看到下方的血管和红色的组织，看上去就像真正的糜烂，所以才称之为宫颈糜烂，而实际上，并不是真正的溃烂。

1. 宫颈糜烂的诱因

宫颈糜烂的发生是由于分娩、流产、产褥期感染、手术操作或性生活损伤宫颈，病原体侵入而引起感染所导致的。希望能够引起大家的重视的是，由于性生活时阴茎与宫颈有着直接的接触，如果不注意性生活卫生，可能会直接把病菌带入阴道，感染

宫颈。而对已患宫颈糜烂的妇女来说，则可加重其宫颈炎症，有可能使糜烂面扩大。严重的宫颈糜烂有时还会出现性交时出血。因此，无论女性是否患有宫颈糜烂，都要注意性交卫生。

2. 宫颈糜烂的外在症状

患宫颈糜烂后，会出现白带增多、黏稠，偶尔也可能出现脓性、血性白带，腰酸、腹痛及下腹部重坠感也常常伴随而来，性生活时也可能会引起接触性出血，异味的出现也是极有可能的。

3. 宫颈糜烂能否癌变

许多患有宫颈糜烂的女性都很关心这个问题，这也是她们就医的主要原因。回答是肯定的。有宫颈糜烂的妇女，宫颈癌发生率为 0.73%，显著高于无宫颈糜烂者的 0.1%。在长期慢性炎症的刺激下，颈管增生而来的柱状上皮可发生非典型增生，如不及时治疗，其中一部分最终会发展为癌，不过这种发展转变过程比较缓慢。

4. 宫颈糜烂日常保健

（1）饮食宜清淡。多吃水果蔬菜及清淡食物，并要注意休息。

（2）注意各关键时期的卫生保健。很多女性非常容易感染此病，一定要注意卫生保健，尤其是经期、妊娠期及产后期。

（3）保持外阴清洁。保持外阴清洁是非常必要的，而且应定期去医院做检查，做到早发现、早治疗，同时避免不洁性交。

（4）必要时采用手术治疗。根据病情，必要时可采用手术方式进行治疗。

5. 宫颈糜烂的食疗方法

鱼腥草煲猪肺：适用于热毒蕴结者。鲜鱼腥草 60 克，猪肺约 200 克，将猪肺切成块状，用手挤洗去泡沫，加清水适量煲汤，用食盐少许调味，饮汤食猪肺。

马鞭草蒸猪肝：适用于热毒盛者。鲜马鞭草 60 克，猪肝 60 ~ 100 克，将马鞭草洗净切成小段，猪肝切片，混匀后用瓦碟载之，隔水蒸熟服食，每日 1 次。

※ 气海、关元和血海，治疗慢性盆腔炎最有效

盆腔炎是一种较为常见的妇科疾病，大多是因个人卫生、不洁性交等引起的。急性盆腔炎表现为：下腹疼痛、发热，病情严重者，还会有高热、寒战、头痛、食欲不振等情况发生。

慢性盆腔炎表现为：低热、易疲乏、病程较长，有神经衰弱症状，如精神不振、周身不适、失眠等，还有下腹部坠胀、疼痛及腰骶部酸痛等症状。常在劳累、性交后及月经前后加剧。此外，患者还可出现月经增多和白带增多的现象。

慢性盆腔炎可以通过穴位特效疗法来缓解和治疗，具体方法是：患者仰卧，双膝

屈曲，先进行常规腹部按摩数次，再点按气海、关元、血海、三阴交各半分钟。痛点部位多施手法，坚持一段时间就会有效。

此外，患有慢性盆腔炎的女性在生活中还要注意几个方面：

（1）注意个人卫生。加强经期、产后、流产后的个人卫生，勤换内裤及卫生巾，避免受风寒，不宜过度劳累。

（2）多吃清淡的食物。多食有营养的食物，如鸡蛋、豆腐、赤豆、菠菜等。忌食生、冷和刺激性的食物。

（3）经期避免性生活。月经期忌房事，以免感染。月经期要注意清洁卫生，最好用消毒卫生巾。

※ 内调加外用，治疗阴道炎

阴道炎是妇科中的常见病、多发病，在门诊和计划生育病中发病率最高的，占三分之一，其主要症状是白带增多，外阴瘙痒，甚者奇痒难忍，严重时还会影响生活和工作。多见于中年妇女，临床常见的阴道炎，有滴虫性阴道炎和霉菌性阴道炎。

1. 阴道炎

滴虫性阴道炎：主要由毛滴虫感染引起。表现为白带灰黄色，呈肥皂泡沫状，有臭味，阴部奇痒难忍。

妇科检查：阴道壁可见散在性出血点。白带常规检查，找到阴道毛滴虫。

霉菌性阴道炎：由白色念珠菌感染引起。主要表现为小便刺痛、尿频、尿急、性交痛、白带呈白色豆腐渣状。

妇科检查：小阴唇内及阴道黏膜附有白色膜状物，擦去后见有红肿黏膜面。白带常规检查找到白色念珠菌。

中医在治疗阴道炎方面也有独特的建树，具体方法如下：

（1）内服方：滋阴益肾、清热止带。方用知柏地黄丸加减。药用熟地 12 克，山茱萸肉 12 克，山药 15 克，泽泻 12 克，椿根白皮 15 克，蒲公英 20 克，旱莲草 15 克，水煎 2 次，早晚分服。每日 1 剂。

加减：阴虚火旺，熟地改为生地；尿频尿痛者加鹿含草 15 克；带下秽臭者，加龙胆草 6 克，粉草 12 克，因瘙痒影响睡眠者加酸枣仁 10 克，夜交屯 10 克；滴虫性阴道炎加百部 10 克，苦参 10 克；霉菌性阴道炎加黄芩 10 克，虎杖 30 克。

（2）外治方：苦参 30 克，蛇床子 20 克，狼毒 10 克，雄黄 10 克，龙胆草 15 克。上述药材打碎纱布包，加水半盆煎煮半小时，去渣取汁，趁热先熏后洗，约 20 分钟，每晚临睡前熏洗一次。初起者 2 ~ 7 次，即可获效，病程长者 7 ~ 15 次见效。治疗期间，暂停房事，忌辛辣刺激性食物。

2. 日常要做好预防措施

（1）注意经期卫生，内裤要宽大透气，并要勤换勤洗。

（2）每天清洗外阴，保持外阴清洁干燥，严禁搔抓，禁用冷热水及肥皂水或有刺激性水液洗擦。

（3）多吃营养丰富的食物，忌酒忌烟，不吃辛辣刺激、海鲜虾蟹等过敏性食物。

（4）炎性未完全治愈时，应避免房事。

（5）积极参加妇女病普查工作，及早发现妇女生殖器疾患，及早彻底治疗。

※ 孕期呕吐，要学会与经络切磋

怀孕后发生的恶心、呕吐现象称为"妊娠呕吐"或"妊娠反应"。多数妇女怀孕 6 周以上时，常常出现恶心、呕吐现象，一般多在早晨起床后数小时内发生。症状轻者仅会食欲下降、晨间恶心或偶有呕吐。少数人症状明显，吃什么吐什么，不吃也吐，甚至吐出胆汁。呕吐也不限于早晨，可能全天发生，严重时出现脱水和酸中毒。有的孕妇除了呕吐外，还有饮食习惯的改变，如喜欢吃酸性食物，厌油食，嗅觉特别灵敏，嗅到厌恶的气味后即可引起呕吐。

妊娠的时候，为了肚子里的宝宝，孕妇的阴血都下行到冲任养胎，最后冲气偏盛，脾胃气血偏虚，胃气虚不能向下推动食物，反而会跟着冲气往上跑，所以不想吃东西，甚至厌食，营养跟不上就会发生头晕、浑身无力的症状。

所以要想不呕吐，吃得香，睡得好，最好的方法是健脾胃，把胃气拉下来。而健脾胃最好的办法就是按揉足三里、内关和公孙穴。

足三里是胃的下合穴，跟胃气是直接相通的，按揉这里可以将胃气往下导。所以，平时用手指按揉足三里或者艾灸就可以了。

内关是手厥阴心包经的络穴，按揉它能使身体上下通畅。内关穴位于前臂内侧正中，腕横线上方两横指、两筋之间。公孙穴是足太阴脾经的络穴，按揉它能调理脾胃，疏通肠道，肠道通畅了，胃气也就跟着往下走了，另外，跟它相通的冲脉正是妊娠呕吐的关键所在。公孙穴位于脚内缘，第一跖骨基底的前下方，顺着大脚趾根向上捋，凹进去的地方就是。

建议每天早晨按揉足三里 3 分钟，下午 5 ～ 6 点按揉内关穴和公孙穴 4 ～ 5 分钟，长期坚持一定会得到很好的效果。

※ 孕期睡眠姿势多注意

对于一般人来说，仰卧和右侧卧对身体比较有利，但是准妈妈在睡觉的时候，采取左侧卧的方式才是最科学的。

正常情况下，孕妇在孕早期采取和以前一样的睡姿对宝宝的影响不大。孕早期过后，宝宝在母体内不断地发育，子宫的体积和重量都逐渐增大。孕妇在这个时候如果仰卧睡觉，较大的子宫就会后压在腹部的主动脉上，迫使子宫内的供血量明显减少，势必影响胎儿的生长发育。同时，子宫还会压迫到下腔静脉，阻碍了下肢静脉血液的回流，容易造成孕妇下肢和外生殖器的水肿或静脉曲张。因为孕妇仰卧降低了回心血量，全身各器官的供血量都随之减少，这可能会引起孕妇头晕、胸闷、恶心、呕吐、血压降低等症状出现，也就是医学上所讲的"仰卧位低血压综合征"。另外，肾脏供血量的不足，会造成肾小球滤过率明显下降；子宫对输尿管的压迫，还会影响尿液的正常排出，容易诱发孕妇肾盂肾炎等肾脏疾病。

孕妇若采取右卧位，则对胎儿的发育不利。女性在怀孕以后，子宫会不同程度地向右旋转，这是正常的孕期生理现象。如果孕妇经常右侧卧睡觉，就会加大子宫右旋的幅度，过度拉扯用来固定子宫位置的系膜和韧带，系膜中营养子宫的血管受到较大地牵拉后，就会减少对胎儿的血液供应，容易造成胎儿缺血缺氧，影响其生长发育，严重的时候甚至会引起胎儿窒息，甚至死亡。所以，孕中期以后，孕妇就不应采取右侧卧的方式睡觉，以免出现意外。

准妈妈最佳的睡眠姿势是左侧卧，这种姿势对于母婴健康最为有益。孕妇睡觉时左侧卧，可以避免子宫对下腔动静脉和输卵管的压迫，保证身体各器官和胎盘都得到充足的血液供应。同时还可以使右旋的子宫慢慢转向正位，避免出现异常胎位造成分娩困难。

孕中期以后，准妈妈就应该采取左侧卧的睡姿，这样既利于自身的健康，又不会给宝宝的生长发育带来危害。

下 篇

《本草纲目》中的
女人养颜经

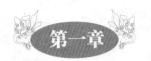

皈依自然，
百草圣经渲染娇美容颜

从《本草纲目》中寻找女性养颜法

※ 《本草纲目》是药典，更是美容宝典

《本草纲目》被誉为"东方药物巨典"，它是明代医药学家李时珍倾尽毕生精力，亲历实践，广收博采30余年的结晶。关于《本草纲目》这部书名的由来还有一段有趣的插曲。

完成了《本草纲目》，李时珍却一直想不到合适的书名。有一天，李时珍出诊归来，习惯地坐在桌前。当他一眼看到昨天读过的《通鉴纲目》还摆放在案头时，突然心中一动，立即提笔写下"本草纲目"四个苍劲有力的大字。他端详着，兴奋地自言自语道："对，就叫《本草纲目》吧！"

《本草纲目》集16世纪以前中国本草学之大成，共有52卷，约190万字。《本草纲目》除了记载了大量的抗老延年医论、方药、强身疗疾之法，如食疗、粥疗、酒疗等。还收载了谷物73种，菜105种，果品127种。所载444种动物中，很多可供食用，并把谷食、肉类、鱼类均列为本草，多达百余种。

关于《本草纲目》，有人说它是药物学著作，有人说它是博物学著作。不同的人对《本草纲目》有不同的看法，在医生看来，《本草纲目》是一部药典，在生物学家眼中，《本草纲目》是一部植物百科全书，而在美容师的眼中，《本草纲目》则是一部女性美容养颜的宝典。

《本草纲目》是一本不可多得的女性养颜宝典，辑录了很多美容保养方法，这里就为大家采撷一二。

"面黑令白"，则可以取"冬瓜一个，竹刀去皮切片，酒一升半，水一升，煮烂滤去滓，熬成膏，瓶收，每夜涂之"。

想要祛除"面上雀斑"，就可以用"白茯苓末，蜜和，夜夜（敷）之，二七自愈"。

而"面上粉刺"，就可以用"桃花、丹砂各三两为末，每服一钱，空心井水下，日三服，十日知，二十日小便当出黑汁，面色莹白也"。

……

从《本草纲目》中引出的女性养颜法，以自然本草引领美丽潮流，从内而外打造容颜。通过它你会懂得退却表层的浮华，深化对美丽的认识，你会明白：皈依自然，由内透出来的美，才更禁得起岁月的磨砺。

《本草纲目》食疗妙方摘录

1. 肾虚腰痛。用茴香炒过，研细，切开猪肾，掺末入内，裹湿纸中煨熟，空腹服，盐酒送下。

2. 脾胃虚冷，吃不下饭。和白干姜在浆水中煮透，取出焙干，捣为末，加陈米粥做成丸子，如梧子大。每服三十至五十丸，白开水送下。其效极验。

3. 补肝明目。用芜菁子淘过一斤、黄精二斤，和匀，九蒸九晒，研为末。每服二钱，空腹服。米汤送下。一天服二次。又方：芜菁子二升、决明子一升，和匀，以酒五升煮干，晒为末。每服二钱，温水调下，一天服二次。

4. 长年心痛。用小蒜煮成浓汁，勿沾盐，饱食，有效。

5. 肾虚耳聋。用雄鸡一保，治净，加酒三升煮熟，趁热吃。食地视而不见，五只，可以见效。

6. 老人虚秘。用阿胶炒二钱、葱白三根，水煎化，加蜜两匙，温服。

7. 饮酒过度。李时珍在《本草纲目》里这样记载：唯此豆芽白美独异，食后清心养身，具有"解酒毒、热毒，利三焦"之功。此外，他还说："凡饮酒，先食盐一匕，则后饮必倍。"

※ 回归自然，再也不怕岁月的侵袭

爱美之心，古来有之。《诗经》中所描绘的美人"手如柔荑，肤如凝脂"，"巧笑倩兮，美目盼兮"，这样的情态典雅而不失风流，东方韵味透迤而出。

而今，我们依然爱美，只是这份爱变得有些盲从、肤浅了。浓妆艳抹粉饰太平，假睫毛、假发套一一上阵，更有不少女性为求"完美"，不惜"舍身成仁"，任凭旁人在自己身上大刀阔斧，于是下巴尖了、鼻子高了、胸部丰满了，但隐患也就此埋下了。

其实，养颜和种地是一个道理，如果我们用化肥来施养农作物，在一两年内庄稼的长势可能很好，但用不了几年，土地就会硬化、板结，土壤不好了，再怎么施肥庄稼也好不到哪去。而如果一开始我们用的是农家肥，当时的功效虽然不明显，但年复一年，效果会变得越来越显著，而且一年比一年好，因为以前积累了资本，所以现在不用怎么费劲，庄稼就会长得很好。

养颜也是如此，化妆品可以帮得了我们一时，却帮不了我们一辈子。靠化妆品来表现美丽的女性，无非是为了掩饰渐老的容颜，纸是包不住火的，总有一天憔悴之态会一览无余。所以，为了容颜，我们与其花大把的银子，舍近求远地做些事情，不如把视线投向自己的身边，回归自然，用食疗本草调"内"养颜。

手指刮痧，让脸部更清透

手指刮痧可以让面部变得更干净，每周做上一两次可以让新鲜血液注入，面色也会变得很好。方法是：以大拇指支撑在脸部两侧，两食指由里向外成圆弧形刮拭，大拇指自太阳穴沿脸外侧依次往下移动，整个脸都能刮拭到，再用手指重点按揉印堂、晴明、迎香、人中、太阳这五大穴位，就可使面部经络畅通，脸色也才会更好看。

在做脸部刮痧时手法一定要轻柔，不可太用力。另外做完后，要记得喝上一杯温水。

※ 古方新用，千年本草焕发美丽生机

不知从什么时候开始，在全世界范围内刮起了一股自然风，不管是吃的用的，都强调回归自然，容颜养护方式也是如此，天然本草保养越来越受到女性朋友们的青睐。这里我们不妨先领略一二。

1. 早上吃香蕉减肥和"豆奶温泉"

早餐时吃几根香蕉配白开水，吃到感觉饱为止，然后中、晚餐可以照常进食。

《本草纲目》记载，香蕉可"清脾滑肠，脾火盛者食之，反能止泻、止痢"。香蕉含有丰富的酵素，它可以让消化变快，使得中、晚餐照常吃也不会囤积脂肪。另外，香蕉含能量较少，用来代替含能量较多的正餐（如早餐），就减少了能量摄入，从而有利于控制体重。

另外，在日本首都东京西南 80 千米处的温泉之乡箱根的一家温泉度假村特别推出"豆奶温泉"。工作人员在汤池中加入新鲜豆奶使温泉具有润滑和美白肌肤的功效……

2. "亲亲鱼"去角质

角质就是我们常说的死皮，市面上关于去死皮的化妆品各式各样，但这毕竟都是化学物，使用后难免会有不良反应。在土耳其有个很流行也很有意思的去死皮自然疗法——鱼疗，即让鱼来啃掉身体上的死皮。

当人进入池中，小鱼会主动围近人们的身体亲密接触，亲亲啃啃，所以它们还有一个可爱的名字"亲亲鱼"。这种小鱼不会咬人，而是专门啄食人体老化皮质、细菌和毛孔排泄物，从而达到让人体毛孔畅通，排出体内垃圾和毒素，同时能更好地吸收温泉水中的多种矿物质，加速人体新陈代谢，达到美容养颜、延年益寿之功效。

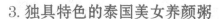

3.独具特色的泰国美女养颜粥

泰国美女们认为传统的美容配方是比专业护肤、护发产品更经济、更有效、更健康的选择。所以，在皮肤护理的过程中，泰国美女更注重天然的保养方式，如混合使用姜黄、面粉、鹰嘴豆和玫瑰水等。另外，泰国的莲子粥也有很好的美容养颜作用。去过泰国，吃过这款粥的人会发现泰国的莲子粥已经没有了米的痕迹，而是将莲子磨成细细的粉，煮成糊状谓之粥。口感润滑、香浓可口，富含氨基酸和矿物质，有润肤养颜的功效。

4.花果茶养颜

花果茶里含有多种维生素、果酸和矿物质，对美容保健有一定的辅助作用，而且花果中不含普通茶叶中的咖啡因，避免了喝茶难以入眠的问题。丹麦的花果茶是由水果搭配花卉精制而成的，据说已有数百年的历史。一般欧洲人喜欢喝咖啡，但对丹麦人来说，花果茶是他们饮食生活中重要的部分，不但丹麦老人和儿童喜欢喝，丹麦女人也将此茶视为一种不可或缺的美容养颜佳品。

除"花果茶"之外，丹麦人还把水果单独加工，制作成袋泡茶，比如葡萄袋泡茶、橙子袋泡茶、草莓袋泡茶、苹果袋泡茶等。这些茶泡法更简单，只要往杯子里一放即可。那些各色诱人的水果小布丁和花瓣泡制出来的"花果茶"，色如琥珀，香气浓郁，倘若稍放些许砂糖，更是锦上添花。只要一杯下肚，顿觉神清气爽。

类似这样的保养方法有很多，"自然才是最美的"，我们与其把容颜寄托在整形、高昂的护肤品上，倒不如把视线投向汉方本草上，这样得来的美丽才能维持更长久。

◇红花茶

红花、檀香各5克，绿茶2克，红糖30克，沸水冲泡后，加盖5分钟即可饮用。每日一剂，会让你的皮肤变得干净透亮，粗糙的皮肤也会恢复光泽。

◇柠檬茶

柠檬茶将柠檬去皮以后切成片，依个人口味添加冰糖，泡水饮用。柠檬里含丰富的维生素C，此外还含有钙、磷、铁和B族维生素等，常饮柠檬茶，会让你的肌肤恢复光泽与弹性。

※ 《本草纲目》养颜路

《本草纲目》中有关于玉米的记载。玉米中含有的黄体素、玉米黄质，可以抵抗眼睛老化，降低罹患老年黄斑性病变的概率。玉米中含有的烟酸，在蛋白质、脂肪、糖的代谢过程中起着重要作用，人体内如果缺乏烟酸，可能引起精神上的幻视、幻听、精神错乱等症状，消化上的口角炎、舌炎、腹泻等症状，以及皮肤上的癞皮病。此外玉米胚芽油含有一种天然的抗氧化剂（维生素 E），对人体细胞分裂、延缓衰老有一定的作用，被称为"美容油"。

◇ 阿胶粥

原料：阿胶 30 克，糯米 30 克至 50 克。

做法：将阿胶捣碎，炒至发黄为止，然后将糯米熬成粥；临熟时将阿胶末倒入搅匀即可，晨起或晚睡前食用。

不过，需要提醒大家的是，我们在使用阿胶时，不要服用刚熬制的新阿胶，而是应该在阴干处放三年方可食用；要在确认阿胶是真品后才可食用，以防服用假阿胶引起身体不适。

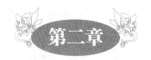

修复颜面，从《本草纲目》中挖掘保养之道

借本草美白，变人间尤物

※ 美白，自然才是好选择

受"一白遮百丑"观念的影响，很多女性朋友希望自己变得白皙一些，于是，嫩白霜、美白粉买了一大堆，瓶瓶罐罐地堆积在自己面前，但变白的愿望不但没实现，还冒出了些痘痘斑斑，让颜面大打折扣。

其实，护肤最好选用取自纯天然的材料，那些化学制剂往往有副作用，美白肌肤也不例外。《本草纲目》记载，醋可以消肿痛、散水汽、理诸药，此外醋还具有美白功效：放少许醋于温水中，搅拌后开始蘸水拍打脸部，最后用清水冲洗掉脸上的醋味即可。当然，你也可以用绿茶洗脸。绿茶有抗氧化的作用，可以淡化斑点、美白皮肤，也能减轻脸上痘痘的红肿。

泡一壶茶，15分钟后，等茶的颜色明显泡出时，将茶渣倒入装有水的洗面盆中，然后用茶叶和水轻轻拍打面部皮肤，这样才能让绿茶的有效成分能渗透进肌肤里。每天只需洗一次，早晚都可以。记得整个脸部用茶叶清洗完后还要用清水清洗一下。

另外，白皙的脸庞离不开彻底的清洁工作，有些人洗脸时像猫一样，只洗两个脸蛋，还有些人胡乱的将洁面乳涂在脸上搓揉几下，用水冲洗一下就算完事。但是作为一种最基础的保养皮肤的工作，洗脸可是一门大学问，不容小视。

正确的洗脸方式可以帮你彻底清除污垢，达到美白的效果，而不正确的洗脸方法会损伤皮肤，加速皮肤的老化。所以，奉劝那些洗脸方法不对的女性朋友，要及时改正。

首先，用中指和无名指洗脸。手掌的粗糙表面和力道都不适合女性细致的面部肌肤，而中指和无名指是女性的美容手指，无论是洗脸、面部按摩还是涂抹护肤品，都应该用这两个手指来操作。

其次，用洗面乳洗脸时，手指轻揉的方向并不是毫无规律的，应该是顺着毛孔打开的方向揉，即两颊由下往上轻轻按摩，从下巴揉到耳根，两鼻翼处由里向外，从眉心到鼻梁，额头从中部向两侧按摩。只有这样，才能够将毛孔里的脏东西揉出来，并且起到提升脸部肌肉的作用。不正确的手法不但清洁不干净，还会揉出皱纹，加速面部肌肤松弛。

最后，用冷热交替法洗脸。凉水具有清凉镇静的作用，但用来洗脸清洁得不够彻底。因为凉水会刺激皮肤的毛细血管紧缩，使脸上的污垢甚至是洁面产品的残余不易清洗干净，而残留在毛孔内，久之会堵塞毛孔，引发各种肌肤隐患。正确的方法应该先用温水让毛孔张开，然后涂上洗面奶把毛孔里的脏东西洗出来，再换用凉水拍打面部，这可以有效降低皮肤温度，收缩毛孔，但需要注意的是拍打面部的动作一定要在 15 次以上。

◇桃花杏花美白护肤液

功效：桃花有活血润肤、美白的功效；杏花有增白悦色、清解暑热、宁心安神的功效。

做法：将桃花、杏花洗净，浸泡于适量矿泉水中，一周后除去花瓣滤汁即成。将汁倒入瓶中储存，以备使用。

用法：每晚倒出适量的液体，加温后用消毒纱布蘸汁洗脸。

※ 不可不除的"死皮"

死皮，也就是角质，是新陈代谢的产物。我们的肌肤每天都会自行新陈代谢，由基底层产生的细胞会慢慢地到达肌肤的表面，然后成为角质层。如果新陈代谢正常，老旧的角质细胞会自然脱落。不过由于环境、季节、紫外线、作息不正常等因素，新陈代谢会变得缓慢，角质层会在皮肤表面越堆越厚，容易让肌肤感觉没有透明感，也失去原本的弹性，而且还会阻挡护肤品的功效。所以，去角质可以将皮屑去除，让肌肤更洁白剔透。

一般来说，脸部肌肤较为薄弱，去角质品要选择相对柔和的。《本草纲目》中说绿豆是"济世之良谷"，具有清热解毒、消暑利水的功效。用绿豆粉制成面膜还可以去死皮，适合各种肤质的女性使用。

◇绿豆粉面膜

原料：绿豆粉一大匙，茶叶包2个，开水适量。

做法：

（1）将茶叶包放入盛有开水的容器中浸泡至冷却。

（2）将绿豆粉加入茶水中，充分搅拌成泥状。

用法：

（1）用沾满绿豆泥的茶包轻轻擦面部。

（2）约5分钟后重复一遍，3遍之后用温水彻底洗净面部即可。如果调制出的面膜过于稀薄，可将面膜纸放入面膜夜中浸湿，再敷在脸上。

1. 关节角质的去除

关节处皮肤一般都很粗糙，角质层比较厚，选用的去角质品要具有很强的去死皮功效。超市一般有去角质的磨砂产品，选用时不妨选择含薰衣草精华的产品，因为薰衣草有很好的消炎功效，也有一定的美白作用和促进细胞再生的作用。其实在熬燕麦粥的时候，留下一点，加一小勺橄榄油，就是最好的去角质霜了。油性皮肤的女性在使用时可以加一点牛奶。燕麦的小颗粒可以很温和地按摩皮肤，所以平时用来做按摩也可以。如果你不太喜欢这个方法，也可以将晒干的橘子皮磨成粉，加入盐及橄榄油拌匀后，抹在身体有厚皮的部分，如脚跟、胳膊肘等，打圈按摩5分钟，再用水清洗干净便可将死皮去除了。

2. 背部角质的去除

去除背部角质我们最好用颗粒状的食盐：将食盐和蜂蜜调在一起，然后让家人帮你涂在背上并轻轻按摩一两分钟，冲洗即可。用食盐去背部角质每月只需做一次，就可抑制油脂分泌过盛，使肌肤变得清爽洁净。

3. 规律的去角质才是肤质完美的不二法门

角质是美白的大敌，适度去角质是需要的，但不可过度，否则会使表皮变薄、降低抵抗力，皮肤变得敏感、抵抗紫外线能力下降。所以脸部的去角质一周一次就可以了，其他部位的去角质大扫除则两三周一次就足够了。

◇ 蛋清粗盐面膜

功效：粗盐能刺激和促进皮脂腺的分泌，有助于排出体内老化物和去除表面死皮层，从而令肌肤得以更新。每周使用1~2次，每次约3分钟，3个星期后即可见效。别让蛋清液残留于皮肤上，宜用温水清洗至少3次，或用洁面棉轻轻擦拭。

原料：鸡蛋1个，粗盐2克，蜜糖5毫升。

做法：取蛋清，加入粗盐打至起泡后，再加入蜜糖搅匀。

用法：洁面后用热毛巾覆盖面部，令毛孔扩张后，再涂上自制面膜并轻轻按摩，约3分钟后，用温水洗面，再用冷水清洗一次，涂上保湿面霜。

美白也要看体质

何为体质？不妨先来观察下生活中的人体的各色现象。

从身材看，有的人虎背熊腰，有的人干瘪瘦小，有的人腰圆膀宽，有的人娇小玲珑，体态各不相同。

从皮肤上来看，有的人肤如凝脂，非常有光泽；有的人皮肤干燥，只能靠化妆品来补救；有的是油性皮肤，终年油光满面，时不时脸上还长痤疮，令人烦恼。

从头发上来看，有的人头发乌黑亮丽，有的人头发稀疏黄软。

从性格心理方面来看，有的人心胸宽广，有的人心思细腻；有的人比较敏感，有的却很迟钝；有的人外向开朗，有的却内秀沉静。

从疾病的治疗效果来看，同样药物治疗同样的病时会得到不同的效果：多数病人体现了比较好的治疗效果，有些人就会过敏或不适，而个别病人只反映了药物的毒副作用。所以医生叹："人之所病病疾多，医之所病病方少。"

这些生活上的现象，实际上就是先天的体质现象。这些先天禀赋决定了人体质的主线、主要状况，就像是生命的初稿，如果经过后天的反复修改，表面也可能发生很大变化，但是实质里却变化不大，这就是所谓的"江山易改，本性难移"。

由此可见，只有摸透自己的体质，顺势而为才能真正从根源上解决肌肤美白的问题。

◇豆腐牛奶面膜

功效：豆腐含有丰富的大豆异黄酮，它具有与雌激素相似的功效，能抵抗肌肤氧化，延缓肌肤衰老，还能为肌肤补水，令肌肤白皙、细致、水嫩。豆腐与牛奶、面粉合用，能深入清洁毛孔，去除堵塞毛孔的老化角质，使营养与水分通过毛孔渗入肌肤，令肌肤润泽、光洁、有弹性。

原料：嫩豆腐 1/4 块，牛奶适量，面粉 1 大匙。

做法：

1. 将豆腐捣成泥状备用。

2. 将面粉、牛奶、豆腐依次放入碗中搅拌均匀，至呈黏稠状即可。

用法：洗净脸后，将调好的面膜均匀地敷在脸上，避开眼、唇部肌肤，约 15 分钟后，用清水洗净即可。每周可使用 2 ~ 3 次。

※ 扫除黑色素就这么几步

黑色素是肌肤白皙的阻碍，想变白就要适当抑制黑色素的生成。怎么做呢？首先让我们先对黑色素有个基本的认识，然后再想对治之策吧。

黑色素细胞是人体内产生黑色素的特异细胞，成黑色素细胞是从神经脊迁移及分化的，黑色素的形成过程包括黑色素细胞中酪氨酸酶在黑色素体形成过程中的聚集以及黑色素体的黑化、迁移、分泌和降解。其中任一环节发生改变均可影响黑色素的含量和分布，从而导致皮肤色泽的改变。黑色素在人体皮肤中主要起保护皮肤的作用，当紫外光照射到皮肤上时，黑色素细胞中的酪氨酵素就会被激活，于是刺激酪氨酸转化为黑色素以抵御紫外线对皮肤的伤害。

正常情况下，由于皮肤的新陈代谢，过量的黑色素在皮肤中会正常分解，不会影响肤色。但如果在短时间内被紫外光曝晒，黑色素无法借由肌肤代谢循环排出表层外，就会从基底层慢慢往上跑，沉淀在皮肤表皮层内。如果是均匀沉淀的话，肤色就会变黑，日光浴会使皮肤呈现出褐色就是这个道理，如果是局部沉淀的话就会形成斑点。

认识了黑色素的形成原因，我们是不是想到了一些防治方法呢？

1. 防晒是预防色素沉着的第一步

每次出门之前 30 分钟涂抹一层防晒霜，可以有效防晒。如果你的肌肤已经因为长期强烈的日晒而变黑，那么可以用芦荟涂抹皮肤。芦荟是一种常绿多肉质草本植物，历史悠久，早在古埃及时代，其药效便被人们接受、认可，称其为"神秘的植物"。后来传入中国，李时珍在《本草纲目》里也记载了芦荟。在这部书中芦荟不仅仅被认作是有用的植物，而且还有"色黑、树脂状"的记载。

用芦荟涂抹晒伤肌肤的方法如下：把新鲜的芦荟清洗干净，去除外面的表皮，涂抹露在外面的肌肤上，可以有效治疗晒伤之后的皮肤，慢慢使肌肤变白。

另外，有些人觉得偶尔几次忘记涂防晒品，不会对皮肤有太大的影响，其实这样的想法也是不正确的。日晒是可以累积的，因此虽然只是间歇性地接受日晒，对皮肤的伤害却会长期积累下来，或许无法立刻看到后果，但时间长了就会造成肌肤晒黑、脸上出现斑点、皮肤失去弹性、产生皱纹、老化等现象。所以，防晒要防微杜渐。

2. 饮食要有所宜忌

宜：《本草纲目》中记载的卷心菜、菜花、花生等，富含维生素 E 的食品，能抑制黑色素生成，加速黑色素从表皮或经血液循环排出体外。而猕猴桃、草莓、番茄、橘子等，含有大量维生素 C，能有效美白肌肤，淡化和分解已形成的黑色素。

忌：动物肝脏、豆类、桃子等食物，因为这些食物所含的铜或锌会使皮肤发黑。另外，像芹菜、茴香、白萝卜、香菜等感光食物也要少吃，它们会促使肌肤在受到日照后产生黑斑。

3. 养成良好的生活习惯

充足睡眠，有效缓解生活压力，少抽烟、少喝刺激性饮料，保证睡眠，可保持肌肤柔嫩光润。

4. 和顺七情

保持心情舒畅，禁忌忧思恼怒。

5. 及时洁肤

外出回家后要及时清洁皮肤，然后通过冷毛巾敷脸来稳定皮肤。

苋菜祛黑印

《本草纲目》中记载，苋菜味甘无毒，具有补气除热、利在小肠、治初痢等功用。苋菜有祛黑色素及暗疮功效。因苋菜有助排泄，能排脓祛湿解毒、祛皮肤疮毒，以苋菜加蒜头煲半小时成浓汤饮用，可令皮肤更滑溜。苋菜药性温和，日日饮用也可。

※ 净白工作在最佳的时间进行才有效

想让肌肤达到真正的完美白皙，夜晚的美白修护必不可少。夜间，空气中仍会持续散射出微量的紫外线，而且在晚间细胞的再生速度比日间快两倍，因而黑色素会继续产生，因此晚间是进一步美白修护肌肤、提升净白效果的最佳时间。

1. 按摩穴位能美白，每晚不可少

穴位美白可令全身肌肤受益，但需要长期坚持才有效。以下介绍的美白穴位在早晚沐浴后进行按摩效果最佳。

（1）减退天生深肤色指压法

用手掌沿小腿外侧打圈，左右脚重复交替做，用力一点效果更好。

在距离脚踝内侧7厘米位置，用大拇指按压5秒。以上动作各重复6次。

（2）去斑点指压法

用左手食指腹按右手肩与臂之间的凹点，按三秒停一秒。左右手交替做，重复6次。

2. 记住，不化妆也要卸妆

很多女士喜欢素面朝天，因此"卸妆"这个词对于她们来说也很陌生：既然都不化妆，当然用不着卸妆，每天只是把脸洗干净，搽上护肤品就可以了。

其实即使不化妆也要卸"妆"。举个简单的例子：当你的手碰到机油或油漆的时候，光用肥皂清洗，油污仍然无法完全脱落；但如果先用松香油清洗双手，再用肥皂洗一次的话，就很容易将油分都洗干净了。同样的道理，脸上的污垢除了肌肤主要的分泌物——油脂、汗液之外，还有灰尘、粉底等等，这些东西会直接附着于你的皮肤上，所以，建议你先用卸妆品溶解，让它们浮出肌肤表面，然后以面纸拭净或以水冲洗，最后再用洁面乳洗脸，以达到彻底清洁的目的。

3. 皮肤白的人也要提高警惕

一般来说，皮肤白的人大多是中性或是偏干性的肤质，容易长斑和长皱纹，应特别注意保养。《本草纲目》里说，蜂蜜入药之功有五：清热、补中、解毒、润燥、止痛。每天晚上利用看电视的时间，取一点蜂蜜敷在脸上，一个小时后将蜂蜜洗掉，这种方法不仅能使皮肤变得光滑，而且还有淡斑的效果。另外，你要想不让白皙的皮肤上有瑕疵，就得做好长期保卫战：晚上不喝浓茶、不吃色素很重的食物如酱油拌饭；保证规律的作息；睡眠充足；保持良好的心态等等。

◇ 蛋黄白芷面膜

功效：白芷不仅具有解热、镇痛、抗炎等作用，还能改善局部血液循环，消除色素在组织中过度堆积，促进皮肤细胞新陈代谢，进而达到美容的作用。《本草纲目》谓白芷"长肌肤，润泽颜色，可作面脂"，是历代医家喜用的美容药。另外白芷和蛋黄一起制成的面膜，具有美白养颜功效。

做法：脸色不好的姐妹们，可以去中药店买上一两白芷，然后将其磨成粉浸泡在牛奶中，或者将加水熬成浓汁，用压缩面膜纸（超市有卖）浸泡，敷脸，一周做两次，坚持一个月脸色会有明显改善。希望变白的女性可以试试：先将白芷粉末装入碗中，加入蛋黄调匀后涂抹于脸上，约20分钟后再用清水洗干净即可。有黑眼圈的女士，可以在调好的面膜中加少许橄榄油和蜂蜜，敷于黑眼圈处，5分钟后洗净即可。

※ 吃出水嫩嫩的白皮肤

女人与其费尽心思和钞票去做外部美白，不如通过饮食调理，吃一些可以促进肌肤变白的蔬菜，让肌肤从内到外都白起来，自然的美白带给皮肤的光彩是无法阻挡的。李时珍也认为，人必先从饮食方面着手，调理好身体，排出毒素，去黄气黑气，才能有健康白皙滋润的肤色。

1.《本草纲目》中有益美白的食物

《本草纲目》记载了很多具有美白功效的食物，下面我们就将日常生活中常见的食物为大家一一列举。

豌豆：《本草纲目》记载，豌豆具有"去黑黯、令面光泽"的功效，渴望变白的女性可以将豌豆和牛奶混在一起做成面膜使用。

◇ 豌豆牛奶面膜

原料：豌豆苗30克，牛奶3小匙。

做法：

（1）豌豆苗洗净，磨成细泥状。

（2）在豌豆苗泥中慢慢加入牛奶，搅拌成略黏稠至不易滴落的程度即可。

用法：洗净脸后，将调好的面膜均匀地敷在脸上，避开眼、唇部肌肤。为防滴漏，可再覆上一张面膜纸，约15分钟后，将面膜纸取下，用清水将脸洗净即可，每周可使用1～2次。

适用肤质：各种肌肤，尤其适合油性肌肤。

由黄豆制成的豆浆：黄豆中含极丰富的蛋白质，增白的同时还可清除毒素。李时珍在《本草纲目》里就曾高度赞美过黄豆，说它"容颜红白，永不憔悴"。所以爱美的女性朋友要多喝由黄豆制成的豆浆。

芝麻：不要小看芝麻，它含有蛋白质及维生素 E，可滋润肌肤，帮助新陈代谢。

核桃和杏仁：含蛋白质，能在体内促进细胞生长和新陈代谢。

芦笋：因为芦笋含有高蛋白，并且热量低，在美白肌肤的同时又不使人发胖。

鱼汤：含丰富蛋白质，能令肌肤嫩滑。

醋：中午和晚上吃饭时喝上两小勺醋，还可预防血管硬化。另外还可以将新鲜黄豆在醋中浸泡，15 天后就可以食用，每天吃 5 至 10 粒醋豆对减轻面部色素沉着非常有效。

牛奶和鸡蛋：含丰富蛋白质、维生素，有滋润和洁白皮肤作用，保持身材的女士们可选择脱脂牛奶，而鸡蛋每天只宜吃一个。

粟米：含大量维生素 E，能促进细胞生长和延缓细胞老化。

2.14 种营养素就是你美白的武器

（1）果酸

果酸能促进肌肤角质的新陈代谢，防止痘痘产生，淡化色素，使肌肤白皙有光泽。其主要存在于天然的蔬果中，这类食物主要有红酒、草莓及苹果等。

（2）大豆异黄酮

大豆异黄酮能抵抗氧化，延缓肌肤衰老，防止皱纹产生，令肌肤嫩滑、细腻。食物来源主要是黄豆制品，如豆腐、豆浆、豆皮等。现代女性由于作息规律不正常，容易导致雌激素波动，引起烦躁、失眠、心血管功能失调及记忆力减退等问题，因此要常吃大豆制品，以补充体内的大豆异黄酮。

（3）胶原蛋白

胶原蛋白可提高皮肤保湿功能，调节皮肤油脂分泌，增加皮肤弹性，延缓皱纹产生。这类食物主要有鸡皮、海参、木耳、银耳、猪皮、猪蹄、鸡翅、牛蹄及牛蹄筋等。

（4）蛋白质

蛋白质是组成人体细胞的原料，也是构成皮肤的主要成分。富含蛋白质的食物有豆类、豆浆、谷类、坚果类、鱼、肉类、鸡蛋、牛奶、杏仁、薏米等。

（5）维生素 A

维生素 A 能使肌肤光滑、细腻。维生素 A 含植物性油脂成分，具有滑润、强健皮肤的作用，能防止老化和皮肤粗糙，预防肌肤产生雀斑。富含维生素 A 的食物主要有鱼肝油、动物肝脏、深黄绿色蔬菜、李子、牛奶及蛋黄等。

（6）维生素 C

维生素 C 能防止黑色素过度产生，美白皮肤，还能促进细胞间胶原蛋白的生长，维持肌肤的弹性，并使晒黑的皮肤逐渐恢复本来的颜色。食物来源主要有番茄、柠檬、草莓、葡萄柚、猕猴桃、酸枣、鲜枣、柑橘及新鲜绿叶蔬菜等。

（7）维生素E

维生素E能促进肌肤新陈代谢，使皮肤光滑并富有弹性，还能抑制黑色素生成。主要食物来源有芝麻、芝麻油、桃仁、葵花子、葵花子油、菜籽油、小麦胚芽油、绿色蔬菜、蛋黄及坚果类等。

（8）B族维生素

B族维生素是不可替代的护肤使者，能维持肌肤新陈代谢，减少皮肤斑点的产生，避免皮肤老化。食物来源有五谷杂粮、肉类、蛋类、牛奶、葡萄干、红枣及绿色蔬菜等。

（9）铁

铁是血液的主要成分。充足的铁可以让皮肤光滑，气色红润。食物来源主要有菠菜、枸杞子、红枣、红肉类、动物肝脏、蛋黄等。

（10）锌

锌能帮助细胞再生，对受伤的肌肤有良好的修复作用。充足的锌能维持肌肤正常的新陈代谢，改善青春痘及粉刺症状。食物来源有牡蛎、蛤蜊、沙丁鱼、瘦肉、蛋类、核桃、花生等。

（11）钙

钙能维持肌肤正常的保水功能，如果钙离子分布不均，皮肤就会出现干燥、水分流失、失去光泽或引发过敏及脱屑的现象。所以女性要注意补钙，多吃些鱼、虾、牛奶、奶酪、酸奶、芝麻、黄豆及豆制品等。

（12）膳食纤维

膳食纤维能排出身体与肌肤的毒素，防止青春痘、粉刺的形成，还能防止肤色因毒素堆积而变得暗沉。食物来源有糙米、燕麦、水果、豆类、大白菜、红薯等。

（13）多酚

多酚是多种物质的总称，其种类超过4000种以上，每种多酚的功效都有所不同，但共同的作用就是抵抗氧化，延缓肌肤衰老。食物来源有茶叶、土豆、红薯、葡萄、石榴、草莓、蓝莓、覆盆子等。

（14）花青素

花青素能有效抵抗老化，保护肌肤免受紫外线的伤害，防止胶原蛋白遭到破坏，保持肌肤应有的弹性及张力，避免皮肤松弛、下垂及产生皱纹。食物来源有草莓、葡萄、苹果、红葡萄酒等。

3. 美白还得要保证水分的摄入

在《本草纲目》里，关于水的记载有很多。

露水。露是阴气积聚而成的水液，是润泽的夜气，在道旁万物上沾濡而成的，味甘，性平，无毒。秋露水秉承夜晚的肃杀之气，宜用来煎润肺的药，调和治疗、癣、癞的各种散剂。

腊雪。凡是花都是五瓣，雪花却是六瓣，六是阴数。冬至后第三戌为腊。腊前的雪，很宜于菜麦生长，又可以冻死蝗虫卵。腊雪瓶装密封后放在阴凉处，数十年不会坏。用腊雪水浸过的五谷和种子，则耐旱而不生虫，春天的雪有虫，水也易败坏，所以不收取。

夏冰。冰是太阴之精。水性很像土，能变柔为刚，这就是所说的物极必反。味甘，性大寒，无毒。宋徽宗吃冰太多，伤了脾胃，御医治疗没有效果，便召杨介去诊治，杨介用大理中丸。徽宗知道后说，服了多次了。杨介说，皇上的病，因吃冰太多而得，臣因此用冰来煎此药，是为治致病原因。徽宗服后，果然痊愈。

李时珍非常重视水对人体的作用，他将"水篇"列为《本草纲目》的首篇，并发出"药补不如食补，食补不如水补"的感叹。

的确，水，对我们的健康具有非常重要的作用，对女人来说，水还是最好的护肤圣品，想美白就得多喝水。

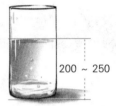

凉开水是最好的水

此外，在所有水中，凉开水是最好的，在喝的时候应该一口气将一整杯水（200～250毫升）喝完，因为这样才可被身体真正吸收、利用。

◇ **枸杞美白茶**

原料：干枸杞子60克。

做法：研为细末，饭后用水调服，每日3次，连服数月，面部可变得白嫩光滑。干枸杞子煎煮后代茶饮，能补肝肾气血，使面色光艳洁白。

※ 果汁让女人变得更水灵

如果你见过刚摘下来的水果蔬菜，会发现个个都是那么新鲜、水灵，看上去就有咬一口的欲望。其实只要多喝果汁，你也可以像这些鲜灵灵的水果一样娇艳欲滴。

有些女性喜欢到超市里买各种各样的果汁，但什么也比不上自己新榨的。这里就为大家提供几款。

1. 鲜榨橙汁——镇静、消炎、美白

鲜榨橙汁含有极其丰富的维生素C，可以镇静、消炎、美白皮肤。尤其是春天，阳气上升，聚积一冬的内热要散发出去，再加上天气忽冷忽热，身体很容易失于调养，皮肤也容易过敏和起痘痘。富含维B、C的新鲜水果蔬菜能增强皮肤对阳光和过敏源的抵抗力，让它更坚强一点。

2. 美白的番茄黄瓜汁，美白、丰胸的木瓜汁

除了橙汁，所有新鲜上市的水果都榨而饮之，番茄黄瓜汁加上一点玫瑰花，简直就是超能美白饮料。此外，菠萝汁（榨的时候要加一点点盐才行）也很好喝，而且菠

萝蛋白酶还可以帮助消化，对想减肥的女性来说简直就是救星。木瓜汁也是好东西，它含有木瓜蛋白酶和木瓜酵素，不但能帮助消化分解脂肪，还能美白丰胸。

3. 乌发的猕猴桃汁与焕肤的番茄汁

李时珍在《本草纲目》中记述猕猴桃：其形如梨，其色如桃，而猕猴喜食，故有此名。猕猴桃因其显著的乌发美容效果，使得其被称为"美容果"，但它的作用远不止于此。它能阻断致癌物在人体内合成，预防多种癌症的发生。还可降低胆固醇及甘油三酯水平，对高血压、高血脂、冠心病都有辅助治疗作用，所以女性朋友有要经常喝鲜榨猕猴桃果汁。另外番茄汁能保护皮肤弹性，减退雀斑和面部色素沉着，也是不可多得的美容圣品。

◇ 鲜果美白面膜

功效：美白、补水。

做法：在榨汁机中放入去皮的柠檬、苹果、香蕉、桂圆等鲜果，榨成汁。再取生鸡蛋一个，打破，取出蛋清，调匀，捣成泥状。均匀敷于脸部和脖子上，20分钟后，用纯净水洗净即可。

※ 脾肺二脏一好，肌肤即能洁白无瑕

脾脏和肺脏的健康状况，是关系着美白能否见成效的因素，所以要想肌肤变白就要养好脾肺二脏。

1. 中医对脾的认识

中医认为"肾是先天之本，脾为后天之本"。在中医理论中，脾属土，它就是人的后天之本，是人体存活下去的根本。

脾的功能主要在四个方面：主运化，主升清，主统血，主肌肉。

脾的最大功能是主运化，相当于"后勤部长"，即脾可以运化水液，运化水谷，把吃进去的粮食、水谷精微营养的物质以及水液输送给其他的脏器，起到一个传输官的作用。脾的这种传输的作用对生命来说至关重要，这也是中医把它称为后天之本的原因。

脾的第二大功能是主升清。脾把胃里的食物进行消化，其中的精华通过脾的"升清"送到心肺而转输到全身，糟粕则被排出。脾和胃是互为表里的，"脾胃和"，脾可以把清气往上升，而跟脾相对应的是胃，胃主降，脾主升。两者共同起着运化升清、降浊的作用。如果升清的功能减弱了，那脾气就会往下降，导致胃脏的下垂或脱肛。

脾的第三大功能是统血。肝藏血，心主血，而脾统血，血和这三脏的关系最为密切。脾是在中间，起统领的作用。如果脾统血功能不足，就会导致诸如血崩、血漏或尿血等疾病的发生。

脾的第四大功能是主肌肉。肌肉是归脾来主管的，肌肉的营养是从脾的运化吸收

而来的。一般而言,脾气健运,营养充足,则肌肉丰盈。如果脾有病,消化吸收发生障碍,人往往就会逐渐消瘦。

2. 健脾,告别皮肤暗沉

脾脏统领血液,是美丽的源泉,想变美的女性就要重视脾脏的保养。《本草纲目》记载,土豆味甘性平,能补气健脾,宜于脾虚体弱,食欲不振,消化不良。不过要注意发芽的土豆芽与皮有毒,不能食用。

香菇味甘、性平。宜于脾胃虚弱,食欲不振,倦怠乏力。但香菇也属于发物,如果得了麻疹和皮肤病、过敏性疾病就要忌口。

鸡肉味甘、性温,能补中益气,补精添髓。宜于脾胃虚弱,疲乏,纳食不香,慢性泄泻。

兔肉味甘、性凉,也能补中益气,凉血解毒。宜于脾虚食少,血热便血,胃热呕吐反胃,肠燥便秘。不过兔肉性凉,容易拉肚子的女性要少吃。

此外,思伤脾,思虑过度就会扰乱脾的正常工作,使其方寸大乱,反映到身体上就是食欲不振、无精打采、胸闷气短。所以,女性朋友们一定要做到思虑有节,只有脾功能正常了,容貌才会好看。

3. 中医对肺的认识

肺在五脏六腑的地位很高,《黄帝内经》中说:"肺者,相傅之官,治节出焉。"也就是说肺相当于一个王朝的宰相,一人之下,万人之上。宰相的职责是什么?他了解百官、协调百官,事无巨细都要管。肺是人体内的宰相,它必须了解五脏六腑的情况,所以《黄帝内经》中有"肺朝百脉",就是说全身各部的血脉都直接或间接地会聚于肺,然后敷布全身。所以,各脏腑的盛衰情况,必然在肺经上有所反应,中医通过观察肺经上的"寸口"就能了解全身的状况。寸口在两手桡骨内侧,手太阴肺经的经渠、太渊二穴就处在这个位置,是桡动脉的搏动处,中医号脉其实就是在观察肺经。

肺主要有以下三大功能,即肺主气,主肃降,主皮毛。

肺的第一大功能是主气,主全身之气。肺不仅是呼吸器官,还可以把呼吸之气转化为全身的一种正气、清气而输送到全身。

肺的第二大功能是主肃降。肺居在西边,就像秋天。秋风扫落叶,落叶簌簌而下。因此肺在人身当中,起到肃降的作用,即可以肃降人的气机。肺是肺循环的重要场所,它可以把人的气机肃降到全身,也可以把人体内的体液肃降和宣发到全身各处,肺气的肃降是跟它的宣发功能结合在一起的,所以它又能通调水道,起到肺循环的作用。

肺的第三大功能是主皮毛。人全身表皮都有毛孔,毛孔又叫气门,是气出入的地方,都由肺直接来主管。呼吸主要是通过鼻子,所以肺又开窍于鼻。

4. 把肺养好，皮肤才能白里透红

皮肤的状况取决于肺。所以，女性要想皮肤白里透红,健康有光泽,首先要把肺养好。那么该如何养护我们的肺呢?

注重饮食。《本草纲目》里说:"燕窝甘淡平,大养肺阴,化痰止咳,补而能清,为调理虚劳之圣药,一切病之由于肺虚,而不能肃清下行者,用此皆可治之。"

燕窝是滋补圣品,银耳也有同等功效,被称为"穷人的燕窝"。《本草纲目》里说银耳能润肺止咳、益气和血,再加上它的滋阴作用,长期服用可以润肤,并有祛除脸部黄褐斑、雀斑的功效。如果和红枣一起熬成汤,食用起来效果更好。

银耳红枣汤的做法:将银耳泡发去蒂后加水,小火炖两个小时,然后将洗净的红枣以及少许冰糖放入,继续熬煮半小时,放温后即可食用。

饮食养肺还应多吃玉米、黄豆、黑豆、冬瓜、番茄、藕、甘薯、猪皮、川贝、梨等,但要按照个人体质、肠胃功能酌量选用。

中医提出"笑能清肺",笑能使胸廓扩张,肺活量增大,胸肌伸展,笑能宣发肺气、调节人体气机的升降、消除疲劳、驱除抑郁、解除胸闷、恢复体力,使肺气下降、与肾气相通,并增加食欲。清晨锻炼,若能开怀大笑,可使肺吸入足量的大自然中的"清气",呼出废气,加快血液循环,从而达到心肺气血调和的作用,保持人的情绪稳定。

另外,中医认为,肺主悲,当我们悲伤过度时常会有喘不过气来的感觉,这就是太过悲伤使肺气受损了。反过来,肺气虚时,人也会变得多愁善感,而肺气太盛时,人容易骄傲自大。所以说,要想使肺机条达,让皮肤健康有光泽,还要防止过悲情绪。

养肺还要保持周围空气的清新,因为肺的主要生理功能是进行体内外气体交换,吸清呼浊,即吸入氧气,呼出二氧化碳,保证机体对氧的需求。所以日常生活中肺的养生保健最重要的是周围空气的清新,不管是家里还是单位,多开窗通风,保持清新,不要让浊气长时间在屋里滞留。

杏林高手与养肺

中国人称名中医,就叫他"杏林高手",此语出于三国。当时名医董奉常为人免费治病,病人家里为酬谢他,就在其宅旁种杏树一株,数年后,蔚成杏林,号称"董仙杏林"。从此,杏林即成为中医界的誉称。

而杏的种子杏仁,又名苦杏仁。《本草纲目》记载,杏仁味苦、性温、有小毒,入肺、大肠经,有止咳定喘、生津止渴、润肠通便之功效。李时珍说:"杏仁能散能降,故解肌、散风、降气、润燥、消积,治伤损药中用之。治疮杀虫,用其毒也。治风寒肺病药中,亦有连皮尖用者,取其发散也。"

古代医圣孙思邈在《千金方》中,建议老年人逢到寒来暑往的季节,应多吃杏仁。

做素颜美女——无瑕肌肤的本草养护之道

※ 祛斑，升阳排湿是关键

中医讲阳气是生命的根本，主宰着人的生长壮老，也主宰着容颜。

阳气就像天上的太阳一样，给大自然以光明和温暖，失去阳气，万物便不能生存。如果人体没有阳气，体内就失去了新陈代谢的活力，不能供给能量和热量，生命就要停止；没有阳气，就没有动力，没有力量推动体内废物的排出，长此以往，斑点就会找上门来。所以祛斑还要提升阳气。

1. 寒湿最伤阳气

寒湿会阻滞阳气的运行，使血流不畅。怎样判断身体内是否有湿呢？方法其实很简单，观察自己的大便情况，一看便知。如果长期便溏，大便不成形。那么很有可能就是你的身体蕴含了太多的湿气。而长期便秘，则代表着体内的湿气已经很重了。因为湿气有黏腻性，过多的湿气就容易把粪便困在肠道内。

2.《本草纲目》里的韭菜养阳粥

《本草纲目》中记载，韭菜辛、温、无毒，有健胃、温暖作用。四肢冰凉，脸色不好，容易长斑的女士用韭菜熬粥食用，既暖脾胃，又可助阳。韭菜粥的做法如下：小米适量，洗干净后加水煮熟，然后将适量韭菜切碎投入，稍煮片刻便可食用。

3. 排寒扶阳就要跟着太阳走

阳气是生命的能量之源，正常的生命活动都需要阳气的推动，而寒气是致病的因子，是阴邪，一旦寒气损伤了阳气，温煦不够，机体代谢功能就会减退，疾病也就会乘虚而入。这就需要我们做好两点：养阳气，防止寒湿之气。

那么阳气要如何养呢？其实，天地之间最大的阳气就是太阳，太阳的变化直接影响着人体阳气的变化。长期待在屋子里的人总是感觉怏怏的，没有生气，如果能每天抽时间晒晒太阳，就会觉得整个人都精神很多，这是太阳给我们的力量。

但是，现在跟着太阳走的人非常少了。古人"日出而作，日落而息"是跟着太阳走的，但是现代人很难做到，每天要起很早去上班，春夏秋冬都是一个时间，晚上太阳早下山了，还得继续工作，一天都见不到太阳。古人"锄禾日当午"，夏天在太阳底下干活，虽然汗流浃背但是身体阳

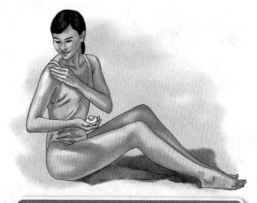

晒太阳是最好的养阳方式，同时别忘了抹防晒油

气充足，不会得这样那样的怪病，但是现代人却坐在空调屋里吃着冰西瓜，偶尔出门也要撑遮阳伞，怕被太阳晒到，身体里的阳气根本生发不起来。太阳是最好的养阳药，我们却利用不起来。

为了养好阳气去除斑点，女性朋友们可以抽出点时间来晒晒太阳，特别是在寒冷的冬季，晒太阳就是一种最好的养阳方式。不过要注意晒太阳时一定不要戴帽子，让阳光可以直射头顶的百会穴，阳气才能更好地进入体内。

※ 养好肝脏，从根本上散发美

在五脏之中，肝与皮肤关系最密切。中医认为，很多原因都可能产生色斑和斑点，尤其是肝脏失调。因此，通过保养肝脏来祛斑疗效就很明显。

1. 养好肝脏之前先认识它

肝脏主生发。中医理论认为，肝主要有两大功能，主藏血和主疏泄。

肝主藏血，一部分是滋养肝脏自身，一部分是调节全身血量。血液分布全身，肝脏自身功能的发挥，也要有充足的血液滋养。如果滋养肝脏的血液不足，人就会感觉头晕目眩、视力减退。另外，肝脉与冲脉相连，冲为血海，主月经，当肝血不足时，冲脉就会受损，于是女子容易出现月经不准、经血量少色淡，甚至闭经的情况。肝调节血量的功能主要体现在：肝根据人体的不同状态，分配全身血液。当人从安静状态转为活动状态时，肝就会将更多的血液运送到全身各组织器官，以供所需。当肝的藏血功能出现问题时，则可能导致血液逆流外溢，并出现呕血、衄血、月经过多、崩漏等病症。

肝主疏泄。疏泄，即传输、疏通、发泄。肝脏属木，主生发。它把人体内部的气机生发、疏泄出来，使气息畅通无阻。气机如果得不到疏泄，就是"气闭"，气闭就会引起很多的病理变化，譬如出现水肿、瘀血、女子闭经等。肝就是起到疏泄的功能。如果肝气郁结，全身各组织器官必然长期供血不足，影响其生长和营运功能，这样，体内毒素和产生的废物不能排除，长期堆积在体内，就会发展成恶性肿瘤，也就是我们闻之色变的"癌"。

此外，肝还有疏泄情志的功能。人都有七情六欲、七情五志，也就是喜、怒、哀、乐这些情绪，这些情志的抒发也靠肝脏。

肝开窍于目，其华在爪。五脏六腑之精气，通过血液运行于目，因此目与五脏六腑都有内在联系，但肝与目关系更为密切。目只有得到肝血的充分滋养，才能水汪汪，脉脉含情又盈盈含露。另外，肝血的盛衰，可影响爪甲的荣枯。肝血充足，则爪甲坚韧明亮，红润光泽；若肝血不足，则爪甲软薄，枯而色夭，甚则变形脆裂。

由上可知，肝脏功能出现病理变化，便会在许多方面影响人体的美感，所以女性必须养肝护肝。

《本草纲目》里这样描述菊花："昔人谓其能除风热，益肝补阴。"菊花味甘性平，入肝肾肺脾四经，有散风清热、解毒、明目之功。与银耳、糯米一起熬煮成粥食用有补血润肤的功效。其做法为：银耳、菊花10克，糯米60克。同放锅内，加水适量煮粥，粥熟后调入适量蜂蜜服食。

养肝的食物还有蛋类、瘦肉、鱼类、豆制品、牛奶等，它们不但能保持肝脏所需的营养，而且能够减少有毒物质对肝脏的损伤，帮助肝细胞的再生和修复。春季养肝宜多吃一些温补阳气的食物，例如葱、蒜、韭菜是益肝养阳的佳品，菠菜舒肝养血，宜常吃。大枣性平味甘，养肝健脾，春天可常吃多吃。

2. 用好肝经，让肝气畅通

凌晨1～3点是肝经的气血最旺的时候，这个时候人体的阴气下降，阳气上升，所以应该安静地休息。另外一个养肝气的方法就是按摩肝经上的太冲穴（在脚背上大脚趾和第二趾结合的地方，足背最高点前的凹陷处），那些平时容易发火着急，脾气比较暴躁的女性要重视这个穴位，每天坚持用手指按摩太冲穴2分钟，要产生明显的酸胀感，用不了一个月就能感觉到明显的好转。

※ 比桃花还好看——不同的斑不同的祛除方法

脸上如果有挥之不去的斑点，美丽将会大打折扣。那么如何才能有效消除这些斑点呢？

1. 祛除雀斑的7个良方

（1）每晚用胡萝卜汁加牛奶涂于面部，第二天早上再洗去。

（2）30克杏仁与适量鸡蛋清调匀，每晚睡前搽于面部有雀斑处，次日早晨用白酒洗掉。

（3）将带根的香菜洗净，加水煎煮，用菜汤洗脸，坚持使用可令面部的雀斑逐渐消除。

（4）米醋浸白术，每日搽面。

（5）生姜50克（干姜减半）入500毫升50%酒精中密闭浸泡15天，早晚擦于洗净的患处。

（6）桃花、杏花各10克以水浸泡，过滤浸汁，用于洗脸。

（7）将苹果去皮切块捣泥，然后涂于脸部，如系干性过敏性皮肤，可加适量鲜牛奶或植物油，油性皮肤宜加些蛋清。15～20分钟后用热毛巾洗干净即可。隔天一次，可消除面部雀斑。

2. 祛除黄褐斑的五个良方

（1）冬瓜适量，捣烂后用其汁涂于面部有斑点处，每日1～2次。或加蛋黄一只，蜂蜜半匙，搅匀敷面。

（2）柿叶研细末，入熔化的凡士林搅拌为膏，外涂即可。

（3）茯苓（研末）适量，以蜂蜜调和后敷面。

（4）杏仁（去皮、捣烂）适量，用蛋清将杏仁末调匀，每晚睡前搽脸，第二天早上起床后用白酒洗去。

（5）将人参蜂王浆，维生素 C、E 注射液均匀地涂在洗净的面部，取法国倒膜粉 250 克和温水调成糊状，迅速敷盖面部，倒膜粉会自行变硬、发热、冷却，30 分钟后去掉，可有效减退面部黄褐斑。

3. 老年斑——茯苓面膜

◇ 茯苓面膜

功效：本面膜有营养肌肤，消除老年斑黄褐斑的功效。古医家认为茯苓能化解一切黑斑瘢痕，与蜂蜜搭配使用，既能营养肌肤又能淡化色素斑。这也就是《本草纲目》中提到的"白茯苓为末，合蜜和，敷面上疗面疮及产妇黑疱如雀卵"。

原料：白茯苓 15 克，蜂蜜 30 克。

做法：将白茯苓研成细细的粉末，然后将蜂蜜与茯苓调成糊状即成。洁面后用茯苓蜂蜜糊敷脸 20 分钟，然后用清水洗去即可。

◇ 鸡蛋牛奶柠檬面膜——印度王妃的美白秘方

据说这种面膜是印度一位王妃发明的。印度人认为蜂蜜可令人愉快，保持青春。研究证明蜂蜜的亲肤性相当高，蛋白质分子大小与皮肤组织相近，吸收渗透力佳，能迅速为皮肤补充营养，蜂蜜中所含的氨基酸还会在皮肤表面形成一道天然保护膜，防止水分流失，修复肌肤的健康机制。柠檬汁所含的维生素 C 和果酸是淡化色斑所不可缺少的。

功效：净化、滋润肌肤，使肌肤变得白皙透明、柔软细致。

原料：蜂蜜 15 毫升，鸡蛋一个，脱脂牛奶 50 毫升，柠檬汁一茶匙，面粉少许。

做法：

（1）面粉中加入鸡蛋，搅拌均匀。

（2）加入牛奶、蜂蜜以及柠檬汁再次搅拌即可。

（3）将面膜均匀涂于脸上，避开眼部及唇部。

（4）15 分钟后先以温水冲洗干净，再用冷水洗脸。

4. 民间通用的祛斑土方

如果你不知道自己的斑斑属于哪一种，那就试试民间这些通用的祛斑土方吧。

（1）茄子切片取汁摩擦局部，1 日 3 次，10 天见效。

（2）冬瓜瓤捣烂取汁，涂患处，一日数次，连续使用。对此，《本草纲目》有这样的记载：冬瓜瓤白用来洗脸洗身，可除斑。

（3）用金盏花叶捣烂取汁擦涂脸部，既可消除雀斑，又能清爽和洁白皮肤。

（4）香芹菜绿叶切成碎末，同一杯酸奶混合，放置 2 ～ 3 小时，每天 2 ～ 3 次将绿叶糊状物抹在脸上，静躺 30 分钟左右，然后用清水洗去面膜。

（5）将一把蒲公英花倒入杯中，用沸水泡开，冷却后过滤，所得液体倒入瓶里。每日早晚各 1 次用蒲公英水洗擦色斑处。

（6）将 2 匙胡萝卜汁加入 20 滴柠檬汁，每天 2 ～ 3 次抹脸，20 ～ 30 分钟后洗掉涂抹护肤霜。

（7）将番茄榨汁，加入一匙甘油，以此混合液洗脸，每日 2 ～ 3 次，每次洗 10 分钟，然后用清水洗净。

不给容颜留"案底"——问题肌肤的绿色解决法

※ 三步走，从此不与"毛孔粗大"为伍

毛孔粗大是很多女性都面临的肌肤问题，尤其是鼻翼、脸颊两侧的毛孔，都"张牙舞爪"地向你示威。造成毛孔粗大的原因有很多，比如污物阻塞、油脂分泌旺盛、挤压痘痘、干燥等等，对于年轻女性来说还不存在因肌肤老化而导致的毛孔粗大问题，所以只要你细心调理，收缩毛孔，细致肌肤也不是难事。

拒绝毛孔粗大，首要问题就是要保证彻底的清洁。洗脸如果没能将脸上多余的油脂污垢洗干净，就容易让油脂和脏污滞留在毛孔内，造成毛孔粗大等一系列问题。不过也不能矫枉过正，过于勤快的洗反而会让肌肤的油水失去平衡，导致外油内干的情况。

四指并拢在脸上轻轻向上打圈，尤其是 T 形部位一定要仔细清洁。水温要低一些，比手温稍高即可，用手捧水向脸上泼，一定要将洗面奶洗干净。洗好后不要用毛巾擦干，要用手拍干。毛孔粗大的女性在洗脸之后最好能用冰冻后的毛巾敷一下脸，这个程序能让毛孔收缩，很有必要，之后再在脸上拍一点收敛水。

除了每日的清洁程序，毛孔粗大的女性还需要每周做一到两次面膜，帮助皮肤补水和紧致毛孔。

从上面的分析我们也可以发现，毛孔粗大与油脂分泌有很大的关联。所以如果我们在日常生活中吃得太油腻也会加重问题。常吃辛辣、油炸食品，就会更易使皮肤燥热，皮脂分泌旺盛，所以要尽量避免。此外多喝水，多吃新鲜蔬果，都是不错的选择，可以从内到外改善肌肤的素质。

毛孔问题虽然让人困扰，但也并非不可以解决，坚持做好护理就能看到成效。

※ 水嫩肌肤不容 "干燥"

相信每一位女士都希望自己的肌肤光滑水嫩，像鸡蛋清一样滑亮，但天公总是不作美，干燥的气候常给爱美的女士带来种种烦扰，让皮肤失去水分。下面我们就来看看皮肤干燥的四个标志：

皮肤干燥的四个标志

这些现象都说明，皮肤 "渴" 了。

洗完脸 1 小时左右仍感到面部皮肤紧绷，用手掌轻触时无湿润感。

身上皮肤经常呈现出干巴巴的状态，有的地方有脱皮现象。

洗过澡后皮肤发痒，尤以肋下、四肢及后背为甚。

面部皮肤干燥严重到一定程度，会出现 "干性脂溢性皮炎"，具体表现是面部起红斑，并伴随口、鼻四周皮肤脱落现象，十分刺痒难受。

皮肤干燥的成因

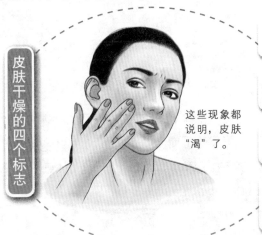

干燥

粗糙

1. 年龄增长

随着年龄增长，皮肤保存水分的能力会下降，皮脂分泌亦会减少，使皮肤中的水分加速蒸发。

2. 皮脂分泌不足

皮肤的表面是由皮脂膜形成的，可帮助肌肤维持适当的水分。皮脂的分泌一旦减少，就无法满足制造皮脂膜的需要，皮肤就会变得干燥。

3. 气温下降

凛冽的寒冬下，皮脂和汗水的分泌都会急速减少，但由于空气太干了，皮肤的水分逐渐蒸发，皮肤的表面就会变得更粗糙，抵抗力也会减弱。

4. 睡眠不足、疲劳

睡眠不足加上疲劳，会使身体受到相当程度的伤害，血液循环也会因而变差。当健康失去平衡时，肌肤就会没有活力，容易产生干燥及粗糙的现象。

5. 减肥及偏食

极端的减肥及偏食也会使皮肤变得干燥。皮肤无法得到充分的营养素时，就会失去弹性及水分，变得干燥而脆弱。皮肤干燥症又称为干皮病。

6. 其他原因

室内的暖气温度过高，使用过热的水洗澡，内分泌改变（如妇女在绝经后雌激素分泌减少）等，都会引起皮肤干燥。

脸部按摩也能收缩毛孔

对脸部进行按摩也可以紧致肌肤，收缩毛孔。操作方法如下：

1. 双手洗净后，稍微将手掌搓热，然后用手掌在两颊部位往外画大圆，动作一定要轻柔，做 10 次。

2. 以指腹来进行按摩，自下巴、鼻子与额头部位逐一开始轻轻地画螺旋按摩，每个部位重复 3 次。

3. 再利用指腹的力量，自下巴开始往上轻轻推向两颊边，重复 5 次。给予肌肤刺激同时带来活化效果。

3.《本草纲目》对治皮肤干燥的方法

干燥并不可怕，可怕的是不知道如何应对它。《本草纲目》中说，胡萝卜味甘性平，有补中下气，调肠胃安五脏等功效，经常吃胡萝卜可使皮肤水嫩光滑。当然你也可以每天喝一杯胡萝卜汁，胡萝卜中含有丰富的维生素 A 原，维生素 A 原在体内可转化为维生素 A。维生素 A 具有润滑、强健皮肤的作用，可防止皮肤干燥粗糙。

此外，将鲜胡萝卜研碎挤汁，取 10 ～ 30 毫升，每日早晚洗完脸后用鲜汁搽脸，待干后，用涂有植物油的化妆棉轻搽面部。

将胡萝卜汁、少许奶粉和橄榄油搅拌均匀后敷脸，对中年妇女已开始老化、呈现皱纹的皮肤很有效，常用效果更佳。

其实每次沐浴的最后用牛奶或白醋涂抹全身，轻轻按摩一分钟用清水冲洗干净，也即可解决皮肤干燥瘙痒问题。

4. 补水需内补，也需外修

肌肤干燥缺水需要内补，也需要外修。外修时，如果你采用的是护肤品，那么一定要注意根据肤质来进行补水。

（1）中性皮肤

重点：洁面。

由于皮肤状况良好，很容易疏忽皮肤的保养，其实，这类皮肤的补水同样重要，否则再好的皮肤都会老化。选择润肤型的化妆水，洗脸之后轻轻拍于面部。

（2）油性皮肤

重点：控油。

油性肌肤应选用清爽的水质保湿产品，如保湿凝露、喷雾、润肤露等。

（3）干性皮肤

重点：面霜。

干性皮肤缺水现象最为明显。建议使用偏油质的保湿产品，可以很好地锁水保湿。比如保湿霜、保湿乳液。除了注意保湿外，也要多涂一些滋润成分较高的润肤品及精华素。每隔 3 天使用保湿性较高的面膜敷脸一次。

（4）敏感性皮肤

重点：夜间补水。

由于白天外在环境的影响较大，敏感皮肤可以选择侧重晚间保养，使用适合敏感皮肤用的护肤品。

（5）混合性皮肤

重点：控油补水。

清洁以 T 形部位为主，补水滋润以两颊为主。

养颜美容多吃紫色食物

紫色蔬果中含有特别的物质——花青素，它具备很强的抗氧化能力，经常食用紫色蔬果不仅可以抗击衰老，养颜美容，还可以预防高血压、减缓肝功能障碍、改善视力、预防眼部疲劳等。

《本草纲目》中记载了很多的紫色食物，如紫葡萄美颜护肤，食用时可以连子一起吃下，用紫葡萄酿制的葡萄酒能暖腰肾，驻颜色，茄子性寒凉，夏天食用有助于清热解暑。此外，紫玉米、紫洋葱、紫扁豆、紫山药、紫甘蓝、紫辣椒、紫胡萝卜、紫芦笋等等，也都是很好的紫色养颜食物，爱美的女性朋友可以经常吃。

※ 油脂过多，"吃喝"巧安排

油性皮肤的人比较容易长粉刺，这与美丽"势不两立"，那么如何才能控制皮肤油脂的分泌呢？

饮食调养是根本。油性皮肤的人首先要避免摄入过多的油分，多吃水果蔬菜和流质食物，食物以清淡为主，这样有利于皮肤毒素的排除。

1. 面部控油法

黄瓜敷面：将黄瓜切碎，挤出浆汁，敷在脸部，用纱布稍稍吸附，防止滴淌，10分钟后洗去。

柠檬鸡蛋敷面：取少许小苏打与鸡蛋黄搅和，加入 12 滴柠檬汁，拌匀后敷在脸部，15 分钟后洗净。

燕麦牛奶敷面：把燕麦片同牛奶调成膏状，敷在脸部，10 ～ 15 分钟后用温水洗去，再用冷水漂清。

生梨杏仁油敷面：将 6 个梨子煮透，凉后压烂，加 1 汤匙杏仁油，搅匀后敷在面部。能油性皮肤变得细嫩，且可兼治粉刺。

蜜糖蒜头擦脸：先用水湿面，之后用蒜头沾少许蜜糖轻擦脸部多油部位，可去除油脂。整个疗程共 15 天，第一天擦 15 次，第二天擦 14 次……以此类推，最后一天擦 1 次。

这些简便面部控油法很容易进行，而且其中所使用的材料都是非常天然健康的，也不会对皮肤造成什么损害，不过需要注意的是，面部控油工作一定要持之以恒，只有长期使用才可以达到一个持久的效果。

2. 控油，春夏护理是关键

对于油性皮肤的女性来说，对皮肤的护理应主要侧重于春季和夏季，这两个季节护理好了，秋季和冬季的护理问题也就不大了。

（1）油性皮肤的春季护理

如果在夏天，脸上出油，人们可以常常洗脸，而在春天，脸上仍然这般"油腻"，真是一件恼人的事。据专家讲，不管是中性皮肤，还是油性、混合性皮肤，都会出油，而容易出油的地方就是"T"字部位。要解决油腻的问题，一般的方法就是勤洗脸，而多数情况下，由于环境、条件的限制，不方便洗脸，那只能隔一段时间使用一次吸油纸。在饮食方面应少吃辛辣、羊肉等发物，油性皮肤的人当然更要少吃了。

（2）油性皮肤的夏季护理

夏季，油性皮肤的保养是极为重要的。首先要增加清洁皮肤的次数，每天 2～3 次。每周使用一次磨砂膏以进行更深层的清洁，以免过多的皮脂、汗液堵塞毛孔。另外，外出时要在面部、手臂涂抹防晒霜、防晒油等，以减轻紫外线照射，防止皮肤被晒黑。应戴遮阳帽、打遮阳伞、戴墨镜，以免紫外线刺伤皮肤和眼睛。

若面部涂了油分大的护肤品，不可外出暴晒，这样会使皮肤急剧紧绷而受损。化妆也不宜过浓，以免"妆粉"在阳光暴晒下渗入皮肤留下斑痕，在饮食方面也要注意，应以清淡为宜，多吃蔬菜、水果，多喝水，少吃油腻食物和刺激性食物，不喝浓咖啡或过量的酒，以减轻皮肤油脂的分泌。

控油秘招大集萃

补水法：坚持大量喝水以补充水分。

食疗法：食用芦荟，满面油光的问题会有所改善。

面膜法：控油的同时一定要补水，自制的黄瓜面膜补水效果就不错。

精油法：葡萄柚和鼠尾草有不错的快速控油效果，可美白和收紧脸部肌肤。

民间方：将鸡蛋清打匀敷面 10 分钟，每晚坚持使用，可以有效控油。

※ 抵挡肌肤松弛，挽留青春容颜

年龄在容貌上的展现，除了能从皱纹上看出，肌肤的松弛也是你年龄的泄密者。很多女性很注意防范皱纹，所以她们的面庞也光滑如初。但人们还是可以看出年龄的变化，为什么呢？这其中很大的原因就是肌肤松弛。

面部形态因为肌肤松弛而起了变化，比如有了双下巴，不再棱角分明。由于松弛的原因，皮肤在地心引力的作用下，开始往下垂，原来面部的最高点也在往下游移。所以，即便目前脸上还不出皱纹，旁人仍然可以感觉到岁月的沧桑。女人过了30岁，就应该更加警醒。其实肌肤松弛的问题可能从二十几岁就开始了，只是大家没有注意而已。

1. 小测试：检测肌肤的紧致程度

方法：早晨起床洁面后取一面小镜子观察自己的脸，但是分成3个角度。

（1）抬头举起镜子观察面部容貌。

（2）低头镜中观察面部容貌。

（3）最后平视镜中容貌。

如果人在（1）中的样子明显比（3）中的皮肤紧致许多，而（2）中的样子则与3相差不多的话，说明已经有了明显的肌肤松弛现象。而如果（1）、（2）、（3）中的皮肤状态相差比较小，说明皮肤的紧致度越好。

此外，毛孔增大也是肌肤松弛的征兆。为什么这么说呢？因为女人随着年龄的增长，皮肤血液循环开始变慢，皮下组织脂肪层也开始变得松弛而欠缺弹性，从而导致毛孔之间的张力减小，使得毛孔彰显。所以当你过了25岁，发现自己的毛孔越来越明显的时候，还要警惕肌肤的松弛问题。

2. 抵抗肌肤松弛要这么做

补充水分。提升保湿度与角质层抵抗力，为肌肤补充水分，让肌肤组织结构饱满有弹性。控制肌肤衰老速度。使用含高营养滋润成分、同时兼具收紧面部松弛功效的抗衰老精华，配合按摩促进吸收，滋润、清爽而无刺激的毛孔紧致爽肤水也是必不可少的。

如果有了肌肤松弛的隐患，就要在日常生活中更加注意保养皮肤。多摄取含抗氧化物的蔬果，如胡萝卜、番茄、葡萄等。葡萄是一种抗衰老的水果，而且由于它味道甜美，深得一些女性喜爱，多吃一些葡萄也能为肌肤上一道锁。而卷心菜葡萄汁则有很好的效果。

当然，肌肤松弛不仅仅是脸上的问题，全身的肌肤都有这些症状。所以，关注了脸的女性也别忘了呵护身体其他部位的肌肤。女性朋友可以考虑全身泡澡的方式，用生姜、米酒以及醋煮开后，加进洗澡水中，身体洗净后入内浸泡。不要让水漫过心脏，每泡5分钟要起来休息一下，每回泡30分，1星期泡1次即可。泡个这样的澡有紧肤、减肥和美白功效。

缓解肌肤松弛问题就要和地心引力作战，千万别等到无可挽回时才动手，越早预防，青春才驻留得越久。

◇卷心菜葡萄汁

原料：卷心菜100克，葡萄80克，柠檬1个。

做法：将卷心菜和葡萄洗净后放入榨汁机内榨汁，记住葡萄最好能带皮。然后在其中加几滴柠檬。

3. 有效缓解脸部肌肤松弛的按摩操

（1）用拇指按在两边太阳穴上，食指弯曲，用第二节侧面分推上下眼眶。上眼眶从眉头到眉梢各一次，下眼眶从内眼角到外眼角各一次。先上后下，一圈各两次共做20次。可以消除眼睛的疲劳，预防眼部产生皱纹，预防眼袋的出现，也有助于预防颊部皮肤松弛。

（2）用两手的中指沿着嘴唇边缘动作，分别由中间向两侧嘴角轻抹。上唇由人中沟抹至嘴角，下唇由下颏中部抹至嘴角，抹至下唇外侧时，两手指略向上方轻挑。重复20次。可以预防嘴角表情皱纹，防止嘴角下垂。

（3）轻轻吸一口气含住把面颊鼓起来，然后用两手轻轻拍打两侧颊部数次。可以使面颊肌肉结实，不易松弛。

（4）抬高下颏，用两手由下向上轻抹颈部，重复20次。可以防止颈部皱纹产生，防止因肌肉下垂而产生的双下颏。

带黏液的食物最能紧致肌肤

《本草纲目》中有很多关于鱼的记载，比如鳜鱼"补虚劳，益脾胃"。黄花鱼"开胃益气，水有积食"。实践也证明，经常吃鱼肉，能使肌肉更加紧致，皮肤紧绷而富有弹性。所以姐妹们可以经常给自己熬点鱼皮冻。

鱼皮冻做法：将鱼皮、鱼骨、鱼鳔等鱼的下脚料洗净，加入花椒大料、少许盐，加水熬煮成鱼冻，放入冰箱冷藏，成块后切成长条，然后拌上蒜汁醋即可食用。

※ 明眸善睐要把眼袋一扫而尽

很多女性下眼睑就会陆续出现"眼袋"，也就是下眼睑浮肿。眼袋给美丽的双眼加上了沉重的负担，是很多人深恶痛绝的美容难题。为什么会形成眼袋呢？遗传是一个重要的因素，而随着年龄的增长愈加明显。此外，肾脏不太好、睡眠不足或疲劳都会造成眼袋。另外睡前喝水，第二天也容易造成眼部浮肿。如果不悉心调理，让眼袋问题愈演愈烈，到最后除了手术就没有其他缓解方法了。

1. 眼袋形成的几个原因

（1）睡前大量喝水，或过分的哭泣，眼部产生浮肿。

（2）不能保证充足的睡眠，眼部血液循环缓慢，新陈代谢不正常，出现眼袋。

（3）身体的内部脏腑的不适，尤其是肾或膀胱产生问题。

（4）液体渗入眼部脂肪，使眼部肌肤膨胀。

（5）眼部皮肤松弛使脂肪突出，或脂肪增生。

2. 迅速缓解眼袋的方法

如果眼袋是因为睡前喝水过多所致，那就注意晚上不要喝大量的水了。如果因为偶尔的睡眠不足引起的眼袋，冷敷可以迅速地解决问题。把一小杯茶放入冰箱中冷冻约 15 分钟，然后用一小块化妆棉浸在茶中，再把它敷在眼皮上，能减轻眼袋浮肿程度。当然也可以把冻茶换成冻牛奶，这还可以改善眼部颜色沉着。用保鲜膜包裹一些冰块，然后再用毛巾包好后敷眼，也能消除眼部肿胀。

3. 几个需要长期坚持的去眼袋小方法

（1）睡前用无花果贴敷下眼睑。

（2）刺破维生素 E 胶囊，用药液轻柔涂抹下眼睑。

（3）每天斜卧于一块斜木板上，可以促进血液循环，避免过早出现眼袋现象。

日常饮食中经常咀嚼诸如胡萝卜及芹菜抑或口香糖等，有利于改善面部肌肤。平时尚须注意常吃些胶体、优质蛋白、动物肝脏及番茄、土豆之类的食物，注意膳食平衡，可对此部位组织细胞的新生提供必要的营养物质，对消除下眼袋亦有裨益。

《本草纲目》里的去眼袋面膜

《本草纲目》里说土豆有"补虚乏，益气力，健脾胃，强肾阴"的功效，使人"长寿少疾"，还能补中，活血，暖胃，肥五脏等。女性朋友可以将一匙土豆粉配半只生蛋黄调成去眼袋面膜使用。用这种面膜贴敷 20 分钟，不仅可以减轻下眼皮浮肿，而且还能舒展皮肤，使整个脸面变得光滑。

※ 不做熊猫——将黑眼圈去掉

早上照镜子最害怕的就是镜子里的人有两圈浓浓的黑眼圈，整个人的气色也就显得差了。之所以会形成黑眼圈，如果不是某些疾病导致，最主要的原因就是因为睡眠不足，或者疲劳过度，眼睑得不到休息，长期处于紧张收缩状态，该部位的血流量长时间增加，引起眼圈皮下组织血管充盈，从而导致眼圈瘀血，就滞留下黯黑的阴影。

1. 多吃这些食物，远离黑眼圈

《本草纲目》里说芹菜、茼蒿等绿色蔬菜和柑橘类水果，可以缓解因肝脏功能不好而引致的黑眼圈。红枣水，有助加速血气运行，减少瘀血积聚，亦可减少因贫血而出现黑眼圈的机会。胡萝卜汁或番茄汁含的胡萝卜素具有消除眼睛疲劳的功用。面饭、猪肝、菠菜、番茄等食物可以补充粉质、铁质及维生素 C，黑眼圈的出现常常也是因为缺乏这些物质，所以平日应多摄取这些营养。

2. 按摩法除黑眼圈

第一步：攒竹穴位于眉头之间稍浅的凹陷中。用大拇指按住两边的穴位，按摩的手法有点像把两个穴位向一起推。

第二步：眉尾部分稍稍凹陷的部位就是丝竹空穴。用中指或食指慢慢地，轻轻地向内侧推揉。

第三步：眉梢和外眼角连线处的向外一厘米就是太阳穴，用中指按住穴位轻轻向脸部中央推揉。

3. 实用偏方去除黑眼圈

煮熟的鸡蛋去壳，与一枚纯银戒指放在一起，用毛巾包住。闭上眼睛，把毛巾包在眼部四周转来转去，每边约 10 次，力度不可过大。这个方法可增加眼部血液循环，也能起到散瘀的功效。

4. 好的生活习惯去除黑眼圈

（1）保持充足睡眠，晚上 10 点至凌晨两点处于熟睡状态的话，血液循环系统会处于最佳状态，但过了这段时间仍未睡，黑眼圈会变得很严重。另外选择高枕头，令血液不集中于眼部，也能减少出现黑眼圈的机会。

（2）保持血液循环的畅通是免除黑眼圈的根本，所以保持体温，多做有氧运动。如跑步、打球及游泳，增加身体血液循环。而会对血液循环及淋巴循环带来不良影响的坏习惯，诸如抽烟、喝酒等就一定要避免。

◇猪肝绿豆粥

功效：补肝养血、清热明目、美容润肤，让女人容光焕发，很适合那些面色蜡黄、用眼过度、视力减退的女性。

原料：猪肝 100 克、绿豆 60 克、大米 100 克，食盐、味精各适量。

做法：先将绿豆、大米洗净同煮，大火煮沸后再改用小火慢熬，煮至八成熟之后，再将切成片或条状的猪肝放入锅内同煮，最后加入调味品即可。

香体：花香体香美人香

※ 香氛缭绕，闻香识女人

"一枝红艳露凝香，云雨巫山枉断肠"，女人身上散发出的幽幽芳香，是何等令人心怡神迷，竟然让李太白吟出如此诗句。面对着女性的缕缕芳香，无论多么强硬的男人，恐怕也只能投之以一腔怜香惜玉的柔情。

现在的女孩子一般都喜欢用香水达到香体的效果，然而再纯正昂贵的香水也只是作用于皮肤的表面，而淡雅、清新、发自肉体的芳香，才是真正的女人香。那么都有哪些花草给女人最具魅力的芳香，最具诱惑的吸引呢？

1. 菊花

用菊花花瓣泡茶或研末制成蜜丸长期饮食，令少妇春香散溢，颜容可人。或者将鲜菊花 100 克加水煎煮，沸后去渣取汁，与蜂蜜 500 克一同加入到洗澡水中，浸泡全身约 20 分钟后用清水冲洗，每 3 ～ 5 日沐浴 1 次。有香体作用。

2. 茉莉花

于夏季六月取晨茉莉花若干，晒干研粉备用，平日每次取 3 ～ 5 克调粥内服或冲茶饮用，能够使肌肤润泽，体味郁香。有顺气活血、调理气机的功效。

3. 芦荟

对于油性皮肤的女性，经常用芦荟汁液沐浴、化妆或食用，可使体味幽香。

中国古代的中医典籍里也有不少花草香体的良方。

◇ 白杜熏香丸

出处：《补辑肘后方》

功效：香体祛臭。据说服本方 30 日后即可使身体自然散发出阵阵馨香。

原料：白芷、薰衣草、杜若、杜衡、藁本各等份。

做法：上述各药物研成细末，用蜜和匀，制成如梧桐子大小般的丸药。

用法：每晨服 3 丸，晚服 4 丸，用温开水送服。

◇ 十香丸

出处：《千金翼方》

功效：芳香祛臭。

原料：沉香、麝香、白檀香、青木香、零陵香、白芷、甘松香、藿香、细辛、川芎、槟榔、白豆蔻各 30 克，香附子 15 克，丁香 0.3 克。

做法：上药捣碎为末过筛，炼蜜和绵裹如梧桐子大小。

用法：早晚含之，咽津味尽即止。

◇ 香身丸

出处：《食疗本草》

功效：香身美容，美白肌肤，调养气血。

原料：红枣 100 克，肉桂 50 克，冬瓜仁 100 克，松树皮 500 克，白蜂蜜 1000 克。

做法：先将红枣去核研泥，再将肉桂、冬瓜仁、松树皮（用内层白皮）切极细末，与枣泥拌和，加蜂蜜制成如桂圆大般蜜丸。

用法：每日早晚各服 2 ～ 4 丸。

◇ 竹叶桃白浴

出处：《千金翼方》

功效：利湿解毒、香身辟秽除臭。适用于腋气及身体臭。

竹叶能清香透达，利湿化油，桃白皮即桃树皮，能解毒消疮，利湿消肿。

原料：竹叶 300 克，桃白皮 120 克。

做法：水煎取液。

用法：以药液浴身，次数不限。

◇ 丁香川椒包

出处：《必用全书》

功效：绝汗臭，香身，适用于体有汗臭者。

原料：丁香 40 克，川椒 60 粒。

做法：先将丁香研成细末，川椒打碎，然后把二者混合拌匀，用绢袋盛装。

用法：佩戴于胸前。

※ 难言之狐臭，花香除之

狐臭往往给人带来很多的不便。狐臭的刺鼻气味使人感到特别厌烦，闻到这种气味的人大多掩鼻远离。《外台秘要》说："病源人腋下臭，如葱豉之气者，亦言如狐狸之气者，故谓之狐臭，此皆血气不和蕴积，故气臭。""肘后疗人体及腋下状如狐狸气，世谓之狐臭。"一般女性多于男性，而花草因其天然的香味，对狐臭有很好的疗效。

1. 治疗狐臭的小方法

（1）《本草纲目》记载，将桂圆核 6 个与胡椒 14 粒研成细末，遇腋汗出时，用药擦腋下，能除狐臭，三次愈。或者以桂圆核 6 枚，胡椒 27 枚，共研细粉扑撒患处。有汗时扑之，其效更佳。

（2）用脱脂棉蘸好米醋擦腋下，可以祛除狐臭气味，或取好米醋 50 毫升，茴香粉 5 克调匀擦腋窝，每日 2 次。

（3）先洗净患处，核桃油涂腋部，涂油后按摩一会儿。

（4）去皮生大蒜头 3 份，中药密陀僧 1 份研细粉，共同捣匀如泥。每次取 5 克药泥，平摊于清洁纱布敷料上，贴于腋下，用胶布固定，每日换药 1 次，7 天为 1 个疗程，24 周获效。

（5）鲜白萝卜切片蘸枯矾粉擦两腋窝，每日 1 次。

（6）用生姜汁频涂腋下。

（7）每次洗澡后，取一已熟但未熟透变软的番茄，用刀平削一个切口，涂擦双腋窝部，轻者每周 2 次，重者每天涂擦 1 次。

（8）鲜鸡蛋两只煮熟去壳，热夹腋下。待冷弃之。

（9）将食盐 250 克在锅中炒热，用两层纱布包好，趁其温热时，用以摩擦双腋窝部。1 ～ 2 日一次。用前最好先将双腋窝洗净。

（10）大田螺1个,巴豆仁1粒,麝香0.3克。将田螺盖揭开,入药在内,仍将盖安好,用纸封固,一昼夜即化为水,取水涂患处。有臭时涂之,无臭时勿用。

2. 狐臭患者应忌食以下食物

忌"有味"食品。味浓或刺激性食物,如洋葱、蒜头和辛辣的食物,含有硫黄的化学物质,可干扰细菌生长,但它们被人体吸收后,异味会随汗腺排出,所以还是少用为妙。

忌多油食物。人吃了带有油分的食物,比如花生果仁,部分油就跟着血液全身走,并会随汗腺连接的油脂腺排出体外。那些油原本似面霜那样,令我们的皮肤滑溜溜,但如果太多的话,就会让细菌分解,形成体臭,所以油腻的食物宜少食。

※ 食杏仁饮杏露，美体香

如今有一种"体香餐"风靡巴黎,其制作者莫尼纳明介绍说,如果经常食用,就会使身体健美并拥有香水般的香味。其实,饮食御体香并不是法国人的发明,而是我国古代达官显贵家的女性早已验证了的成方。早在唐宋时期,宫廷女子就已流行食杏仁、饮杏露以求体香。

朱丹溪在《本草衍义补遗》中有："杏仁属土,然而有水与火,能坠,亦须细研用之。其性热,因寒者可用。"杏仁不论内服或外用均是一种天然的植物性美肤、护肤佳品,分苦、甜两种。苦杏仁又名北杏,主要含有苦杏仁苷、蛋白质和各种氨基酸成分,内服有止咳平喘、润肠通便作用。甜杏仁含有维生素A及维生素B_1、维生素B_2、维生素C和脂肪、蛋白质及铁、钙、磷等多种微量元素,有补虚润肺作用。

1. 甜杏仁含有抑制黄褐斑的成分

现代科学证明,甜杏仁含有丰富的脂肪油、蛋白质、维生素A、维生素E及矿物质,这些都是对容颜大有裨益的营养成分,它们能帮助肌肤抵抗氧化,抑制黄褐斑生成,使肌肤更加光滑细致；能给毛发提供所需营养,使秀发更加乌黑亮丽。

2. 滋润肌肤、减少皱纹

杏仁中主要含有维生素B_1、维生素B_2、脂肪酸及挥发油等成分。脂肪油可滋润皮肤,挥发油可刺激皮肤血管扩张,改善皮肤的血液循环和营养状态,起到润泽面容、减少面部皱纹形成和延缓皮肤衰老的作用,还可对皮肤局部的神经末梢起麻醉、止痒作用。用其制成粉霜乳膏涂于面部,可在皮肤表面形成一层皮脂膜,既能滋润皮肤,保持皮肤弹性,又能治疗各种皮肤病。

◇杏仁茯苓敷

功效：此面膜是清代太医院的处方,有光洁皮肤、延缓皮肤衰老的作用。传说春秋时期郑穆公的女儿夏姬就因为经常服用杏仁而保持容颜不衰,还活到了一百多岁。

原料：杏仁 30 克，茯苓 10 克，莲子 10 克，面粉适量。

做法：将杏仁、茯苓、莲子分别研为细末，再与面粉混合均匀，加入温水调至稀稠适度，均匀敷于面部，20 ~ 30 分钟后用清水将脸洗净。

◇ 杏仁滑石珍珠敷

功效：杏仁富含维生素 A，可减轻面部的色素沉着，使肌肤重现光泽。杏仁中丰富的油脂还有滋润肌肤的作用，可使皮肤光滑，延缓皮肤衰老。

原料：杏仁 30 克，滑石粉 15 克，珍珠粉 15 克，麝香 1.2 克，鸡蛋 1 个。

做法：将杏仁用沸水煮软，然后搓去皮，用搅拌机磨碎，加入滑石粉、珍珠粉、麝香、蛋清，拌匀。

用法：于每晚临睡前均匀涂于面部，次日清晨用清水洗去。

◇ 木瓜杏仁面膜

原料：木瓜 1 个，杏仁 30 克，橄榄油适量。

做法：将木瓜去子、去皮，捣烂成泥，杏仁研粉，加入橄榄油拌匀敷于面部。

用法：如果是油性皮肤，可以用蛋清代替橄榄油，15 ~ 20 分钟后洗去。

◇ 杏红敷

大枣中所含的维生素 C 比苹果、桃高 100 倍左右。维生素 C 有利于核酸的吸收，核酸是一种生命信息物质，被誉为"葆春药物"，能延缓衰老、健肤美容，有助于皱纹和老年斑的消除。杏仁中的维生素 E 对延缓肌肤的衰老同样有重要作用。

原料：杏仁 15 克，红枣 3 枚，天花粉 15 克，蜂蜜适量。

做法：将杏仁、天花粉研磨成粉，加入蜂蜜，拌成糊状。

用法：睡前敷于面部，15 ~ 20 分钟后洗去。

◇ 三味杏仁祛皱面膜

原料：杏仁 6 克，白芷 6 克，滑石 6 克，蜂蜜适量。

做法：将杏仁、白芷、滑石研磨成粉，加入蜂蜜，拌成糊状。

用法：睡前敷于面部，15 ~ 20 分钟后洗去。

◇ 杏仁祛斑敷

功效：杏仁内服同样有美容效果，而且味道甜美，作用也更为持久。常食杏仁，还能增强抵抗力，并能抗癌。下面是杏仁的简易饮品。

原料：杏仁、鸡蛋、白酒适量。

做法：将杏仁去皮，捣碎，用鸡蛋清调匀。

用法：每晚临睡前搽脸，次日清晨用白酒洗去。

◇ 杏仁海藻粥

原料：海藻、玫瑰花、甜杏仁各 9 克，薏米 30 克。

做法：将海藻、玫瑰花、甜杏仁放入沙砂中，用大火煮开，再用小火煮10分钟，滤渣取汁，与薏米同煮成粥。

用法：每日1次，生理期妇女或孕妇不能服用。

◇ 杏仁绿豆茶

原料：甜杏仁10克，绿豆50克，白糖适量。

做法：将杏仁、绿豆洗干净，加水磨成浆入锅，大火煮沸，加白糖适量，改用小火煮熟。

用法：分早晚2次温服，当日吃完。

◇ 杏仁柠檬汁

原料：以2：1的比例配杏仁汁与柠檬汁，冰糖适量。

做法：将两汁混合，加入冰糖，用白开水稀释即可。

用法：代茶饮，每日2次。

◇ 杏奶饮

原料：蛋黄1个，牛奶100克，杏汁50克，冰糖适量。

做法：将蛋黄直接打入奶中，充分搅打至起泡沫，倒入杏汁即可。

用法：代茶饮，每日2次。

◇ 杏酥粥

原料：粳米300克，杏仁200克，白糖1000克，鲜牛奶500克。

做法：将粳米洗净，加清水2000克浸透。杏仁用热水浸泡后去皮，投入米中拌匀，带水磨成米浆。锅内放清水2500克，加白糖烧沸，倒入米浆，边倒边用勺搅动，至成薄浆状时，加鲜牛奶拌匀，再煮片刻即成。

说明：这是南北朝贾思勰的《齐民要术》中的名方，此粥不仅利于养生，对养颜也很有好处，长期服用可使肌肤白皙细腻。

杏仁等坚果类食品可以美容，但是很多想要减肥的女孩子们对这些坚果类食品总是望而却步，那么，是不是吃杏仁等坚果类食品就一定会增肥呢？

其实不然，吃杏仁和其他坚果有助于人们有效地减轻和保持体重。很多人以为，减肥就是要减掉脂肪，这是一个很大的误区。其实，减肥的真正目的在于减少热量的摄入。杏仁中所含的脂肪可以使你不需要吃很多就有饱腹感。杏仁中还含有一种对心脏有益的单不饱和脂肪，同时，吃杏仁能获得丰富的蛋白质和其他营养物质。

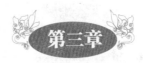

红颜易逝，抗衰要提早进行

从食物中寻找抗衰"能源"

※ 提前衰老，你想过食物的原因吗

未老先衰是由多种原因造成的，但是常吃某些易催人早衰的食物是一个重要因素。

1. 导致女性未老先衰的食物

让女人未老先衰的食物主要包括：含铅食品、腌制食品、霉变食物、含水垢的水等。

人体摄铅过多时，会直接破坏神经细胞内的遗传物质脱氧核糖核酸的功能，不仅易使人患痴呆症，而且会使人脸色灰暗，过早衰老。

在腌制鱼、肉、菜等食物时，加入的食盐容易转化成亚硝酸盐。它在体内酶的催化作用下，易与体内的各类物质作用生成亚胺类的致癌物质。人吃多了此类食物，易患癌症，并易早衰。

粮食、油类、花生、豆类、肉类、鱼类等发生霉变时，会产生大量的病菌和黄曲霉素，这些发霉物一旦被人食用后，轻则发生腹泻、呕吐、头昏、眼花、烦躁、肠炎、听力下降和全身无力等症状，重则可致癌、致畸形，并促使人早衰。

茶具或水具用久会产生水垢，经常饮用这些水具装的水可能引起消化、神经、泌尿、造血、循环等系统的病变，导致衰老。这是因为水垢中含有较多的有害金属元素，如镉、汞、铝等。

2. 容颜俏丽的"一至七"法则

食物是最好的美容师，女性朋友如果能科学饮食，遵循"一至七"的饮食法则，那么美丽便指日可待。

一个水果：每天吃含维生素丰富的新鲜水果至少1个。

两盘蔬菜：每天应进食两盘品种多样的蔬菜，避免常吃一种蔬菜。一天中必须有一盘蔬菜是时令新鲜的、深绿色的。最好先吃一些大葱、番茄、芹菜、萝卜、嫩莴笋叶等，以免加热烹调对维生素 A、维生素 B_1 等的破坏。每人每天蔬菜的实际摄入量应保持在

400 克左右。

三勺素油：每天的烹调用油限量为 3 勺，而且最好食用素油即植物油，这种不饱和脂肪对光洁皮肤、塑造苗条身材、维护心血管健康大有裨益。

四碗粗饭：每天 4 碗杂粮粗饭能壮体养颜美身段。抵制美味可口零食的诱惑。

五分蛋白质：每天吃肉类 50 克，最好是瘦肉，鱼类 50 克（除骨净重）；豆腐或豆制品 200 克；蛋 1 个；牛奶或奶粉冲剂 1 杯。

六种调味品：酸甜苦辣咸甘等必要的调味品，作为每天的烹饪作料不可缺少。

七杯水：茶水或汤水，每天喝水不少于 7 杯，以补充体液、促进代谢、增进健康。要少喝加糖或添加色素的饮料。

◇ **枸杞桂圆山楂茶**

功效：《本草纲目》里说枸杞子可以补肾，桂圆可以补血，山楂可以开胃促消化，一起泡成茶饮用还具有美容功效。

原料：枸杞子、山楂干片、桂圆和花茶。

做法：找个透明的玻璃杯，放入五六片山楂干片，不喜欢酸的就少放点，再放 10 粒枸杞子，3 枚去皮后的干桂圆，最后再根据自己喜欢的浓淡程度放入花茶，用滚烫的开水浸泡 3 分钟，一杯好看又养颜的茶就做好了。

※ 饮食抗衰要注意八宜和八忌

抵抗岁月的侵袭，让衰老的脚步放慢一点，就需要养成良好的饮食习惯，下面是饮食的八宜和八忌，你不妨了解一下。

1. 饮食八宜

（1）饮食宜早些

人体经一夜睡眠，胃肠空虚，清晨早起，每感饥饿，这时需进食物，才能使精神振作，精力充沛。早餐固宜早，晚餐也不宜迟，因为食物消化需要一个过程，若食后即睡，会使食物停滞于胃，容易引起消化不良等慢性胃肠道疾病。

（2）饮食宜缓些

饮食细嚼慢咽，能使唾液大量分泌，其中含有淀粉酶、溶菌酶及分泌性抗体（免疫球蛋白 A）等物质，不仅能帮助消化，而且有杀菌、抗病毒作用，细嚼使食物磨碎，这样可减轻胃内负担，促进胃的消化。缓食可使胃、胰、胆等消化腺得到缓和刺激，逐渐分泌消化液，不致因狼吞虎咽而使消化器官难以适应。此外，缓食还可使吞、呛、咳现象得以避免。

（3）饮食宜少些

人体营养虽然来自饮食，但饮食过量，往往可损伤胃肠等消化器官，特别是肥肉烈酒、滋腻腥荤等不易消化的食物，最能伤人胃气，嗜味多食，每致消化不良，引起胃肠及胰腺疾病，如急性胃炎、急性胰腺炎等。

（4）饮食宜清淡

多吃淡味于健康有好处，当然淡味并非是不食有滋味的饮食，而是指五味要淡，酸、苦、甘、辛、咸不可偏嗜，且要不吃油腻厚味，以素食为主。

（5）饮食宜暖些

胃喜暖而恶寒，故饮食宜暖，生冷宜少，这样有利于胃的消化吸收。特别是体虚胃寒的病人，更应慎重。但热食不可太热，极热则烫伤咽喉、胃脘，此所谓"过犹不及"。

（6）饮食宜软些

硬坚之食，最难消化，而筋韧半熟之肉，更能伤胃，尤其是胃弱的年高之人，极易因此患病，所以煮饭烹调鱼肉瓜菜之类，需煮烂方可食用。

（7）饮食宜定时定量

吃饭要定时定量，这对维持胃肠正常功能，保持其工作规律性非常重要。饮食应适可而止，常处不饥不饱状态的节食理论，与现代科学所主张的观点非常一致。

（8）胖人饮食宜节制

古代养生家有道："谷气胜元气，其人肥而不寿，元气胜谷气，其人瘦而寿。养生之求，常使谷气少，则病不生矣。"这句话意思为肥胖者必须通过消减主食（谷气）来加强元气（脏腑功能），这样才能避免由肥胖而带来的一系列胃肠道和心血管疾患，有望达到延年益寿的目的。

2. 饮食八忌

（1）忌暴饮暴食

一次饮食量过多，使胃的负担骤然加重，引起严重的消化不良、腹痛、腹泻，重则发生急性胃扩张、胃穿孔。如进食过多的荤腥食物促使胆汁、胰液大量分泌，有发生胆道疾病和胰腺炎的可能，也容易诱发心脑血管疾病，给健康和生命造成的危害是难以弥补的。

（2）忌大饥过饱、大渴过饮

人在大饥大渴时，最易一次吃得过饱和饮水过多，从而使胃难以适应，造成不良后果。古代名医孙思邈总结这方面经验教训后告诫道："不欲极饥而食，食不可过饱，不欲极渴而饮，饮不欲过多。"如果一旦出现饥渴难耐的情况，重温这些训诲，做到以缓进食，渐渐饮水，就可避免受到伤害。

（3）忌勉强进食

人在精神高度紧张、长期压抑、脏腑机严重失调或胃肠道疾患时，会出现食欲不振、不思饮食。在这种情况下，就不要勉强进食，梁代陶弘景《养生延命录》曾说"不渴强饮则胃胀"、"不饥强食则脾劳"。总之是伤脾。中医认为脾胃是人体健康的"后天之本"，所以保护脾胃是健康长寿的关键环节。对于不思饮食的积极办法是：调整饮食制度，加强体力活动，参加娱乐活动，保持精神愉快，创造轻松的进食环境，烹调色香味齐全能诱人食欲的饭菜，同时积极治疗疾病，这样才能逐步消除厌食情况。

（4）忌蹲食

北方某些地区有蹲着吃饭的习惯，这种习惯不好。蹲着时，为了保持身体重心的平衡，上身必须稍向前倾，食道角度也要随之改变，上腹部受到挤压，影响胃的蠕动，食道呈牵拉状，使人很不舒服。长时间蹲着，由于下肢弯曲，腹股沟动脉受到压迫，血液循环受阻，因而妨碍了腹腔内动脉向胃部的供血，影响胃的正常消化功能。经常蹲着吃饭的人，易患胃溃疡和消化不良等。

（5）忌烫食

有些人喜喝滚烫的米粥，有些人喜吃刚出锅的饺子，这很不好。烫食能使口腔黏膜充血，造成溃疡也损害牙龈和牙齿，使牙龈溃烂或发生过敏性牙病，烫食还能使食道黏膜受损发炎，长期下去有可能发生恶变，据一些专家认为，食道癌的发生与经常吃烫食的关系很大。

（6）忌快食

有些人吃饭"狼吞虎咽"，囫囵吞枣，结果食物在嘴里咀嚼不完全，加重胃的负担，影响消化，长久下去会造成胃炎或胃溃疡。所以吃饭应细嚼慢咽，让唾液、消化酶和食物充分搅拌，以利于消化和营养的吸收。

（7）忌零食

有些人喜吃零食，到吃饭时反而吃得很少，其结果蛋白质、脂肪、碳水化合物摄入不足，蔬菜吃得少引起维生素、无机盐缺乏，长期饮食搭配不平衡，就会影响体质。同时无节制吃零食，破坏了消化功能的规律性，胃肠得不到应有的休息，必然会引起食欲减退。

别用吃素的肚子去吃肉

我们知道西方人吃饭多用刀叉，而中国人饮食时多用筷子。这其实反映了东西方饮食文化的不同。

《黄帝内经》里就提出：五谷为养，五果为助，五畜为益。畜就是猪肉、羊肉。孔子还说过这样的话：60岁以后的老人如果体力不行的话还要吃点肉。这透露出什么来呢？我们祖先在过去是以纤维性食物为主的。

西方人的生活习惯和中国人的习惯是不一样的，他们一手拿刀一手拿叉，从他们的祖先开始就是吃肉的，而我们是以纤维性食物为主的，这是几千年遗传基因的结果，是我们所轻易不能改变的。如果你也像西方人那样吃肉，肚子就该反抗了。

（8）忌咸食

喜欢吃很咸的食物，吃盐过多，容易造成体内钠潴留，体液增多，血循环量增加，加重心肾负担，从而引起高血压，老年人更不宜吃咸食。

※ 外敷不如内补，三类粥与你一起唤回年轻的身姿

李时珍非常推崇粥养生，他在《本草纲目》中说："每日起食粥一大碗，空腹虚，谷气便作，所补不细，又极柔腻，与肠胃相得，最为饮食之妙也。"

的确，粥是不错的养生佳品，对养护脏腑和容颜很有好处。宋代诗人陆游就赞誉："人人个个学长年，不意长年在眼前，我以宛（平）商（丘）平易法，即将食粥致神仙"。对健康的人来说，经常喝粥，可以滋养脾胃，保护元气。粥还可以健体治病，年老体衰之人、身体还没有发育成熟的婴儿、青少年，或者大病初愈、久病体弱、脾胃功能虚弱的成年人，就应该多喝粥，这样可以加快气血的生成，促进身体的健康。

在中国三千多年的粥文化中，粥有很多种，各有不同的功效，但归纳起来主要分3类：养生类、美容类和治病类，这里都给大家一一列举。

1. 养生类粥

（1）大米粥

选择好大米熬制而成，有健脾益气的作用，对保护胃黏膜、促进胃溃疡的愈合有疗效，脾胃虚弱者可常服用。

（2）小米粥

具有健脾、益气、补血的功效，可保护胃气，对产后和大病体虚之人最适宜。

（3）玉米糁粥

新产玉米碾成的糁子熬制而成。香甜可口，养脾胃，利大小便，对预防老年人心血管疾病有一定作用。

（4）绿豆粥

用大米和绿豆熬制而成，有清热解毒的作用，还可以养脾清胆，解暑止渴，润肤消肿，利小便。称得上高营养、多疗效的食粥佳品。

（5）赤小豆粥

用赤小豆和大米熬制而成，营养价值高，有健脾利水作用，对脚气病、心脏病引起的水肿疗效较好，也可治老年肥胖病。

（6）莲子粥

用莲子、大米、糯米熬制成的粥。具有益精气、强智力、聪耳目之功效；也可以清热泻火，对降血压有一定的作用。

（7）腊八粥

我国农历腊月初八家家都要喝这种粥。用多种谷类、豆类、果仁、大枣、栗子、莲子搭配熬制而成。营养极为丰富，对气虚乏力，气短多咳有疗效，特别是在冬季，服用此粥可以养胃气，益气血，益健康，是一种食疗佳品。

2. 美容类粥

上面我们提到的几款粥，不仅是养生佳品，也是女性抗衰养颜的好选择。除此之外，下面几款粥，美容效果也很不错，爱美的你可以看看。

（1）大枣粥

《本草纲目》将大枣列为上品，说它"安中养脾气、平胃气、通九窍、助十二经，补少气……久服轻身延年"。大枣中含有丰富的维生素 E，常喝大枣粥，可使人面色红润、精神焕发。做法：取粳米 60 克、大枣 10 枚，将大枣加入粳米中，煮至粥烂枣熟即可。

（2）菊花粥

菊花含腺嘌呤、氨基酸、胆碱和维生素等物质。菊花气味清香，凉爽舒适，以糙米煮粥，借米谷之性而助药性。久服美容保体、抗老防衰。做法：将菊花去蒂，晒干，研成细粉备用，粳米 50 ～ 100 克煮粥，待粥将成时调入菊花 10 ～ 15 克，再煮一两分钟即可。

（3）莲藕粥

莲藕甘凉，能凉血生津，与粳米一起熬粥食用可轻身、健身，而且不会使皮下脂肪沉积过多，是减肥的好食品。做法：取粳米 50 克，鲜藕 50 克，白糖适量，先将米煮至半熟，再加入洗净的藕片煮熟加糖即可。

（4）豆腐粉丝粥

此粥滋阴养液、嫩肤除皱，常吃会使皮肤润泽且精神饱满。做法：取糯米 200 克、豆腐 100 克、粉丝 50 克及盐、味精适量，将豆腐切成小丁入锅微炸捞出，与粉丝、糯米一起加水煮 3 个小时，撒上盐及味精即可。

3. 治病类粥

治病类粥就是在粥中有选择的加入相应的药物，这种养生方式不同于常用药物祛邪治疗，也不单纯靠米谷饮食来扶正调理，而是一种以食扶正，以药辅疗的简便易行、双重效应的食疗佳法。按其治疗保健的作用可制成各种"药粥"。

（1）补血药粥

糯米阿胶粥、桑仁粥、菠菜粥、益母草粥、何首乌粥、海参粥、花生粥等。

（2）壮阳药粥

韭菜粥、芡实粥、菟丝子粥、羊骨粥、鹿鞭粥、狗肉粥、虾肉粥、益智仁粥等。

（3）妇科病药粥

麻雀粥、白狗骨粥、安胎鲤鱼粥、肉桂粥、茴香粥、猪蹄粥等。

（4）清热药粥

无花果粥、绿豆粥、芹菜粥、决明子粥、生地黄粥、竹叶粥等。

（5）散寒药粥

椒面粥、干姜粥、防风粥、附子粥、吴茱萸粥、荆芥粥等。

（6）止咳药粥

枇杷叶粥、真君粥、百合粥、乌梅粥、珠玉二宝粥等。

（7）健胃药粥

山楂粥、梅花粥、生地粥、山药粥、苡仁粥、豆蔻粥、芋头粥、橘皮粥等。

（8）养心安神粥

枣仁粥、小麦粥、桂圆肉粥、莲实粥等。

（9）益气药粥

补虚正气粥、人参粥、大枣粥、黄芪粥、鹿尾粥等。

（10）滋阴药粥

木耳粥、黄精粥、天门冬粥、沙参粥、枸杞叶粥、银耳粥等。

◇米粥蛋黄面膜

功效：中医认为，蛋黄具有清热润肤、消炎止痛、收敛生肌和保护疮面的作用。米粥可以壮脾胃益容颜，《本草纲目》中就有"米白贵如油"的记载，这里的"米白"就是大米粥汁。米粥汁可以与蛋黄一起制成的面膜，具有护肤美白功效，是一款不错的面膜。

原料：米粥汁、蜂蜜、蛋黄

做法：熬粥后，将上面浮着的那一层"粥油"撇去，取下面的粥汁（只要汤不要米）少许，加少许蜂蜜，调拌均匀后加蛋黄一个，调匀后涂于脸部，15～20分钟后，用毛巾蘸凉水冷敷片刻，冲洗干净即可。

※ 从豆子身上把握美丽的脉搏

豆子可以说是女人的恩物，不管是黄豆还是绿豆、赤小豆，都对女性养颜功不可没。

1. 黄豆

《本草纲目》里说，黄豆有"容颜红白，永不憔悴"的作用。黄豆是豆中之王，可以榨成豆浆来喝，而豆渣可以用来做面膜或者体膜。这个自古以来就是宫廷面膜的配方，使用时，可以不加任何东西，也可以和少许蜂蜜调和在一起敷在脸上或者身上，不久之后肤色就可以变白变嫩。如果长期坚持，皮肤就会完全改观，白胜雪，嫩如玉。

2. 黑豆

黑豆属水可以入肾、治风热而活血解毒，常食用黑豆可百病不生。这里提供一款黑豆的吃法：取适量黑豆洗干净之后，加少许水烧开之后，再熬上大概 5 ～ 10 分钟，等水变少一点，然后就倒出来，不吃豆子，只取豆汤来喝。颜色越深，抗氧化的能力越强。

3. 赤小豆

根据《本草纲目》的记载，赤小豆有活血排脓、清热解毒的作用，又有利水退肿的功效，在营养价值方面，赤小豆富含维生素 B_1、B_2、蛋白质及多种矿物质，有补血、利尿、消肿、促进心脏活化等功效。多吃赤小豆可预防及治疗脚肿，有减肥功效。赤小豆中石碱成分可增加肠胃蠕动，减少便秘促进排尿，消除心脏或肾病所引起的浮肿。此外其纤维有助排泄体内盐分、脂肪等废物，有瘦腿效果。将赤小豆粉 30 克与薏米粉 20 克加水煮熟，加入冰糖，待溶解后熄火，放凉后食用有抗衰美容的功效。此外，也可以将赤小豆粉与纯酸奶混合，充分搅匀至容易敷抹的程度后，轻轻涂抹于脸部肌肤（眼睛与嘴唇周围除外），5 ～ 10 分钟后，用温水洗净即可。一周两次，可以有效祛除脸部角质。

4. 绿豆

绿豆味甘性凉，有清热解毒、祛火之功效，是中医常用来解多种食物或药物中毒的一味中药。绿豆富含维生素 B 族、葡萄糖、蛋白质、淀粉酶、氧化酶、铁、钙、磷等多种成分，常饮绿豆汤能帮助排泄体内毒素，促进机体的正常代谢。许多人在进食油腻、煎炸、热性的食物之后，很容易出现皮肤痒、暗疮、痱子等症状，这是由于湿毒溢于肌肤所致。绿豆则具有强力解毒功效，可以解除多种毒素。现代医学研究证明，绿豆可以降低胆固醇，又有保肝和抗过敏作用。夏秋季节，绿豆汤是排毒养颜的佳品。

◇绿豆蜂蜜面膜

功效：为肌肤提供营养成分，润滑肌肤。

原料：绿豆粉、蜂蜜。

用法：将 2 大匙的绿豆粉和 1 匙的蜂蜜混合均匀，搅拌成适于敷用的糊状，若太稀可以再添加一些绿豆粉。然后敷于脸上，待 15 分钟后清水洗净。

※ 不听"老人言"，衰老在眼前

中国有句古话"不听老人言，吃亏在眼前"，抗衰养颜也是如此。老辈人给我们留下了很多精华，都是良言善举，抗衰妙法，我们一定要谨记在心，否则衰老很快就会找上门。

1. 冬吃萝卜夏吃姜

民间有句谚语"冬吃萝卜夏吃姜，不用医生开药方"，很多人可能会不解，冬天很冷为什么还要吃凉的萝卜，夏天很热为什么还要吃很热的姜呢？

冬天的时候，人体气机慢慢开始外散，到夏天的时候，所有的阳气已经外散到了末梢，就会出汗。由于夏天阳气到了末梢，人体内部就形成了一个寒的格局，就是我们的五脏六腑里面是寒虚的，是阴的格局，所以夏天的时候要吃点热的东西。但是很多人在夏天觉得热，就会喝很多的冷饮，其实这是非常错误的。喜欢喝冷饮实际上是胃里有胃寒，热就会出来攻这个寒，所以就会形成一种燥热，而这个时候越喝冷饮就会越渴，喝一点温水反而更好。在古代，夏天不主张吃肉，即使吃也要剁得特别的碎。冬天吃萝卜的道理跟夏天吃姜的道理正好相反，吃萝卜就是用这种比较清凉通气的东西，把内热的局面稍微地通调一下，达到阴阳平衡，这是中医养生学的基本原则。

2. 正月葱、二月韭

《本草纲目》中说"正月葱，二月韭"。为什么正月里要吃葱，二月要吃韭菜呢？

这要从春季的气候特征和葱、韭菜的功效来讲。《本草纲目》里说，大葱味辛，性微温，具有发表通阳、解毒调味的作用。春天是万物复苏的季节，各种害虫细菌也跟着活跃起来，而身体此时处在阳气刚要生发之际，抵抗力较弱，稍不留神就会感冒生病，而大葱有杀菌、发汗的作用，切上数段葱白，加上几片姜片，以水熬成汤汁服用，再穿上保暖的衣物或是加盖棉被，就可以让身体发汗，达到祛寒散热、治疗伤风感冒的效果。

另外，《本草纲目》里说，韭菜性温，味甘辛，具有补肾壮阳、温中开胃、散淤活血之功效。春天气候渐暖，人体内的阳气开始生发，这时候阳气还比较微弱需要保护，而韭菜性温，可祛阴散寒，是养阳的佳蔬良药，所以春天一定要多吃韭菜。此外，春天人体肝气易偏旺，从而影响到脾胃消化吸收功能，此时多吃韭菜可增强人体的脾胃之气，对肝功能也有益处。

3. 吃饭先喝汤，一辈子不受伤

在中国，很多地方都流传着"饭前喝汤，苗条健康"、"饭前先喝汤，胜过良药方"等健康谚语，这是人们从生活实践中总结出来的"金玉良言"，我们一定要听进去。

有人问，为什么要喝汤，吃肉不是更有营养吗？真的是这样吗？以鸡肉为例，在西医复杂而精确的实验仪器里，向鸡肉滴加各种各样的试验药剂，最后把鸡肉分解成蛋白质或氨基酸来分析，鸡肉的营养价值确是高于鸡汤的。西医并没有说错。然而对于人体消化系统来说，鸡肉作为难嚼、难咽、难消化的固体物质进入人体，到最后分解成蛋白质或氨基酸供人体利用的过程，是要消耗人体许多能量和胃气的。鸡肉被分解后所产生的能量减去把鸡肉分解成蛋白质或氨基酸所消耗的能量，才是身体最终所得到的能量。相对鸡肉来说，鸡汤则是容易消化吸收的，因为喝鸡汤消耗的人体能量较少。

饭前喝汤虽然有许多的好处，但也要注意一个量。首先，不要喝太多。一般情况下，中餐前20分钟左右喝半碗汤为好，吃饭时也可缓慢少量进汤，但切忌"狂饮"。其次，要防止喝汤长胖，应尽量少用高脂肪、高热量的食物做汤料等。

4. 因时因地因人调食，才能有效抗衰

三因调食，就是根据季节、地域、人的体质，因时、因地、因人的来调节饮食。

就时令气候的阴阳变化而言，一般认为，春令阳气升发，要少吃酸，多食辛甘发散之品，生冷黏腻之物应少食；夏季炎热，用热远热，但饮食亦不可过寒，食宜清淡而不宜肥甘厚味，这时可多吃些苦味食品，如苦瓜；秋燥易伤津液，宜进柔润食物，以益胃生津，这时候可多吃点酸的东西；冬季寒冷，饮食忌冷宜热，并宜用热量较高的膳食以补养，如羊肉、牛肉等。

然而如今，青菜水果一年四季都有卖，本应夏天才有的东西冬天也能吃到，从一定意义上讲这给我们的生活带来了方便，但这也让很多人失去了季节感，断送了身体与自然之间的那种微妙的联系。李时珍说，人以天地之气生四时之法成，养生要顺乎自然应时而变。应季的食物往往最能应对那个季节身体的变化。

因地调食，即根据不同区域的气候、地理环境特点等进行饮食调养。四川人爱吃辣，这是因为当地气候潮湿，人们吃辣能驱除体内的寒湿之气。如果生在北方，本来气候就干燥，如果再像四川人那样吃辣椒，那身体就受不了，脸上就会长痘。所以，要根据自己所处的地区，选择适合在这个地方吃的食物，不能随便尝"鲜"。

饮食要因人而异，即根据人的不同年龄、体质、生活习惯等特点，以选用相应的食养方法。如儿童饮食应以营养充足，易于消化为原则，并注意培养良好的饮食习惯。老年人则应考虑其精气不足及消化功能减退的特点。宋代养生家陈直在《寿亲养老新书·饮食调治》指出："老人之食，大抵宜其温、热、熟、软，忌其黏、硬、生、冷。"体质偏热者，进食宜凉而忌温；体质偏寒者，进食宜温而忌凉；形体肥胖者多痰湿，食宜清淡而忌肥甘；胃酸偏多者，则不宜酸咸食品等。

喝绿茶解热毒

《本草纲目》中记载了这样一个例子：有个人特别爱吃烧鹅，别人都怀疑他会生痛疽，但他却始终未生，原来他每次吃完烧鹅后都喝绿茶，而绿茶能够除炙之毒。所以，爱吃油炸烧烤的人们，在满足了口腹之欲后，可以喝上一杯绿茶。

※ 食物有偏性，抗衰需注意

在《本草纲目》里，我们经常看到在介绍某种食物时讲到食物的性、味和功效。在古代，人们不是用热量或者营养成分来衡量一种食物，而是用"性味"。

在中医里，食物有辛、甘、酸、苦、咸五味之说。食物的味道不同，其作用也各有区别。后汉著名医学家张仲景说："所食之味，有与病相宜，有与身为害。若得宜则益体，害则成疾。"五脏各有所喜，而食物也是有偏性的，所以，饮食要与食物的四气五味相一致，这样才能有效抗击衰老。

辛走气。辛类的食物是走气的。肺主气，如果肺出现了问题，就不能吃辛味食物。但是辛味具有发散风寒、行气止痛等作用，例如葱姜善散风寒、治感冒；胡椒能祛寒止痛；茴香能理气。

甘走肉。甜味的食物是走肉的，走脾胃。如果病在脾胃，就要少吃甜味的食物和油腻的食物，因为这样的食物会让脾增加代谢负担，使脾更加疲劳。但是甜味食物具有滋养、强壮身体，缓和疼痛的作用，疲劳和胃痛时可以试一试。

酸走筋。酸类的食物是走筋的，走肝的，如果你患了肝病就要吃酸，因为酸具有收敛的作用，太收敛则肝气就不能生发，病就会加重。但是对于多汗、尿频、腹泻、流涕不止等病症有很好的效果。

苦走血。苦味的东西是走血的，即走心。如果病在心上，就少吃苦味食物，让心生发一下。但苦味食物可以清热、泻火。例如莲子芯能清心泻火、安神，可以治疗心火旺的失眠、烦躁之症。

咸走骨。咸类食物是走骨的，走骨就是走肾，如果病在骨上，就要少吃咸，这样才能把骨养好，把肾养好。但咸味食物具有软坚散结、滋阴潜降等作用。例如早晚喝一碗淡盐汤，对与治疗习惯性便秘有很好的作用。

※ 四季食谱，进补也须按时节

一年四季，春温、夏热、秋凉、冬寒。气候的变化会给人体带来不同程度的影响，因此，机体的营养结构也要随着季节的变化予以协调，注意各个季节的科学饮食及食补方式，合理地安排各个季节的饮食。

李时珍说："春食凉，夏食寒，以养阳；秋食温，冬食热，以养阴。"这就是说，所进食物的食性与四时寒热温凉的关系要相适应，如夏日酷热，则需寒凉性的食物以清热解暑。反之，冬天气候严寒，则需辛温或辛热的食物以温阳散寒。这一古老的食疗食养的原则，也已为现代医学和营养学所证实。如在寒冷的冬季，人体的基础代谢率增加 10%～15%，总热能的需要量最高，故冬季应多食富含蛋白质和脂肪的食物，如牛肉、羊肉、狗肉及豆制品。而且冬季气候干燥，易发生唇炎、口角炎和皮肤干燥，适当地进食富含 B 族维生素的食物，如猪肝、蛋类、豆类等，是大有必要的。而在酷热高温的夏季，人体出汗很多，从而使身体内的钾、钠大量流失，致使无机盐代谢紊乱和血清钾浓度下降，水溶性维生素大量丢失。所以，夏天就应该多吃一些含钾丰富的黄豆、绿豆、黑豆、黄瓜、土豆等食物，并且常食用一些消暑生津的食物，如绿豆粥、酸梅汤、西瓜等。

1. 春季养颜进补食谱

由寒转暖，各种细菌、病毒也开始滋生，所以摄取足够的维生素是春季饮食的原则。

很多蔬菜、水果中所富含的维生素C就有抗病毒的作用，维生素E则可以提高人体的免疫功能。另外，饮食要清淡，忌酸涩。这里给大家提供几道美容菜。

◇ 鸡丝炒荠菜

功效：温中益气，解毒明目。

原料：鸡脯肉、荠菜、鸡蛋清。

做法：鸡脯肉洗净切丝，裹上一层鸡蛋清备用。荠菜洗净后切成小段，用热油炒熟后备用。然后将鸡丝下锅炒散，混入备用的荠菜，加上适量调味料即可。

◇ 油焖笋

功效：清热利尿。

原料：鲜笋。

做法：笋肉洗净切条，然后用刀拍松。油锅煸炒花椒，成黑色后捞出。然后将笋条放入煸炒，到笋肉颜色发黄时，加入料酒、白糖等调味料。再往锅中加入沸水加小火焖，待汤汁收干时，淋入香油即可。

◇ 香椿拌豆腐

功效：消肿利湿、清热健脾。

原料：豆腐、香椿、黄豆。

做法：豆腐洗净后搅散，香椿用沸水焯过切末，黄豆用温水泡胀后煮熟晾凉。然后将准备好的豆腐、香椿末、黄豆拌在一起，加入调味料即可。

2. 夏季进补养颜食谱

夏季炎热，又有暑湿，所以夏季的美容保健饮食以解暑湿，去湿毒为主。选择新鲜的果、菜、肉类，少食多餐，常备绿豆汤，可以防暑清热，解毒开胃。

◇ 肉片丝瓜汤

功效：清热解毒。

原料：瘦猪肉、丝瓜、水发木耳、鸡蛋。

做法：将猪肉洗净后切片，用盐、鸡蛋、淀粉等拌匀浆好。丝瓜切片、沥水备用。油锅煸炒丝瓜，放入适量清水烧开。然后加入猪肉片，开锅后撇去浮沫，放入发好的木耳，加入适量调料即可。

◇ 木樨土豆片

功效：消炎、滋阴。

原料：土豆、鸡蛋、水发木耳。

做法：土豆切片后在冷水中浸泡，鸡蛋打匀后下锅炒碎备用，然后放入土豆片、木耳同炒，加入调料后，用高汤煮开数分钟。然后倒入炒好的鸡蛋翻炒，水淀粉勾芡炒匀出锅。

3. 秋季进补养颜食谱

度过炎热夏日，很多人都养成了喜食凉食的习惯，绿豆汤、冷饮日日不离。寒凉食物对于女性弊大于利，虽然在夏天这些食物还有一定的解暑降温的作用，但也不宜多食，尤其到了秋天，就更要改变习惯。秋天也是适宜进补的季节，选用平补之品，如核桃、南瓜、莲子、大枣、银耳、百合等，可以养肺阴，让你健康美丽双丰收。

◇ **百合煲猪骨汤**

功效：养阴润肺、清心安神。

原料：鲜百合、猪脊肉。

做法：将百合洗净，猪脊骨剁成块上锅加水煮沸，撇去浮沫后加入百合。待猪脊肉至熟烂后加入盐、味精等调料即可出锅。

◇ **桃仁肉丁**

功效：补肾固精，温肺定喘，润燥化痰。

原料：猪肉、核桃仁。

做法：猪肉洗净切成肉丁，拌淀粉后过油，油炸剥去内皮的核桃仁，将肉丁与核桃仁放入有底油的砂锅中，加入甜面酱，翻炒即可出锅。

◇ **烩三鲜银耳**

功效：滋阴润肺、补益肠胃、化痰理气。

原料：银耳、鲜蘑、鲜豌豆、鲜贝或干贝。

做法：将银耳泡开洗净，去蒂后用开水淋透，将鲜蘑洗净切块，豌豆剥好洗净，干贝发好，再将以上食材放入鸡汤中煮沸，加入盐、味精，勾芡似米汤状即可。

4. 冬季进补养颜食谱

冬季气温低，冬天的饮食以增加热能为主，所以要摄入足够的富含糖和脂肪的食品。俗话说"三九补一冬，来年无病痛"，就是说将营养物质转化为热能最大限度地贮存于体内，有助于体内阳气生发，为来年健康打下基础。

◇ **萝卜羊肉汤**

功效：助阳补虚、消食润肌。

原料：萝卜、羊肉。

做法：将去筋膜的羊肉洗净切块，过沸水沥干，将萝卜切成菱形，入锅加清水放羊肉，烧开后改为小火至炖熟，加入葱花、料酒、盐、萝卜片，肉熟烂后加入胡椒粉调味即可。

◇ **翡翠虾仁**

功效：补肾壮阳、通乳祛风痰。

原料：虾仁。

做法：将虾仁去沙肠洗净，放入盐、料酒、蛋清、淀粉，拌匀后，将油菜叶切细，盐腌两分钟后挤出汁水，加入盐、鸡精、料酒、胡椒粉、葱段、姜片、淀粉和少许清水，搅匀，将虾仁放入热油的砂锅中炒熟，再放入调好的菜汁即可。

※ 茶香烘托女人香

喝茶可以静心养生。喜爱茶道的女子身上总是透出一股清幽的茶香，闲适而让人舒心。其实，茶也能为你的容颜增添光彩。茶叶是天然的健美饮料，它所富含的化学成分有助于保持皮肤光洁白嫩，而且茶叶所含的脂肪量低，比起其他饮料更能起到保持身材的功效。此外，茶叶所含成分大多于人体健康有益，可以提神醒脑、消食解腻、清火明目。

◇ 黄金玫瑰茶

功效：《本草纲目》中说：玫瑰花有行气、活血、化瘀、调和脏腑的作用，经常饮用可使气血顺畅运行，面色红润，还可治疗经期痉挛，舒缓紧张情绪。

原料：玫瑰花蕾 5 朵，柳橙 1 个，蜂蜜少许，开水 350 毫升。

做法：柳橙仔细洗净后，用刀子切下外皮约半个。将柳橙皮放进锅中，注入清水，以中火煮沸 10 分钟后，再放入玫瑰花蕾煮 3 分钟。煮好后把橙皮和玫瑰花滤出，茶水倒入杯内，加入蜂蜜即可。若再加入一点柳橙汁会更香。

◇ 丹参菊花茶

功效：活血化瘀，美白利湿。

原料：丹参、茯苓、菊花各 3 克，甘草 7 克。

做法：将上述材料加 200 毫升水煮开，再以小火煮 10 分钟，可当日常饮料服用。

◇ 马鞭草茶

功效：利湿消肿。

原料：马鞭草数叶。

做法：将马鞭草放入茶壶中，注入热水浸泡 5 分钟左右，等叶面张开就可以喝了。

◇ 锦葵花茶

功效：柔嫩肌肤。

原料：蓝锦葵 3 ～ 5 朵，柠檬汁适量。

"特殊时期"不宜饮茶

月经期：月经期间女性会缺铁，因此经期及之后应当适当补铁。然而茶叶中的鞣酸容易与铁离子结合，产生沉淀，妨碍肠道对铁离子的吸收和利用。

妊娠期：茶叶中的咖啡因可以提神醒脑，但是孕妇摄取过多会导致心跳加速，增加心肾负担，从而增加妊娠中毒的危险性。

哺乳期：茶叶中的鞣酸会抑制乳腺分泌，造成乳汁分泌障碍。而茶中的咖啡因经由乳汁被婴儿摄入，可能会使婴儿肠痉挛。

做法：将锦葵放入茶壶中，注入热水（此时茶水是蓝色的），加入柠檬汁就变成浪漫的粉红色了。

◇ 柠檬草

功效：滋润肌肤，缓解经期不适。

原料：切成段状的柠檬草约 1 匙，蜂蜜或冰糖适量。

做法：将柠檬草放入茶壶内，再注入热开水，泡约 5 分钟后就可以喝了。可依喜好加点蜂蜜或冰糖调味（若你很喜欢浓浓的柠檬味道，可以直接添加点柠檬汁或是切成丝的柠檬皮）。

◇ 健美茶

功效：消脂润肠。

原料：山楂 10 克，决明子 10 克，何首乌 10 克，生薏米 15 克，生甘草 7 克，冰糖适量。

做法：将所有材料加适量的水浸泡 30 分钟后，大火煮滚转为小火，再炖煮 60 分钟就可以喝了。

◇ 欧石楠茶

功效：具有杀菌的效果，可以预防青春痘。

原料：欧石楠花茶 2 匙。

做法：水滚后加入花茶，再用小火煮 3 ～ 5 分钟，即可饮用。

◇ 莲参茶

功效：可除皱，让肌肤抗氧化。

原料：人参须 2 钱，薏米 1 两，莲子 1 两，去核红枣 3 钱，黄芪 3 钱，麦门冬 5 分。

做法：将材料以 1200 毫升的水煮成 700 毫升，当茶饮用。

内部清透人才更年轻——《本草纲目》自有妙方

※ 体内毒素——容颜的大敌

外来之毒和内生之毒侵害了女性的容颜，斑点、面疱……一连串的问题接连出现，此外这些毒素还侵害女性的健康，当它们侵入人体时，可导致各脏腑、组织、细胞的功能障碍，气血失和，阴阳失衡，新陈代谢紊乱及内分泌失调，可引发多种疾病。

1. 毒素带给我们的健康危害

（1）导致身体免疫力下降。毒素可以分布到神经突触和神经—肌肉接头处，直接损害神经元、造成中枢神经受损、身体各器官免疫力下降。如：经常性感冒、头晕、心悸、盗汗、失眠、健忘、四肢麻木等。

（2）致癌。现代医学表明：癌症往往是由致癌毒素在体内囤积而诱发产生的肿瘤，致癌毒素由环境因素引起的，其中又有90%为化学元素。因此，可以这样说：癌症是污染的外部环境导致人体内环境污染的必然结果。

（3）毒素刺激人体的免疫系统，使人体表现出过敏反应。

（4）毒素作用于人体内酶系统，导致胶原酶和硬弹性蛋白酶的释放，这些酶作用于皮肤中的胶原蛋白和硬弹性蛋白并使这两蛋白产生过度交联并降解，结果使皮肤失去弹性，出现皱纹及脓包。

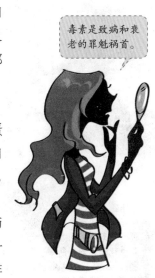

毒素是致病和衰老的罪魁祸首。

（5）毒素加重器官负担引起脏器衰竭。人体内多个脏器与排毒有关：肝脏是人体最大的解毒器官，血液流进肝脏时，一些有害物质可被肝脏产生的酶进行分解；皮肤是人体最大的排毒器官，能够通过汗等方式排除其他器官很难排除的毒素。肾脏是体中最重要的排毒器官，过滤掉血液中的毒素并通过尿液排出体外。但如果"中毒"太深，造成肝、肾、皮肤负担过重就会引起脏器中毒、引起脏器衰竭。

（6）毒素会随着淋巴和血液传遍人体各处：渗入皮肤，产生皱纹、湿疹、皮肤红肿等皮肤病；渗入脑，会产生压抑、烦躁、昏昏入睡、失眠健忘；渗入肝脏，会使肝脏的解毒功能减弱；渗入胸腔，会诱发肿瘤；渗入子宫，会导致纤维瘤和机能失常；渗入眼，会使视力减弱；渗入肺，会使呼吸短促和口臭；渗入关节，会导致关节痛。

只要生命还在继续，只要人还在这个世界生存，就会产生和吸入大量的毒素，由于这些大量外来之毒、内生之毒的侵害，疾病也逐年增加。

2. 身体臃肿也跟毒素有关

什么让你的身材臃肿，脂肪当然是罪魁祸首。但是除了脂肪之外，长久堆积在体内的废弃物和毒素，也是帮凶之一。毒素，简单说来就是所有对身体造成危害的物质，或是可以引起身体的排异性反应、过敏症状，以及使人有一种患病感觉的物质。毒素长期在体内堆积的话，会使细胞与组织受伤，造成肥胖。

（1）强力按摩法

早晨对全身进行一个干按摩，可以加速血液循环和淋巴流的畅通，从而使体内有毒废物易于冲洗出去。你可以用手掌以画圈的方式按摩身体，自下而上地对全身施加按摩力。若想提升按摩的效果，在按摩结束后，准备一盆热水，加入一汤匙苹果酸。再用一条干毛巾浸透配好的热水，拧掉水分后擦拭肌肤。

（2）呼吸排毒法

呼吸可以为你的身体输送氧气，同时对你的内脏施以按摩，保持循环系统正常运转和提升情绪，同时体内废物也就更易被排出。正确的排毒呼吸方法：直立，两眼闭

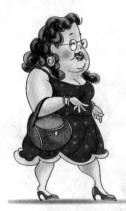

女人随着年龄的增长，身体的新陈代谢率越来越低，所以滞留在身体里的废弃物与毒素也越来越多，所谓"中年发福"，其实很大程度上是堆积的毒素增多了，这可不是福气，必须要去除。

合，手心放在腹部上，用嘴缓慢地吸气，然后用鼻做腹式深呼气，重复做5次。

（3）排毒手指操

将两手放在身前，然后分别用大拇指紧压在同一手上的无名指第3节的内关节上，保持此姿势5分钟。然后用两手的大拇指、中指和无名指分别相互对压，而小指和食指则保持伸直状态。保持此姿势3分钟。

每天分配不同时间进行操练，共5次。

赞美一个女人，最好听的莫过于由内而外的美丽，这样的一个女人知性、温柔、美丽。从健康的角度来说，由内而外则可以解释为从身体的内部到外表都是健康的，把身体内积累的毒素都排出体外，达到真正的健康美丽。

自测：你"中毒"到底有多深

（1）这两个月工作压力特别大，经常加班加点，已经习惯了凌晨入睡。（是、否）

（2）最近皮肤的颜色好像加深了许多，当然绝不是那种健康的小麦肤色，而是黯黯的黄褐色。（是、否）

（3）早上起床照镜子时发现皮肤没有光泽，看起来十分晦涩。（是、否）

（4）上班路上看见以前的同事，都说你看起来憔悴了好多。（是、否）

（5）三餐不定时，大多数都是叫外卖或吃点快餐食品。（是、否）

（6）天气已经没那么热了，可是脸上的出油情况反而加剧。（是、否）

（7）脸颊、额头和下巴有痘痘和粉刺，且层出不穷。（是、否）

（8）原有的斑点颜色变重。（是、否）

（9）肌肤干燥粗糙，摸上去手感很差劲。（是、否）

（10）皮肤抵抗力下降，很容易产生过敏现象。（是、否）

（11）眼角和嘴角有细小的皱纹，虽然不十分明显。（是、否）

（12）黑眼圈和眼袋不请自来，尽管你一直坚持早晚使用眼霜。（是、否）

看看以上12种情况，你回答为"是"的有多少？而这些症状在你身上出现得越多，你累积的毒素就越多。

※ 驱除体内之毒，膀胱经必须畅通无阻

在各种广告的催发下，排毒养颜成了一个流行话题。清肠、断食、保健品……爱美的女性将各种排毒方法都用了个遍，但效果并不如预料中明显，甚至一些排毒保健品还有副作用。那怎样才能更有效地清除体内毒素呢？

其实，在我们每个人的身体内部，就有一套属于自己的排毒系统，只要把它利用

好了，毒素也就能够顺利排出去了。在这套排毒系统中，足太阳膀胱经的作用不可忽视。

膀胱经是人体经脉中最长的一条，起于内眼角的睛明穴，止于足小趾尖的至阴穴，交于足少阳肾经，循行经过头、颈、背部、腿足部，左右对称，每侧 67 个穴位，是十四经中穴位最多的一条经，共有 1 条主线，3 条分支。

正因为如此，膀胱经也就成了人体最大的排毒通道，它无时无刻不在传输邪毒，而其他诸如：大肠排便、毛孔发汗、脚气排湿毒、气管排痰浊，以及涕泪、痘疹、呕秽等虽也是排毒的途径，但都是局部分段而行最后也要并归膀胱经。要想去除体内之毒，膀胱经必须畅通无阻。

在臀下殷门穴至委中穴这段膀胱经至关重要。因为此处是查看体内淤积毒素程度的重要途径，有两条膀胱经通路在此经过，此处聚毒最多。若聚毒难散，体内必生淤积肿物。若此处常通，则癌症不生，恶疾难成。所以此处是安身立命之所，不可不知。而委中穴是膀胱经上的要穴，此穴可泄而不可补，可针而不可灸，为什么呢？因为这个穴位是泄毒的出口。所以它通常成为刺血的首选。

那有什么简单易行的方法可以帮助打通这段经络呢？

我们可以采用从上到下的按摩法来疏通这段经络。按摩时穴位有痛感效果好，通常是越接近足部时痛感越小，所以要反复按摩这条经络。当用指甲轻掐小脚趾外侧的至阴穴痛如针刺时，膀胱经就算是打通了。然后经常按摩，让这条经络保持通畅。

刺激膀胱经的最佳时间应该是下午 15 ~ 17 点，这时是膀胱经当令，膀胱经的气血最旺的时候，这时如果能按摩一下，把气血疏通了，对人体是很有保健作用的。尤其膀胱经还是一条可以走到脑部的经脉，所以气血很容易上输到脑部，因而这个时候不论是学习还是工作，效率都是很高的。

西瓜利尿，排毒要多吃

西瓜的营养价值和药用价值都很高。夏天多吃西瓜，有消暑、解热、利尿之功效。《本草纲目》中说："西瓜能解暑止渴、治口疮、治扁桃体炎等。"民谚有"暑天半个瓜，药物不用抓"之说。现代医学研究发现，西瓜可用来治疗肾炎浮肿、黄疸、高血压，并可解酒毒。西瓜肉质中含有葡萄糖、蔗糖、果糖、钾盐、维生素 C、胡萝卜素等，营养非常丰富。因此西瓜既能解暑解渴，又能治病。

在《本草纲目》中，西瓜也被称为寒瓜。西瓜性寒凉，体寒的女性、胃肠病患者要少吃。

※ 精选本草，七大排毒食物

毒素进入人体内，如不能及时排出去，就会给容颜埋下隐患。现在的女性也认识到了毒素的危害，所以，正在利用一切办法进行排毒，如吃各种各样的保健品，去洗肠，甚至洗血，可谓是"八仙过海，各显其能"。

其实，人体大部分毒素是从饮食中来的，因此最好的排毒方法当然也要从日常饮食入手，这样才能将毒素排出体外。当然，并不是所有的食物都有排毒的功效，像那些腌制食品、油炸食品等，不但不能排毒，还会增加体内的毒素。只有那些天然食物才是排毒的最好选择。

对此《本草纲目》中就有详细的记载，如赤小豆、菠萝、木瓜、梨等都是排毒不错的选择。此外，宿便之所以会留在人体内就是因为肠道的蠕动不够，如果平时多吃富含纤维的食物，比如糙米、蔬菜、水果等，都能增加肠道蠕动，减少便秘的发生。另外，吃东西时应该细嚼慢咽，以便口腔中分泌较多唾液，中和各种毒性物质，引起良性连锁反应，排出更多毒素。在吃吃喝喝中就将毒素排出了体外，这样既饱了口福，又有利于健康，两全其美，何乐而不为呢？下面就为大家介绍几种排毒的好食物。

1. 黄瓜

《本草纲目》中说黄瓜有清热、解渴、利水、消肿之功效。也就是说，黄瓜对肺、胃、心、肝及排泄系统都非常有益，能使人的身体保持平顺，避免过多的体内垃圾堆积，生吃能起到排毒清肠的作用，还能化解口渴、烦躁等症。

另外，黄瓜的美容功效也同样为人们所称道。因为黄瓜富含维生素C，比西瓜还高出5倍，能美白肌肤，保持肌肤弹性，抑制黑色素的形成。经常食用它或贴在皮肤上可有效对抗皮肤老化，减少皱纹的产生。而黄瓜所含有的黄瓜酸能促进人体的新陈代谢，排出体内毒素。

黄瓜就像人身体内的清道夫，认认真真地打扫着人的内环境，保持着它的清洁和健康。不过需要提醒你的是，黄瓜性凉，慢性支气管炎、结肠炎、胃溃疡病等属虚寒者宜少食为妥。如果要食用，也应先炒熟，而要避免生食。

2. 茄子

茄子是一种营养丰富的保健食品。中医认为，茄子味甘性寒，具有消热解毒、活血散瘀、消肿止痛、祛风通络及止血等功效。《本草纲目》说："茄子味甘、性寒、无毒。主治寒热、五脏劳损及瘟病。吃茄子可散血止痛，去痢利尿，消肿宽肠。"现代医学研究表明，茄子中丰富的维生素，可增强细胞间的黏着能力，能防治微血管脆裂出血和促进伤口愈合。因此，常吃茄子可防治脑溢血、高血压、动脉硬化、咯血、紫癜、坏血病、内痔出血、癌症等病症，对慢性胃炎及肾炎水肿等也有一定治疗作用。

不过也告诉大家，美味茄子也不能多食。尤其是消化不良、容易腹泻的人，茄子吃得太多对肠胃无益。并且，《本草纲目》中还说："茄子性寒利，多食必腹痛下利。"所以这种寒性的蔬菜最适宜的季节应该是夏季，进入秋冬季节后还是少吃为宜。

3. 绿豆芽

绿豆芽清爽可口，是不少人青睐的食物，但是很多人只知道绿豆芽好吃，却不知道绿豆芽还是很好的排毒食物呢。《本草纲目》说它"解酒毒热毒，利三焦"。绿豆芽富含纤维素和膳食纤维，可清肠排毒，是便秘患者的健康蔬菜。而且它含核黄素，可以用来治疗口腔溃疡。另外，绿豆芽的热量很低，经常服用，还能起到减肥的目的。

因此，凡体质属痰火湿热者，平日面泛油光，胸闷口苦，头昏、便秘、足肿汗黄，血压偏高或血脂偏高，而且多嗜烟酒肥腻者，常吃绿豆芽，便可清肠胃，解热毒。但是，绿豆芽所含的膳食纤维较粗，不易消化，且性质偏寒，所以脾胃虚寒之人不宜久食。绿豆芽也不宜与猪肝同食。

4. 红薯

红薯味道甜美，营养丰富，又易于消化，可供给大量的热量，有的地区还将它作为主食。此外，它还有"土人参"的美誉。红薯中含有大量胶原和多糖物质，不但有保持人体动脉血管弹性和关节腔润滑的作用，而且可预防血管系统的脂肪沉积，防止动脉粥样硬化，减少皮下脂肪，避免人体过度发胖。此外，红薯含有大量膳食纤维，能刺激肠道，增强蠕动，通便排毒，有利于减肥。

《本草纲目》中说：红薯"性平，味甘；补虚益气、健脾强肾、补胃养心"。因此，红薯适宜脾胃气虚、营养不良、习惯性便秘、慢性肝病和肾病及癌症等患者食用。但胃肠疾病及糖尿病等患者应忌食红薯。另外，红薯含有氧化酶，吃后有时会发生烧心、吐酸水、肚胀排气等现象，但只要一次别吃得过多，而且和米面搭配着吃，并配以咸菜或喝点菜汤即可避免。食用凉的红薯也可致上腹部不适。

5. 海带

海带是一种营养价值很高的蔬菜，《本草纲目》中说："海带能催生，治妇人病，及疗风下水。治水病瘿瘤，功同海藻，昆布下气，久服瘦人。"中医认为：海带味甘、性温、微咸，有润肠通便、祛火清热的功效。这是因为海带中含有丰富的褐藻胶，它是一种可溶性膳食纤维，能够与食物中的胆固醇结合，将其排出体外。它还具有降糖、降脂、抗饥饿、减肥、通便、防毒解毒、增加抗病能力等作用。除此之外，褐藻胶还能清除致癌物质和放射性污染物。海带是急性肾功能衰退、脑水肿、乙型脑炎、急性青光眼患者的理想食疗菜品。

海带中碘的含量极为丰富，此元素为人体内合成甲状腺素的主要原料。甲状腺素可调节人体的生物氧化速率，影响生长发育和各种营养素的代谢。胎儿、青少年的器官、组织分化和脑发育也都需要充足的碘。

海带中的矿物质也极为丰富，常食用能预防骨质疏松症和贫血症，使人骨骼挺拔壮实、牙齿坚固洁白、容颜红润娇嫩，变得更健美。但是，患有甲亢的病人、孕妇和哺乳期妇女及脾虚腹泻、痰多者都不宜食用海带。而且，吃海带后不要马上喝茶，也不要立刻吃酸涩的水果，海带中富含铁，以上两种食物都会阻碍体内铁的吸收。

6. 竹笋

竹笋又名竹肉、玉兰片，是禾本科植物毛竹等多种竹的幼苗，鲜笋有冬笋和春笋之分，冬笋是在冬天笋尚未出土时挖掘的，质量最好，春笋则是在春天笋已出土时挖掘的，质量稍次。

《本草纲目》中记载：竹笋"性寒，味甘；滋阴凉血、开胃健脾、清热化痰、解渴除烦、利尿通便、养肝明目"。中医认为竹笋味甘、微寒，无毒。在药用上具有清热化痰、益气和胃、治消渴、利水道、利膈爽胃等功效。现代医学证实：竹笋甘寒通利，其所含有的植物纤维可以增加肠道水分的潴留量，促进胃肠蠕动，降低肠内压力，减少粪便黏度，使粪便变软利排出，用于治疗便秘，预防肠癌。竹笋具有低糖、低脂的特点，富含植物纤维，可降低体内多余脂肪，消痰化瘀滞，治疗高血压、高血脂、高血糖症，且对消化道癌肿及乳腺癌有一定的预防作用。

需要注意的是，患有胃溃疡、胃出血、肾炎、肝硬化、肠炎者、尿路结石者、低钙、骨质疏松、佝偻病人不宜多吃。

7. 猪血

猪血，又称液体肉、血豆腐和血花等，性平、味咸，是最理想的补血佳品。猪血一年四季都有售，以色正新鲜、无夹杂猪毛和杂质、质地柔软、非病猪之血为优。

《本草纲目》记载猪血可"补身、止血、解毒"。中医认为，猪血是养血之宝。猪血中的血浆蛋白被人体内的胃酸分解后，可产生一种解毒、清肠的分解物，能够与侵入人体内的粉尘、有害金属微粒发生化合反应，易于毒素排出体外。很多专家建议，纺织、铸造、翻砂、教师等与粉尘打交道的人员应该多吃猪血。

但是，高胆固醇血症、肝病、高血压、冠心病患者应少食猪血；有病期间忌食；患有上消化道出血之人忌食。猪血也不宜与黄豆同吃，否则会引起消化不良；忌与海带同食，会导致便秘。

◇ **海带豆腐汤**

功效：降压减肥，益气乌发。

原料：海带 100 克，豆腐 200 克，葱花、姜末、植物油、盐各适量。

做法：海带用温水泡发，洗净切片。豆腐洗净，切大块，入沸水氽一下捞出晾凉，切成小方丁。葱花、姜末入热油锅内煸香，投入海带、豆腐稍炒，加清水烧沸，改为文火续煮，加盐煮至海带、豆腐入味即可。

※ 缓解压力，心毒也要排

压力是现代人最大的心毒，时刻威胁着我们的健康和容颜，所以我们要缓解压力，排除心毒。

上述的种种压力及负面情绪是产生心理毒素的主要来源，它们对身体的伤害很大。

心毒，时时危害着我们的健康和容颜，所以我们不应该坐以待毙，一定要在调节好心态的前提下，重视饮食营养。因为饮食能够充分地影响人对压力的耐受性和反应。食物为百药之源，良好的营养虽不能消除生活压力，但有助于提高对压力的耐受性，而且能调节压力的不利影响，降低患与长期压力有关的变性疾病的概率。

缓解压力的 15 款食物	
1. 菠菜	研究人员发现，缺乏叶酸会导致脑中的血清素减少，导致忧郁情绪，而菠菜是富含叶酸的食物。另外，据《本草纲目》记载，菠菜可以通血脉，开胸膈，下气调中，止渴润燥。
2. 鸡肉	英国心理学家给参与测试者吃了 100 微克的硒后，他们普遍觉得心情更好了。而硒的丰富来源就包括鸡肉。
3. 深海鱼	研究发现，全世界住在海边的人更容易快乐。这不只是因为大海让人神清气爽，还是因为住在海边的人更多地吃鱼。哈佛大学的研究指出，海鱼中的 Ω-3 脂肪酸与常用的抗忧郁药如碳酸锂有类似作用，能阻断神经传导路径，增加血清素的分泌量。
4. 香蕉	香蕉中含有一种称为生物碱的物质，可以振奋人的精神和增强信心。而且香蕉是色胺酸和维生素 B_6 的来源，这些都可帮助大脑制造血清素。
5. 葡萄柚	葡萄柚里大量的维生素 C 不仅可以维持红细胞的浓度，使身体有抵抗力，而且可以帮助我们抗压。最重要的是，在制造多巴胺、肾上腺素时，维生素 C 是非常重要的成分之一。
6. 番茄	热量低、多种维生素含量丰富的番茄，所含有的热门成分茄红素，是一款优质的抗氧化物。它能在压力产生时保护人体不受自由基伤害，减少各种慢性老化疾病的产生。
7. 樱桃	樱桃被西方的医生们称为天然的阿司匹林。因为樱桃中有一种叫作花青素的物质，能够制造快乐。科学家们认为，人在心情不好的时候吃 20 粒樱桃比吃任何药物都有效。
8. 大蒜	大蒜虽然会带来不好的口气，却会带来好心情。德国一项针对大蒜的研究发现，焦虑症患者吃了大蒜制剂后，感觉不那么疲倦和焦虑，也不容易发怒了。
9. 南瓜	南瓜之所以和好心情有关，是因为它们富含维生素 B_6 和铁，这两种营养素都能帮助身体将储存的血糖转变成葡萄糖，葡萄糖正是大脑的燃料。
10. 全谷类食品	含有丰富纤维质及 B 族维生素，除了改善肠胃道问题，还能避免身体产生疲倦感。全麦面包、糙米、麦片等，都是不错的全谷类食品。
11. 茉莉	茉莉有清新怡人的香味，一般接受度高，泡成花草茶饮用，可以使人精神安定，提神，缓和紧张情绪，安抚焦虑心情，并有消除疲劳效果。
12. 蔬菜色拉	蔬菜水果含丰富纤维质，可帮助肠道正常消化，还有抗氧化效果超优的维生素 C，搭配乳酪做成调酱，来场无负担的轻饮食运动吧。
13. 菠萝	除了含有丰富的 B 族维生素、维生素 C，可消除疲劳、释放压力之外，菠萝中还含有酵素成分，能够帮助蛋白质消化分解，减轻肠胃道负担。

14. 薄荷	草本植物中的薄荷，散发出来的清凉感可以直窜鼻腔，让人精神一振，具有消除疲劳，让情绪缓和下来的效果。
15. 南瓜子	含丰富不饱和脂肪酸、维生素、锌、铁等营养素。锌对男性前列腺有保护作用，具有安抚情绪、消除疲劳的作用。

◇减压食疗菜：排骨番茄汤

功效：疏肝解郁，消除疲劳。对于压力大、情绪不好的人来说，建议每星期吃一次。

原料：排骨 300 克，番茄 1 个，柴胡 100 克，豆腐 1 盒。

做法：将排骨洗净，放入热水余烫。把番茄洗净，放入热水余烫，捞起后剥去外皮，切成块状，豆腐也切成块状；以清水快速冲净柴胡，锅中加入所有材料和 6 碗水，大火煮开后，转小火煮约 40 分钟，最后加入盐调味，排骨番茄汤即成。

※ 排毒工程完全可以通过生活细节来完成

1. 排毒

与其花费大量的"银子"去购买保健品，不如改变现在的生活方式，树立健康的营养观念，用顺其自然的理念来"排毒"。在日常生活中，我们不妨从一些细节做起：

（1）每天早上一杯淡盐水，是最简单易做的"排毒"方法。

（2）每天吃五种不同的蔬菜，最好有两种是生吃的，这样子，我们的身体将会增加抵御日常各种染病的侵袭。

（3）脸部按摩是最佳的"排毒"及美颜方法，每晚涂上护肤品前用大拇指在颧骨下施压，并用食指轻轻按摩，如果同时配合适当的按摩产品使用，效果更佳。

（4）浸浴时把软毛刷以打圈方式，轻轻按刷身体，有助加速血液循环，排走毒素。

（5）消极、负面的思想最有毒。当你情绪低落的时候，看一出喜剧，买一件新衣，甚至吃一个小蛋糕，都是紧急解毒方法。

（6）芝麻是人体排除废物程序上的一个重要媒介，每天把芝麻撒在早上要吃的水果上，或是加进麦片粥中，对排毒很有帮助。

（7）忙碌的都市人经常出外进餐，容易缺乏蔬菜纤维及营养的吸收。平日多饮蔬果汁作为身体排污的补充剂，可以增强身体自然"排毒"的功能。

（8）大自然中有很多令人喜乐的事物，除了花草树木，还有各式美妙天籁，都能洗涤都市人的疲惫。例如鸟鸣、风声、浪涛，往往带给人无比舒畅和谐的感觉。

（9）天然花草茶不但有各种各样松弛身心的功效，冲泡花草茶的过程闲适雅致，也是一个净化身心的疗程。

（10）沐浴时可燃点一些具"排毒"功效的香薰油，例如迷迭香、天竺葵、柠檬等，满室蒸气可加强香薰精华的吸收，让你的身心同时得到舒缓。

（11）绿色的植物绝对是"排毒"工程的中坚分子，无论案头、化妆桌甚至浴室都应该放些小盆栽，可增加空气中的氧气浓度，净化被污染的空气。

（12）每天用10分钟的时间作冥想或打坐，是很好的洁净心灵方法，同一时间可焚香和聆听着冥想音乐，焚香枝和焚香粒可选用香茅或檀香味，放在美丽的焚香盒内燃烧，慢慢释放心灵毒素。

（13）热力是"排毒"的重要元素，热力可以帮助你排出体内水分和毒素，达到深层清洁的效果。所以热水浴或蒸汽浴都是不错的排毒方法。特别是运动后进行，效果更为显著。

（14）洗发时，在涂洗发露前，以指尖在湿发上轻轻由额前按致颈背，重复几次，可加速头皮血液循环，有助排走毒素。

从以上这些细节中可以看出，排毒并不是很困难的事情，只要我们在生活中稍微改变一下生活方式，排毒工程就可以顺利完成了。

2. 体内排毒时间表

晚上9～11时：为免疫系统（淋巴）排毒时间，此段时间应安静或听轻音乐。

晚上11时～凌晨1时：熟睡中进行胆的排毒。

凌晨1～3时：肝的排毒，同样在熟睡中进行，此时也是体内脊椎的造血时段。

凌晨3～5时：肺的排毒，有咳嗽毛病的人通常在这时候咳得最烈，因排毒动作走到肺经，如非必要最好不要服用止咳药，以免抑制肺部废物的排除。

早晨5～7时：大肠的排毒，此时宜起床上厕所排便。

上午7～9时：肠胃大量吸收营养的时段，应吃早餐。

※ 秋天是肌肤排毒的好时段

季节更替之时，很多女性会感觉到肌肤的变化，紧绷、无光、缺水，甚至出现了斑块，这是肌肤因换季而产生的毒素。下面介绍几种实用的排毒方法。

1. 洗脸排毒

先用温水洗脸，接下来用冷水冲30秒，再用温水洗，再用冷水冲，冷热交替的洗脸法，能够促进血液循环，也是促进排毒的小窍门。

2. 沐浴滤杂质

现在越来越多的人对浴盐有兴趣。五颜六色的水晶颗粒，不仅有着华丽的"外表"，还有着与众不同、无法估量的"内涵"。不同的浴盐散发着不同的"味道"，不同的颜色具有不同的功能，舒缓疲劳、松弛神经、安抚情绪等。缺水紧绷的肌肤经过20分钟的浸泡会变得清澈透明。

3. 多做运动

经常进行一些大运动量的活动，会加速身体的新陈代谢，在不断喝水不断出汗的同时，身体的毒素会随着汗液排出。经常参加体育运动或是外出旅游，能达到大量出汗自然排毒的目的。

4. 排毒经常吃些

（1）菌类植物。菌类植物特别是香菇和黑木耳，有清洁血液、解毒的功能。

（2）新鲜果汁、生鲜蔬菜。新鲜的水果和不经煮炒的鲜菜叶是人体内的"清洁剂"，能清除体内堆积的毒素和废物。

（3）豆类汤。豆类汤能帮助体内多种毒物排泄，促进新陈代谢。

（4）血豆腐。动物血中的血浆蛋白，经过人体胃酸和消化液中的酶分解后，能产生一种解毒和润滑肠道的物质，并且可与入侵肠道的粉尘和有害金属微粒发生化学反应，使它们不易为人体吸收而排出体外。

内外兼养，周身体会草本养生的神奇

※ 生气伤身，从《本草纲目》中寻找"顺气丸"

人生气以后，不仅容颜受影响，也会感到身体不舒服，胸闷腹胀，吃不下饭，睡不好觉，做噩梦。还会气郁化火，气郁生痰，引起高血压、脑血管意外、大出血等多种疾病。中医的健身防病之道强调笑口常开，保持乐观情绪，以利养生保健。并且，在我们常吃的食物中有很多能顺气的"顺气丸"。

《本草纲目》中记载萝卜有消积滞、清热、化痰、理气、宽中、解毒之功效，长于顺气健胃。对气郁上火生痰者有清热消痰作用。以青萝卜疗效最佳，红皮白心者次之，胡萝卜无效。萝卜最好生吃，如胃有病可做成萝卜汤。

山楂是健脾开胃、消食化滞、活血化瘀的良药。目前，已有50多种中药配方以山楂为原料。《本草纲目》记述山楂擅长顺气止痛、化食消积，适宜气裹食造成的胸腹胀满疼痛，对于生气导致的心动过速、心律不齐也有一定疗效。生吃、熟吃、泡水，各种食用方法皆有疗效。

莲藕全身都是宝。鲜藕及莲子含有大量的碳水化合物和丰富的钙、磷、铁、淀粉及多种维生素和蛋白质，营养价值很高。《本草纲目》说生藕具有消瘀凉血、清热止渴、开胃的作用，熟藕则善于通气，健脾和胃，养心安神，亦属顺气佳品。以水煮或稀饭煮藕疗效最好。

啤酒能顺气开胃，改变恼怒情绪。在生气时，适量喝点啤酒有益处，但不宜过量。

除此之外，玫瑰花和茴香果都有理气之功。玫瑰花有理气解郁、化湿和中、活血散瘀之功。沏茶时放几瓣玫瑰花有顺气功效，没有喝茶习惯者可以单独泡玫瑰花代茶饮，此外，呼吸花香也能顺气宁神。茴香果实作药用，嫩叶可食用，子和叶都有顺气作用。用茴香的叶做菜馅或炒菜都可顺气健胃止痛，对生气造成的胸腹胀满、疼痛有较好疗效。

所以，当你感觉到胸闷气郁，就依照《本草纲目》为你列出的方子，吃一些"顺气丸"，让淤积的气能顺利行走，如此才能保持良好心情和健康体魄。

金橘理气汤

金橘能理气、解郁、化痰、除胀、醒酒。《本草纲目》称它"下气快膈"。《随息居饮食谱》亦云"橘醒脾，辟秽，化痰，消食"。无论气滞型腹胀或是食滞型腹胀，均宜用金橘煎汤饮，也可泡茶饮。民间习惯做成金橘饼，腹胀时嚼食2枚。鲜金橘和精制成的金橘饼疗效又胜过橘子，对胸腹胀闷者尤宜。

※ 中医美容法：刺激经络穴位

现代女性，除了面临健康压力，还要应对"容颜问题"。在李时珍看来，面子问题和经络不通有关系。李时珍认为，经络是运行全身气血，网络脏腑肢节，畅通人体内外环境的通路。通过刺激经络不仅可以起到强身健体的功效，还能达到美体养颜的效果。

1. 胆经

胆经是体内循行线路最长的一条经脉，它从人的外眼角开始，沿着头部两侧，顺着人体的侧面向下，到达脚的小趾和小指旁倒第二个脚趾（次趾），几乎贯穿全身。

胆经的最佳时间应该是在子时，也就是夜里的11点到凌晨1点这段时间。因为这个时辰是胆经当令。经常熬夜的人会有体会，到夜里11点钟的时候，觉得很有精神，还经常会觉得饿，这就是胆经当令，胆主生发，阳气在这时候开始生发了。但是大家一定注意，不要觉得这个时候精神好就继续工作或者娱乐，而是最好在11点前就入睡，这样才能把阳气养起来。每天敲胆经300下，胆经顺畅了，人所有的忧虑、恐惧、犹豫不决等都随着胆经的通畅排解出去了，该谋虑时谋虑，该决断时决断。

2. 肝经

肝经起于脚大拇指内侧的指甲缘，向上到脚踝，然后沿着腿的内侧向上，在肾经和脾经中间，绕过生殖器，最后到达肋骨边缘止。

肝经在凌晨1~3点的时候值班，也就是肝经的气血最旺的时候，这个时候人体的阴气下降，阳气上升，所以应该安静地休息，以顺应自然。另外一个养肝气的方法就是按摩肝经，但是我们又不可能在凌晨1~3点的时候起来按摩肝经，怎么办呢？我们可以在晚上19~21点的时候按摩心包经，因为心包经和肝经属于同名经，所以在 19 ～ 21 点时按摩心包经也能起到刺激肝经的作用。

3. 肺经

手太阴肺经是人体非常重要的一条经脉，它起始于胃部，向下络于大肠，然后沿着胃上口、穿过膈肌，属于肺脏。再从肺系横出腋下，沿着上臂内侧下行，走在手少阴、手厥阴经之前，下向肘中，沿前臂内侧桡骨边缘进入村口，上向大鱼际部，沿边际，出大指末端。它的支脉交手阳明大肠经。

我们知道，肺为娇脏，很容易出现问题，当肺的正常功能失去平衡时，就会出现咳嗽、气喘、胸闷等呼吸方面的疾病，以及各种皮肤病。所以，我们要格外爱护肺经。

按摩肺经的最佳时间应该是早上 3 ～ 5 点，这个时辰是肺经经气最旺的时候，但这时候也正是睡觉的时间，所以可以改在上午 9 ～ 11 点脾经旺时来按摩，也能取得同样的效果。

4. 大肠经

大肠经起于食指末端的商阳穴，沿食指桡侧，通过合谷、曲池等穴，向上会于督脉的大椎穴，然后进入缺盆，联络肺脏，通过横隔，入属于大肠。

大肠经当令的时间是早上 5 ～ 7 点，这时候大肠经运行最旺盛，按摩效果也最好。大肠经很好找，你只要把左手自然下垂，右手过来敲左臂，一敲就是大肠经。敲时有酸胀的感觉。

5. 胃经

胃经有两条主线和四条分支，主要分布在头面、胸部、腹部和腿外侧靠前的部分。胃经在辰时当令，就是早晨的 7 ～ 9 点之间，一般这段时间大家都非常忙碌，赶着送孩子去上学，自己去上班，但是不管怎么忙，一定要吃早饭，也一定要给孩子吃早饭。因为这个时候，太阳一般都升起来了，天地之间的阳气占了主导地位，人的体内也是一样，处于阳盛阴衰之时，所以，这个时候人就应该适当地补充一些阴，而食物就属阴。

6. 脾经

脾经的循行路线是从大脚趾末端开始，沿大趾内侧脚背与脚掌的分界线，经踝骨，向上沿内踝前边，上至小腿内侧，然后沿小腿内侧的骨头，与肝经相交，在肝经之前循行，上膝股内侧前边，进入腹部，在通过腹部与胸部的间隔，夹食管旁，连舌根，散布舌下。

当脾经不通时，人体还会一些常见的慢性病：身体的大脚趾内侧、脚内缘、小腿、膝盖或者大腿内侧、腹股沟等经络线路会出现冷、酸、胀、麻、疼痛等不适感；或者全身乏力、疼痛、胃痛、腹胀、大便稀、心胸烦闷、心窝下急痛；另外还有舌根发强、饭后即吐、流口水等。

以上症状都可以从脾经去治，最好在脾经当令的时候按摩脾经上的几个重点穴位：

太白、三阴交、阴陵泉、血海等，上午 9 ～ 11 点正处于人体阳气的上升期，这时疏通脾经可以很好地平衡阴阳。

7. 心经

按摩心经的最佳时间应该是午时，即中午 11 ～ 13 点，这个时候人的阳气达到最盛，然后开始向阴转化，阴气开始上升。这时人们最好处于休息的状态，不要干扰了阴阳的变化。中午吃完饭小睡一会儿，即是睡不着闭着眼睛休息一下也是很好的。

8. 小肠经

下午 13 ～ 15 点（未时）是小肠经当令的时间，这段时间小肠经最旺，它的工作是先吸收被脾胃腐熟后的食物的精华，然后再进行分配，将水液归于膀胱，糟粕送入大肠，精华输入到脾脏。因此中医里说小肠是"受盛之官，化物出焉"。小肠有热的人，这时则会咳而排气。

小肠经当令时，人体主要是吸收养分然后重新分配，以供下午的消耗，因此，我们应在午时 1 点前用餐，而且午饭的营养要丰富，这样才能在小肠功能最旺盛的时候把营养物资充分吸收和分配。

9. 膀胱经

在中医里，膀胱经号称太阳，是很重要的经脉，它从足后跟沿着后小腿、后脊柱正中间的两旁，一直上到脑部，是一条大的经脉。下午 15 ～ 17 点为申时，这是膀胱经当令的时段。在申时，膀胱经很活跃，它又经过脑部，所以这个时候气血也很容易上输到脑部，所以这个时候应该学习。

10. 肾经

在日常生活中，我们会发现小孩子的志气特别高，他们会憧憬着长大了当科学家、发明家，孩子之所以会有这么大的志向是因为其肾精充足。而如果自己的孩子年纪轻

最简单有效的按摩手法

点揉穴位：用手指指肚按压穴位。不管何时何地，只要能空出一只手来就可以。

推捋经络：推法又包括直推法、旋推法和分推法，所谓直推法就是用拇指指腹或食、中指指腹在皮肤上做直线推动；旋推法是用拇指指腹在皮肤上作螺旋形推动；而分推法是用双手拇指指腹在穴位中点向两侧方向推动。比如走路多了，双腿发沉，这时身体取坐位，把手自然分开，放在腿上，由上往下推，拇指和中指的位置推的就是脾经和胃经，脾主肌肉，推脾胃经可以疏通这两条经的经气，从而达到放松肌肉的效果。

敲揉经络：敲法即是借助保健捶等工具刺激经络的方法；用指端或大鱼际或掌根，吸定于一定部位或穴位上，作顺时针或逆时针方向旋转揉动，即为揉法。这种方法相对推捋来说刺激量要大些，有人甚至提出敲揉比针灸效果还好。

轻就萎靡不振，甘于平凡，那可能是肾经不通，父母要及时帮孩子按摩肾经。

肾经的具体循行路线是：由足小趾开始，经足心、内踝、下肢内侧后面、腹部，止于胸部。孩子的肾经如果有问题，生理上通常会表现出口干、舌热、咽喉肿痛、心烦、易受惊吓；另外还有心胸痛、腰、脊、下肢无力或肌肉萎缩麻木，脚底热、痛等症状。

每天的 17 ~ 19 点，也就是酉时，是肾经当令的时间，有上述症状的人，可以考虑在肾经当令之时按摩肾经。

11. 心包经

心包经是从心脏的外围开始的，到达腋下三寸处，然后沿着手臂阴面中间的一条线，止于中指。在心包经上有一个很重要的穴位——劳宫穴。这个穴位很好找，把手自然握拳，中指所停留的地方就是劳宫穴。

晚上的 19 ~ 21 点，即戌时，是心包经当令的时刻。如果在一些场合觉得紧张，手心出汗、心跳加快、呼吸困难，这是不妨按按左手的劳宫穴，它可以帮助你找回从容自信的感觉。

12. 三焦经

三焦经围着耳朵转了一圈，耳朵的疾病通常找它，此外现在大多数胖人三焦经是阻塞的，而且这种阻塞的情况通常都在他没有真正肥胖的时候就出现了，由于三焦经的阻塞，使得经络中的组织液流动出现了障碍，导致垃圾的堆积，长时间的垃圾堆积最终才形成了肥胖。

晚上 21 ~ 23 点（亥时），这段时间是三焦经当令。有耳部疾病的人，不妨在此时敲打三焦经。

※ 生命、容颜的根基——五脏的保养要做好

五脏是生命和容颜的根基。如果心肝脾肺肾五脏少了其中任何一个，人都活不了命。另外，五脏和五行一样，是一个和谐的整体，存在着密切的生克关系，如果一个脏器出现了问题，那么其他四脏也会受到牵连，就像多米诺骨牌一样，一倒皆倒。日常生活中，注意五脏的保养对健康是非常重要的。

此外，还有许多女性面色无华、晦白或灰暗、肌肤粗糙、斑点多多，这往往也缘于五脏功能失调。再高明的美容师，恐怕也难掩其憔悴之态。因此，要想养颜美容，首先应增强脏腑的生理功能，这样才能使容颜不衰。

1. 五脏之——心的养护

心主神明，主血脉。神明就是精神意识活动，血脉是血液和经脉。养心就要从这两点着手。

养神。道家里有句话"天有三宝日月星，人有三宝精气神"，这里的神就是由

心来主管的，养神就要做到心气平和。《黄帝内经》里有个方法叫"精神内守"，方法很简单：按摩手心的劳宫穴与脚底的涌泉穴，每天临睡前进行，按摩到发热为止。

从解剖意义上看，心就像一个泵，把血输送到身体的各个地方，如果心气不足，那么就没有足够的动力来输送血液，身体得不到血液的濡养就会出现各种各样的问题。有些人手指冰凉，指甲上的月牙白逐渐消失，这些都是心气不足的表现症状。而养心气就要从饮食上下手，多吃桂圆、大枣、莲子、人参、黄芪等。李时珍在《本草纲目》中写道，山楂"凡脾弱食物不克化，胸腹酸刺胀闷者，于每食后嚼二三枚，绝佳。但不可多用，恐反克代也"。关于此类的记载还有很多，如柏子仁养心气、润肾燥、益智宁神；桑葚利五脏、通血气、生精神、入心肝肾经，为滋补强壮、养心益智的佳果；桂圆安志强魂、通神明（心主神明）；莲肉交心肾、固精气、强筋骨、补虚损、利耳目等，养心就要多吃这些食物。

2. 五脏之——肝的养护

肝主怒，主谋略，养肝就要保持情绪的稳定，遇事不要太激动，尤其不能动怒。

肝的另一个功能是藏血。这里所谓的藏不仅仅是储藏，还有调控的意思。即肝可以根据身体活动的需要，决定输出血液的量，从一定意义上说，它有统领全局的功能，这也是肝被称为"将军之官"的一个重要原因。《黄帝内经》里说"卧则血归于肝"，人睡着的时候，体内的血就会归到肝里面去了，所以维护肝主藏血功能的正常运转就要注意休息。

中医认为，人在9～11点就要上床睡觉了，凌晨1～3点人应该处于熟睡状态。因为夜里11～凌晨1点这段时间，是新的一天的开始，人体也开始进入一个新的循环过程，体内阳气开始生发，如果11点之前你还不睡觉，过后再想睡反而却精神起来，睡不着了。而凌晨1点～3点这段时间，是肝经当令，也就是肝的气血最旺的时候，这时人体内部阴气下降，阳气继续上升，我们的一切活动也应该配合这个过程，而不要违逆它。

虽然睡觉养肝是再简单不过的事，但是对于很多人来说，凌晨一两点钟可能精神正处于兴奋状态，根本不可能睡觉。其实，这是非常伤肝的，现在有很多得脂肪肝的人，就是不注意养肝造成的。

肝主目，肝血足则眼睛明亮，视物清楚，肝血不足则两目干涩，看不清东西，养肝血就要注意饮食，多吃枸杞子、当归、动物肝脏等食物。

3. 五脏之——脾的养护

养脾其实很简单，只要你吃好睡好、多运动、少生气就没问题。

怎么算吃好呢？其实就是该吃饭的时候吃饭，不要饥一顿饱一顿，也不要暴饮暴食，该吃什么吃什么，早晨吃好，中午吃饱，晚上吃少，多喝粥，多吃蔬菜和水果，少吃盐，清淡饮食等。

怎么算睡好呢？就是到时候就要睡觉，不要熬夜，10点之前最好上床睡觉，每天保证8小时的睡眠，睡到自然醒。多运动，但不是让你天天大量运动，只要散散步、打打太极就可以，也不要太刻意，收拾屋子也算运动，只要不老是躺着坐着就行。

生气对一个人的伤害很大，很多疾病都是因为生气造成的。尤其是癌症，你可以去问一下周围的人，患有癌症的人大多脾气不好，爱急躁、爱生气，所以为了保护自己的身体，千万不要动不动就生气，凡事心平气和，大事化小，小事化无，就没事了。

4. 五脏之——肾的养护

中医有"未有此身，先有两肾"的说法，肾是先天之本，主骨生髓，所以保养肾脏是很重要的。

饮食调养。《本草纲目》里记载，枸杞子味甘而润，滋而补，可补肾润肺，生精益气，明目，保养肾脏就要经常摄入枸杞子。另外还可以多吃一些坚果，像核桃仁、花生仁、腰果，有很强的补肾作用。养肾，平时还要多喝点骨头汤，最好是牛骨汤。熬汤时，要把骨头砸碎，然后加水文火熬煮。

肾主藏精，精是维持生命的最基本物质，养肾保精就要节欲，房事要有节制，不能过度，欲望也不能过多。

肾主水，在自然界中，水多是寒凉的，所以肾是最怕受寒的。我们的肾，俗称为腰子，位于后腰两侧，有些人这个部位总是凉的，这是因为肾虚，养肾就要注意保暖，尤其是后腰两侧的保暖。

5. 五脏之——肺的养护

肺主气，司呼吸。肺是主管全身呼吸的一个器官，主全身之气，所以养肺就要调适呼吸，即采用前面提到的腹式呼吸法。

肺喜润而恶燥，因此平时，尤其是干燥的秋季要多吃些梨、莲藕、银耳、玉米等润肺除燥的食物。另外，要注意保持室内的湿度，防止因干燥而伤肺。

肺主悲，很多时候我们悲伤过度会有喘不过气来的感觉，这就是太过悲伤使肺气受损了。反过来，肺气虚时，人也会变得多愁善感，而肺气太盛时，人容易骄傲自大。所以说，过犹不及，凡事处于平衡时，才是最好的状态，身体也是一样，只有各个器官之间、器官内部平衡、和谐，身体才是舒适的，人也才是健康的。

※ 容颜三宝："精、气、神"

"精、气、神"是人之三宝。精能生气，气能生神，神足则身体健康，肌肤润泽，容颜光彩，耳目聪明。因此，养颜要养精气神。

1."精"的养护

"精"，米字旁加一个青。米就是粮食、稻谷；青代表的是音，所以念精。这里的米实际上指的是精微的物质。也就是说人体有一种非常细微的物质，这种物质就叫精，是维持人体生命活动的物质基础。中医里说，精是身体的根本，没有这种最基本的物质，就不可能有人的身体。

精分先天的肾精和水谷化生的后天之精，养精就要二者兼养。说得具体一点就是节制性欲，房事太多会耗散精气。注意饮食，平时多吃一些养精的东西，比如黑芝麻、山药、核桃等。照着这两点做下去，就能培固人体的正气，积精全神。

2."气"的养护

"气"的繁体字是"氣"，米是一种物质，一种精微的物质。俗话说"人活一口气"，人就是有了这个"气"才活着的。

气看不见摸不着，却真实地存在着，而且在身体中起着至关重要的作用。怎么养气呢？调适呼吸是最重要的养气方法。中国的养生是以呼吸为主，肢体运动为辅，深长匀细地慢呼吸，可以降低人体基础代谢率和器官耗氧量，久而久之，有助于提高体质和延长寿命。

《本草纲目》中记载了很多养气的食物，如驴肉"补血益气，治远年劳损；煮汁空心饮，疗痔引虫"，板栗可以健脾胃、益气，豇豆"理中益气，补肾健胃，和五脏，生精髓"。此外，莲子、菱角、黄豆、羊肾、山药、鲫鱼、粳米等也有补气之效。

3."神"的养护

神有两个方面的意思：广义和狭义。广义上的神是指生命活力的一切外在表现，狭义上的神，专指心神。

神是精神、意志、知觉、运动等一切生命活动的最高统帅。这种广义的神包括魂、魄、意、志、思、虑等活动，通过这些活动能体现人的健康状况。如"目光炯炯有神"就是神的表现，也是生命力旺盛的体现。神旺则身强，神衰则身弱；神盛则活，神去则死，养生就要养神。怎么养呢？具体要做到5点。

（1）心态平和

所谓心态平和就是清静、少欲，做到恬淡虚无。说起来简单，但真正让心态平和下来不是一件容易的事，这里介绍了一个实用的方法：手搓脚心。为什么呢？神对的是心，而手心的劳宫穴是心包经通过的地方；精对的是肾，在我们的脚心有一个穴位叫涌泉，而肾经是斜走于足心的。如果让两个穴对搓，那么心肾相就会交，精神则内守，当你的精和神都特别足的情况下，你才可以心态平和，达到恬淡虚无的境界。

（2）心情快乐

什么是幸福，幸福就是一种感觉，一种对人生的满足感，只有心里高兴了，满足了，人就可以变得快乐，这就是"境由心生"。怎么做到这一点呢？经常保持微笑，每天早晨起床后，不要急着洗脸，要对着镜子，向镜子里的你微笑。为什么要在起床的时候？按照心理学的研究，刚起床时是人从潜意识进入到意识的分界线，是从潜意识到意识的过渡时刻，这个时候保持快乐的心态，或者经常鼓励自己，那么这一天你就可以变得很愉快，很快乐。

（3）心地善良

心地善良就是要保持一颗淳朴、天真的心。一个人只有保持这种善良的本性，才能健康快乐。

（4）心胸开阔

心胸开阔是养心调神的关键。一个心胸开阔的人，不会为小事斤斤计较，不会为私利狗苟蝇营，他的精神是快乐的，身体是健康的。而要达到心胸开阔就要学会忍让，要宽容，把心放大，这样他的神才会安宁下来，就不会郁闷，不会困惑了。

（5）心灵纯净

心灵纯净是养生的最高境界，一个人只有不断净化自己的心灵，才能真正地快乐健康。但如今很多人俗务缠身，追名逐利，每天忙乱、焦虑、孤独、郁闷。心灵的清浊决定我们的生活质量，决定我们的幸福指数。每个人最后都要"撒开手去"，带不走任何东西，所以现在我们与其苦苦追求功名利禄，倒不如安下心来享受生活。

◇ 四君子汤

《本草纲目》介绍了一款最佳补养方——"四君子汤"。所谓"四君子"就是指人参、白术、茯苓、炙甘草四种，《本草纲目》里记载，人参甘温，益气补中为君；白术健脾燥湿，合人参以益气健脾为臣；茯苓渗湿健脾为佐；炙甘草甘缓和中为使。四味皆为平和之品，温而不燥，补而不峻，故名四君子汤。

功效：益气健脾。面色萎白，语声低微，气短乏力，食少便溏的人可以用本方。

原料：人参9克，白术9克，茯苓9克，炙甘草6克。

做法：将上述材料用水煎服，不拘时候。

※ 想强身健体，先调摄胃气

抗击衰老就要保持身体健康，让自己正气充沛，不畏惧一切外来的"邪气"。李时珍认为脾胃与人的元气有着密切的关系，人体内的元气因脾胃而滋生，脾胃的功能正常运转，人体内的元气才能生长并充实。而人吃五谷杂粮、果蔬蛋禽，都要进入胃中，人体内的各个器官摄取营养，都要从胃而得来。

李时珍说："脾者黄官，所以交媾水火，会合木金者也"，就是在强调脾胃是五脏升降的枢纽。脾胃如果正常运转，则心肾相交，肺肝调和，阴阳平衡；如果脾胃一旦受损，功能失常，就会内伤元气，严重的还会因此而影响全身而患病。

中医说"食助药力，药不妨食"，就是说食物与药物两者是相互影响和相互作用的，患病吃药时，必须要有合适的食物来滋养脾胃，才能使药物发挥更好的疗效。因此，"用药时时顾及保护脾胃，治疗则处处兼顾脾胃"。李时珍在《本草纲目》中提到枣、莲子、南瓜、茼蒿、红薯等都有养脾胃的功效。

除了李时珍，还有很多著名中医谈到调摄胃气的重要，比如李东垣，他认为有胃气则生，无胃气则死。他说："饮食自倍，肠胃乃伤。"也就是说饮食不能过饱，否则会伤脾胃。现代医学研究表明：经常饮食过饱，不仅会使消化系统长期负荷过度，导致内脏器官过早衰老和免疫功能下降，而且过剩的热量还会引起体内脂肪沉积，引发"富贵病"和"文明病"。人的进食方式应该像"羊吃草"那样，饿了就吃点，每次吃不多，胃肠总保持不饥不饿不饱的状态。有人总结的秘诀是："一日多餐，餐餐不饱，饿了就吃，吃得很少。"只有这样，才能延缓衰老，延年益寿。

此外，要保养脾胃，调摄胃气，人应该要多吃五谷杂粮，尤其是豆类，《本草纲目》中记载白粥、粳米、绿豆、小豆之类，都能濡养脾胃。现代医学认为五谷杂粮里面含有大量的膳食纤维，可帮助肠道蠕动，排除毒素，预防便秘。在这里要提醒大家的是吃五谷杂粮要以新鲜者为好，一方面新鲜粗粮营养物质含量较丰富，另一方面新鲜粗粮不易被黄曲霉素所污染。久置的粗粮易霉变，不但不能防癌，其中的黄曲霉素还有可能诱发肝癌。

清淡饮食以养生，这是大家都知道的道理，但在这里要强调的是清淡饮食的前提条件是：食物应该多样化，主食以谷类为主；多吃蔬菜水果；经常吃奶类、豆类和适量的鱼、禽、蛋、瘦肉。只有这样，才能保证饮食中的蛋白质、脂肪等营养素满足人体基本的需要。在此基础上，再提倡清淡少盐，对脂肪和食盐的摄入量加以控制，才能养胃保胃，真正地促进健康。

"补"不如"通"

现代人总以为自己虚，所以大都注重补，各种大补的食物、保健品不断买来吃，在补上很舍得下血本，殊不知，很多疾病都是"补"出来的，像高血脂、高血糖、高血压等。要解决这些问题就要把"补"改为"通"。通血脉、通气血、通心气、通胃肠，要做到吃得下，睡得着，拉得净，放得开。不要让你的身体里面像交通堵塞一样，什么都出不去，什么都进不来，这样即使补，那也是白白浪费，人体根本吸收不了。

※ 体质美容：保养要根据自己的身体特点

李时珍认为人体的生理活动或体内发生病变，都会反映到体表上来。形体肥瘦、肌肉的松紧、皮肤的弹性、皮脂分泌的多少、头发的质地与疏密等变化，都与体质有关。

皮肤就像一面镜子，时时刻刻反映着人体的功能状况。体质强健，生理活动正常，新陈代谢旺盛的人，表现为面色红润，皮肤光泽，富有弹性；体质虚弱，生理功能衰退的人，表现为面色暗淡枯槁，皮肤过早衰老，容易产生皱纹和色斑。

1. 判断自己体质的 4 个小窍门

人有千万种，体质也分很多类型，如血瘀、气虚、痰湿等，但总的来说，一个人的体质无外乎阴、阳两种。李时珍认为阴阳是一切事物的根本法则，相应的体质也可分为偏阴体质与偏阳体质。

偏阳性体质的人，一般来说，具有以下四个特点：

（1）偏热。这类人的体温偏高，怕热，喜欢喝冷水。

（2）偏燥。内火重，爱发脾气，自制力比较差。另外皮肤干燥，光泽度不够，皮肤缺水也是偏阳体质人的一个主要表现。

（3）偏动。偏阳体质人饭量大形体较瘦，精力却旺盛，多动少静。

（4）偏亢奋。此类人对事情充满了热情，但由于阳气偏亢，易急躁，爱上火。另外还容易大便干燥、头晕、失眠等。

偏阴性体质的人，性格多内向，喜静少动，精力不如偏阳体制人旺盛。另外，这类人脸色苍白，畏寒怕冷，经常是手脚冰凉，食量小但很容易发胖。

看自己属于何种体质，除了上面的方法，还可以从胖瘦、地域来判断。简单地说偏胖的人偏阴、偏虚。俗话说"胖人多湿，多痰"，湿、痰，这些都属于阴，胖人之所以多湿、多痰是阴盛的表现。与之相反，偏瘦的人偏阳，俗话说"瘦人多火"，火属阳，所以瘦人很怕热。从地域看，南方属火，天气比北方热，导致人的体质也多偏阳、偏热。北方属水，天气寒冷，所以北方人的体质多偏阴。当然这只是一个整体的情况，并不是南方人就属于偏阳体质，北方人就属于偏阴体质，还要具体分析，综合起来考虑。

根据上面的判断方法，你应该对自己的体质类型有了初步的了解了吧。偏阴，偏阳都是身体不平衡的表现，需要注意调养，这样才不会使健康偏离轨道，越偏越远。

◇ 山药羊肉汤

功效：去除虚寒，壮胃健脾，补中益气。

原料：羊肉 205 克、生姜 10 克、葱白 15 克、胡椒 3 克、食盐 6 克、米酒 10 克。

做法：加水武火煮开、文火将羊肉炖熟，喝汤吃肉。

《本草纲目》解读：羊肉，大热、无毒，可治虚弱、也有壮胃健脾之功；山药，甘、温，可以补虚羸，除寒热邪气，补中益气力，长肌肉。久服耳目聪明，轻身不饥延年。

《本草纲目》用法：用羊肉一斤、山药一斤，各煮烂，研如泥，下米煮粥吃。

2. 不同体质不同的调养方案

（1）偏阳体质人的调养方案

在精神方面，以静为主，由于这类人好动，多以要把动压抑下来，就要心态平和，重点在抑阳，把阳性的东西去掉一些，然后阴性的东西可以往上拔。

在形体运动方面，不要去做太剧烈的活动，要做静功，做慢运动。比如静坐，呼吸的时候要深、细、匀、长，都要以慢为主。静坐"内丹功"主张打开小周天：第一步叫炼精化气，第二步叫炼气化神，第三步叫炼神还虚。无论是偏阳还是偏阴的人都可以练，但是偏阳性体质的，更要注重炼精化气——意守下丹田，下丹田慢慢地温暖；随着下丹田的呼吸，气微微地开始隆起；腹部隆起、收缩、隆起、收缩；然后慢慢减缓，越来越慢，越来越慢，变成一种自然呼吸。总之是以虚静、缓慢为主。

在饮食方面，偏阳性体质的人，要多吃一些偏阴凉性的食物。如苦菜、白菜、黄花菜、冬瓜、紫菜、海带等，偏阳内热体质的人，往往阴虚，一般要吃一些补阴的食物。

（2）偏阴体质人的调养方案

这类人同样也从 3 个方面来养生。

第一，因为其精神、情志、性格往往是以静为主，所以精神上的调养就侧重于让它活跃，情趣饱满，昂扬向上。心理上这么准备，实际上往往就能够达到这样的效果。

第二，形体锻炼方面，就要做一些以动功为主的养生运动。比如跑步，但注意不要剧烈地跑，跑到微微出汗就可以，若是跑到喘不过气来，氧气供应不足，做无氧运动就不好。当然，运动量也是因人而异，如果体质是偏阴性强一些，其在五行里属水，则运动也可以加剧些。

第三，饮食方面，注意吃一些偏阳性的食物。这类食物有热性食物，如辣椒、花椒、香菜、羊肉、狗肉等，再有就是温性食物，如南瓜、大葱、大蒜、韭菜、桂圆、橙子等。

跟着身体的节奏养颜，年龄就只是数字

※ 年轻就是资本——20 岁女人的美容法则

20 岁的女性，无论是身体还是容貌，都处在上升时期，这时候无须用过多的护肤品和保养，皮肤就会光光嫩嫩的。这种天生的资本让人羡慕，但如果不懂得提前养护，那么过了 25 岁，隐患就开始一一浮现。因此，不要因为年轻而忽视肌肤的保养工作。

1. 让你更加美丽的养颜食谱

（1）栗子炖白菜

栗子 200 克，去壳切成两半，鸭汤适量，煨栗熟透，再加白菜 200 克及适量调味料，炖熟即可。

《本草纲目》中说栗子可以健脾肾，白菜能补阴润燥，常食可改善阴虚所致的面色黑黄，并可以消除皮肤黑斑和黑眼圈。

（2）番茄玫瑰汁

番茄去皮、籽，黄瓜洗净，鲜玫瑰花适量。将它们搅碎后过滤，加入柠檬汁、蜂蜜，每日饮用。

番茄、黄瓜含谷胱肽和维生素 C，能促进皮肤新陈代谢，使沉着的色素减退，从而使肌肤细腻白嫩。

（3）醋泡黄豆

取新鲜黄豆 250 克，以醋浸泡 15 日后，每日取 10 粒左右嚼食，可使皮肤柔嫩，色素变浅。醋豆含有磷脂及多种氨基酸，能促进皮肤细胞的新陈代谢，并有降低胆固醇、改善肝功能及延缓衰老的作用。

（4）香蕉奶糊

香蕉 6 只，鲜奶 250 克，麦片 200 克，葡萄干 100 克，入锅用文火煮好，再加点蜂蜜调味，早晚各吃 100 克。常食能润肤祛皱。

（5）苦瓜炒胡萝卜

鲜苦瓜 2 个，去瓤后切片，胡萝卜取 7～8 根，切成薄片，调以盐、味精、葱等，急火快炒，熟食。

苦瓜营养丰富，含有丰富的维生素 C，常食可使面容变得细嫩。胡萝卜含有大量维生素 A 和 C，可使粗糙皮肤祛皱，变得容光焕发。

面部小贴士

面部皮肤的好坏，对女人的容貌影响很大。这里介绍几种美容小贴士，可以帮助美化容颜：

（1）使皮肤变白：西瓜子仁 250 克，桂花 200 克，白杨柳皮（或橘皮）100 克，研成粉末，饭后用米汤调服。每日 3 次，每次 1 匙。1 个月后面色开始变白，50 天后手脚也开始变白。

（2）使面部皮肤光滑：顶上金色密陀僧 50 克，研成细粉末，用牛奶或蜂蜜调成较薄的糊糊状，每晚取少量蒸熟后涂在脸上，第二天早晨洗去，半个月后皮肤就光滑如镜。

（3）使面色红润：取相同数量的轻粉、滑石、杏仁（去皮），研成粉末，用水蒸熟后加少量冰片，再用鸡蛋清调成药膏。洗脸后，将膏敷在脸上，每日 1～2 次。1 个月后，面色红润如玉。

（4）使粗黑脸皮变白嫩：用鸡蛋清调羊胫骨粉末，每天晚上敷脸，第二天早晨用淘米水洗去。10 天后脸部皮肤会渐变白嫩。用天门冬和蜜捣烂，放入洗脸水中，每天洗脸，皮肤也能变白。

（5）消除脸上皱纹：老母猪蹄数只，洗净后，煮成膏，晚上睡觉前搽脸，第二天早晨洗去，半个月后即可消除皱纹。

（6）消除皮肤伤痕：用生姜汁调轻粉，搽在患处，可使伤口愈合后不留痕迹。

（6）黑豆煮柠檬

将黑豆用水煮熟变软后，加入酱油及柠檬片食用。黑豆富含 B 族维生素，有改善皮肤细胞新陈代谢作用，常食可使肌肤健美。而柠檬也有同样的功效。

（7）猕猴桃果汁

猕猴桃含丰富的维生素 C，能有效地增白皮肤，消除雀斑和暗疮，并可滋润肌肤。

采用鲜猕猴桃去皮放入餐具中，捣碎即可食用。或者把鲜猕猴桃放入榨汁机中，饮用其中的鲜果汁。

2. 青春期女孩的塑身法

青春发育期间，人体新陈代谢旺盛，性激素分泌逐渐增多，人体需要的营养也增多，以满足身体发育的需要。如果进食过多，尤其是高热量的饮食进食过多，活动又少，就可能入大于出，过剩的能量就会转化为脂肪，造成肥胖。特别是少女进入青春期后，由于内分泌激素的作用，女孩子一下子会变文静、贤淑，各种较剧烈的运动也少参加了，再加上不少女孩子喜食零食，就势必导致营养过剩而发胖。因此，要避免青春期发胖。青春期女性应加强体育锻炼，促进体内激素的分泌，以促进身体的迅速发育成长。在饮食上要注意多种营养素的搭配，多食含蛋白质，维生素，矿物质丰富的食物，少吃含脂肪及糖类食物，既要有利于身体发育，又要防止发胖。

※ 全面开始，把容颜定格在 25 岁

25 岁被视为巅峰阶段，无论身体和肌肤都呈现出最完美的状态。但是只有懂得珍惜，青春才会长久驻留。

1. 让你的肌肤喝足水

女人在 25 岁以后，皮肤汗腺和油脂腺分泌渐渐减少，有的皮肤表层变薄，不能很好地保持水分。随着皮肤含水量的降低，皮肤会处于缺水的状态，紧绷、缺乏光泽，且皮肤颜色灰暗，显现出衰老的迹象。如果不及时采取补救措施，就会进一步加速皮肤的老化和皱纹的产生。

其中，最基础的应对办法就是多喝水。因为保持一定的饮水量，不仅能有效地改善机体的新陈代谢和血液循环，还能促进体内代谢产物的排泄。

饮用水的温度要适中，一般以 20℃～25℃为宜。因为沸水经自然冷却至此温度时，溶解在水中的气体会较煮沸前减少，水的内聚力增大，此时与人体细胞内的水分子结构非常接近，容易渗透到皮肤组织内部，有利于补充皮肤中水分的不足，减少细纹的出现。

最好在早晨起床后喝一杯水，这样不仅可以清洁胃肠，对肾也有利。饭后和睡前不宜多喝水，以免导致胃液稀释、夜间多尿，并可诱发眼睑水肿和眼袋。每日应喝 6～8

杯水，水分在皮肤内的滋润作用不亚于油脂对皮肤的保护作用，体内有充足的水分，才能使皮肤丰腴，润滑、柔软、富有弹性和光泽。

此外，不同的水还有不同的美容功效。在饮用水中加入花粉，可保持青春活力和抗衰老。花粉中含有多种氨基酸、维生素、矿物质和酶类。天然酶能改变细胞色素，消除色素斑、雀斑，保持皮肤健美。

红茶、绿茶都有益于健康，并有美容护肤功效。茶叶具有降低血脂、助消化、杀菌、解毒、清热利尿、调整糖代谢、抗衰老、祛斑及增强机体免疫功能等作用。但不宜饮浓茶及过量饮茶，以免妨碍铁的吸收，造成贫血。

水中加入鲜橘汁、番茄汁、猕猴桃汁等，有助于减退色素斑，保持皮肤张力，增强皮肤抵抗力。

2. 容颜憔悴可用温阳食物来改善

中医学认为，阳气是具有很强活力的精微物质，它处于不断的运动之中，流行于人体全身的各个脏腑、器官、组织，时刻推动和激发着人体的各种生理活动。若阳气不足，脏腑的生理功能就会低下，人体内的热量明显不足，气血循环不畅，容易形成瘀滞，不仅会出现体寒肢冷，手足不温，面色黯淡、苍白等阳虚的征象，而且会造成黑色素沉积，产生斑点，有碍观瞻。

温阳，就是通过服用具有补阳作用的食物、药物或者药膳，补充体内阳气，提高脏腑功能，加快新陈代谢，改善微循环。一旦气血运行畅通了，既能缓解面色苍白、形寒肢冷的症状，又能阻止黑色斑点的沉积，使面容更加美丽青春。面色黯淡、有黑斑者服用温阳食物或补阳的药膳更为适宜。

温阳药膳是指选用具有温阳作用的中药，如鹿茸、胎盘、杜仲、韭菜子、肉苁蓉、补骨脂、冬虫夏草、仙茅、淫羊藿、菟丝子、蛤蚧等，配以一定的食物，经烹调而成的食品。食用后具有温阳补肾、强身壮体的功效，而使体内的热量增多，手足温暖，面色也随之变得红润光泽。

温阳食物的属性一般偏温、偏热，具有温阳散寒的作用，内火偏旺、大便干结、口臭者不宜服用。《本草纲目》中有很多补阳类食物，常见的有：鹿肉、羊肉、狗肉、麻雀肉、对虾、黄鳝、海参、韭菜、香菜、芥菜、四季豆、南瓜、桂圆、荔枝、石榴、乌梅、杏子、桃子、栗子、核桃仁、葱、生姜、桂皮、茴香等。

◇ 自制减肥茶——橘皮荷叶茶

功效：健脾除湿，消脂减肥。

原料：荷叶 100 张，生薏米、生山楂各 1000 克，橘皮 500 克，绿茶 300 克。

做法：新鲜荷叶洗净，切成细条，晾干，再与生薏米、生山楂、橘皮、绿茶混合，分装成 100 包备用。

※ 人到 30，容颜要特护

步入 30 岁之后，女性身体开始走下坡路，逐渐走入生命的"多事之秋"：皮肤慢慢失去弹性，身材开始变胖，体内的骨骼中钙质含量也开始逐渐下降……

1. 抵抗衰老的本草方

新鲜蔬果中的维生素、胡萝卜素是抗衰老的最佳食品：维生素 C、E 以及胡萝卜素是抗衰老的最佳元素。

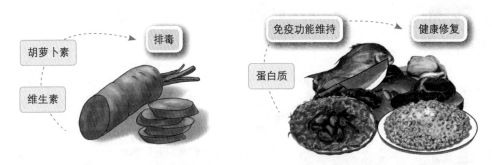

胡萝卜素能保持人体组织或器官外层组织的健康，而维生素 C、E 则可延缓细胞因氧化所产生的老化，让青春容颜尽量"经久不衰"。这些抗氧化物大多藏身于富含纤维的新鲜蔬果中，除了帮助消灭促使我们衰老的自由基外，还能促进直肠健康，帮助排毒。

鱼虾、豆类制品中的蛋白质，关系着我们人体组织的健康修复以及免疫功能的维持。但要注意，动物性肉类通常伴随着不少的饱和脂肪，让你长胖，因此建议减少食用动物性肉类食物，可以低脂乳制品类、豆类和鱼虾类为主要蛋白质来源。

西兰花豆酥鲤鱼，最常见的家常食物，制作起来也很简单，但你可以通过最简便的饮食保养，延缓自己生命的衰老，让生命自己充满激情、充满活力，永葆青春。

◇ 西兰花豆酥鲤鱼

功效：西兰花富含抗氧化物维生素 C 及胡萝卜素，十字花科的蔬菜已被科学家们证实是最好的抗衰老和抗癌食物，而鱼类则是最佳蛋白质来源。

原料：鲤鱼 1 大片，西兰花，葱、姜、蒜、豆豉、盐、味精、料酒、糖、胡椒粉、花生油适量。

做法：

（1）鲤鱼用适量盐、料酒、糖腌一下，然后上笼蒸 8 ～ 10 分钟，取出。

（2）上锅，倒入油，烧热，放入葱末、姜末、蒜末和捣碎的豆豉炒香，再用盐、味精、胡椒粉调味，待豆豉炒酥后浇到加工好的鲤鱼上。

（3）西兰花用盐水焯熟，放在鲤鱼周围即成。

用盐水焯熟的西兰花，其营养成分基本上没有被破坏，可充分地被人体吸收。

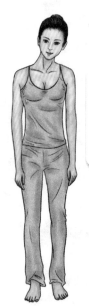

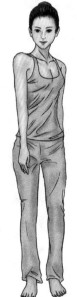

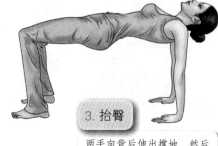

1. 旋转颈部

直立，手臂自然下垂，尽可能地向左、右、前、后伸展颈部。练习过程中，若感到颈部疼痛，就停止练习。

3. 抬臀

两手向背后伸出撑地，然后向上抬臀，使人体呈"桥"状。两手慢慢地向脚后跟靠拢。20秒钟后，恢复到开始姿势。

2. 转肩

头不动，慢慢地向前转肩，再慢慢向后转肩。

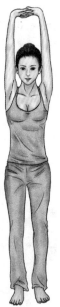

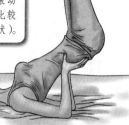

4. 两臂上举

两手臂置于头上，十指交叉，两臂紧贴耳部，做最大限度的手臂上伸动作，然后十指分开，两臂在空中自然抖动，放松上肢肌肉；两臂在身体前放松甩动并抖动，以放松上肢肌肉；用手捶打大腿肌肉，再用双手搓动大腿肌肉，使大腿放松；用双手向背后放松地捶打后背，以放松背肌；使全身抖动，此时好像每块肌肉都在放松。

5. 床上放松下肢

仰卧双手托住腰，并努力使臀部和下肢向上抬，在空中进行下肢的振动，借以放松大腿肌肉；屈膝坐于床上，用双手搓动小腿的"腿肚子"，从而放松小腿；在床上或席上，两手抱膝而坐，然后呈球形前后滚动（球形滚动是放松背部肌肉比较安全的方法，可减轻腰痛症状）。

2. 熬夜女人的抗衰营养素

经常熬夜或作息不正常，不仅有害身体健康，而且非常容易衰老。如果是因为工作需要，而不得不这样做的话，那么就得多多补充富含 B 族维生素的食物，因为它们是促进代谢和抗衰老的必要因子。

B 族维生素通常指的是维生素 B_1、B_2、B_6、B_{12} 及叶酸、烟碱酸等，它们在促进人体新陈代谢。提供能量、保护神经组织细胞、延缓衰老等方面，都有很大的作用。

如果三餐正常且不偏食的女人，其实并不需要额外补充 B 族维生素，不过，忙碌的现代人通常都不太注意自己是否吃得均衡，再加上用餐时间不固定，常常导致 B 族维生素的缺乏，并降低代谢，影响健康。因此，固定补充一些 B 族维生素含片，不失为熬夜女性较为方便的办法。

3. 睡觉前的全身放松按摩

经过一天的工作，肌体的各种能力下降，肌肉也会疲劳，睡前是肌肉放松练习的好时机。肌肉放松有利于更快更好地进入睡眠，当然有利于肌体的恢复。下面这一组睡前肌肉放松练习，可以使关节的灵活性得到提高。

◇ 美肤祛皱饮

原料：芹菜、菜花、番茄、红葡萄、柚子、橘子、蜂蜜、牛奶各适量。

做法：将芹菜、花椰菜、番茄、柚子、橘子同搅汁；葡萄单独榨汁备用；将蜂蜜和牛奶加温水调匀；以上共混合均匀即可饮用。每日 1 ～ 2 次。

功效：经常服用具有丰肌泽肤及减轻皮肤皱纹之功，使皮肤嫩白红润富有光泽。

※ 35 岁，抵抗衰老的关键时期

女人 35 岁以后是一个槛，《黄帝内经》言："女子五七阳明脉衰,面始焦,发始堕。" 35 岁是一个过渡的阶段，你仍然可以拥有 25 岁时的美貌，但是如果此时不开始进行抗衰老的养护，岁月的痕迹便会在不经意间出卖你。

1. 提高新陈代谢抵抗衰老

一般来讲，从 25 ～ 35 岁的这 10 年间，如果你不做额外的锻炼，单是消耗热量这一项，现在就会比 10 年前减少 100 卡。那么,如何提高新陈代谢,使其恢复到最佳状态,来保证身体的正常运转，轻松抵御衰老和疾病呢？

（1）合理调配饮食

每天 5 ～ 6 次的少食多餐与一日 3 餐的传统饮食习惯相比，前者的新陈代谢率约是后者的 3.5 倍。这主要是因为当大脑接收到饥饿的信息后，为了维持正常身体机能，便会自动调节使新陈代谢的速度变慢。而且少食多餐还可以防止你在长时间饥饿后的过度进食。注意每餐的间隔时间不要超过 4 小时，且每餐食物中都包含一些蛋白质和粗纤维，以提高新陈代谢率。

另外，早餐是一天中对新陈代谢起决定性作用的一餐。如果错过早餐，你的机体只好等到午饭时才慢慢"苏醒"，并逐渐加快代谢速度，使之恢复正常值。

（2）多饮健康饮品促进代谢，抵抗衰老

喝水能够促进肠胃蠕动，并透过流汗或排尿，把体内多余的毒素和废物排出来，以加速体内新陈代谢。而多饮绿茶、醋等一些健康饮品，对抗衰老具有良好的功效。

（3）坚持每天的深呼吸时间

呼吸的目的是为了把新鲜的氧气送进肺部，经由气体交换后，再把不要的废物及二氧化碳排出体外，达成净化血液、促进代谢与循环的功效。

（4）有氧运动提升代谢速度

增加运动是加速新陈代谢最直接快速的方法。根据强度不同，心肺运动可以使新陈代谢提高20%～30%，并且可持续至运动结束后的12小时。如果能保证达到每周3次、每次30分钟、运动后每分钟心率130以上，就更加有助于健康。

（5）泡热水澡提高新陈代谢

泡热水澡可以促进血管收缩、扩张，并刺激汗腺发汗，不仅可促进人体代谢，还能在不知不觉中消耗大量能量。

泡澡的最佳时间是清晨，最佳方式是先做15分钟的伸展运动，让身体预热起来，然后在浴盆里舒服地泡上30分钟，让运动为身体带来的热度持续升温，促进新陈代谢。同时，泡澡也能促进老旧角质更新，保持肌肤光滑细致。

2. 延缓大脑衰老方法多

过了35岁的女人，会明显感到自己的记忆力在减退，这是由于大脑逐渐衰退所致。从以下几个方面着手，延缓大脑功能的老化。

（1）积极用脑

大脑内各种神经细胞之间的联系越多，形成的条件反射也越多，脑子就更灵活。所以平时爱动脑的人，大脑不易疲劳，脑神经细胞保养良好。而整天无所事事，不善于用脑的人，不仅智力降低，而且大脑容易萎缩和早衰。

（2）劳逸结合

每日清晨起床后，最好到户外散步，或做体操等。因为，清晨空气新鲜，大脑可得到充分的氧气，唤醒尚处于抑制状态的各种神经机制。

而在工作疲劳时，应调节一下环境，如听听悦耳的音乐、美好动听的鸟语，或观赏一下绿草、鲜花等，这些活动能使人心情愉快，精神振奋，提高大脑的活动功能。

（3）保证充足睡眠

睡眠是使大脑休息的重要方法，人在睡眠时，大脑皮层处于抑制状态，体内被消耗的能量物质重新合成，使经过兴奋之后变得疲劳的神经中枢，重新获得工作能力。睡眠的好坏，不全在于时间的长短，更重要的是睡眠的深度，深沉的熟睡，消除疲劳快，健脑效果好。

（4）适当减少性生活

脑萎缩是由于脑退行性变化，大多是在正气不足，机体衰老，不注意自我保养、自我预防而产生的一种病症。

大脑的活动有赖于肾精的供给。人老则气血衰竭，肾精枯槁，面黄发白，筋骨无力。

而适当的节欲可养精，养精才能健脑养神，延缓大脑衰老。反之，性生活过度，则伤精耗神，未老先衰，导致智力减退，精神萎靡。

（5）手指运动健脑益智

手指功能的技巧锻炼可促进思维，健脑益智，如手托两个铁球或两个核桃，不停地在手中转动，长期坚持会有良好的健脑作用。

居家简易蒸脸法

蒸脸是女性面部保养的一个重要手段，如果不是特殊肌肤，一般每周做一次即可。下面详细介绍在家里随时可做的蒸脸法：

用水壶烧开一壶水，倒入两匙甘菊花茶。用一块大毛巾将自己的头部与冒着蒸汽的水壶围住，形成一个筒状。做这道工序时一定要小心别烫伤。

让蒸汽不断升到脸部，以不觉得烫为限度。蒸脸10～15分钟，然后用毛巾按在脸上，吸去水珠，涂抹营养霜。

另外，清晨起床，将两手十指从前发际到后发际，做"梳头"动作12次。然后两手拇指按在两侧太阳穴，其余四指按住头顶，从上而下做直线按摩12次。最后，两拇指在太阳穴用稍强的力量做旋转活动，先顺时针转，后逆时针转，各12次，上述按摩早晚各做一次。长期坚持，便可收到提高智能，养神健脑的效果。

※ 注意身体机能，40岁照样可以动人

有人说20岁的女人是一枝花，40岁的女人则与花无缘，其实保养适当，40岁也可以青春靓丽。

1. 保持体重的简单方法

这个年龄段的女性容易"发福"，而以下几个简单的方法可以帮你保持体重：

（1）用餐时，最好先喝一小碗汤，然后从好吃的、喜欢吃的食物吃起，吃饱了决不再多吃。

（2）养成小口将食物嚼10～20次再咽下的习惯，易提早产生饱腹感。

（3）一感到肚子饿，马上吃点东西，如豆腐干、番茄或煮蛋，免得饿极时大吃大喝。

（4）尽量避免吃零食。

（5）多吃粗糙食物，如糙米、全麦制品等。

（6）吃较费事的食物，如吃带骨的鸡肉比鸡丁好，越费事越拖延进食时间，越容易满足咀嚼感，且易提早出现饱腹感。

（7）口味要尽量清淡，少加盐、酱油及番茄酱等，多用葱、姜、大蒜、胡椒来调味。

（8）养成吃过东西马上刷牙或漱口的习惯。既可减少口齿感染的机会，也可因口中清爽而不想吃东西。

（9）一顿大餐比3～4顿小餐更易使人发胖。因为吃多了,消化液分泌多,食物消化、

吸收快，脂肪容易存积，且肚子也容易饿。

（10）养成喝凉开水而少喝饮料的好习惯。

2. 六大顺气食物帮你提升美丽指数

40岁的女人，面临事业、家庭等多种问题，是压力最大的时期，很多人会感到烦躁郁闷，吃不下睡不好，所以这时要做好精神、心理的调适，此外，选食一些顺气又可口的食物也很重要。

（1）藕：《本草纲目》中说藕能通气，还能健脾和胃，养心安神。以水煮服或稀饭煮藕疗效最好。

（2）啤酒：有人生气后爱喝酒，这更易引起疾病，因酒食裹气，还能助热，容易引起血压骤升、出血。啤酒则不但无此副作用，还能顺气开胃，消除恼怒情绪。但绝不可过量。

（3）玫瑰花：沏茶时放几瓣玫瑰花可顺气，没有喝茶习惯的女性可以单独泡玫瑰花喝。

（4）萝卜：顺气健胃，对气郁上火生痰者有清热消痰的作用。青萝卜疗效最佳，红皮白心者次之。最好生吃，但胃有病的女性可将其做成萝卜汤喝。

（5）茴香：子和叶都有顺气作用。用叶做菜馅或炒菜可顺气、健胃、止痛，对生气造成的胸腹痛效果最好。

（6）山楂：可顺气止痛、化食消积，适于由气导致的心动过速、心律不齐等。

益母草黄瓜抗衰面膜

《本草纲目》中说，益母草是妇科良药，既可用内服，也可外用，外用敷面，有治疗肤色黑、祛除面部斑点和皱纹等功效。上了岁数的女性朋友可以用益母草、黄瓜制成面膜使用，抗衰效果很不错。将益母草碾为粉末，黄瓜榨汁。在黄瓜汁内加入益母草粉末和蜂蜜适量，调匀。晚上洗脸后敷面，干燥后洗去。

本草最贴心——全方位感受年轻的喜悦

※ 三千缕青丝养护全攻略

一头亮丽润泽的秀发，不仅会给他人带来美的享受，同时也能展现出自己的形象和独特风貌。为此，建议女性朋友平时花点心思保养自己的头发，以使颜面更光鲜靓丽。

1. 头发也要"吃"东西

要想拥有健康的头发，仅仅靠护发素是远远不够的，头发同样需要各种营养，因此保持平衡饮食，合理摄取富含蛋白质、维生素和矿物质的食品十分重要。《本草纲目》中说："古以胡麻为仙药……以胡麻同米做饭，为仙家食品焉尔。"这里所说的胡麻就是黑芝麻。据《本草纲目》记载，黑芝麻"服百日能除一切痼疾。一年身面光泽不饥，二年白发返黑，三年齿落更出"。黑芝麻具有保健护发功效，食用时可以将其碾成粉末，用开水冲服。也可与大米一起煨煮成稠粥，每日一次，常年食用，可乌须黑发。

此外，养护秀发还需要摄取一些鱼类、牛奶、花生、大豆、胡萝卜、菠菜、杏仁、核桃、杞果等富含维生素和蛋白质的食物。

2. 看头发，辨疾病

有些女性喜欢把头发弄得奇形怪状、五颜六色，认为这样很时尚。其实这是不可取的，从头发可以知道身体的健康状况，一旦破坏了头发原有的颜色、形状，那就相当于关闭了观察疾病的窗口。

（1）头发变白

人老了以后，身体的各项机能都不如以前了，体内也没有多少元气可以消耗了，气血不足，头发也逐渐变白，这属于正常的生理现象。但现在很多人，不到40头发已经白了不少，这预示着健康出现了问题，应引起重视。

前额的头发开始变白，说明胃气衰老，因为胃气走前额，所以这时颜面也会出现憔悴之相，比如长抬头纹和鱼尾纹。两鬓的头发开始变白，是胆气衰老的症状。在中医看来，胆经从人的外眼角开始，一直沿着人的头部两侧，然后顺着人体的侧面下来，一直走到脚的小趾、四趾，所以，胆气不足的时候，人两鬓的头发就慢慢地变白。这类人还有个特征就是爱挠头（挠的地方一般也是在两鬓，是胆经经过的地方）。膀胱经是一条可以走到脑部的经脉，而后脑勺的头发变白就是因为膀胱气衰老了。

"白发三千丈，缘愁似个长"，愁生白发，人所共知。一夜尽白发，这与愁、忧伤、悲愤等不良心绪有关。所以，希望自己拥有乌黑秀发的年轻人，一定要调控好情绪。

（2）脱发

很多人都有掉头发的经历，尤其是早上起来梳头时，常发现头发脱落。头发有一个生长与衰老的周期，生理性的落发其实每天都在发生。但是，有一些掉发是由病态性因素所导致。以年轻人来说，比较常见的是秃顶，也就是俗称的"鬼剃头"。中医认为这主要有三种原因：一是血热伤阴，阴血不能上至巅顶濡养毛根，就会出现发虚脱落。二是脾胃湿热，脾虚运化无力，致使湿热上蒸巅顶，侵蚀发根，发根渐被腐蚀，头发便会脱落。三是食用了过多的甜食，甘的东西是涣散的，经常吃甜食会影响肾的收敛功能，收敛气机减弱，就会造成头发脱落。

此外，秃顶与压力、情绪也密切有关，一个人如果思虑过多、心中苦闷，就会出现大把大把掉头发的现象。

（3）头发的生长速度

肝主生发，肝主藏血，头发的生长速度与肝气相关。如果你的头发长得比较快，说明你的肝气充足，这类人一般显得很聪明，反应很敏捷，而且还是能够运筹帷幄的人。反之，头发长得非常慢，则说明肝气不足，常见的症状还有手脚冰凉、脸色苍白等。

（4）头皮屑

中医认为头皮屑是阴盛阳虚导致的，当肾精敛不住虚火，虚火上炎，总在上面飘着，时间一长，头皮上的精血就会慢慢变少，头皮得不到滋润，头皮屑也就产生了。我们知道用食醋洗头可以有效去除头皮屑，这其实是利用了醋的收敛作用。酸是主收敛的，可以使虚火下降，敛阴护阳。所以，如果你正被头皮屑的问题困扰，那么不妨试试用醋洗头。另外，还要注意的是，在洗头发时，要把洗发水倒在手中搓起泡再搽在头发上，而不要将洗发水直接倒在头上，因为未起泡沫的洗发水会对头皮造成刺激，形成头皮屑或加剧头皮屑。

（5）头发的浓密、颜色

发为肾之华，是肾的外在表现，而肾又主黑色，所以头发黑不黑与肾的好坏密切相关。另外，头发的滋润和浓密也与肾有关。肾主收敛，一个人肾气的收敛能力比较好的话，头发就又黑又浓，反之，肾虚的话，气机不能很好地收敛，就容易掉发。

3. 秀发健康，你需要摒弃这些坏习惯

女人的优雅与美丽并非一蹴而就，它蕴含在每一个细节之中。所以，生活中一些不好的小习惯也可能对美丽大工程造成影响。比如护理秀发，以下这些坏习惯就不可取。

（1）频繁使用吹风机，并且将温度调得很高

头发需要一定的水分滋养，如果所含的水分降至10%以下，发丝就会变得粗糙、分叉，而经常使用吹风机吹发就会导致这些后果。最好让头发自然晾干。

（2）只梳理头发的尾端

正确的梳发方式是从发根缓缓梳向发梢，尤其是长头发的人。如果只梳发尾，往往会出现断发或发丝缠绕的现象。

（3）用力梳头，认为可以清除一些皮屑

用梳子的尖端用力刮头皮，会使得头皮上的角质细胞脱落，使头皮受伤。

（4）在头发上喷洒香水

虽然头发很容易吸收气味，但在头发上洒香水，会适得其反。因为香水中的酒精成分一旦挥发，就会将头发中的水分带走，使秀发显得更干燥。

（5）全家共用一种洗发产品

选择洗、护发产品要考虑到发质需求。使用不合发质的洗发、护发用品，如干性发质使用油性发质的专用产品，会把头发上的油脂和水分都洗掉，结果使头发更干燥。

（6）晚上洗发后，头发还只是半干就入睡

这种做法不仅损伤头发，还容易引起头疼、感冒等疾病。

※ 让双眸变得更黑更亮的不二法则

随着年龄的增长，眼睛也开始变得混沌、呆滞无光，秋水般的双眸离自己越来越远……在《本草纲目》中，就有许多关于护眼的方法。

养护眼睛要注意饮食和营养的平衡，平时多吃些粗粮、杂粮、红绿蔬菜、薯类、豆类、水果等含有维生素、蛋白质和纤维素的食物。

《本草纲目》记载，菊花性甘味寒，具有散风热、平肝明目之功效。枸杞子有清肝、养肾助阳之效。对经常用眼的人来说，菊花枸杞子茶是一道很好的护眼明目茶。先用热水温杯后，放入菊花与枸杞子，然后直接加入热开水，盖焖 1 ~ 2 分钟后即可饮用。当然，你也可添加红枣几枚，这可以改善面部气色。

此外，木瓜味甘性温，将木瓜加薄荷浸在热水中制成茶，晾凉后经常涂敷在眼下皮肤上，不仅可缓解眼睛疲劳，还有减轻眼袋的作用。无花果和黄瓜也可用来消除眼袋，即睡前在眼下部皮肤上贴无花果或黄瓜片，15 ~ 20 分钟揭掉。生姜皮味辛性凉，食之可以消浮肿、调和脾胃。

※ 给耳朵减龄，给容貌添彩

说起美容，很多女性想到的是脸面，生活中，也经常会遇到一些面部肌肤细腻、娇媚动人的女性，但两只耳朵的肌肌肤却粗糙无比，甚至有耳屎进入你的视线，顿时原本美好的形象大打折扣。所以，女士们千万别忽略了耳朵的保养。

1. 常吃山药可耳聪目明

《本草纲目》记载，山药久服可耳聪目明，益肾健脾胃，润皮毛。食用时可以将苦瓜粉、山药粉放入杯中，用热水冲泡，加入蜂蜜（或白糖）搅拌饮用。当然，你也可以将山药粉与蜂蜜、矿泉水一起搅拌均匀后，涂在脸上做面膜。不过要记得在做面膜时，给耳朵也留点，尤其是耳后根。

2. 四方法让耳朵更健康

耳朵是最容易被忽略，但又不能被忽略的地方，因为它不仅关系到颜面形象，还关系到健康。中医认为保养耳朵可以激发经气，疏通经络，流通气血，平衡阴阳，调理脏腑，增强听力，达到养生的目的。鉴于此，这里介绍几招耳朵养生法。

（1）搓弹双耳法。双手轻捏两耳垂，再搓摩至发红发热。然后揪住耳往下拉，再放手让耳垂弹回。每天 2 ~ 3 次，每次 20 下为宜。

有时，我们会出现耳鸣、头脑昏沉不清晰的状况，这时也可以通过刺激耳朵恢复正常，方法是：首先，掌心向后，然后用中指插进耳朵孔里，塞进去以后，手指在里面转 180 度，让掌心向前，然后让手指轻轻地在里边蠕动，要注意，不要使劲地杵，而是轻轻地蠕动，就像小虫子一样在里面轻轻地动，按摩上二三十秒后，突然将手指向前外方猛地拔出来，最好能听见响。

（2）搓耳。握住双耳廓，先从前向后搓 49 次，再从后向前搓 49 次，以耳郭皮肤略有潮红、局部稍有烘热感为宜。每天早、晚各进行 1 次。搓过双耳后会有一种神志清爽、容光焕发的感觉。

（3）双手扫耳。以双手把耳朵由后向前扫，这时会听到"嚓嚓"的声音。每次 20 ~ 30 下，每天数次。

（4）提拉耳朵。现代医学认为，提拉耳朵能刺激耳郭的末梢神经及微血管，使局部血液循环加快，并通过神经、体液的作用，对全身的生理活动起到一定的调节作用，同时还能改善神经内分泌功能。特别是耳与肾脏有密切的关系，常提拉耳朵能使"肾精以充"。

其方法是双手食指放在耳屏内侧后，用食指、拇指提拉耳屏、耳垂，自内向外提拉，手法由轻到重，牵拉的力量以不感疼痛为宜，每次 3 ~ 5 分钟。此法可治头痛、头昏、神经衰弱、耳鸣等疾病。

3. 现在起，给耳朵减龄

（1）多吃胡萝卜。胡萝卜中含有大量的维生素 A。据研究发现，这种物质可以促进内耳神经细胞再生，实验用维生素 A，3 天后即有听觉细胞再生，7 天后听力明显回升。田螺、牡蛎、鸡肝也是富含维生素 A 的宝物。

（2）常吃含铁食物。体内缺铁容易造成红细胞变性，阻断内耳血流，致使听觉细胞营养不良。多吃含铁食物，例如甲壳类、动物肝、海带、紫菜、黑木耳、菠菜，可以提高血氧浓度，纠正内耳的缺氧状态，改善内耳血液循环，维持听力正常。

（3）利用植物提高听力。听神经的敏感性跟空气中二氧化碳的浓度有很大关系，当房间密闭，二氧化碳比例较高时，听神经的传导会受到阻断，使大脑无法接收到听觉信号。如果室内绿色植物较多，尤其是吊兰、虎尾兰较多时，二氧化碳的浓度就受到了抑制，有利于听力敏锐。

4. 按摩助听穴位

耳朵上有两个助听穴位，分别是：耳垂与耳后高骨之间凹陷处的处风穴，耳屏前下方、下颌关节突后缘凹陷处的听会穴。每日早晚各按摩一次，每次 5 ~ 10 分钟，可以增加内耳的血液循环，有保护听力的作用。

第四章

"关键"保养——还女人天地之灵气，日月之精华

关键部位的保养

※ 精心呵护你"生命的摇篮"

子宫，经常被称为"胎儿的宫殿"、"生命的摇篮"等，从这些别称中我们可看到其重要性。女性，要想终身拥有独特的风韵，或享受为人母的权利，绝对离不开健康的子宫。

1. 防"宫寒"，养容颜

寒暖是女性身体根基的指标。子宫温暖，体内气血运行通畅，按时盈亏，经期如常。如果子宫受寒邪困扰，血气遇寒就会凝结，身体的形貌不能保持，繁衍后代更无从谈起。

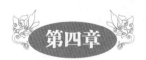

防"宫寒"，养容颜

宫寒

子宫是女人身体里最怕冷的地方，除了会导致不孕不育，身体的表现可能首先是痛经，然后是脸上的黄褐斑和经期延迟，接下来性欲也会降低。

"宫寒"是中医学上的一个概念，直白地说就是"子宫寒冷"。子宫寒冷并不是说子宫腔内的温度低，而是指子宫及其相关功能呈一种严重低下的状态，犹如天空中没有了太阳。

造成"宫寒"的原因很多。一方面与体质有关，如平日就怕冷、手脚容易发凉的女性，由于体内阳气不足，就易出现"宫寒"。另一方面也与不良的生活习惯关系密切，如有些女性特别爱吃冷饮，冬天也着装单薄等。

保养子宫就要养成良好的生活习惯，做好保暖工作，尤其是冬季，不要穿得太单薄。在饮食上也要注意，性寒凉的食物要合理摄取，不可贪多。

2.3 个小动作护养子宫

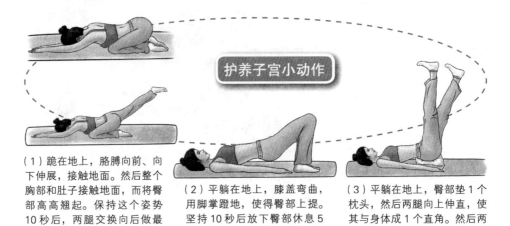

护养子宫小动作

（1）跪在地上，胳膊向前、向下伸展，接触地面。然后整个胸部和肚子接触地面，而将臀部高高翘起。保持这个姿势10秒后，两腿交换向后做最大限度的伸展

（2）平躺在地上，膝盖弯曲，用脚掌蹬地，使得臀部上提。坚持10秒后放下臀部休息5秒钟，然后重复这一动作

（3）平躺在地上，臀部垫1个枕头，然后两腿向上伸直，使其与身体成1个直角。然后两腿可小幅度交叉摆动

※ 照顾"秘密花园"，做高品质全方位的熟女

随着年龄的增加，私密处出现松弛、老化等问题，如果你连这些"秘密花园"也能照顾到的熟女，就能称得上是真正注重细节的高品质全方位美人。

保养阴部，日常生活中要注意以下的几个事项。

（1）平时如厕完后，记得由前往后擦，避免将细菌从肛门带到阴部。

（2）月经来时要勤换卫生棉，月经前后尽量不穿紧身不透气的衣物，例如皮衣皮裤、牛仔裤、裤袜等，同时最好是纯棉制品。新的内衣一定要先清洗过后再穿。

（3）在健康的状态下，一天清洗阴部的次数不宜超过二次，清洗指的是清洗外阴部，而不是阴道，你可以用温水冲外阴部，之后再用干净的毛巾擦干。在正常状况下，阴道内是完全不用清洗的，阴道中有许多的益菌，阴道本身会维持清洁的工作，所以平时会有一些不均匀、淡白色少量的分泌物，那是正常阴道自我清洁时所产生的。在没有感染的状况下常做阴道内冲洗，可能会增加细菌及真菌感染的机会。

（4）因为毛发有保护作用，所以最好不要将阴毛剃除，以免造成刺激及感染。

（5）每天都要饮用足够的水，性行为前可以多喝一些水，性行为后排尿可以减少因性交动作在尿道滋生的细菌。性交前记得要把肛门部位清洗干净，以免在性行为时把肛门的细菌带到阴道或是尿道。

（6）在分泌物很多时，可以用吹风机调温风在洗完澡后吹干阴部，如果可以，洗完澡后要在阴部较干之后再穿上内裤。现在也有不少人在家中只穿裙子不穿内裤，或是睡觉时不穿内裤，在医学的角度来说，对阴部其实也是比较好的。

（7）身上衣服如果潮湿，要尽快换穿干的衣物，例如游泳过后。

（8）卫生用品的选择要多注意，避免使用含香料、颜料、或是有除臭成分的护垫、

棉条、卫生纸，洗澡时肥皂或是沐浴乳也要留意，尽量选择中性或是微酸性的洗液，有些沐浴乳也可能会引起过敏不适。

（9）每天在洗完澡时可以温水坐浴5分钟。

（10）内衣裤的清洗要与其他衣服分开，并且用温和的洗衣精清洗，一些去垢或是柔软精可能会引起过敏反应，如果觉得不对劲，最好不要用，洗衣时一定要完全冲洗干净，在洗净后可以用烘干的方式，或是在太阳下完全晒干。

（11）平时可以多食用酸奶、小红莓汁，对于阴道、尿道的感染有些帮助。

（12）如果你发现分泌物味道很重，有鱼腥味，或是颜色偏黄绿色，外阴红肿热痛，搔痒等等不舒服的症状，最好还是尽速就医，以免症状恶化需要更长的时间治疗。

※ 美胸丰胸，做自信的"大女人"

女人们都想做公主，"太平公主"却无人愿意做。你想告别"飞机场"的平坦，"搓衣板"的干瘪，做一个美丽自信的"大女人"吗？那下面的内容你就要好好看了，真正健康食用而且永不过时的丰胸秘方就在这里。

《黄帝内经》认为：女子进入青春期后，由于肾气逐渐充盛，从而"天癸至，任脉通，太冲脉盛，月事以时下"。"肾气"在这里主要是指人体的生长发育和主生殖的生理功能；"天癸"是一种类似西医所说的性激素的物质；任脉和冲脉，则是两条下与内生殖器官相接，上与乳房相连的经脉。同时冲脉还有存贮血液的作用，因而称之为"血海"。当血海满溢的时候则上可化为乳汁，下可形成月经，并按时来潮。

因此，乳房的发育，是与肾气和血是否充足密切相关的。如果肾气不充沛，天癸不足，则任脉不得通，冲脉不能盛，最终导致血不足，乳房便不能充分发育，以至停留在青春前的幼稚状态。

懂得了女性长乳房的原理，也就懂得了如何才能使乳房发育好。现在市场上的丰胸产品五花八门，令人目眩，但大多都是治标而不治本，并不能从根本上解决女性乳房发育的问题。其实要想拥有丰满的胸部首先就要把肾养好，前文已经提到了很多养肾的方法，这里就不再赘述。

其次是要补血。把上边女性长乳房的原理往回推，就知道血对于乳房发育的重要性，而血又依赖于脾胃。脾胃为人的后天之本，人体的可持续发展是由脾胃来决定的。如果脾胃的消化吸收功能强，吃了食物之后，生出的营养物质就多，血也就多。

最后要好好睡觉。良好的生活习惯是人体发育的保障，只有休息好，血气才能充足，元气才能充足，乳房才可以良性发育。

※ "肾之府"——腰的保养

唐朝王冰注云："两肾在于腰内，故腰为肾之外腑。"人的两肾在腰部之内，而由于肾在人生命活动中的重要性，腰也便有了重要意义。对女性来说，腰部是身体曲线的连接点，有承上启下的作用，因此，腰部养护工作不可忽视。

有以下三步，大家可以练习一下。

1. 搓腰法——暖肾补肾

每天用手掌在腰部上下来回搓 100 ~ 200 下，不仅能温暖腰及肾脏，增强肾脏机能，加固体内元气，而且可以疏通带脉。持之以恒，还可以防治腰酸、腰痛、尿频、夜尿多等肾虚症状。

2. 转腰法——放松内脏

经常转腰可以放松内脏，缓解便秘，而且对高血压、高血脂、高血糖都有降低的功效。具体操作方法如下：

（1）两脚分开站立，与肩同宽或略宽于肩，两手臂自然下垂，两眼目视前方。

（2）上半身保持正直，腿、膝也要伸直，不能弯。

（3）先将腰向左侧送出去，然后再往前、右、后，顺时针转圈。整个过程要慢，双肩不能动，双膝不能弯，慢慢转上 30 ~ 50 圈。

（4）要领同上，再逆时针转 30 ~ 50 圈。

做的时候动作一定要慢，要连贯，并且呼吸自然，全身放松。另外，转腰最好在早晨及下午做，空腹时更好，做完后再喝一杯温开水。坚持半个月后，效果会很明显。

3. 扭腰法——强壮腰腹

此方法在硬板床上或在地板上铺上垫子做，效果会更好。具体做法如下。

（1）仰卧，双手与肩成一字形，双腿并拢伸直。

（2）双腿抬起，屈膝，与床成 90° 角。

（3）上身不动，双腿向右侧倒，直至右腿碰到床，再慢慢恢复原状，接着向左侧倒，

饮食瘦腰有绝招

腰部是最容易肥胖的部位，下面就教大家如何通过饮食来达到瘦腰的效果。

1. 吃早饭。不吃早餐，中餐或晚餐可能会吃更多的东西，不利于减肥。

2. 晚饭要少吃。因晚上活动一般较少，需要消耗的热量也少。

3. 少食多餐。少食多餐者的体重比一日三餐者瘦得快。

4. 慢食。尽量选择咀嚼要花时间的东西吃，减慢吃饭的速度可健脑，有时间形成饱足信号，消除饥饿感。

5. 多喝水。每天应喝水 6 ~ 8 杯。水能帮助刺激体内脂肪的代谢并抑制食欲。

直至左腿碰到床。

此过程虽然没有直接锻炼到腰部，但双腿的左右摆动最大限度地扭转了腰，而且腰部的拉伸是在完全放松、没有压力的情况下进行的，这样来回做上 100 下，对腰部有很好的按摩及疏通作用。

※ 背部美容，追随街头时尚

1. 后背为阳，养好很重要

中医里很注重后背的养生，因为后背为阳，太阳寒水主之，所以很容易受寒。古语有"背者胸中之腑"的说法，这里的腑就是指阳，所以女性在生活要注意后背的养生，睡觉时掖好后背处的被子，尤其是孕产期的女性。此外，捏脊是很好的后背养生法：取俯卧位，拇指、中指和食指指腹捏起脊柱上面的皮肤，轻轻提起，从龟尾穴开始，边捻动边向上走，至大椎穴止。从下向上做，单方向进行，一般捏 3～5 遍，以皮肤微微发红为度。

2. 日常护理背部肌肤要诀

在平时办公和学习的过程中，选择一把高度适当的椅子。你的脚和背应靠在支撑物上，膝部可以略低于臀部，这是一种对你来说最舒服的姿势。调整电脑显示屏的角度，保证它在视线正前方。

经常活动，至少一个小时站起来活动一下。试着将文件夹等物品放在你必须站起来才能取到的位置或者有意识站着接听电话，午饭后休息时散散步。

伸展背部，可以防止、减轻背痛。坚持在工作时每隔半小时，站直身体，将双手置于后腰上，向后倾身，伸展时动作应该缓慢而平稳。

给背部以支撑，闲坐时将一个小枕头或者靠垫放在背下部，经常变换靠背的倾斜度，可以为背下部提供支撑，减轻对肌肉的过多压力。

注意饮食结构，多吃低脂肪、有营养的食物。多摄取钙，骨质疏松可以导致脊柱骨折和背部疼痛，所以必须摄取足够的钙质来保证骨骼硬度。

加强锻炼，每周进行健身运动，通过锻炼可增强和伸展支撑脊椎的肌肉，不仅能保护脊柱，而且可通过吸收那些会对软组织造成伤害的压力而保护肌腱和韧带。

女人的后背捶打不得

有的女人累了，经常捏起拳头捶打后背，事实上这种做法不可取。因为五脏的很多经脉都集中在后背上，人的后背有许多成对的神经，打这里会直接影响到包括心脏在内的很多脏腑神经。女人平时锻炼时，也要保护好后背，勿使后背受伤。

特殊时期的保养

※ 女人经期的呵护

女人如花，月经是花期的标志，也是健康的晴雨表，伴随着女人一生中最美好的年华，如期而至的月经能让人感觉踏实、身心舒畅。可是，在许多女人的眼里它又是个负担，为什么呢？因为大多数女人有痛经的体验，只是疼痛的程度因人而异罢了。可是你知道吗？在这些个特殊的日子里，动物的肝脏能帮你大忙。

大家知道，B族维生素能够稳定情绪，帮助睡眠，使人精力充沛，同时也能减轻腹部疼痛。特别是维生素B_6，能调整自主神经的功能、缓解症状，而动物肝脏中恰恰含有较多的维生素B_6，这就是动物肝脏可以缓解痛经的依据。

1. 动物肝脏的两个作用

（1）明目：如今的上班族整日与电脑为伴，眼睛盯着屏幕看久了，常会双眼干涩、眼睛通红，严重的还会感觉头晕目眩有呕吐感。这时候，需要补充蛋白质和维生素A来缓解眼部的不适症状。维生素A是脂溶性物质，以动物肝脏含量最为丰富，新鲜的蔬菜也含有大量维生素和矿物质，多吃可以补充眼睛中缺乏的泪液成分。

（2）补血：猪肝除了含有较丰富的蛋白质外，还含有较多的铁质和维生素B_2，经常食用可以预防缺铁性贫血、口角炎、地图舌等症。具有补肝、养血的美容功效。

2. 推荐食谱——美容保健一个都不少

◇ 润白：菠菜猪肝汤

原料：菠菜250克、猪肝100两、盐适量、水两碗。

做法：将猪肝洗净，切成薄片，把菠菜、猪肝、盐放入镬内煮沸的水中，待片刻滚后，随即起锅，可作汤水或一道菜。

◇ 护眼：豆腐猪肝汤

功效：养肝明目，疏风透表。适用于肝虚血弱致眼圈黑暗、两目视弱、神疲乏。

原料：猪肝（切薄片）、板豆腐各200克，猪瘦肉（切薄片）100克，咸酸菜30克，生姜2片，香菜10棵，姜汁、植物油、食盐各适量。

做法：板豆腐洗净，切小块。猪瘦肉、猪肝片洗净，加姜汁及食盐腌10分钟，放进沸水中焯至将熟捞起。锅内下少许植物油爆生姜，加入适量水烧沸，下咸酸菜、板豆腐块，煮沸约5分钟，下猪肝片、猪瘦肉片，再煮沸，放入香菜，下食盐调味即可。

用法：佐餐食用，每日1～2次，每次150～200毫升。

※ 准妈妈也可以漂亮

十月怀胎，对准妈妈们的挑战，不仅是身体的健康状况，对于身材与皮肤的维护上，也令许多爱美的准妈妈们伤透脑筋。怀孕期间，为了孩子的营养需求，准妈妈们会摄入各种高热量食品，这带来的一个后果就是体内脂肪堆积，体形发胖，这让爱美的女士很是郁闷。

在怀孕期间，准妈妈的饮食非常重要，不仅关系到母亲自身的身体状况，也影响孩子的健康。所以，准妈妈要科学、合理地安排饮食，避免两个极端：营养不良和营养过剩。

1. 营养不良

胎儿成长所需的所有营养全部由妈妈供给。孕妇营养不良有可能使胎儿在子宫内生长发育迟缓，主要表现在脑、骨骼等的发育上。由于怀孕早期是脑细胞生长发育的第一个关键时期，如果孕妇营养失调，那么给胎儿大脑发育带来的不良影响以后将无法弥补。

如准妈妈缺钙，会使孩子患先天性佝偻病；准妈妈缺锌会影响胎儿的中枢神经系统功能；准妈妈缺乏维生素 D，可能出现骨质软化症，并影响胎儿的骨骼发育，也能导致新生儿出现低钙血症、手足搐搦、婴儿牙釉质发育不良。

2. 营养过剩

孕妇营养过剩的一个最直接后果就是导致肥胖，不仅增加妊娠糖尿病、妊娠高血压综合征的发病概率，还可能导致巨大儿出生，增加难产的可能性，容易出现产伤。营养过剩同营养缺乏一样，会对胎儿造成危害。所以，孕妇要注意饮食，参加适当的运动，如做一些强度不大的家务活，以促使体内的新陈代谢，消耗多余的脂肪，维持身体的平衡，这样才有益于孕妇和胎儿的健康。

※ 不怕，有计划就可以拥有苗条体态

十月怀胎，终于等到了分娩的那一天。

有了自己的宝宝确实让人欢喜，但孩子出生了，身体却走样了，再也看不到少女时的苗条、突兀有致，真是几多欢喜几多愁啊。难道女人就这样认命吗，任由乳房松弛下垂，体型臃肿，真的无计可施了吗？

1. 孕期保养，让你哺而不"垂"

实际上，乳房下不下垂跟保养有关，如果你能从孕期开始就做个有心人，那么你也可以做到哺而不"垂"。

（1）孕期多食富含蛋白质的食物，特别是水产品，以及水果、蔬菜等。

（2）孕期和哺乳期应戴宽松胸罩，切忌过紧，以免压迫胸部。

（3）平躺时解开胸罩，每日多用温热水清洗、按摩乳房，以促进血液循环。

（4）提倡母乳喂养，切忌"回奶"。因为快速"回奶"，极易引起乳房松弛和下垂。

（5）断奶应循序渐进，有一个逐渐的母乳和人工喂养结合的替代过渡阶段。

（6）每日有节律地定期哺乳，哺乳时间不宜太长。这样，既有利于婴儿吮吸有营养的奶汁，也有利于乳房保持良好的形状。

（7）切忌让婴儿含着乳头止哭、入睡，过长时间的空吮或吸较低浓度乳汁，易造成乳房松弛。

2. 食疗法恢复体型

在孩子断奶后还没有及时恢复体形的妈妈们，应该注意吃补血补肾的食物，尽量少吃或不吃水果，保证体内有足够热量，这样可以暖肾，又有助于燃烧脂肪，这样调理几个月下来，体重就会慢慢地减轻。

相应的食疗方法就是常吃海虾、鳝鱼，多吃固元膏和黑米糊、当归粉，都能及时补上气血。还有一个方法是产后减肥的特效方，就是醋泡黄豆。取一斤黄豆用半斤质量好的醋浸泡，密封保存一年半后再吃，减肥效果十分好。刚刚怀孕的妈妈们可以如法炮制，等孩子快满一岁了再开始吃，每天两次，每次8粒。用差不多半年时间将这2斤黄豆都吃完后，身材就会完全恢复。这种减肥效果是在你不知不觉的情况下发生的，并无须节食。记住吃醋豆时最好不要吃水果，而且要等孩子断奶后再开始吃。

※ "坐"出健康身体，"坐"出美丽身段

坐月子期间如果想吃水果，可以把这些水果先放在温水里泡一泡，祛除水果本身的寒凉之气，再食用就不会着凉了。

为什么现在的产妇坐完月子以后一个个都变得大腹便便呢？就是因为吃高营养、高热量的东西太多了。其实，很多一直传承下来的方法是很多道理的，包含了很多智慧，就像坐月子的时候用小米粥、红糖、鸡蛋补身体，非常符合身体的需要又不至于变得太胖。

1. 产后三大营养要注意均衡摄取

（1）B族维生素

五谷类和鱼、肉、豆、蛋、奶类含有较丰富的B族维生素，可以帮助身体进行能量代谢，也具有帮助神经系统运行和加强血液循环的功效，对于产后器官功能恢复上是很有帮助的。

（2）蛋白质

蛋白质的食物来源是鱼、肉、豆、蛋、奶类等，这类食物在我们体内消化后，会变成小分子的氨基酸，氨基酸是身体组织建造修补的重要元素，新妈妈们一定要

多补充一些富含蛋白质的食物，才能让生产时所造成的伤口尽快愈合，并恢复体力。氨基酸还有一项重要的功能，那就是可以刺激脑部分泌出一些让人心情振奋的化学物质，所以在坐月子当中多吃些富含蛋白质的食物，还可以有效减少产后忧郁症的发生。

（3）必需脂肪酸

必需的脂肪酸是能调整荷尔蒙、减少发炎反应的营养素，当生产过后，身体需要必需脂肪酸帮助子宫收缩，好恢复原来大小，所以必需脂肪酸对产妇特别重要。一般产妇大多用麻油作为必需脂肪酸的食物来源，而且麻油还具有润肠通便的效果，所以特别适合产后妇女食用。

2. 产后多久月经才会来

从医学角度来讲，根据子宫内膜的组织形态来推测，可能早在产后 33 ～ 42 天，卵巢就可排卵了。此外，在产后 6 周，也可观察到排卵过后的黄体存在。因此，如果妈妈没有喂奶，月经通常在产后 6 ～ 8 周内会来。哺乳的产妇，在产后 12 周约有 25% 会恢复排卵与月经，大多数哺乳产妇通常要到 18 周才完全恢复排卵机能。大多数人第一次的月经量比平时月经量多，第二次月经就正常了，因此不必治疗。

当月经来潮时，哺乳母亲的乳量一般会有所减少，乳汁中所含蛋白质及脂肪的质量也稍有变化，蛋白质的含量偏高些，脂肪的含量偏低些。这种乳汁有时会引起婴儿消化不良症状，但这是暂时的现象，待经期过后，就会恢复正常。因此无论是处在经期或经期后，都无须停止喂哺。

关键时刻的保养

※ 清晨时刻的"面子工程"

正所谓一年之计在于春，美容之计在于晨，每天清早起来便是新开始，也是美肌的关键所在。想肌肤持久水嫩，还是干燥粗糙，就在于你早上的护理。

1. 小测试：你懂得利用早上时间来保养吗

（1）每天很迟起床。

（2）起床后，没有足够的时间整理仪容，就赶着出门。

（3）为方便，会省掉涂防晒底霜便出门。

（4）早上涂护肤品时，未待成分全部渗透，就再涂另一层上面。

（5）需要在车上化妆或吃早餐。

（6）还不到中午，妆容很快会脱落。

（7）每天下班时，肌肤总是粗糙及干燥。

以上几个问题回答"是"多就代表你的肌肤干燥，少就代表你懂得利用早上时间打造成完美肌肤。

清晨最不应该吃的4种食物

1. 忌喝大量冰凉的饮料：温度相差太大会强烈刺激胃肠道，导致突发性痉缩。

2. 忌空腹吃香蕉：香蕉中除了含有助眠的钾，还含有大量的镁元素，若空腹食用，会使血液中的含镁量骤然升高，而镁是影响心脏功能的敏感元素之一。

3. 忌空腹吃菠萝：菠萝里含有强酵素，空腹吃会伤胃，其营养成分必须在吃完饭后才能更好地被吸收。

4. 忌空腹喝醋或吃蒜：空腹喝醋会导致胃酸过多而伤胃；而蒜素会对胃黏膜、肠壁造成刺激，引起胃痉挛。

---

2. 早上护理肌肤要点

（1）早上肌肤渐渐苏醒，应以温和的洁面乳洗面，令干燥肌肤得以润泽。

（2）冬天睡醒后肌肤会变得干燥缺水，因此早上的护肤应着重保湿及锁水功效。

（3）早上双眼都会变得浮肿，建议用冷敷片刻，有助加速血液循环和收紧眼袋。

（4）出门前敷上保湿面膜，增加水分同时，亦令妆容更加帖服。

（5）防晒四季都需要，冬天涂上 15 ~ 20 的防晒度数，也可应付日常所需，经常处于户外工作者，则可涂上 30 度的防晒。

（6）油性肌肤人士，可于上妆前在涂上控油产品，这就可令妆容保持得更久。

3. 水嫩肌肤养成的三大要诀

（1）要待护肤品渗透后，才涂另一种产品。若护肤品还未完全渗透，就涂上下一样产品，让成分混在一起，会令保湿效果消失，也会令妆容易脱落。

（2）别一天用 5 张控油面纸，过度使用控油面纸会令肌肤失去适当油脂，反而会令肌肤更加干燥，只需间中轻轻按压就已足够。

（3）谨记在午餐前补妆。补妆的最佳时间是在午餐前，在不补妆的情况下出门，会让已脱妆的部分遭受紫外线侵害，之后再补已来不及了。

4. 借助美肌早餐打造靓丽容颜

营养学家认为每天至少三分之一的热量应该从早餐中获得，若不能在早餐中摄取足够的营养，就算其余两餐多吃一点，也难以补足身体所需，由此可见早餐的重要性。另外，早餐吃好也可以起到美容的功效，这里为大家介绍各种不同类型的美肌早餐，好让一众女士在每天出门后，肌肤仍然保持亮丽动人。

1. 抗氧美白早餐

绿茶 1 杯，粟米南瓜麦米粥。高效抗氧化物儿茶素和茶多酚能有效中和肌肤里的游离基，故长期饮用绿茶可减低环境污染和紫外线对皮肤的伤害。加上蕴涵丰富乙型胡萝卜素的南瓜，可帮助平衡皮肤的油分分泌，为干涸的皮肤带来一丝丝光泽。

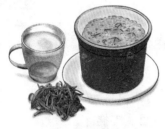

2. 滋润抗皱淡斑早餐

黑豆浆 1 杯，亚麻籽（磨粉）1 汤匙，青苹果 1 个。亚麻籽中富含 Ω－3 脂肪酸，能减少自由基破坏细胞膜的机会，有助延缓衰老。另外，亚麻籽可减少老人斑和荷尔蒙斑的出现，再加上黑豆同食，效果更是显著。因为黑豆具有促进体内新陈代谢的效果。

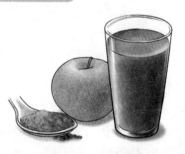

3. 美肌白里透红早餐

脱脂奶 1 杯，提子干燕麦片 1 碗（提子干 1 汤匙及燕麦片半杯）。含丰富铁质的黑色葡萄干有补血功效，为容颜添上淡淡微红。如果能配上高纤维燕麦片唤醒肠胃，刺激肠脏蠕动，把体内废物排走，暗哑的肤色便会自然消失。

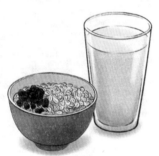

4. 嫩肌再生早餐

鲜橙汁 1 杯，蓝莓 50 克。橙汁是维生素的来源，既能帮助胶原蛋白的吸收，亦可以保护胶原蛋白不受自由基攻击而被损伤，配合蓝莓的花青素，可与胶原蛋白和骨胶原结合，保持皮肤张力和弹性。

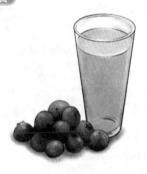

※ 被晒后的肌肤护理

经过整整一个夏季，我们的皮肤都会受到紫外线的伤害，尤其是 30 过后的熟龄肌肤，更容易出现脸色暗沉、角质肥厚，脸上的小斑斑增加……因此，女性要学会晒后修复的有效方法，保护好自己的阳光本钱，远离紫外线的伤害。

1. 缓解晒后色斑

被日晒灼伤后，常常会引起色斑、雀斑及肤色变黑现象，需要补充维生素 C，它能够抑制黑色素的生成，并有助于将已生成的色素还原成无色。因此要多食用一些含维生素 C 的水果、蔬菜。可选择具有高度美白效果的净白精华等护肤品。肌肤恢复润泽后，为了进一步促进肌肤的新陈代谢、抑制黑色素的生成，使用美白面膜并配合按摩效果很好。

2. 清洁与保养

晒伤的肌肤是非常敏感脆弱的，最好完全以清水来清洁，避免用香皂和卸妆品，并不时用冷水或用湿毛巾来镇静燥热的肌肤。如果晒伤情况比较严重，出现大面积脱皮甚至起泡的现象，最好及时去医院就诊，千万不要随便使用化妆品。

3. 晒后护理

在《本草纲目》里记载了 3 种食物本草，它们具有修复晒后肌肤的功效，被晒的话可以试试看。

芦荟：是晒后修护的功臣。取新鲜芦荟洗净，去除表皮，切片，敷在晒伤后的部位。这种最自然、简单的护肤方法会让你的肌肤有久旱逢甘露的感觉。芦荟对皮肤有特别的镇静功效，敷在晒伤发红的部位，感觉特别清新凉爽。

西瓜皮汁：西瓜皮汁具有清润的效果。用西瓜皮捣汁，掺入蜜糖做面膜，其浆力更强，不会出现滴漏情况。敷面 15 ～ 30 分钟，再用清水洗净。

蜂蜜：蜂蜜含有丰富的维生素、葡萄糖，可以滋润美白皮肤，还有杀菌消毒的功效，有助于早日修护晒后肌肤。

珍珠蜂蜜呵护晒伤肌肤

如果皮肤被晒已溃破，最好用珍珠粉加蜂蜜调成糊状，涂在晒伤处 15 ～ 20 分钟，再用清水洗去，这样使用 2 ～ 3 次后就会有明显的好转。因为珍珠粉对创口、烧烫伤、溃破不敛等有消炎生肌的功效，蜂蜜也有较好的滋润保湿效果。珍珠粉加蜂蜜还可作为面膜使用，因为珍珠粉能促进皮肤血液循环、细胞再生，能有效消除暗疮、雀斑，还有延缓皮肤衰老的功效，如果再加点蛋清或维生素 E 就更好了。

※ 晚上，记得给肌肤通风

经过一天的忙碌与新陈代谢，身体和肌肤都处在疲惫的状态，因此，这个时候一定要做好身体的恢复与肌肤的保养工作。

1. 洁面品，晚上要用有深层洁肤功效的

有些女性因为工作累了，或者回家晚了，不洗脸就上床睡觉。夜间皮肤的清洁很重要，如果总是带着尘土睡觉，皮肤会衰老得很快。所以，千万不可忽视晚上的清洁工作。建议你准备两支洁面产品，早上用温和的（以不起泡沫的为宜），晚上用有深层洁肤功效的洁面品。

经过了一天的忙碌，到了晚上，灰尘、油脂布满了脸部，所以这个时候不只要清洁，而且要加重"力度"。

2. 每周让肌肤解放一次

为了使脸蛋娇美似玉，肤如凝脂，白天使用"日霜"类化妆品，夜间搽"晚霜"类护肤品。但事与愿违，不仅没有变得俊美，脸上还长出些小红疙瘩。这是为什么呢？

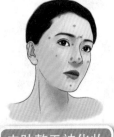

皮肤整天被化妆品覆盖易生疮

试想，皮肤整天被化妆品覆盖得严严实实，汗腺和皮脂腺这些"窗口"会被堵得密不透风，汗腺无法排出汗液，皮脂腺难以

分泌油脂，长此下去，皮肤连透口气的机会都没有，岂不被憋出毛病来么？又怎能不长疙瘩、生痤疮呢！

明白了这一道理后，女士们就要每周让肌肤解放一次，素面朝天，保持皮肤洁净，让汗腺、皮脂腺这些"窗口"畅通无阻。这样，经过一夜甜蜜地熟睡，使皮肤美美地呼吸了一夜，既有利于防止面部长疙瘩、生痤疮，又使皮肤变得健美。一直坚持下去，你会惊喜地发现，自己的皮肤变得越来越好了。

> **晚上是敷面膜的最佳时间**
>
> 晚上是一整天最放松的时候，良好的心情有助于皮肤吸收面膜的养分，尤其是晚上10点到凌晨两点是皮肤自行修护的最佳时间，临睡前敷面膜有助皮肤将养分随新陈代谢送入皮肤组织内。洗澡后也是敷面膜的最佳时间，因为洗完澡后，蒸汽会令毛孔扩张，有利于毛孔内脏物的排出，同时扩张毛孔也可让皮肤吸收更多养分。

※ 失眠困扰，肌肤怎会好

对女人来说，良好的睡眠是滋阴潜阳的最佳补品，是最好的化妆品和美容师。但是，因为这样那样的原因，很多人受到失眠的困扰，这也是加速她们衰老的重要因素。怎样才能告别失眠，睡饱美容觉呢？

了解失眠的原因，根据原因采取应对之道就可以解决失眠问题。

1. 阴阳不能正常交替

《类证治裁·不寐》里说："阳气自动而之静则寐；阴气自静而之动则寤；不寐者，病在阳而不交阴也。"什么意思呢？"寐"就是睡着，"寤"就是醒来，这句话的意思是说阳气由动转入静就进入睡眠状态；阴气由静转入动就醒来了。失眠的人，病因就是阳气和阴气不能正常交替所致。

那么怎么才能让阴阳正常交替，解决失眠问题呢？中国古代文化里，很注重时辰，子时，即晚上11点~凌晨1点这个时段，属阴，阴主静，是人睡眠的良辰，此时休息，才会有好的身体和精神状态。亥时，即晚上9点~11点，这是三焦经当令，中医有"三焦通百脉"之说，亥时入眠，百脉皆得濡养。所以要想有个好的睡眠，就要在11点以前上床睡觉，这样才能保证11点以后不失眠。

会保养的女人都知道"美容觉"一说。所谓的"美容觉"，时间是晚上的10点至次日凌晨2点，这段时间是新陈代谢进行最多的时间，也是调整内部最好的时间，所以一定要珍惜这段时间，不要去熬夜。只有这段时间你让自己休息，身体才能还你一份美丽。

2. 胃不和则卧不安

中医有"胃不和则卧不安"一说，白天是人体阳气生发的时候，吃的东西会被体内的阳气消化掉，而到了晚上，体内会呈现阴霾之气，任何东西都是不容易被消化掉的，所以古人有"过午不食"，我们虽不主张大家不吃晚饭，但一定要少吃，否则会"胃不和安"，导致失眠。

3. 心神涣散

中医认为心主神明，佛教里说"万法唯心"，心神是我们一切行为活动的主宰。

很多时候，我们失眠，是因为想事情，或是白天工作遇到了问题，或是与别人交往时产生了摩擦，有不愉快等，心火过旺，心神散了，心思不在睡眠上了，失眠也就发生了。在五行中，心主火，肾主水，要把心火压下去，把心神集中起来，就要用肾水来灭，这就是古人说的"心肾相交"。古人是靠练功来达到心肾相交，现代人不练功，那么养成睡子午觉，即午睡与晚上 11 点入睡的习惯就可以使心肾相交。另外，手心与脚心对搓，也可以使心肾相交，为什么呢？手心有个劳宫穴，是心包经通过的地方；脚心有个涌泉穴，而肾经是斜走于足心的，如果我们想让心肾相交，摆脱失眠，不妨在临睡前将两个穴对搓，直到微微发热。

如果你疲于寻找失眠原因，或者你属于经常性失眠患者，那么试试下面这些方法，它可能对你有所帮助。

（1）睡前温水沐浴

时间最好在睡前 2 小时。因为沐浴后体温会升高，2 小时后，随着体温下降睡眠也会来临。要记住不要洗热水浴，那样会使体温升高，推迟大脑释放出"睡眠激素"。

（2）喝一小杯温热牛奶

睡前喝一杯热牛奶，可以放松肌肉。而且牛奶中还含有催眠物质，使全身产生舒适感，有利于入睡和解除疲劳。对体虚而致神经衰弱者的催眠作用尤为明显。

（3）在良好的环境中睡眠

控制室温在 20℃左右，而且室内空气要能够流通，通风是卧室的一个必备条件。并且没有特别大的噪音。

（4）舒服的睡眠姿势

一般主张向右侧卧，微曲双腿，全身自然放松，一手屈肘放枕前，一手自然放在大腿上。

如果这样你还是觉得睡眠有困难，不妨试试睡前散步。《紫岩隐书·养书》说："入睡时行，绕室千步，始就枕……盖则神劳，劳则思息，动极而求静。"也就是说睡前稍微劳作一下，可以使得精神疲劳，更加激起你的睡眠欲望。不过睡前不宜剧烈活动，所以，绕室散步比较适宜。

此外，还有一些食疗方案，也可以缓解失眠的问题。

◇ 核桃

《本草纲目》指出，核桃能补下焦肾脏，食之精气内充，肠润，血脉通，使枯瘦之人肥健、肌肤润泽且脱发重生，使须发乌黑。核桃是一种滋养强壮品，可治神经衰弱、健忘、失眠、多梦和饮食不振。每日早晚各吃些核桃仁，有利睡眠。

◇ 冰糖桂圆饮

功效：桂圆性味甘温，《本草纲目》中也记载了桂圆肉可以补益心脾、养血安神，可医失眠健忘、神经衰弱等。而中医治疗心脾两虚、失眠等梦的方剂"归脾丸"就有桂圆肉。

原料：桂圆肉 25 克，冰糖 10 克。

做法：把桂圆洗净，然后与冰糖一起放入茶杯中，冲沸水后盖一会儿即可饮用。每日 1 剂，随冲随饮，最后吃桂圆肉。

◇ 莲藕茶

功效：有养心安神的作用。

原料：藕粉一碗，水一碗。

做法：入锅中不断的搅匀再加入适量的冰糖即可。

用法：当茶喝。

玫瑰花茶也是具有很好清香解郁的作用。

充足而高效率的睡眠是健康和美丽的强大保证，从今天起，做个睡美人，伴随着优雅和美丽一同安眠吧。

※ 熬夜女性的养颜绝招

熬夜是美丽的第一大天敌。相信很多女性都知道这一点，但是有时候，因为任务紧急，而工作没完成、事情没办完，又不得不加班时，就要学会正确的调补，以将熬夜的"美丽负担"降到最小。

熬夜前的注意事项	
1	先将脸洗干净。如果你化妆了，一定要卸妆洗净。这样既可以避免让残妆造成肌肤负担，又可避免肌肤过于油垢，产生痘子。
2	做个补水保湿面膜，此外要多喝温开水，给身体和肌肤同时补水。
3	熬夜时，大脑需氧量会增大，这时应该让室内保持空气通畅，并有一定湿度，可以不时做个深呼吸。
4	若时间允许，中午一定要提前稍微休息一下，这样可以让心火沉下去，肾水上来，达到心肾相交，可谓午休一刻值千金。

2.熬夜后的补救和调理

熬夜的女人，时间长了很容易出现皮肤粗糙、脸色偏黄、黑斑、青春痘、黑眼圈等症状。所以熬夜时一定要注意皮肤护理。一般而言，皮肤从晚上 10～11 时之间进入保养状态，在这段时间里，最好彻底清洁皮肤并涂抹乳液，这样，即使皮肤不能正

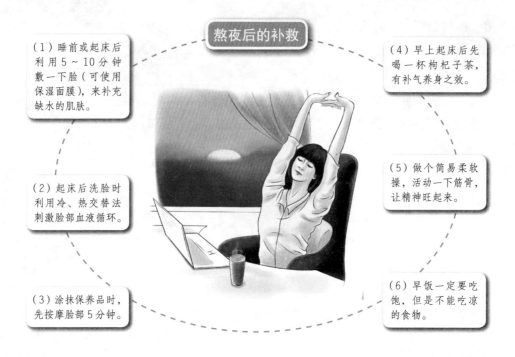

熬夜后的补救

（1）睡前或起床后利用 5 ~ 10 分钟敷一下脸（可使用保湿面膜），来补充缺水的肌肤。

（2）起床后洗脸时利用冷、热交替法刺激脸部血液循环。

（3）涂抹保养品时，先按摩脸部 5 分钟。

（4）早上起床后先喝一杯枸杞子茶，有补气养身之效。

（5）做个简易柔软操，活动一下筋骨，让精神旺起来。

（6）早饭一定要吃饱，但是不能吃凉的食物。

常入眠，也能得到养分与水分的补充。

女性朋友除了要做好熬夜的肌肤护理外，还要做好熬夜后的补救措施：

熬夜会使人的肠胃循环变差，所以如果你要熬夜时，晚饭一定不能吃太饱，也不能吃得太油腻，要以清淡为主。比如可以吃些能帮助保护脑细胞，迅速恢复精神和体力的胡萝卜，胃肠不好和睡眠不好的人可喝枸杞子泡的热茶或菊花茶等。中医认为，经常熬夜的人容易导致阴亏阳亢而产生阴虚内热的症状，精力也会大减，女性容貌也会受到负面影响。所以这里介绍一道药膳，为你补充气血，恢复美颜，非常适宜于熬夜后之后服食。

将去心莲子 20 克、百合 20 克、猪瘦肉 100 克，加水适量一起煮，待肉熟烂后加适量调料即可。每日 1 次，可以起到清心润肺、益气安神之功效。

◇《本草纲目》推荐的熬夜补水面膜

功效：保湿去燥，细润爽滑。

原料：苦瓜一个。

方法：把苦瓜洗净后，用保鲜纸包好放入冰箱冷藏 15 分钟。然后将冷藏后的苦瓜切片，均匀地敷满整张脸，包括眼睛，约 20 分钟即可。需要注意的是，苦瓜要使用时再切片，否则很容易会令苦瓜的水分流失，保湿效果便不够显著。

第五章

四季风景换不停，养颜法则各不同

与百花齐放，做春天里的美肤人

※ 万物生长的季节，记得要让自己一天比一天靓

春天是万物生长、生发的季节，这个时候我们要借助大自然的生发之气，把身体和容颜养起来，让它一天比一天靓丽。

1. 养好生机——春季养颜保健的关键

春天的生发之气源自冬天的藏纳和积累，如果冬天没有好好地收藏，春天就没有生发的基础，就不能很有精力的投入一个新的开始。

主要有以下几个要点：天黑了以后就要睡觉，早上要早点起来，经常到外面走走。另外头发也不能老扎着，要散开来。

春天人容易犯困，有些人一困就没完没了的睡觉，这会阻碍身体气机的生发。如果违背这种法则，那么供给夏季长养的力量就会减少，到了夏天就容易出现寒性病变。新鲜空气可以改善脑部供氧以解春困，所以，女士们不妨在春天找个山清水秀的地方住上几天。

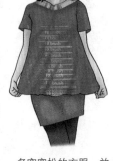

多穿宽松的衣服，放松形体，这样也有利于身体内气机的生发。

2. 让你越来越美丽的杏花茉莉粥

《本草纲目》中说，杏花具有补中益气，祛风通络，美容养颜的作用。将杏花熬粥服用，可以借米谷助其药力，让肠胃充分吸收其内含抑制皮肤细胞酪氨酸酶活性的有效成分，以预防粉刺和黑斑的产生。

茉莉花，既可泡茶，又可熬粥。用新鲜粳米 100 克煮粥，待粥将好时，放入干茉莉花 3～5 克，再煮 5～10 分钟即成。茉莉花粥味甜清香，十分爽口，茉莉花的香气可上透头顶，下去小腹，解除胸中一切陈腐之气，不但令人神清气爽，还可调理干燥皮肤，具有美肌艳容，健身提神，防老抗衰的功效。

3. 护肤品一定要跟着换季

春意浓浓，很多女性迫不及待地换上了春装，却总是忘了把冬季护肤品换成春季护肤品。四季护肤也是同样道理。春季的皮肤保养，第一步就是把护肤品都换成适合春季使用的，因为冬季护肤品对于春季的皮肤来说太油腻了。

春天是人体机能最活跃的季节，这时的皮肤其实并不缺油，干涩是因为皮肤缺水所造成的，因此一定要选用保湿功能较强的护肤品。保湿护肤品并不能直接给肌肤提供水分，它主要是通过皮肤细胞吸收一些能够携带水分子的物质，以及通过吸收空气中水分的保湿因子，形成脸部湿润小环境来给皮肤保湿，所以，要尽量让你的居室保持适宜的湿度。总的来说，春季护肤品应该调整为保湿及具有修复受损细胞功能的低油面霜。

4. 日常细节要注意

全面养护容颜，除了要做好肌肤的保养工作外，还要结合春天的季节特点，注意生活的细节：

（1）多喝水

春天多风，人体容易因空气干燥而缺水，多喝水可补充体液，增进血液循环，促进新陈代谢。多喝水还有利于消化吸收和排除废物，减少代谢产物和毒素对肝脏的损害。

（2）服饰宽松

阳气最怕压抑，喜欢自由自在。春季衣着上尽量穿得宽松一点儿，不要束缚太紧，特别是辫子不要扎太紧，帽子也不要太紧，形体得以舒展，气血不致淤积。肝气血顺畅，这样才能让我们的阳气好好地工作。

（3）心情舒畅

由于肝喜疏恶郁，故生气发怒易导致肝脏气血瘀滞不畅而成疾。首先要学会制怒，尽力做到心平气和、乐观开朗，使肝火熄灭，肝气正常生发、顺调。

（4）饮食平衡

食物中的蛋白质、碳水化合物、脂肪、维生素、矿物质等要保持相应的比例；同时保持五味不偏；尽量少吃辛辣食品，多吃新鲜蔬菜、水果；不暴饮暴食或饥饱不均。

春季头部保养有妙招

春天是万物复苏的季节，天气一暖和，什么害虫都出来了，这时候邪气最容易从头部入侵人体。所以我们要保养好头部，防止疾病入侵人体。下面介绍一种简单有效的方法：

先用双手十指自然屈指并拢；用指端自前向后、自中绕至两侧，对整个发际较有力地划摩数次；再用十指依前顺序较有力地一点一点地按压数遍；再用十指依前顺序做短距离往返搔抓数遍；最后用十指依前顺序轻缓按摩数遍，每2～3小时一次。

（5）适量运动

做适量的运动，如散步、踏青、打球、打太极拳等，既能使人体气血通畅，促进吐故纳新，强身健体，又可怡情养肝，达到护肝保健的目的。

※ 女子以肝为天，春季保养正当时

中国有句俗话叫：男子悲秋，女子伤春。很多女性在万物逢春之际会出现情绪不好、精神萎靡不振、忧愁思虑等现象，为什么会出现这种状况呢？这是肝功能失调在作祟。

春季与肝脏相对应，肝开窍于口，在液为泪，在志为怒。春天嘴唇容易干裂脱皮，遇风容易流泪，情绪容易激动，这除了气候因素外，一个很大的原因在肝。前面我们说过肝的主要功能是保持和维持全身气血的疏通和畅达，肝功能正常了，人的气血才会通达，否则将气血瘀滞，百病丛生。由此可见，春季一定要以养肝为要务。

首先应注重精神调摄，保持心情舒畅，切忌愤然恼怒。其次是注意增强运动锻炼，多到户外呼吸新鲜空气。在饮食保养方面，宜多吃一些温补阳气的食物，例如葱、蒜、韭菜是益肝养阳的佳品，菠菜舒肝养血，宜常吃。大枣性平味甘，养肝健脾，春天可常吃多吃。春季除保肝外，还要注意补充微量元素硒，多吃富含硒的动、植物，如海鱼、海虾、牛肉、鹌鹑蛋、芝麻、杏仁、枸杞子、豇豆、黄花菜等，以提高人体的免疫功能，有利于保健养生。

有些人在春季容易抽筋、腹泻，这叫"肝旺脾虚"。五行中肝属木，脾属土，二者是相克的关系。肝气过旺，气血过多地流注于肝经，脾经就会相对显得虚弱，脾主血，负责运送血液灌溉周身，脾虚必生血不足，运血无力，造成以上诸般症状。这时，可服用红枣山药薏米粥等以健脾养血，脾血一足，肝脾之间便平和无偏了。

另外，春天的时候，人体陈旧的疾病最易复发。《红楼梦》中的林黛玉每至春分时节，就屡发咳嗽、痰血之疾。

人的机体有一个本能，就是一旦有了动力，它就要冲击身体的病灶，并将病邪赶出体外。这种力量是借助肝脏来表现的，春天是肝气最足、肝火最旺的时候。肝在五行当中属木，此时它的功能就像是春天的树木生长时的情形。这时候人最容易生气发火，肝胆是相表里的，肝脏的火气要借助胆经的通道才能往外发，所以很多人会莫名其妙地感到嘴苦、肩膀酸痛、偏头痛、乳房及两肋胀痛、臀部及大腿外侧疼痛。这时

春季要多食温补阳气之物

春天乍暖还寒，要顺应春升之气，多吃些温补阳气的食物，《本草纲目》里主张"以葱、蒜、韭、蒿、芥等辛辣之菜，杂和而食"，除了蓼、蒿等野菜现已较少食用外，葱、蒜、韭可谓是养阳的佳蔬良药。还有，春天气候变比较大，易引发肝火郁热，可适当吃些清热解湿的食物，如荞麦、薏米、荠菜、菠菜、茄子、黄瓜、蘑菇等。

按摩一下肝经上的太冲穴就可以达到止痛的效果。因为疼痛的地方就是胆经的循行路线，通过胆经来抒发肝之郁气，是最为顺畅的。

※ 人比花娇，采花中精华为我所用

中医认为人和自然界是一体的，不管是养生还是养颜，都要顺应时节。春天是一年的开始，是百花齐放的季节，女性朋友如果能借助这些娇艳欲滴的鲜花，萃取它们的精华，那么你会比花更好看。

《本草纲目》中记载了很多种花的保健功效，茉莉花性味甘凉,具有清热解毒、利湿、开郁的功效，适用于治疗痢疾、腹痛、结膜炎疾病。此外，用茉莉花10克，泡茶饮用可知胃气不和。用茉莉花根1～3克，磨水服，可治失眠。

荷花味苦甘温,有清暑祛火、活血、散风等诸多功效。荷花全身是宝,全株均能入药。将荷花叶适量，捣烂用冷开水冲后取汁服，可治中暑吐泻。用莲子肉、粳米各100克，茯苓50克，研末，用砂糖调服，可治脾胃虚弱。

桂花有止咳化痰、养生润肺、排毒的作用。夏天如果觉得皮肤干燥，或由于上火而导致声音沙哑,在绿茶或乌龙茶中加点桂花,可起到缓解作用。另外,女性多食用桂花，或者用桂花泡水洗脸可以美白肌肤。

金盏花性甘，能清除火气和湿热，感冒时喝上一杯金盏花茶有利尿、退烧作用，痛经的女性喝点金盏花茶，可以起到缓解作用。

金莲花用来泡茶，对治疗口腔炎、咽炎、扁桃体炎均有明显疗效。取3～5克金莲花用开水冲泡即可饮用，也可加入金盏花2～3朵一起冲泡。

玫瑰花味甘微苦，有理气解郁，和血散瘀的功效。

菊花性味甘苦凉，有疏风散热，清肝明目，清热解毒的功效，等等。

花是很好的保健美容品，现代营养专家认为，常食鲜花可调节神经，促进新陈代谢，提高机体免疫力，起到美容艳肤的作用。鉴于此，这里给大家提供几款养颜花粥。

◇荷花粥

功效：荷花含有槲皮素和樨草素等成分，清香化痰，具有清暑宁神的作用，不失为镇心益气，养颜轻身的美容佳品。

做法：用粳米100克煮到将熟时，放入已清洗干净的荷叶和荷花，再煮10分钟左右即可食用。

用法：常服荷花粥，能改善面部油脂分泌旺盛，减轻痤疮，使面色红润，容光焕发。另外，荷叶泡水当茶饮，还具有减肥、降血脂、瘦身的效果。

◇槐花粥

功效：此粥清甜润口，有养颜之功。

做法：先将鲜槐花洗净，入沸水锅中焯一下，捞出，待用。糯米淘洗干净，放入砂锅，加水适量，大火煮沸，改用小火煨煮成稀粥，粥将成时，兑入槐花，再用小火煨煮至沸即成。

◇ 黄花菜粥

功效：此粥能清热利湿、宽胸解郁。适用于黄疸、小便赤涩、胸膈烦热、夜寐不宁、痔疮便血以及夜盲，并宜于湿热体质者养生食用。

做法：取干黄花菜（黄花菜）50克洗净，用热水浸泡约20分钟，捞出摘净。100克粳米淘洗干净，入锅加水，煮至米粒开花时，加入黄花菜、精盐、麻油，续煮至粥成。

鲜花美容需注意

吃鲜花的时候，要注意及早采摘。花苞在盛开前就应该摘下来，以免昆虫采蜜与尘埃杂质污染。

花朵摘下来后洗净，可以整朵地放进菜肴。鲜花的烹调方法很多，如凉拌、热炒、炖汤、煲粥、做甜食等。总的烹饪原则是以清淡为主，不宜煎炸，也不宜放过多的调料，应尽量保持花本身的色香味。此外，对花粉过敏的人最好别吃。

※ 恼人的春风，休想破坏美丽的脸庞

春季是一年中最美好的季节，然而它也是"百草发芽，百病发作"的季节，恼人的春风，不仅卷走水分，还裹挟着花粉、灰尘，袭击娇嫩敏感的脸颊，这让平日小心打理的形象也大打折扣。怎么办呢？

1. 定时给肌肤来个大扫除

天气一暖和，什么害虫都出来了。人要是被咬，皮肤会变得敏感，容易发红、长痘痘。所以春天的时候一定要给皮肤来个大扫除，让肌肤也清清爽爽。

（1）定期去角质

肌肤表面的老废角质会阻碍毛孔代谢毒素，定时去角质，帮助肌肤的代谢机能维持正常运作。用燕麦粥加一小勺橄榄油就是最好的去角质霜了，如果你是油性皮肤，还可以加牛奶。另外，结晶的蜂蜜也是不错的选择。只要记住一点就行了：适合自己的就是最好的。

（2）把洗澡速度放慢

春天皮肤代谢加快，皮屑、皮癣等常在这时候露出头角。如果你每次洗澡时使用40℃左右的温水缓慢浴洗，并且轻轻揉搓周身肌肤，效果会大不一样。40℃的水会使你全身放松，最大限度地消除疲劳，恢复体力，而且，揉搓皮肤能使周身血流畅通，使肌肤清爽亮泽。还可在浴缸中加入一些精油，如：天竺葵、迷迭香、杜松、柠檬草，此外使用海盐按摩肌肤也很不错。

2. 祛痘止痒"沐浴露"

春季里的痘痘、湿疹最讨厌了，影响美观不说，还时刻刺激你的"痒"神经，有

时候忍不住了用手抠一下,后果就是留下一个深深的疤痕。《本草纲目》中记载:"金银花,善于化毒,故治痈疽、肿毒、疮癣;野菊花破血疏肝,解疔散毒;玫瑰花和血,行血,理气。"把它们混在一起煮一锅汤,放在冰箱里,每次洗澡时加一点点进去,这样湿疹、痱子、痘痘就无影无踪了。

3.《本草纲目》中最有效的抗过敏食物

(1)蜂蜜。《本草纲目》中记载,蜂蜜可"清热、补中、解毒、润燥、止痛"。蜂蜜质地滋润,可润燥滑肠,清热润肺,缓急止痛。蜂蜜主要含葡萄糖和果糖,还有多种人体必需的氨基酸、蛋白质、苹果酸、维生素等多种成分。因此,在春季,蜂蜜是最理想的保健饮品。每天早晚冲上一杯蜂蜜水,就可以远离伤风、气喘、瘙痒、咳嗽及干眼等季节性过敏症状。

(2)大枣。《本草纲目》盛赞红枣有润心肺、止咳定喘、补五脏、治虚损、调营卫、缓阴血、生津液、悦颜色、除肠胃邪气的功效。红枣中含有大量抗过敏物质——环磷酸腺苷,可阻止过敏反应的发生。因此每天用10颗红枣煮水喝,每天三次,就可以治疗过敏症。

(3)胡萝卜。《本草纲目》记载:胡萝卜"味甘、辛、微温、无毒,主下气补中,和胸膈肠胃,安五脏令人健。入肺、脾经、有健脾、化滞、解毒、透疹的功效"。胡萝卜营养价值很高,它所含维生素易被人体吸收,具有强身作用。而其中的β—胡萝卜素更能有效预防花粉过敏症、过敏性皮炎等过敏反应。长期吃胡萝卜及其制品,既可获得较好的强身健体效果,又可使皮肤处于健康状态,变得光泽、红润、细嫩。

◇ 山楂玫瑰抗过敏茶

功效:此茶具有疏肝理气、活血化瘀的作用,非常适合面部痤疮、皮肤瘙痒、色斑等气滞血瘀的女性食用。

原料:玫瑰花9克(也可用鲜品代替)、山楂15克。

做法:将山楂切成片,与玫瑰花一同洗净,放入杯中,冲入沸水,5～10分钟后即可饮用。每日1剂,连用2～3周。

※ 《本草纲目》中的祛湿美容品

《本草纲目》中记载了很多可以祛除寒湿的食物。首先说米酒,《本草纲目》说它"行药势,通血脉,润皮肤,散湿气,除风下气",而且米酒味道香浓,晚饭前喝一碗米酒既能调节胃口,又能散去体内湿气。

然后是水牛肉,《本草纲目》说水牛肉"安中益气,健强筋骨,消水肿,除湿气"。如果你发现自己的身体浮肿,不妨也多吃一点牛肉。

清晨起来,伸伸懒腰,然后开始调息,也就是调适呼吸,即呼气的时候收缩腹部,吸气的时候隆起腹部。把呼吸放慢不是指一大口气一大口气的呼吸，开始可以有意地呼吸和吸气，渐渐地不用太在意呼吸本身，要把注意力放在下腹部，关注腹部的升降起落就可以了。升起的时候腹部隆起到顶点，收缩时也要收缩到极点。慢呼吸就要做到：一呼一吸要到头；时间要拉长，要放慢、匀称；要细微，不要粗猛。简单一点说就是4个字：深、长、匀、细。

但是，如果只是调息，却整天懒散无所事事的话，迅速蹿升的阳气会冲得女性火气十足加满脸痘痘的。所以一阵调息下来，想到很多一直梦想却未及着手实施的快乐之事，那就赶紧加班去做，辛苦一点也无所谓。春天里所有的生物都是最忙碌的，漫长的冬天里我们积累的除了水湿，还有同样属阴的脂肪，以积极的心态激发出的活力燃烧掉这些脂肪吧，它们在冬天里储藏起来就是为了春天燃烧的。

一年之计在于春，趁着大好春日，女性们一定要在清晨勤奋地练习调息，白天则要努力工作，让今年的事业与生活有一个好的开端，也让素颜计划有一个好的开端。

先醒心后醒眼

早上醒来的时候不要急着睁眼起床，先闭眼躺上一两分钟，待心完全醒来后再起床。为什么呢？早上，你人是醒来了，但心还处于混沌状态，还没有完全清醒过来，这时候你猛然间起床就会诱发脑溢血、心脏病。

明朝养生学家冷谦在《修龄要旨》中也说："平明睡觉，先醒心，后醒眼，两手搓热，熨眼数遍，以睛左旋、右转各九遍，闭住少顷，忽大睁开，却除风火。"什么意思呢？早上醒来的时候，不要急着睁开眼睛，先养养神醒醒心，把双手对搓搓热后用手心捂住眼睛，如此多做几遍，然后再转眼，左右各九遍，这时候再把眼睛突然睁开。

夏季护肤，天然本草来护佑

※ 控油，让皮肤"清爽一夏"

夏天一到，肌肤油脂分泌也开始比平日更加活跃，控油成了护肤一大重要问题。那么该怎样控油呢？让《本草纲目》为你揭秘夏季肌肤控油之道。

《本草纲目》记载：纯土瓜根粉可治"面黑面疮"。土瓜根具有清热解毒，消肿散结，行血破瘀的功效，能够全面清除面部毒素，活血化瘀、改善皮肤的血液循环，消除面部黑点，可有效祛除青春痘及痘疤。另外，用纯天然的土瓜根面膜粉与调理液做面膜，可以有效控油。

1.超级妙方——小苏打洗脸水

小苏打又名碳酸氢钠，呈弱碱性，可中和皮肤表面的酸性物质，水溶后能释放出二氧化碳，浸透并穿过毛孔及皮肤角质层，促进皮肤的血液循环，使细胞新陈代谢旺盛。小苏打与水的配制比例为1：5000，即用5升的水来溶解1克小苏打。用这种配方的水洗脸后可使毛细血管扩张，令肌肤光泽、红润、有弹性。

2. 避免控油五误区，谨防容颜闹危机

误区一：过度清洁。

避免使用强效去脂的清洁产品或频繁清洁肌肤。油性肌肤经强效清洗后，确实会感觉较清爽，甚至有些"干"。然而，这样"洗"去的，不仅是面部浮油，更可能是肌肤的天然保护。皮肤专家认为，正确的清洁方法，并非把"油"全部洗去，而是选择温和合适的控油清洁产品，清除多余油脂。

误区二：把吸油纸当成救命法宝。

一出油便用吸油面纸"猛"擦，恰巧手边没有吸油纸，便干脆以普通纸巾替代，油光暂消除了，却也损害了肌肤。有人因为害怕油腻，整个夏天绝少使用保养护理品。正确选用控油产品，同样可以给肌肤清新舒爽的滋润。

误区三：护肤品用得越少，越能减少出油现象。

炎热的夏季往往是护肤最漫不经心的季节。因为怕油腻感而拒绝使用保湿品，是夏日护肤的一大误区。仅仅吸油、控油非但不能改善油腻状况，反而使肌肤更干燥，产生更多的皱纹。只有水油平衡才是肌肤的完美状态。

误区四：用有收敛成分的化妆水收缩毛孔，毛孔小出油自然就少。

含有酒精、维生素A酸等收敛成分的化妆水的确能起到一时收缩毛孔的作用，在早晚洗脸后拍上具有收敛效果的紧肤水，既可以再次清洁皮肤又可以相当程度地收缩毛孔。但是，长期使用某些含有强效收敛成分的化妆水却容易阻塞毛孔。这时，油脂同样还会分泌，只是没有达到肌肤表面，时间长了，就会聚集毒素和细菌，形成层出不穷的痘痘、黑头、甚至是脂肪粒。所以，那些植物成分、温和收敛的产品更值得信赖。

控油秘招集锦

食疗法：芦荟可以解决满面油光和痘痘的问题。

急救法：用凉水或冰箱里的冰可乐冰一下脸部，让毛孔立即缩小，再使用控油品，效果加倍。

补水法：随身携带喷雾，坚持大量喝水以补充水分。

面膜法：控油的同时一定要补水，自制的黄瓜面膜补水效果就不错。

日疗方：洗脸时在水里加一些日本清酒，可以收到控油效果。

民间方：将鸡蛋黄打匀敷面10分钟，每晚坚持使用，可以有效控制油光。

精油法：葡萄柚和鼠尾草有不错的快速控油效果，可美白和收紧脸部肌肤。

误区五：T 形区缺乏护理。

额头与鼻子组成的 T 形区容易泛油，而且常常因油脂分泌而发生毛孔粗大、红肿等问题。正确选用 T 形区有专用护理品，含更多的抑油及控油成分，并可防止脱妆。

※ 夏季晒后肌肤修复更重要

皮肤经过日晒都会有灼热感，所以晒后最好选用具有镇静、抗炎之效的护肤品，来稳定这时敏感脆弱的肌肤。这类护肤品中多半含有如海藻胶、再生素、胎盘素、牛肝萃取液等成分，对于皮肤细胞具有促进新陈代谢、活化、再生及清除自由基离子的作用。

可以先用护肤品将化妆棉完全蘸湿，放在冰箱的冷藏室内，10 分钟后取出，轻轻拍在面部。对于鼻尖、额头和双颊这类容易脱皮的地方，应敷 10 ～ 15 分钟，以补充表皮流失的水分，并让护肤品中的营养成分迅速被吸收，减少皮肤的老化症状。

肩膀、背部等大面积的部位应用纱布蘸冷藏过的饱和生理盐水或清水敷，约 20 分钟取下，可以消除日晒后的灼热感。还可选用富含薰衣草、甘菊、杏仁、金盏花等天然镇静舒缓成分的清洁和护肤品，防止肌肤干燥老化、产生皱纹。

日晒后，还应该注意补充大量水分，以免水分快速蒸发。维生素 C 能抑制黑色素的生成，避免色素沉着，下面就介绍几种含有维生素 C 的蔬菜水果。

黄瓜有很好的美肤功效，用黄瓜片敷脸，可以保持面部皮肤的弹性和细嫩。尤其是日晒后的皮肤，用黄瓜汁敷约 10 分钟，清凉透入皮肤，疼痛自然消减。黄瓜汁水分丰富，其富含的维生素 C 能增强皮肤的再生能力，既可补充皮肤失去的水分，又可治疗红肿或脱皮。

长时间阳光直射后，可将西瓜皮捣汁，掺入蜜糖做面膜，或敷在日晒处，同样可以减轻晒后皮肤的肿痛和脱皮现象。蜜糖内的维生素、葡萄糖及果糖等，能滋润美白皮肤，还有杀菌功效，使晒后的皮肤恢复光滑感。

番茄和猕猴桃都有清凉消暑，消除燥热的效用。这两种果蔬含有丰富的维生素 C，具有抗氧化成分，可抵抗自由基对皮肤的侵害。另外，果蔬的水分能补充皮肤在暴晒后所丧失的水分，恢复皮肤的弹性。

若想拥有对紫外线防御能力强的肌肤，还需充分摄取防止肌肤老化的维生素 E、增加皮肤抵抗力的维生素 A、增加皮肤弹性的钙，这些都能从食物或营养补助食品中获得。同时，要时刻保持平和的心态，因为精神紧张或疲劳过度，肌肤所需的维生素 C 就会被逐渐消耗掉，所以保持好的心情、充足的睡眠对恢复肌肤也很重要。

夏季一定要吹吹自然风

夏天，人体阳气外发，伏阴在内，气血运行旺盛，并且活跃于机体表面。空调的问世，让人们忽略四季，但我们的身体仍然按时进入夏季，并且按照夏季的规则运行。所以夏季要注意保护体内的阳气，不要因为贪凉，伤害了体内的阳气，如果实在太热，就拿起大蒲扇摇一摇。

※ 女人夏季美容保健食谱

天气炎热，脸上很容易出汗的女性一到夏天就没有耐心护理皮肤了，因为频频擦汗，脸上化妆品全被擦去了，化妆时也难上妆，因此一到夏天不但对化妆没有兴趣，就连护肤品也不愿涂了。其实除了化妆品美容之外，考虑食物美容或许会收到更好的效果。

夏季天气炎热，饮食与健康的关系就更为密切。饮食得当，就能顺利地度过夏天；如果不加注意就有可能感染疾病，有损于健康。对于女人来说，夏季的饮食保健是极为重要的。

古代医学认为，夏季在五行中属火，在自然界主长养，也就是说自然界的万物在这个季节里茁壮成长，欣欣向荣。心在五行中也属火，所以，夏季是心火当令的季节，心在五味中主苦。肺在五行中属金，在五味中主辛。火克金，苦味克制辛味，因此心火过旺则克制肺金。苦味之物能助心气而克制肺气。这就是说，夏季应少食苦味的食品，多食辛味食品，以培补肺气并调理胃气。

夏季人体阳气趋于外，腠理疏松，出汗较多，要适当食用酸味和咸味食品。这是因为酸味有收敛作用，可固肌表，防出汗过多。而咸味食品可补充因出汗多而丢失的盐分，以防汗多损伤心气。夏季吃酸咸食品，还有利肝、补肾、蓄养精气的功效，使五脏得到保养。

中医理论认为，夏季阴气潜伏于体内，而酷热的暑气却在体外"横行"，这时人体是外阳内阴，胃肠功能虚弱，如果此时不加节制地吃冷食，并且为求凉快任意地吹冷风，那么人就很容易给自己带来暴泄之患。这是因为冷寒之物则易伤脾胃，令人吐泻。夏季气温高，人体神经经常处于紧张状态，某些分泌腺的功能也受到影响，因而常出现消化功能减弱、食欲不振等症状。因此胃肠功能较弱的女性，夏季不宜过食肥甘之味，多吃清淡易消化食物，这样才能让筋脉通畅，骨骼结实。

夏季时节女人要切记选择新鲜的果、菜、肉等食品。饮食要注意饮温食软，一次不要吃得太饱，可少食多餐，最好常喝一些绿豆汤、赤小豆汤，以防暑清热，解毒开胃。也可经常饮用菊花茶、酸梅汤等饮料，既解暑热，又爽身提神。这里为大家提供一款银耳西瓜羹。

◇银耳西瓜羹

功效：此羹能滋阴润肺，清热解暑，除烦止渴。李时珍说："西瓜有消烦解渴，解暑热，疗喉痹，宽中下气，利小水，治血痢，解酒毒"的功效。而银耳是一种食用菌，被誉为菌中之冠，既是名贵的营养滋补佳晶，又是一味扶正强壮的良药。现代医学已证明，银耳中的多糖类物质能增强人体的免疫力，调动淋巴细胞，加强白细胞的吞噬能力，兴奋骨髓造血功能，多糖 A 具有一定的抗辐射作用。银耳要选择黄白色、朵大、光泽、肉厚者为佳。冰糖性味甘、平，归脾、肺经，有补中益气、和胃润肺、止咳化痰、养阴止汗的功效。

原料：西瓜 1 个，水发银耳、冰糖各适量。

做法：

（1）选用纹路清晰、熟透的西瓜 1 个，洗净，在蒂处开一圆口，取下盖，挖出瓜瓤和籽，保持瓜壳完整。将整瓜壳洗净，并用开水冲烫瓜壳内壁。

（2）再把挖出的瓜瓤、瓜子包于纱布之中挤压，取其汁水。

（3）将砂锅置火上，加水烧沸后下入冰糖，煮化后加入水发银耳。

（4）再将西瓜汁倒入冰糖银耳中，待烧开后，倒入西瓜壳中，盖上瓜盖，置于盘中即成。

◇细盐牛奶磨砂面膜

功效：消炎清洁，去角质，使皮肤光洁白嫩。

原料：牛奶、细盐。

做法：在少量牛奶中加入一些细盐调匀即可，也可添加少许蜂蜜以增加附着力。

用法：绕开眼周，均匀涂于面部，然后轻轻地打圈按揉 2～3 分钟后保留片刻，然后用清水洗掉。

※ 容颜的最大护佑：适时宣泄，合理"放纵"

夏季是天地万物生长之际，这时，大自然阳光充沛，热力充足，万物都借助这一自然趋势加速生长发育，容颜也不例外，也要趁此机会好好提升。怎么做呢？健康才是美丽的根本，做好保健工作就是对容颜的最大护佑。

在中医看来，夏天的时候人可以比以前"放纵"些，宣泄出体内的瘀滞，这样才能使气血通畅，为以后的收藏腾出地方。否则，夏天宣泄得不够，到了秋冬季节想进补的话，根本就补不进来。

关于夏季养生，古人告诉我们要"夜卧早起，无厌于日"，意思是说晚上晚点睡，早晨早点起，要多晒太阳，因为，夏天就应该往外散，就应该充分的接受阳气，多出汗。另外，夏季对应五脏中的心，有心脏病的人在夏天容易复发或者症状加重，所以夏季应以养心，"使志无怒"。意思是说夏天的时候，人不要在情志上压抑自己，遇到生气、不高兴的事情，就要想方设法发泄出来，不能憋在心里。

除此之外，还有几点是需要我们注意的。

第一，保证营养，不要吃得太油腻。夏季，人体消耗大：一方面是出汗，一方面是活动时间多，人的体质会下降。所以这时候更应该注意保养自己的身体，增加营养。另外，夏天的时候气血都向外走，气血全跑到了外面，体内没有能量来消耗这些食物，所以在饮食上一定多以清淡为主，吃绿叶蔬菜和瓜果，早晚时喝点粥或汤是大有好处的，尤其是绿豆汤或粥，既能生津止渴、清凉解暑，又能滋养身体。《本草纲目》中记载了很多食物，如绿豆、黄瓜、番茄等，都是夏季饮食的不错选择。

第二，吹空调时要注意。如今，大部分人都处于有空调的环境下：上班，办公室开空调；下班，家里开空调；坐车，或者自己开车，车里还是空调，甚至睡觉的时候也开着空调。因为有空调，所以我们不再被炎热的气候困扰，空调给我们带来了好处，但同时也给我们的健康带来了隐患。

现在不少人在夏天有浑身不舒服的感觉，睡一觉起来胳膊腿就疼了，这就是因为经常待在空调下的缘故。

第三，注意防病。夏天天气炎热，出汗较多，毛孔处于开放的状态，这时机体最易受外邪侵袭。所以要保护体内的阳气，不要贪图凉爽而无节制的吃冷饮、穿露脐装、露天乘凉过夜、用凉水洗脚……否则就会导致中气内虚，暑热和风寒等外邪乘虚而入。

第四，要及时补水，要多喝凉白开水，不能用饮料代替饮水，因为饮料中含有糖分，含糖越多，渗透压也越高，越不容易为细胞吸收，反而会被细胞带走，容易引起体内缺水，这也是饮料不如水解渴的原因。

第五，要保证睡眠，控制情绪。中午的时候人们总是精神不振、昏昏欲睡、因此有条件的话可以增加午休的时候。以消除疲劳，保持精力充沛。另外，夏天容易使人心烦，提别是在气温高、无风、早晚温度变化不明显时，就更容易使人心胸憋闷，产生烦躁和厌烦情绪，从而诱发精神疾病。所以夏天应该清心寡欲、闭目养神。

金莲花、菊花浸液

取金莲花5朵，杭白菊5朵，用开水浸泡3～5小时，待浸液呈淡黄色，滤出浸液洗脸10分钟，再把干净无纺布浸入浸液中泡10分钟，敷在脸上约20分钟，可使面部肌肤滑润，白皙，亦有明目作用。长期使用可排出面部毒素，使皮肤清透，水灵。

让美丽在秋季延续

※ 粉饰太平不是首要，清运垃圾才是正经

多事之秋，人的皮肤也会变得越来越差，脱皮、斑点、黑头等肌肤问题接踵而来，这对爱美的女士来说简直是个灾难，不过这时候不是粉饰太平的时候，赶紧清运垃圾是正经。

此时，女性们最好忍着这些该死的肌肤问题，不要急于护理肌肤，要及时清理"垃圾"，毕竟内部清爽了，外部才会通透。

1. 秋季排毒比保湿美白更重要

很多人觉得，秋天主要的皮肤功课是保湿和美白。其实经过一个夏天各种皮肤敌人的施虐——从日晒到办公室辐射，从疲惫到食欲不振，春秋季节转换之时，肌肤排毒才是当务之急。不过秋季排毒，一定要懂得利用那些新鲜的瓜果蔬菜，如苹果含有大量果胶，肠道分解出乙酸，有利于体内胆固醇代谢。红薯的胡罗素含量高，是天然碱性食物，具有润肠消毒，保持人体酸碱平衡的功效……

2. 用精油给肌肤补养

利用精油按摩给肌肤补充氧气，但能够进行补氧的精油很少，主要是通过调配的复方精油在按摩的过程中达到活肤补氧的效果。杀菌的洋甘菊，镇静、补水的薰衣草，抗衰老的玫瑰，再加上甜杏仁油调配而成的复方精油就有很好的补氧作用，不仅可用于按摩，还可以直接涂抹于面部、身体。

3.《本草纲目》告诉你：秋季排毒多吃木耳

木耳，味甘性平，有排毒解毒、清胃涤肠、和血止血等功效，《本草纲目》里说木耳可以去面部黑斑。在中医看来，秋天是和肺相对应的，而木耳还具有润肺生津的功效，所以，秋天吃木耳，即可保养肺脏，又可排毒，可谓是两全其美。

※ 除燥，秋季护肤的关键

秋风起，天气一天天干燥起来，皮肤也变得越来越脆弱。那么怎么做才能让肌肤漂漂亮亮地迎接这个收获的季节呢？

秋季因为天气干燥，应该进补一些滋阴润燥的食物，这样肌肤容易变得滋润。《本草纲目》里说，麦冬可以养阴生津，润肺清心。用于肺燥干咳，津伤口渴，心烦失眠，内热消渴，肠燥便秘等都有效。而百合入肺经，补肺阴，清肺热，润肺燥。对"肺脏热，烦闷咳嗽"有效。所以，要防止秋燥，用麦冬和百合最适宜。

1. 水果抗干燥，就是这么有效

每到秋季，就会有很多新鲜的水果上市，像梨、柑橘、石榴、荸荠等。《本草纲目》

里说梨可以清热解毒、润肺生津、止咳化痰；柑橘有生津止咳、润肺化痰、醒酒利尿等功效；石榴有生津液、止烦渴的作用；荸荠有清热生津、化湿祛痰、凉血解毒等功效，经常吃这些水果不仅有利于缓解秋天带来的干燥，对减肥瘦身也很有效果。所以，女性们大可不必对自己吝啬，多买点，闲暇的时候就吃一个，对抗燥护肤大有好处。

当然，对抗秋季干燥不光是吃应季水果，还可以把这些水果捣烂或榨汁后敷在脸上，这样的美容效果更直接。

比如干性皮肤的女性，可将一只苹果去皮捣烂，加一茶匙蜂蜜，再加少许普通乳霜，敷于洗干净的脸上，20分钟后用温水洗净，再用冷水冲洗一下，然后涂上适合自己的面霜。另外，用捣烂的香蕉敷脸，也能柔化干性皮肤。过20分钟后用温水洗干净，涂上面霜，方便快捷。

对于油性皮肤的女性来说，可用半个柠檬榨汁，加入一杯温水，用海绵擦脸，有助于祛除脸上死掉的细胞。

其他一些水果也有独特的护肤作用：西柚汁对毛孔过大有收敛作用，橙比柠檬温和，对中性肤质特别适合。

还有一点要特别注意，就是用水果美容时，涂在脸上的水果一定要选新鲜的，不能用催熟的、含有农药的，否则美容效果就会大打折扣。

2. 秋季，不同肌肤类型不同的保养方法

（1）细心照料干性肌肤

用冷水洗脸，清除洁面乳的同时还能让皮肤感到清新，加强刺激面部的血液循环，让肤色显得更加明亮。洗脸后用沾满保湿柔肤水的棉片在面部轻柔地横向擦拭，为皮肤加一层保护膜。

每星期最少做一次保湿面膜以滋养肌肤。

谢绝含咖啡因饮料，多吃维生素A的食物，如牛奶、香蕉、胡萝卜等，带给皮肤柔软滋润。

（2）油性皮肤的特别护理

虽然夏天脸庞都显得油光光的，但进入秋季，油性的皮肤同样也会干燥、起皮。因为，低气温和低湿度会令油脂分泌恢复正常，但油分多不等于水分够，皮脂与水分失调后的肌肤即使仍然油光满面，也可能会有脱皮现象。千万不要过度清洁肌肤，因为保湿在这个季节里是最重要的。

（3）混合性皮肤平安过秋

混合性皮肤的护理关键在于均衡油脂分泌。特别护理要点包括：

早上用皂性洁面产品，着重在油性的部位轻轻按摩，稍后冲净。

晚上用洁面乳清洁皮肤。着重在干燥部位轻轻按摩，然后用棉片擦净。

肌肤干燥测试法

做个小测试，看看肌肤是否进入"干燥危险期"了。

1. 身体其他部分均呈现干巴巴的状态。

2. 不少部位有干燥脱皮现象。

3. 洗澡后有发痒的感觉。

4. 整张脸感到紧绷。

5. 用手掌轻触时，没有湿润感。

如果你出现 5 项中的 3 项情况，就说明你的肌肤已在敲警钟了，要尽早采取应对措施。

※ 秋季养颜食谱，奏响美丽的乐章

秋季，在五行中主金。肺在四时中与秋相应，在五行中也属金。此时人体的肺气旺盛，在五味中属于辛味。根据五行学说，金能克木。木和五脏中的肝脏相应，在五味中肝脏属于酸味。《黄帝内经》说："肺主秋，肺若气上逆，急食苦以泄之。肺色白，宜食苦。"又说："肺欲收，宜食酸以收。"这就是说酸味收敛补肺，辛味发散泻肺。秋天宜收不宜散，故尽可能少食辛味之品，适当多食一点酸味果蔬，以利肺气和补养肝气。一般来说，春秋两季，旧病最易复发，每个人要根据自己的情况，合理安排饮食保健，使肺气得到更好的调养。

秋季，气候比较干燥，对人体则易伤津耗液，劫损肺阴，出现口鼻、咽喉、皮肤干燥等症，又常引起肺燥咳嗽，使之气逆。因此，秋季饮食调理应当以滋阴润燥为主。《饮膳正要》就指出："秋气燥，宜食麻以润其燥。"其意就是说，要多食柔润之品，少食辛辣热燥之物，以润燥生津，保养肺阴，益于健康。

秋季，也是调养生机、适宜进补的季节，稍加滋补，便能收到祛病延年的功效。对于冬季易患慢性心肺疾病的女性朋友，更应该在秋天打好营养基础，以增强机体的抗病能力，为冬季减少病毒感染和防止旧病复发做好充分的准备。

秋季进补，应选用"补而不峻"、"防燥不腻"的平补之品，具有这类作用的食物有茭白、南瓜、莲子、桂圆、黑芝麻、大枣、核桃等。对于脾胃虚弱、消化不良的女性可以服食健补脾胃的莲子、山药、扁豆等，为防秋燥可选用滋阴润燥、补中益气的银耳、百合等。总之。秋季进补的总原则就是养肺阴，润肺燥。

◇菠萝鸡片

功效：菠萝内含糖类、脂肪、蛋白质、维生素 C、有机酸、苹果酸及柠檬酸等。其性平、味甘、微涩，有清凉解渴，消食止泻的作用。菠萝含丰富的菠萝朊酶，在胃中可分解蛋白质帮助消化。因此，食用肉类及油腻食物后，吃菠萝最为有益。菠萝中的糖、盐及酶有利尿作用，对肾炎、高血压有辅助治疗作用，对治疗支气管炎也有一定功效。

鸡肉味甘、性温，含有丰富的营养成分。如蛋白质、脂肪、钙、磷、铁、钾、维生素 A、维生素 B$_1$、维生素 B$_2$、维生素 C、维生素 E 和烟酸等。具有温中益气，补精填髓的功效。

菠萝、鸡肉合用，共成生津润燥，消食止泻，温中益气之佳肴。

需要提请注意的是，因菠萝中含有大量的有机酸，可使一些人出现过敏反应或中毒症状，如腹痛、恶心、呕吐、四肢及口舌麻木等不适反应。因此，食用时应削去外皮、剔去果丁，然后放在淡盐水中浸泡半小时左右，这样不仅可使部分有机酸溶解在盐水里，还可使菠萝更加甜润爽口。

此菜生津润燥，消食止泻，温中益气，但胃酸过多者不宜食用。

原料：菠萝 250 克，鸡脯肉 150 克，猪油 15 毫升，姜丝、精盐、料酒、香油、干淀粉各适量。

做法：

（1）菠萝削皮洗净后用淡盐水浸泡片刻，然后切成扇形片。

（2）鸡脯肉切成薄片，用精盐、料酒、干淀粉各少许拌匀上味。

（3）炒锅上火烧热，放入猪油，油热后，放入姜丝，用文火将姜丝炒片刻，然后放入鸡片，用旺火翻炒几下，再放入菠萝片翻炒。

（4）放入少许清水和适量精盐，盖上锅盖稍焖几分钟，然后淋入香油出锅装盘。

◇ 蜜酿白梨

功效：适用于口唇干裂、咽干口渴。

原料：大白梨 1 个，蜂蜜 50 克。

做法：将梨去核，放入蜂蜜，蒸熟，趁热食用，每日两次，连服数日。

※ 储足水分，容颜才会好过冬

随着空气温度的变化，到了秋天，我们的肌肤含水量会一路下滑，其速度之快，让人措手不及。此时必须立即为肌肤补水、喝汤，让肌肤润泽富含水分的同时，为更加寒冷的季节做好进一步的储水工作，因为到了冬天，再储水可就太晚了。

五款靓汤，可让你美丽不容错过。

◇ 白果牛奶菊梨汤

功效：润容洁面、洁肤除斑，用于阴亏津枯之肌肤干燥、面色无华。

原料：白果 25 克，白菊花 3 朵，雪梨 3 个，牛奶、蜜糖适量。

做法：白果去壳，去衣；白菊花洗净，取花瓣；雪梨洗净，取肉切粒。

将白果、雪梨放入清水煲，煲至白果软熟，加入牛奶煮滚即可，待放凉后，加蜜糖调味食用。

◇ 红果汤

功效：此方味道酸甜，是开胃、健脾、清热、养颜、美容之常饮佳品。

原料：山楂 15 克，金银花 5 克，赤小豆 200 克，冰糖 100 克。

做法：先将山楂、金银花一同放入锅内加水适量煮 20 分钟后滤去渣质加赤小豆同煮至烂熟，放少量冰糖调味食用。

◇ 木瓜牛奶汤

功效：此方有美容护肤、乌发之功效，常饮可使皮肤光洁、柔嫩、细腻、皱纹减少、面色红润。

原料：新鲜成熟的木瓜，鲜牛奶各适量。

做法：将木瓜切细加水适量与砂糖一同煮至木瓜烂熟，再将鲜牛奶兑入煮沸即可服用。

◇ 红枣香菇汤

功效：是很好的健美、抗衰老之品，会使女性容颜大发，青春久驻。

原料：干香菇 20 只，红枣 8 枚，料酒、精盐、味精、姜片、花生油各适量。

做法：将干香菇先用温水浸发至软，再用凉清水洗去泥沙；将红枣洗净，去核。用有盖炖盅，加进澄清过滤的泡发香菇的水和适量清水，再放入香菇、红枣、精盐、味精、料酒、姜片、熟花生油少许，盖上盅盖，上蒸笼蒸 1 小时左右，出笼即可食用。

◇ 木瓜煲生鱼汤

功效：健脾开胃、滋润养颜、补益身体的作用。

原料：木瓜 1 个，红枣 6 枚，生姜 1 片，活鱼 1 条。

做法：先将一条约 600 克重左右的鱼，剖洗干净，去净鱼鳞、鱼鳃，用清水将鱼身血污冲洗干净，抹干鱼身后，用姜、油起锅，将鱼身煎至微黄色，以除腥味；木瓜剥去皮、去子，用清水冲洗干净，切成块状；红枣去核，洗干净；生姜刮去姜皮，洗干净，切一片。将以上材料一齐放入已经煲滚了的清水中，继续用中火煲两小时左右，以少许食盐调味，即可佐膳饮用。

化妆水，你真的会用？

有很多人以为自己很清楚化妆水的用法，不就是倒在手心然后在脸上拍拍吗？其实，倒在手心并不是好办法，因为手心温度较高，这样会造成脸上水分不足。正确方法应是将化妆棉片缠在中指，向棉片上倒化妆水，全脸的用量恰好是倒满一指的长度和宽度，然后轻轻在脸上拍打。

有人经常喝水，可是皮肤干燥依旧。其实主要原因在于人的储水功能较弱、藏不住水，因此有了水，还必须将其留住，而留住它的关键是营养，需多吃含骨胶原、黏多糖、卵磷脂、维生素、矿物质丰富的食物。

天气可以"冷飕飕"，容颜不可"寒冰冰"

※ "冷肢女"再也不怕过寒冬

随着气温的降低，四肢冰凉、腰寒的"冷肢女"逐渐多了起来。寒是很多容颜问题的根源，女人暖起来才漂亮。

那该怎么办呢？下面这些方案可以帮你安然过冬。

1.《本草纲目》提醒你：怕冷要多吃温热之物

怕冷女性冬季可选温热食物或药材进补，达到御寒作用。有温补作用的食物一般是红色、有甜味的食品，或辛辣味调味品和食物。适合冬天食用的温热性食物包括：

肉类：羊肉、牛肉、虾、海参、牡蛎、鳗鱼、鹿肉、鸡肝等含有丰富脂质和蛋白质等肉品。

蔬果：韭菜、青椒、芥菜、甘蓝、辣椒、洋葱、南瓜、荔枝、桃子、杧果、提子、桂圆、葱、姜、蒜。

其他：糙米、高粱、芝麻、松子、腰果、胡桃、栗子等核果类食品。

在烹调或食用寒性食物时，可加入一些热性的葱、姜、蒜、八角茴香、胡椒、辣椒、人参、黄芪、陈皮等调味料或中药材来调和。平时也可用枸杞子、红枣、人参、桂圆肉、生姜冲泡茶水饮用，也能发挥御寒效果。

2.抗御寒冷，还要这样做

衣物穿足：建议在办公室多准备一件薄外套，适当保暖，人常常因为忙碌而忘了多加件衣服。如果冬天天气太冷，也要加手套和袜子防寒，尤其在睡觉时要注意脚部保暖。因为脚部失去温暖就不易入睡，可穿温暖的棉袜帮助保暖。

睡前泡澡温暖手脚：睡前泡泡澡和脚，一方面可促进血液循环，让身体暖和起来，还可舒解压力，帮助入睡；洗完澡或是泡完脚，擦干后立刻穿上袜子保温；可用一个水桶里面装入热水、米酒和姜片（热水和米酒的比例1:1），冬天在看电视时或下班休息后使用，有助改善女性怕冷现象。

多做运动不怕冷：加强体育锻炼，比如：慢跑、登山、体操等。运动可促进体内血液循环，加强新陈代谢，改善神经末梢血液流通不足等症状，运动时以微汗为宜。平时加强手部和脚部运动，比如从夏天开始养成经常搓手的习惯，工作学习闲暇多活动脚腕。久坐或久立的人必须重视工间操，多做手足和腰部活动，以加强血液循环。

御寒，冬季补血养颜食谱：

◇阿胶核桃糕

做法：取东阿阿胶 250 克、黄酒 250 克、冰糖 200 克，黑芝麻、核桃仁各 250 克，先将阿胶砸碎，放入瓷碗中加黄酒浸泡 1 ~ 2 天至泡软，取冰糖 200 克，加水 250 毫升化成冰糖水倒入泡软的阿胶中，加芝麻、核桃仁放入继续蒸 1 小时，搅拌成羹状，冰箱存放。

用法：可切成块在办公室当小零食吃，早晚各一块。

◇黄芪当归羊肉

做法：羊肉 400 克切块，黄芪、党参、当归各 25 克，同放砂锅内，加水 1000 毫升，文火煨煮，至羊肉烂时放入生姜 25 克和食盐适量。

※ 搞好冬季睡眠，美丽无忧

冬天，我们一定要保证足够的睡眠时间，这是为明年一年的精气神打基础的。一个冬天睡得好，第二年春天你就会发现自己的血色极好，皮肤如婴孩般细腻，由内而外散发出迷人的气韵。

1. 睡个好觉先要调好睡眠方向

地球是一个大磁场，我们人类和一切生命都在这个大磁场中生存，人们睡眠的方向应该与地球磁场的磁力线保持平衡，这样才会感觉舒服。

我们处于北半球，地球磁力线的方向是从南到北，所以我们最好的睡眠方向也应该是头朝北，脚朝南，这样人体内的细胞电流方向正好与地球磁力线方向成平行状态，人体内的生物大分子排列则为定向排列，这样，气血运行便可通畅，代谢降低，能量消耗较少，睡眠中的慢波、快波即能协调进行，加深睡眠深度，从而有一个良好的睡眠质量，人也会感觉很舒服。

如果你总是保持东西向的睡眠方向，人体睡眠时的生物电流通道与地球磁力线方向相互垂直，那么地球磁场的磁力就会成为人体生物电流的强大阻力，人体为恢复正常运行达到新的平衡状态，就得消耗大量热能，用来提高代谢能力，从而导致体温升高，气血运行失常，产生病态，通常会出现头昏、烦躁、失眠、颈椎酸疼等症状。所以，要想拥有良好睡眠，最好还是采取头朝北、脚朝南的方向。

2. 睡前吃一点养心阴食品

睡前可以吃一点养心阴的东西，可帮助精神内守，如冰糖莲子羹、小米红枣粥、藕粉，或桂圆肉、百合，或一杯牛奶、一块茯苓夹饼等。因为人睡觉后，五脏仍在辛苦地工作着，在五脏中，心脏最辛苦，所以适当地补益心阴将有助于健康。

助眠三汤：

◇酸枣仁汤

功效：酸枣仁能抑制中枢神经系统，有较恒定的镇静作用。对于血虚所引起的心烦不眠或心悸不安有良效。

做法：酸枣仁三钱捣碎，水煎。

用法：每晚睡前一小时服用。

◇静心汤

功效：可达镇静的效果，尤其对心血虚衰的失眠者，功效较佳。

做法：桂圆肉、川丹参各三钱，以两碗水煎成半碗。

用法：睡前30分钟服用。

◇安神汤

功效：百合有清心、安神、镇静的作用，经常饮用，可收立竿见影之效。

做法：将生百合五钱蒸熟，加入一个蛋黄，以200毫升水搅匀，加入少许冰糖，煮沸后再以50毫升的水搅匀。

用法：于睡前一小时饮用。

※ 养藏之道也是美容之道

中医里说冬天要养"藏"。《黄帝内经》中有："冬三月，此谓闭藏，水冰地坼，无扰乎阳。早卧晚起，必待日光。使志若伏若匿，若有私意，若已有得。祛寒就温，无泄皮肤，使气亟夺。此冬气之应，养藏之道也。逆之则伤肾，春为痿厥，奉生者少。"

冬藏就是说冬天要关闭所有开泄的气机，要收藏。不知你有没有见过冬眠的动物，它们一到冬天就开始蛰伏起来不再活动，以降低能量的消耗。其实，冬天人也应该像动物这样，减少消耗，注意收藏，如减少洗澡的次数、减少房事次数、减少运动量等。

此外，冬季养藏还要注意以下两点：

1. 防寒养肾

冬天，人体的阳气要潜藏于内，由于阳气的闭藏，人体新陈代谢水平相应降低。因而需要生命的原动力"肾"来发挥作用，以保证生命活动适应自然界的变化，人体能量和热量的总来源于肾，也就是人们常说的"火力"，"火力"旺说明肾脏机能强，生命力也强。反之生命力就弱。冬天，肾脏机能正常则可调节肌体适应严冬的变化，否则将会导致心颤代谢失调而发病。

当然，防寒一定要适度，不可太过。过去有句老话叫"冬天不冷，夏天不热，迟早要坐病"。冬天的时候，由于人的气血是闭藏的，如果通过外界的人为条件把屋子和身体捂得太热了，本来应该闭藏的气血就会向外耗散，气血都耗散出去了，人就会生病，在《黄帝内经》里这叫"冬不藏精，春必病瘟"。所以，冬天保暖把握好尺度，开空调、暖气时，要注意把温度控制在20度左右，不能太高。

2. 做好四肢的保养

冬季疾病容易从四肢，尤其是双腿入侵人体，这点上了岁数的人可能体会更深。天气冷了，腿就觉得不舒服，伸展不开，遇到潮湿的天气，腿还疼。所以，冬季我们要记得给双腿保暖外，还要经常拍打活动双腿。

此外，古时候的女人都是盘腿坐，把腿放在后面，这样可以把下焦气堵住、锁住，使气不外泄，这就是女人的藏。古时候男人的坐一定是要"虎背熊腰"，两手撑膝，两只手的手心劳宫穴正好护在膝盖上，男人这样可以固摄胃气。男人没事的时候可以学学古人的坐法，这样就能给自己养护胃气，人体也会感到非常舒服。

另外，到冬天的时候，大雪封山，气血也都到里面去了，这时正好是补养的好时节，所以我们要多吃些牛羊肉、木耳、黑豆之类的食物。

民间节气——小寒与大寒之际的养生

民间有"小寒大寒，冷成冰团"之说，这个时候天气是最冷的，生活中常见一些人一进屋就把冻僵的手脚放到取暖器旁边烤，或插入热水里暖。其实这样对手脚皮肤保健非常不利，日后很容易生冻疮。正确的方法是在距取暖器不远的地方，将裸露的手脚互相搓擦，使手脚的温度自然回升，待皮肤表面变红时，再移到取暖器旁或放入热水中取暖。

进入大寒节气，养生也应该有所调整。因为大寒与立春相接，所以在饮食上要有所变化，以便于适应这种气候。具体包括：进补量逐渐减少；在进补中应适当增添一些具有升散性质的食物；适当吃一些温散风寒的食物以防御风寒邪气的侵扰。

※ 冬季这样吃，身体更健康

我国传统文化认为，冬主水而通于肾气，冬主天地之闭藏，肾主藏五脏六腑之精。寒为冬之主气，寒为阴邪，易伤阳气。肾为元阳，为人体阳气之根本，故冬季的饮食调养重在散寒邪，补肾阳，这样，可以平衡阴阳，疏通经络，调和气血，使肾精充足，达到防病强身的目的。

现代医学认为，冬季进补能提高人体的免疫功能，促进新陈代谢，使畏寒的现象得到改善，而且能调节体内的物质代谢，使营养物质转化的热能最大限度地贮存于体内，有助于体内阳气的升发，为来年的身体健康打好基础。俗话说，"三九补一冬，来年无病痛"就是这个道理。

适合女人冬季食用的美容保健食谱如下：

◇ 红烧狗肉

功效：狗肉性味咸温，入脾、胃、肾经，是冬季常用滋补食品。狗肉细腻、鲜嫩，营养价值很高，含有丰富的蛋白质、脂肪、嘌呤类、肌肽及钾、钠、氯等。据分析，狗肉中含有多种氨基酸和脂类，可产生较高的热能，有很好的补益作用，尤其适宜于老年女性冬季进补。狗肉有重要的医疗价值，不但益脾，而且壮阳，滋补力较强。《本草纲目》说，狗肉有"安五脏、轻身益气、益肾补胃、暖腰膝、壮气力、补五劳七伤、补血脉"的功效。需要注意的是狗肉因其性温热，多食易上火，凡热病及阳盛火旺者不宜食用。

原料：狗肉 500 克，麻油 30 克，生姜、葱段、花椒、黄酒、白糖、食盐各适量。

做法：

（1）狗肉洗净切块。

（2）炒锅上火加热，放入麻油，待烧热后加入白糖炒至紫黑色（炒白糖时，由大泡转至小泡时即可），放入狗肉煸炒，使糖均匀地裹于肉块上。再放生姜、葱段、花椒、黄酒翻炒后加入热水，大火烧沸后撇去浮沫，改小火炖至熟烂后用食盐调味即可出锅。

◇ 火腿烧海参

功效：火腿性味咸温，有健脾开胃、生津益血等功用，海参性味咸、温，入心、肾经。有补肾益精、养血润燥、止血消炎、和胃止渴的作用，现代医学研究指出，海参不但含有蛋白质、多糖类、钙、磷、维生素等营养成分，还含有海参素，是一种抗霉剂，能抑制多种真菌；煮食海参，可防止宫颈癌放射治疗的直肠反应；平时适用于肾虚引起的阳痿、早泄、遗精、小便频数，以及各种失血后的贫血、肠燥便秘、肺结核、神经衰弱等人食用。

原料：水发海参 200 克，火腿 50 克，食用油、水淀粉、姜、葱、酱酒、黄酒、食盐、白糖各适量。

做法：

（1）水发海参洗净，切成条块，放入开水中略烫后捞出备用。

（2）火腿切片备用；葱、姜洗净切末备用。

（3）炒锅上火烧热，加入食用油，待油热后放入海参、火腿翻炒。再加黄酒、白糖、酱油、食盐、清水，改小火煨炖，烧至汤汁浓稠时，用水淀粉勾芡即成。

◇ 枸杞炖羊肉

功效：补肾强筋，益气补虚，温中暖下。《本草纲目》中说羊肉性味甘、温，入脾、肾经，历来作为补阳佳品，尤以冬月食之为宜。冬天吃羊肉可促进血液循环，以增温御寒。因此，体弱者、阳气虚而手足不温的女性吃羊肉十分有益。枸杞子性味甘、平，入肝、肾经，有养阴补血，益精明目的功效。对肝肾虚损、精血不足所致的腰膝酸软、头昏、耳鸣、遗精、眼目昏花、视力减退等症，均有补益和治疗作用。羊肉、枸杞子二者共用，使益气补虚，强筋补肾，温中暖下的功效更强。

原料：羊腿肉100克，枸杞子20克，料酒、葱、姜、鸡精、食盐、清汤各适量。

做法：

（1）羊肉整块洗净后入开水锅内煮透，捞出放入冷水中洗净血沫后切成方块。

（2）葱、姜洗净后，葱切段，姜切片待用。

（3）炒锅上火烧热，下羊肉、姜片煸炒，烹入料酒炝锅。炒透后将羊肉同姜片一起倒入大砂锅中。

（4）放入枸杞子、清汤、盐、葱段烧开，撇尽浮沫，改用小火炖至羊肉酥烂，调好咸淡，挑出葱、姜，放入鸡精即可。

◇洋葱海鲜汤——职业女性最适合

功效：越来越多的职业女性出现血脂的增高。并且职业女性中高脂血症的发病率有逐渐增高和趋于年轻化的势头。而洋葱可清血，有助于降低胆固醇，适当摄入降脂食物可防治高脂血症。

原料：洋葱200克，鲜鱿鱼100克，鲜虾仁50克，蟹柳25克，草菇50克，鸡蛋3个，盐、味精、胡椒粉、料酒、清汤各适量。

做法：将鸡蛋打散，加盐、味精、胡椒粉、清汤拌匀，上屉蒸熟，取出待用。分别将洋葱碎丁、草菇片、海鲜段焯熟，捞起后放在蒸好的蛋上。锅内放清汤，用盐、味精、胡椒粉、料酒调味，煮开后浇在海鲜及蛋羹上即成。

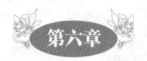

《本草纲目》中的美肤保养秘方

《本草纲目》之谷部养颜秘方

※ 紫米：流传在宫廷的滋补佳品

紫米在古时是皇帝食用的米，又称贡米，《红楼梦》中称之为"御田胭脂米"。《本草纲目》载：紫米有滋阴补肾,健脾暖肝,明目活血等作用。传说常食用紫米能长生不老，所以紫米也称为长生米。长生不老的传说当然是无稽之谈，但紫米富含铁质，补血功效可是毋庸置疑的，是一种天然的滋补佳品。

下面介绍两款紫米美容食谱：

◇ 紫米八宝饭

功效：这是一道不折不扣的美容饭。紫米是女性的知己。豆类的好处更多，它们有与肉媲美的营养价值，却没有肉的胆固醇，就连脂肪也是不饱和脂肪酸，女性们永远不用担心因为吃了它长胖。

原料：盐、油、紫米 150 克，薏米 50 克，赤小豆 30 克，绿豆 30 克，黑豆 30 克，腰豆 30 克，花豆 30 克，刀豆 30 克（或者可以直接买商店配好的"八宝粥"料包）。

做法：紫米及各色原料清洗干净，拌入盐、油，放进电饭煲加水煮熟即可。

◇ 紫米四喜汤圆

原料：紫糯米粉 300 克，肥瘦火腿、芝麻、花生仁、莲蓉各 100 克，白糖 300 克、熟猪油 60 克。

做法：

（1）火腿蒸熟，切成碎丁。芝麻、花生仁分别焙香，分别压成碎末。

（2）将火腿丁及猪油 20 克、白糖 100 克充分拌匀，制成 10 个馅心。将花生末与猪油 20 克、白糖 100 克拌匀，作成 10 个馅心。芝麻末与猪油 20 克、白糖 100 克拌匀，制成 10 个馅心。莲蓉分成 10 份。

（3）紫米粉加水充分拌匀，揉好成团，下剂 40 个，逐个搓圆按扁。分别将 4 种馅心逐个包入紫米面团中,封口,搓圆。用4口锅把4种馅心的汤圆分别煮熟,用10个小碗,每一种馅心的汤圆各放1个入碗上桌。

※ 糯米:健胃美肌要找它

糯米富含B族维生素,有很强的滋补功效。李时珍在《本草纲目》里把它的功效归纳为四种:一是温脾胃,二是止腹泻,三是缩小便,四是收自汗。《本草经疏论》还分析说:糯米是补脾胃、益肺气的谷物。脾胃受到补养,就能发挥温化谷物、吸收水液的功能,大便也就不会稀清,温能养气,正气旺盛,身体也就温暖。所以脾肺虚寒的人最宜食用糯米。

食之有道——食用紫米的宜忌

适宜人群:多食紫米具有开胃益中,健脾暖肝,明目活血,滑涩补精之功,对于少年白发、妇女产后虚弱,病后体虚以及贫血、肾虚均有很好的补养作用。病后消化能力弱的人宜于吃黑紫米调养。

紫米粥若不煮烂,不仅大多数营养素不能溶出,而且多食后易引起急性肠胃炎,对消化功能较弱的孩子和老弱病者更是如此。因此,消化不良的人不要吃未煮烂的紫米。

与粳米相比,糯米性偏温,能温暖脾胃,补益中气。对脾胃虚寒、食欲不佳、腹胀腹泻有一定缓解作用。此外,糯米还能帮助肠胃蠕动,改善胃肠下垂,并预防便秘,也有助于改善气虚造成的多汗现象。糯米还有收涩作用,对尿频、自汗有较好的食疗效果。

需要注意的是糯米性黏滞,难于消化,老人、小孩或病人宜慎用;糯米年糕无论甜咸,其碳水化合物和钠的含量都很高,对于有糖尿病、体重过重或其他慢性病如肾脏病、高血脂的人要适可而止。

下面是几款糯米美容餐,女士们可以试试看:

◇补气——参杞糯米红枣粥

取党参30克,加水煮沸后20分钟,除去药渣,加入红枣30克、枸杞子15克、糯米50克,煮至米烂熟,吃时再加适量白糖。

◇温胃——黄芪糯米粥

功效:此粥有良好的补气收汗功效。

做法:取蜜炙黄芪30克,加水煮沸后20分钟,除去药渣,放入糯米30克,煮到米烂熟。吃时再加适量白糖。

脾胃虚弱,饮食减少,大便稀溏,也宜使用糯米作为食疗,与山药配用效果更好。取糯米500克,用水浸泡一夜,沥干,放入锅中用小火炒熟,磨成细粉备用。用山药

30 克煎成汤羹，在沸滚之际，加入糯米粉 30 克，拌入砂糖和少许胡椒粉，每日清晨食用。

◇ 排毒——糯米藕

原料：莲藕 14 克、糯米约 150 克、白砂糖约 80 克。

做法：将莲藕洗净后，切下一端作盖，把糯米淘净滤干后，将其填入莲藕孔内，填满后，盖上藕盖。然后将其置于蒸锅内，用文火蒸熟，取出让其冷却后，切成薄块摆到盘子上，撒上白糖即可。

◇ 瘦身——三色糯米饭

原料：赤小豆 15 克、薏米 15 克、糯米 20 克、冬瓜子 20 克、黄瓜丁 20 克。

做法：薏米泡水 7 小时，洗净备用；赤豆、薏米放入蒸笼的内锅（内锅加水）蒸 20 分钟，再放入洗净的糯米和冬瓜子蒸熟。起锅后，撒上黄瓜丁即可食用。

◇ 鸡蛋糯米面膜

功效：美白、紧肤。

原料：一勺蜂蜜，三勺糯米粉，一个鸡蛋。

做法：油性皮肤取鸡蛋黄，蜂蜜，糯米粉按以上比例调匀，敷于脸部；中性皮肤取蛋黄、蛋清各半，蜂蜜、糯米粉按以上比例调匀，敷于脸部；干性皮肤取蛋清，蜂蜜，糯米粉按以上比例调匀，敷于脸部。

※ 大麦：粮食中的美容珍珠

《本草纲目》里说大麦有"宽胸下气，凉血，消积进食"之功效。根据现代药理分析，大麦中丰富的纤维素和 β－葡聚糖有降人体血液中胆固醇的作用。大麦中 B 族维生素的含量较高，可用于治疗脚气病。比较丰富的烟酸可防治癞皮病。

在新加坡，最知名的就是以大麦为主的椰浆底麦角粥，食用时会附上椰奶，香浓丰富。大麦是不错的保健美容佳品，这里就为大家介绍两款佳肴美味。

◇ 大麦羊肉汤

功效：此汤温中健脾，下气消胀，凡属脾胃虚弱，以致血气生化不充，引起的形本瘦弱，或不能多吃干硬食品，或食后腹胀等，即可辅食此汤，大麦既可能健脾益气，又具消胀进食之功，加羊肉汤则可以温养脾气，故对脾胃虚弱患者颇有神益。

原料：羊肉（肥瘦）100 克，大麦 50 克，草果 10 克，盐 2 克。

做法：先将羊肉、草果熬汤，过滤后用汤煮大麦，加盐少许，亦可在滤汁后与肉同煮食。

◇ 南瓜大麦羹

原料：南瓜 200 克（去皮切丁），白糖 120 克，水 800 毫升，大麦 150 克（洗净后浸 1 小时），红枣 8 颗（去核）。

做法：将水煮滚，放入大麦并以大火煮滚，然后加入红枣，改以小火煮至大麦裂开；加入南瓜，继续煮至大麦熟透后加入白糖，继续煮至白糖溶解即可。

◇ 大麦茶

功效：大麦茶是用炒制的麦芽泡的茶，味甘性平，闻之有一股浓浓的麦香。大麦茶含有人体所需的17种微量元素，19种以上氨基酸，富含多种维生素及不饱和脂肪酸、蛋白质和膳食纤维，具有神奇的美容功效。日本学者研究得出：大麦茶含有抗癌物质P-香豆酸和槲皮素，长期饮用，可以消食化瘀、平胃止渴、消暑解热、降低胆固醇、去除水中重金属、软化水质，起到美容的效果。

大麦茶能增进食欲，暖肠胃，尤其适合餐前餐后饮用，许多韩国家庭都以大麦茶代替饮用水。一年四季均可饮用，是适宜各种年龄的保健饮品。

大麦茶与女性"三期"

女性在经期应该避免饮用咖啡和茶，因为这类含咖啡因的饮料会增加焦虑、不安的情绪，这一点可能大家都了解。可是，对于平时茶和咖啡不离手的女性来讲，在这非常时期会因为不能喝咖啡和茶而六神无主，焦虑不安。那么，这时你可以改喝大麦茶。但是，孕期就不要喝大麦茶了。孕期喝容易引起轻微腹泻，还有可能引发宫缩造成流产。哺乳期的女性也不要喝，因为大麦有回奶的作用。

※ 小米：全身都是宝，养颜不可少

小米是中国老百姓的传统食品，在北方有些地方小米粥更是每天饭桌上必不可少的。小米粥被中医称为"代参汤"。还有说"粥油营养，赛过参汤"。

小米粥熬好后，上面浮着一层细腻、黏稠、形如膏油的物质，中医里叫作"米油"，俗称粥油。很多人对它不以为然。其实，米油具有很强的滋补作用，可以和参汤媲美。

另外，熬小米粥时，淘米的水千万不能浪费掉，我们可以用它洗脸，嫩肤还美白，此外还可以用它来洗头，这样可以使头发充分吸收里面的营养，更加柔顺亮泽；在水里加一点醋也有很好的效果。

谷穗

《本草纲目》中说："小米能除湿、健脾、镇静，安眠。"中医认为小米有和胃温中的作用，小米味甘咸，有清热解渴、健胃除湿、和胃安眠等功效，内热者及脾胃虚弱者更适合食用它。有的人胃口不好，吃了小米后能开胃又能养胃，具有健胃消食、防止反胃、呕吐的功效。

在所有健胃食品中，小米是最绿色也最没有副作用的，它营养价值高，对于老弱病人和产妇来说，小米是最理想的滋补品。我国北方许多妇女在生育后，用小米加红糖米调养身体。小米之所以受到产妇的青睐，皆因同等重量的小米中含铁量比大米高一倍，其含铁量高，所以对于产妇产后滋阴养血大有功效，可以使产妇虚寒的体质得到调养。

另外，小米因富含维生素 B₁、B₂ 等，还具有防止消化不良及口角生疮的功能。小米粥是健康食品，可单独熬煮，亦可添加大枣、赤小豆、红薯、莲子、百合等，熬成风味各异的营养粥。对脾胃虚弱，或者在夏季经常腹泻的人来说，小米有很好的补益作用。与山药熬粥，可强健脾胃；加莲子同熬，可温中止泻；食欲不振的，可将小米加糯米与猪肚同煮而食，方法是将小米和糯米浸泡半小时后，装到猪肚内，炖熟后吃肉喝汤，内装的小米和糯米取出晾干，分次食用。小米磨成粉，可制糕点，美味可口。

◇ 小米桂圆粥

功效：补血养心，安神益智。适用于心脾虚损、气血不足、失眠健忘、惊悸等症。

原料：桂圆肉 30 克，小米 50 ~ 100 克，红糖适量。

做法：将小米与桂圆肉同煮成粥。待粥熟，调入红糖。

用法：空腹食，每日 2 次。

※ 芝麻：美丽秀发吃出来

黑芝麻又称胡麻、油麻、巨胜、脂麻等，其味甘、性平，入肝、肾、大肠经，具有补肝肾、益精血、润肠燥的功效。古人称黑芝麻为仙药，久服人不老；《本草纲目》称"服（黑芝麻）至百日，能除一切痼疾。一年身面光泽不饥，二年白发返黑，三年齿落更生"，介绍了黑芝麻的神奇功效；当代医药学研究表明，黑芝麻有益肝、补肾、养血、润燥、乌发、美容之功用，是极佳的保健美容食品。

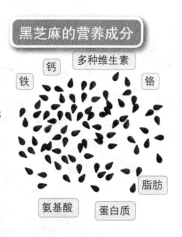

现代药理研究表明，黑芝麻含有大量的脂肪和蛋白质，还有糖类、维生素 A、维生素 E、卵磷脂、钙、铁、铬等营养成分。黑芝麻含有的多种人体必需的氨基酸在维生素 E、维生素 B₁ 的作用参与下，能加速人体的代谢功能；黑芝麻中的铁和维生素 E 是预防贫血、活化脑细胞、消除血管胆固醇的重要成分；黑芝麻含有的脂肪大多为不饱和脂肪酸，有延年益寿的作用；黑芝麻所含有的卵磷脂是胆汁中的成分之一，可分解、降低胆固醇，防止胆结石的形成。凡肝肾不足、虚风眩晕、耳鸣、头痛、大便秘结、病后虚弱、须发早白、血虚风痹麻木、妇人乳少等症，常吃黑芝麻就会有所改善。

黑芝麻在美容方面的功效非常显著：黑芝麻中的维生素 E 可维护皮肤的柔嫩与光泽；黑芝麻能滑肠治疗便秘，有滋润皮肤的作用；芝麻中含有防止人体发胖的物质卵磷脂、胆碱、肌糖，吃多了也不会发胖，有利于减肥；黑芝麻中亚麻仁油酸成分，可去除附在血管壁上的胆固醇，完美腿型；常吃黑芝麻还有乌发的作用，但不宜大量摄取，春夏二季每天半小匙，秋冬二季每天一大匙即可，否则过犹不及，还可能导致脱发。

◇黑芝麻黄面

功效：美容乌发。

原料：白面500克，黑芝麻100克。

做法：将黑芝麻炒熟，白面炒至焦黄，每日晨起用滚开水调冲30克食用。亦可加盐或糖少许。

◇黑芝麻苓菊瘦肉汤

功效：补养肝肾，滋润乌发。

原料：黑芝麻、茯苓各60克，鲜菊花10朵，猪瘦肉250克，食盐、味精各适量。

做法：

（1）黑芝麻洗净，用清水略浸，捣烂；茯苓洗净；鲜菊花洗净，摘花瓣用；猪瘦肉洗净，切片，用调料腌10分钟；

（2）把黑芝麻、茯苓放入锅内，加清水适量，文火煮沸15分钟，放入猪瘦肉、菊花瓣，炖至猪瘦肉熟烂，加入食盐、味精调味即可。每日1～2次佐餐食用，每次150～200毫升。

※ 花生：名副其实的"长生果"

花生又名长生果、落花生，被誉为"田园之肉"、"素中之荤"。《本草纲目》中记载："花生悦脾和胃润肺化痰、滋养补气、清咽止痒"，而中医认为，脾胃是人的后天之本，脾胃功能非常重要，花生可以调理脾胃，增强脾胃功能，对人体健康非常有利，能延缓衰老，益寿延年。所以，民间把花生称为长生果。

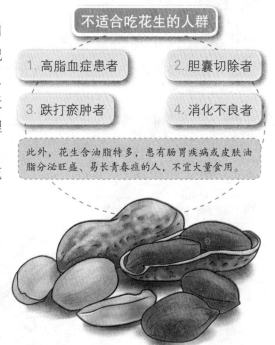

不适合吃花生的人群

1. 高脂血症患者
2. 胆囊切除者
3. 跌打瘀肿者
4. 消化不良者

此外，花生含油脂特多，患有肠胃疾病或皮肤油脂分泌旺盛、易长青春痘的人，不宜大量食用。

花生的功效主要有以下几种：

（1）淡化色斑。花生富含维生素 B_6，维生素 B_6 具有褪除黑色素斑痕的作用。

（2）健齿。食用花生不产生腐蚀酸，有利牙齿健康。

（3）减肥。花生是高脂高热量食物，

但是并不会增加体重。因为花生高蛋白、高纤维、质地易碎，容易增加饱腹感并持续较长时间，花生饱腹感长于高碳水化合物食物五倍时间，可抑制饥饿，从而减少对其他食物的需要量，降低总能量摄入，避免吃过量。花生吸收效率不高，也是避免增加体重的一个原因。

另据《中国医药报》报道，花生中的 β－谷固醇可抑制口腔细菌的生长，并具有一定的抗癌作用。中医临床有时也会用花生治疗慢性胃炎、支气管炎等消化和呼吸道疾病。因此，口气不好的人可以每天少量、反复咀嚼花生一次，可以有效抑制口臭。

很多人都喜欢吃油炸花生米或爆炒花生米，其实这种方式对花生米中的维生素E和其他营养成分破坏非常大，而且花生本身就含有大量的植物油，高温烹制后，花生的甘平之性就会变成燥热之性，经常食用容易上火。所以，吃花生的最好方式是煮着吃，这样既能保住营养又好吸收。还有些人经常把花生仁（油炸的、椒盐及带壳的花生果）和拌黄瓜作为下酒菜，其实，这种吃法是错误的，会造成腹泻，甚至食物中毒。

这里为大家介绍一款花生粥。

◇花生粥

功效：益气养胃，健脑益智。

原料：花生米、山药、粳米、冰糖。

做法：山药切丁，花生米开水烫泡 1～2 分钟去皮晾干，捣碎粳米与花生、山药加水熬煮，快熟时放入冰糖即可。

※ 赤小豆：小食物大功效

赤小豆的保健美容功效前面我们也简单提到过，这里再给大家做些具体的介绍。它具有"利小便、消胀、除肿、止吐"的功效，因为它富含淀粉，因此又被人们称为"饭豆"，是人们生活中不可缺少的高营养、多功能的杂粮。李时珍称赤小豆为"心之谷"，可见其食疗功效。

现代医学证明，赤小豆富含维生素 B_1、B_2、蛋白质及多种矿物质，多吃可预防及

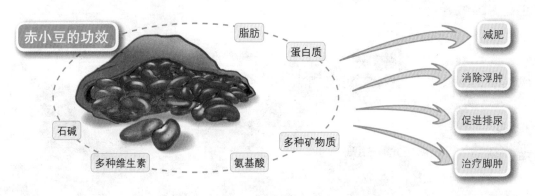

赤小豆的功效

脂肪　蛋白质　减肥

消除浮肿

促进排尿

石碱　多种矿物质　治疗脚肿

多种维生素　氨基酸

治疗脚肿，有减肥之效。赤小豆所含的石碱成分可增加肠胃蠕动，减少便秘促进排尿，消除心脏或者肾病所引起的浮肿。

赤小豆虽好，却不宜多食。因为赤小豆含有较多的淀粉，吃得过多会导致腹胀，肠胃不适。所以一次50克左右为宜。另外《本草纲目》中说："赤小豆，其性下行，久服则降令太过，津液渗泄，所以令肌瘦身重也。"所以尿多的人忌食。

古籍中记载，用赤小豆与鲤鱼烂煮食用，对于改善孕妇怀孕后期产生的水肿脚气，有很大的帮助。但是鲤鱼与赤小豆两者均能利水消肿，正是因为利水功能太强，正常人应避免同时食用二者，中间应该间隔一段时间。

这里为大家介绍几款与赤小豆有关的美食。

◇ 红绿百合羹

功效：绿豆所含的维生素能有助淡化黑色素；赤小豆能清热排毒；而百合则能滋润肌肤。

做法：绿豆、赤小豆、百合各20克浸半小时，以大火煮滚后改用慢火至豆熟，加入适量的糖或盐，咸食甜食皆可。

◇ 莲子百合赤小豆沙

功效：清心养神、健脾益肾、固精益气、止血、强健筋骨。

原料：赤小豆500克、白莲子30克、百合10克、陈皮适量、冰糖约500克。

做法：

（1）把赤小豆、莲子、百合先洗干净，用清水泡浸两小时。

（2）煮开水，把赤小豆、陈皮、莲子、百合放入锅中，泡豆的水也倒入。

（3）煮开后用中慢火煲两小时，最后才用大火煲大概半小时。

（4）煲至赤小豆起沙和还有适量水分，就可以加糖调味，甜度根据各人所爱。

◇ 祛水消肿汤

功效：此汤水有助养颜美容，益气养血、利水消肿。赤小豆可益气补血，利水消肿；薏米可健脾利水，清热排脓。

做法：

将生薏米20克、赤小豆30克洗净浸约半日，沥干备用。薏米加水煮至半软加入赤小豆煮熟，再加入冰糖，待溶解后熄火，放凉后即可食用。

◇ 黑米赤小豆粥

功效：气血双补，滋阴暖肝。

原料：赤小豆、黑米、白砂糖适量。

做法：

（1）赤小豆和黑米洗净，清水浸泡5小时以上。

（2）将浸泡的水倒掉，将黑米及赤小豆和适量冷水放入锅里，大火煮沸，转至小火煮至熟透加糖即可。

◇赤小豆泥排毒面膜

功效：具有清热解毒的功效，能促使皮肤迅速排出油脂，有效控制痤疮，让肌肤更健康更嫩滑清透。

原料：赤小豆100克，清水少许。

做法：赤小豆洗净，放入沸水中煮30分钟左右，直至赤小豆软烂；将煮烂的赤小豆放入搅拌机内充分搅拌，打成赤小豆泥冷却后即可使用。将面膜均匀涂抹于脸部，敷15分钟左右后，用温水洗净。

※ 黑豆：养颜嫩肤尽丝滑

黑豆是豆科一年生草本植物大豆的黑色种子。中医学认为，黑豆味甘，性平，有滋补肝肾、活血补血、丰肌泽肤等功效。《本草纲目》说黑豆："……每晨水吞黑豆二七枚，谓之五脏谷，到老不衰。"

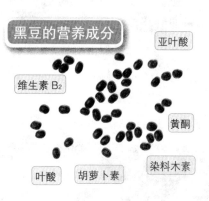

黑豆中含大量黄酮和染料木素，故有雌激素样作用。现在已经证实，久服黑豆，可使皮肤变得细白柔嫩。此外，黑豆还可辅助治皮肤疾病，辅助治疗妊娠腰痛、身面浮肿、肾虚消渴、小儿胎热等病症。

另外，黑豆含胡萝卜素、维生素 B₂，叶含叶酸、亚叶酸，不仅是不错的美容护肤食品，而且可辅助治疗糖尿病、毒蛇咬伤、泌尿系统结石等病症。而黑豆皮（又名黑豆衣）含车菊甙、果胶、飞燕草素苷、糖类等，味甘，性平，有养血养肝、除热止汗等功效。可用于改善皮肤弹性、治疗盗汗、虚热、眩晕等症。

《本草纲目》之菜部养颜秘方

※ 胡萝卜：国际营养专家力荐的"光明天使"

《本草纲目》里说胡萝卜有"下气补中，利胸膈肠胃，安五脏，令人健食，有益无损"。无数研究实践证实，胡萝卜有淡化雀斑的功效：用鲜胡萝卜捣烂挤汁，早晚擦脸数次，待干后，再用涂有植物油的手帕轻拍打面部，并每喝一杯胡萝卜汁，可淡化脸上的雀斑，使皮肤变得光润。

此外，胡萝卜还有美白功效，具体操作方法如下：

（1）取适量胡萝卜磨碎，加入 1 汤匙蜂蜜，再用纱布包裹好，反复揉擦脸部，擦完后过 5 分钟洗掉，每日 1 次，一月后可见美容白肤之效。

胡萝卜

（2）把胡萝卜捣碎，挤出汁来，再把纱布浸在汁中，然后贴在面部。这种面膜放 15 ～ 20 分钟。

（3）用捣碎的两个胡萝卜、一茶匙土豆粉和一个蛋黄做成面膜，贴在脸部 20 分钟后，先用温水，然后用冷水洗掉。

胡萝卜素是维生素 A 和视紫质的前身，这种胡萝卜素摄入人体后，会转化为维生素 A，可维护眼睛和皮肤的健康，所以，胡萝卜又有"光明天使"、"皮肤食品"的美誉。正因为胡萝卜如此多的美容保健功效，所以吸引了全世界人的目光。国际营养学会议上专家力荐的第一个菜就是胡萝卜。美国人认为胡萝卜是美容菜，养头发、养皮肤、养黏膜。常吃胡萝卜的人确实从里往外美容。

胡萝卜是营养价值较高的食物，女性朋友长期吃胡萝卜及其制品，既可获得较好的强身健体的效果，又可使皮肤处于健康状态，变得光泽、红润、细嫩。

不过需要提醒大家的是胡萝卜如烹调不当或搭配不当，可影响其营养素的吸收。胡萝卜中含有大量的胡萝卜素。胡萝卜素是脂溶性物质，只有溶解在油脂中，才能在人体的小肠黏膜作用下转变为维生素 A 而被吸收。因此，我们在做胡萝卜菜时，要多放油，最好同肉类一起炒。另外，不要生吃胡萝卜，生吃胡萝卜不易消化吸收，90%胡萝卜素因不被人体吸收而直接排泄掉。烹制胡萝卜的时间要短，以减少维生素 C 的损失。只要合理烹调和搭配得当，胡萝卜是较好的维生素 A 的来源。

注意，胡萝卜不宜做下酒菜

研究发现，胡萝卜中丰富的胡萝卜素和酒精一同进入人体，会在肝脏中产生毒素，引起肝病。所以，"胡萝卜下酒"的吃法是不利健康的，尤其在饮用胡萝卜汁后更不宜马上饮酒。

※ 海带：清肠、排毒、美发三管齐下

海带中的碘极为丰富，此元素为人体内合成甲状腺素的主要原料，而头发的光泽就是由于体内甲状腺素发挥作用而形成的。海带不但能美发还能清肠排毒。中医认为：海带味甘、性温、微咸，有润肠通便、祛火清热的功效。

《本草纲目》中说："海带能催生，治妇人病，及疗风下水。治水病瘿瘤，功同海藻，昆布下气，久服瘦人。"

海带所含营养物质特别丰富，其中包括大量的褐藻胶，即海带中的黏性物质。它是一种可溶性膳食纤维，能够与食物中的胆固醇结合，将其排出体外。它还具有降糖、

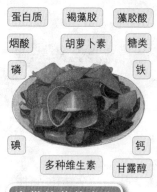

蛋白质	褐藻胶	藻胶酸
烟酸	胡萝卜素	糖类
磷		铁
碘		钙
多种维生素		甘露醇

海带的营养成分

降脂、抗饥饿、减肥、通便、防毒解毒、增加抗病能力等作用。除此之外，褐藻胶还能清除致癌物质和放射性污染物。海带是急性肾功能衰退、脑水肿、乙型脑炎、急性青光眼患者的理想食疗菜品。

海带中含有矿物质碘。碘是人体中的重要激素——甲状腺素的主要成分。甲状腺素可调节人体的生物氧化速率，影响生长发育和各种营养素的代谢。胎儿、青少年的器官、组织分化和脑发育也都需要充足的碘。

从美容方面来说，甲状腺素还可影响头发的光泽度。另外，海带中含有的铁、钠、镁、钾、钴、磷、甘露醇和维生素 B_1、B_2、C 等多种物质都对美发大有好处。因此，常吃海带，对头发的生长、润泽、乌黑、光亮都具有特殊的功效。

海带中的矿物质也极为丰富，常食用能预防骨质疏松症和贫血症，使人骨骼挺拔壮实、牙齿坚固洁白、容颜红润娇嫩，变得更健美。

鉴此，这里为大家提供几款有关海带的食谱：

◇海带炖肉

功效：可促进儿童骨骼和牙齿生长。

原料：瘦猪肉 300 克，水发海带 600 克，酱油两匙，料酒、精盐、白糖、葱段、姜片、香油、味精少许，大料 2 粒。

做法：

（1）将肉洗净，切成 1.5 厘米长、0.5 厘米厚的块；葱择洗干净，切成段；姜切片；海带择洗干净，用开水煮 10 分钟，切成小块待用。

（2）将香油放入锅内，下入白糖炒成糖色，投入肉块、大料、葱段、姜片煸炒，等肉上色，再加入酱油、精盐、料酒，略炒一下，加入水（以漫过肉为度），用大火烧开后，转微火炖至八成熟，投入海带，再炖 10 分钟左右，海带入味即成。

不宜吃海带的人群

患有甲亢的病人不要多吃海带，因海带中碘的含量较丰富，会加重病情。

孕妇和乳母不要多吃海带，否则海带中的碘会随血液循环进入胎儿和婴儿体内，引起甲状腺功能障碍。

脾虚腹泻、痰多者也不宜食用海带，会加重症状。而且，吃海带后不要马上喝茶（茶含鞣酸），也不要立刻吃酸涩的水果（酸涩水果含植物酸），海带中富含铁，以上两种食物都会阻碍体内铁的吸收。

◇海带绿豆汤

功效：祛痘、美容。

原料：海带、绿豆各15克，甜杏仁9克，玫瑰花6克（用布包好），红糖适量。

做法：将海带、绿豆、甜杏仁、玫瑰花加水同煮后，去玫瑰花，加红糖调味，连汤服食。

※ 菠菜：营养的宝库

菠菜是一种极为普通的蔬菜，但它所含的营养不仅种类众多，且大部分营养的含量要比其他蔬菜多好几倍，因而被称为"营养的宝库"。

菠菜含有人体造血原料之一的铁，常吃菠菜，令人面色红润，光彩照人，且不易患缺铁性贫血。营养学家已测定出菠菜的含铁量为每100克含铁1.6～2.9毫克，在蔬菜中名列前茅。

菠菜含有十分可观的蛋白质、B族维生素、维生素A、C、K。每100克菠菜含蛋白质2.4克（0.5千克菠菜相当于2个鸡蛋的蛋白质含量）、维生素A 3毫克（比胡萝卜多）、维生素 B_1 0.06毫克、维生素 B_2 0.16毫克、维生素C 31.4毫克（为番茄的3倍）。人体日常生活中摄入的蛋白质充足，则生长发育快，气血旺盛，精力充沛。而乌亮的头发、有神的双眼、光泽的面容、白净的皮肤，则依赖日常膳食摄入足量的B族维生素、维生素A、C、K。菠菜的赤根还含有一般蔬果缺乏的维生素K，有助于防治皮肤、内脏的出血倾向。

菠菜可以清理人体肠胃的热毒，《本草纲目》中说，菠菜可以"通血脉，开胸膈，调中气，止饮渴，解酒毒，调肠燥"。

中医认为菠菜性甘凉，能养血、止血、敛阴、润燥，因而可防治便秘，使人容光焕发。菠菜还富含酶，能刺激肠胃、胰腺的分泌，既助消化，又润肠道，有利于大便顺利排出体外，避免毒素进入血液循环而影响面容，使全身皮肤显得红润、光泽。

菠菜是美容保健的佳品，但是需要注意的是菠菜中含有较多的草酸，草酸不是人体需要的营养素，人体摄入过多的草酸，会妨碍人体对钙质的吸收，并形成不溶性草酸钙沉淀，所以食前先将菠菜用开水焯一下，以除掉大部分草酸，又不会损失其中的胡萝卜素。这里为大家介绍一款香油拌菠菜。

拌菠菜，之所以选用香油，是因为香油有润燥通便的作用，能解肠内热，不仅能增加菠菜的润肠效果，还可增添菠菜鲜香滑嫩的风味。老人与妇女常吃菠菜有益。但应注意两点，一是每次食量不宜大，以100～150克为佳，二

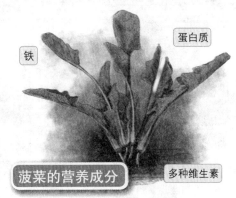

铁

蛋白质

菠菜的营养成分

多种维生素

是脾胃虚弱者不宜吃，因菠菜性寒，可能导致腹痛和泄泻。

做法：将新鲜菠菜洗净，放入煮沸的水内，焯约2分钟，捞出，控干水后，放入凉开水中浸约2分钟，捞出后，用手挤去水，切段，加入食盐、香油，拌匀即可。

菠菜可以内服，也可以外用。菠菜中含有丰富的维生素C、维生素E和叶酸，菠菜的提取物能抑制黑色素在皮肤内沉着，有防治妇女面部的蝴蝶斑。所以，爱美的女士可以用菠菜汁洗脸。这里有一个小方法，把洗净的菠菜放入滚水中，加盖煮5～7分钟，盛出冷却后，取其汤汁洗脸，可以润泽肌肤。

> **菠菜食用禁忌**
>
> （1）不宜与黄瓜、豆腐同食，黄瓜中会有维生素C分解酶，会把菠菜里的维生素C破坏得一干二净。另外，草酸在人体与钙结合最易形成肾结石或膀胱结石。
>
> （2）烹调时间不宜过长，因为维生素C遇热后容易氧化。
>
> （3）菠菜里含有的无机铁，是构成血红蛋白、肌红蛋白的重要成分，要更好地吸收菠菜的无机铁，还要在吃菠菜时多吃点高蛋白的食物。

※ 丝瓜：风靡日本的美容佳品

丝瓜汁液中所含的多种营养成分，具有活血消炎、清热解毒、利水润肤、通经达络、防日晒等功能。

李时珍说："丝瓜，唐宋以前无闻，今南北皆有之，以为常蔬。"丝瓜性寒凉，味甘甜，有消暑利肠、祛风化痰、凉血解毒、通经活络、行气化瘀等作用，还可治疗大小便带血，帮助产妇下乳。

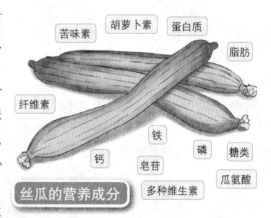

丝瓜的营养成分

丝瓜的美容作用已为世人所注目。丝瓜营养丰富，在瓜类蔬菜中，其蛋白质、淀粉、钙、磷、铁及各种维生素如维生素A、C的含量都比较高，所提供的热量仅次于南瓜。每100克鲜嫩果含蛋白质1.46克，糖类4.3克，脂肪0.1克，纤维素0.5克，维生素A 0.32毫克，维生素B_1 0.04毫克，维生素B_2 0.06毫克，维生素C 8毫克，钙28毫克，磷45毫克，铁0.8毫克。其蛋白质含量比冬瓜和黄瓜高2～3倍。丝瓜还含有皂甙、丝瓜苦味素、多量的黏液、瓜氨酸、脂肪等。种子含有脂肪油和磷脂等。这些营养元素对机体的生理活动十分重要。这些成分对美容是十分有益的。

丝瓜是增白、去皱的天然美容品，据医学家实验证明，长期食用丝瓜或用丝瓜液擦脸，可以让肌肤柔嫩、光滑，并可预防和消除痤疮和黑色素沉着。丝瓜中含有丰富的维生素、矿物质、植物黏液和木糖胶，因此许多精华液中都加入了丝瓜水提取物，在化妆品市场，这类精华液是许多女性的美容必备品。当然，你也可以用自制的丝瓜水来护肤：把丝瓜茎在高出地面60厘米处拦腰切断，使其下部弯曲，切口朝下。然后取一小口玻璃瓶套在切口上，以便丝瓜水能通畅地流入瓶内。丝瓜水放置一夜后，用纱布过滤一下，再加点甘油和酒精就可以使用了。这样就再也不怕皱纹爬上你的脸了。

此外，爱美的女性们还可用丝瓜制成不同功效的面膜使用：

◇嫩肤增白——丝瓜汁面膜

在新鲜丝瓜汁中，加适量小麦淀粉，及冷开水，调成糊状，即成"丝瓜汁面膜"，睡觉前先用此面膜涂于脸上，15～20分钟后用清水洗净。每周可用2～3次，连续1个月以上。可调节面部皮脂分泌，使皮肤更加白皙细嫩。

◇除皱——丝瓜蜂蜜

丝瓜也是美容上品。将新鲜肥嫩的丝瓜洗净擦干切碎,用洁净的纱布包好挤出汁液，然后加入等量的药用酒精和优质蜂蜜，混合调匀，均匀地涂抹于面部、手臂上，20分钟后用清水洗去。据说每天早晚涂搽一次，连续一个月左右，可改善皮肤皱纹情况，使皮肤光润而富于弹性。

◇缩小毛孔——丝瓜汁除油洗液

将丝瓜榨汁，放少许入水中，然后用其洗脸，每天1～2次，连续1个月，可去除肌肤多余的油脂，使脸部粗大毛孔变得细小平整、皮肤细腻而有光泽。

烹制丝瓜的注意事项

丝瓜容易氧化发黑，烹饪时最好避免使用铁锅、铁铲，并且要快切快炒，减少放置时间。

丝瓜不宜一次进食过多，否则可能引起腹泻，尤其是久病体弱者、消化不良的女性，一定要格外注意。

※ 山药：红楼美女也用的滋补食品

山药是女性美容不可多得的养颜美容的滋补食品。《红楼梦》里，就出现过山药制作的小点心。除此之外，中医认为，山药味甘性平，入脾、肺、肾经，是药疗、食疗的常用品。《本草纲目》记载山药能"润皮毛"，对滋养皮肤，健美养颜有独特疗效。

另外，山药含有足够的纤维，食用后就会产生饱胀感，从而控制进食欲望，可以帮助女士们减肥塑身。

下面介绍几道山药食谱。

◇山药汤圆

原料：山药150克，糯米粉500克，白糖90克，胡椒粉适量。

做法：先将山药洗净，剁成碎末，用碗装好，放锅中隔水蒸熟，加入白糖、胡椒粉搅匀成馅，备用。将水磨糯米粉揉成面团，做成汤圆坯子，放入山药馅包成汤圆，煮熟，随量食用。

◇ 山药莲藕桂花汤

原料：山药 200 克，莲藕 150 克，桂花 10 克，冰糖 50 克，水 1500 毫升。

做法：

（1）莲藕和山药去皮，然后斜切成薄片。

（2）将山药片、莲藕片、桂花、冰糖一同放入锅中，注入清水，先用大火烧沸，再转为小火慢慢熬煮 30 分钟即可。

◇ 自制山药面膜

功效：山药主要含有糖、蛋白质、钙、铁、淀粉酶等成分，可改善肌肤干燥现象，有深层滋养的功效。

原料：牛奶 10 克、蛋白 1 个、蜂蜜 5 克、山药粉 10 克。

做法：将山药粉加入牛奶中调匀，再加入蛋白及蜂蜜充分搅拌均匀后涂于脸部（眼睛与嘴巴周围除外），停留约 20 分钟后以清水洗净即可。

◇ 山药蜂蜜面膜

山药的汁液有天然的黏性，美容效果极佳，可收缩毛孔，让肌肤更细致，而山药与蜂蜜一起制成的面膜，能有效防止肌肤老化，粉嫩脸部肌肤。

功效：防止肌肤老化，使肌肤变得白皙粉嫩，并能有效收缩毛孔、锁住水分，让肌肤更细致光滑，适合干性肌肤的人。

原料：山药半个，蜂蜜 2 匙。

使用器材：榨汁机、小碗、小刀、小匙、筷子或搅拌棒。

适用肤质：干性肌肤。

※ 黄瓜：人体内的"清道夫"

黄瓜原名叫胡瓜，是汉朝张骞出使西域时带回来的。为何"胡瓜"变"黄瓜"，这其中还有一段故事。

据说，后赵王朝的建立者石勒是入塞的羯族人，也就是百姓口中的"胡人"。他登基做皇帝后，对这个词很恼火，于是制定了一条法令：无论说话写文章，一律严禁出现"胡"字，违者问斩。法令听起来严酷无比，不过也只是石勒用来警醒人民的，真的遇到了犯忌的人，倒不一定真的会问斩。某次，石勒召见地方官员，襄国郡守樊坦就无意间犯了忌讳。他急忙叩头请罪，石勒也并没有多加指责，不过等到召见后例行"御赐午膳"时，石勒指着一盘胡瓜问樊坦："卿知此物何名？"樊坦看出这是石勒故意整他，便恭恭敬敬地回答道："紫案佳肴，银杯绿茶，金樽甘露，玉盘黄瓜。"石勒听后，龙颜大悦。自此，胡瓜就有了新名字——黄瓜。

黄瓜富含维生素 C，能美白肌肤，保持肌肤弹性，抑制黑色素的形成。经常食用它或贴在皮肤上可有效地对抗皮肤老化，减少皱纹的产生。

黄瓜能促进人体的新陈代谢，排出体内毒素。《本草纲目》中就说过，黄瓜有清热、解渴、利水、消肿的功效。也就是说，黄瓜对肺、胃、心、肝及排泄系统都非常有益，能使人的身体各器官保持通畅，避免堆积过多的体内垃圾，生吃能起到排毒清肠的作用，还能化解口渴、烦躁等症。

黄瓜就像是人身体内的"清道夫"，认认真真地打扫着人的内环境，保持着它的清洁和健康。不过需要提醒你的是，黄瓜性凉，患有慢性支气管炎、结肠炎、胃溃疡的人少食为妥。如果要食用，也应先炒熟，而要避免生食。

◇ 自制黄瓜眼膜

原料：黄瓜半根，鸡蛋一个，白醋适量。

做法：黄瓜去皮，放入榨汁机中榨汁，煮一只鸡蛋，把蛋白和黄瓜汁混到一起，加 2 滴白醋，调匀后，涂于眼部，然后闭眼养神 10 分钟。清洗干净后，用手轻轻按摩眼部肌肤，不可大力，因为眼周肌肤特别脆弱。

功效：嫩肤，防治眼角细纹。

※ 冬瓜：标致身材就此来

冬瓜绝大部分是水分，营养素含量相对较低，不含脂肪。

身体肥胖，显得臃肿，不但影响身材美，而且有时还会惹来疾病。用冬瓜减肥美容有着悠久的历史。明代李时珍说："冬瓜令人好颜色，益气不饥，久服轻身耐老。"《食疗本草》上也说冬瓜"欲得体瘦轻健者，则可常食"可见吃冬瓜是简便易行的减肥妙法。据现代医学研究，冬瓜含有减肥物质，这就是葫芦巴碱和丙醇二酸。前者对人体新陈代谢有独特作用。后者可以有效地阻止糖类转化成脂肪，从而达到减肥轻身作用。

早在古代，我国人民就用天然美容品来保养自己的皮肤。《本草经》中记载："用冬瓜子研膏作面脂。""令人颜色悦泽。"因冬瓜子中含有亚油酸、油酸等良好的润肤成分和某些抑制黑色素形成的物质，用它擦脸能使人颜面光泽滋润，漂亮悦目。《本草纲目》中说：用冬瓜瓤绞汁，"洗面浴身"可使皮肤"悦泽白嫩"，肤如凝脂。

另外，冬瓜为清热避暑佳品，夏天经常吃些冬瓜有利尿祛湿、避暑除烦之效，外用也可治疗疖肿。

冬瓜内服外用美容法

1. 冬瓜内服美容

用新鲜冬瓜瓤煮汤，或将其晒干，每日煎汤代茶饮，可利尿、消肿、减肥。

冬瓜切块，加适量赤小豆煮汤，可治疗各种水肿和利水减肥；加适量切块的丝瓜、白菊花、黑木耳各5克，煮汤，长期服食可防治面部色斑。

取冬瓜仁适量，煮沸后晒干，反复3次，白酒浸泡12小时，再晒干碾细末，每日1匙，可养颜明目。

2. 冬瓜外用美容

将冬瓜仁晒干、研细末，每晚临睡时，取适量与水调和，涂洗面部，能消除色斑、润泽皮肤。

将冬瓜仁晒干、研细末，与等量猪油调和，微火熬膏，每日早、晚涂搽面部和手，可使面部、手部皮肤润泽，并防皱增白。

选冬瓜1个，去青皮、切片，加酒750毫升、水500毫升，一同煮烂，用纱布滤去渣，熬膏，加蜜500克，再熬，贮入瓷器。使用时加水调和、涂面，用手掌摩擦面部，清水洗去。主治颜面不洁、晦暗失色。

取新鲜冬瓜瓤适量，去籽，捣成糊状，直接敷面，每周1～2次，每次15分钟，有防皱、去色斑的功效。

※ 香菜：美味、美丽一品行

香菜是不少亚洲人非常喜欢的一种调味蔬菜，很多菜肴由于它的加入而更美味。

香菜不但味道爽口，营养功效也非常显著。中医认为，香菜性温味甘，入肺、胃经，能健胃消食、发汗透疹、利尿通便、祛风解毒，对麻疹初期透出不畅、食物积滞、胃口不开也有一定的食疗作用。

《本草纲目》中记载："性味辛温香窜，内通心脾，外达四肢。"香菜中含有许多挥发油，其特殊的香气就是挥发油散发出来的。它能祛除肉类的腥膻味，因此在一些菜肴中加些香菜，能起到除腥膻、增味道的独特功效。香菜提取液具有显著的发汗、清热、透疹的功能，其特殊香味能刺激汗腺分泌，促使机体发汗、透疹。香菜还具有和胃调中的功效，因为香菜辛香升散，能促进胃肠蠕动，具有开胃醒脾的作用。

◇香菜肉丝

功效：美容瘦身。

原料：瘦猪肉200克，香菜300克，鸡蛋一个，淀粉适量。盐3克，料酒5克，大葱5克，姜5克，香油8克，植物油15克。

做法：

（1）将肉洗净，切成丝，加入鸡蛋，淀粉抓匀。

（2）将洗净的香菜切成长3厘米左右的段。

（3）将锅内倒入植物油，油热后放进肉丝翻炒，起锅。

（4）锅内留底油，放葱、姜、香菜煸炒后放肉丝，再放盐、料酒迅速炒匀，熟后淋上香油即成。

◇香菜萝卜汤

功效：健胃，增进食欲，冬季食用尤为适宜。

原料：香菜50克，胡萝卜75克，猪油35克，葱、姜末各3克，清汤750克，盐5克，料酒10克，味精3克，胡椒粉少许，香油5克。

做法：将香菜择洗干净，切成段备用；胡萝卜去皮，洗净后切成丝，用冷水浸泡后捞出沥水。汤锅置火上，放入猪油烧热，用葱姜末炝锅后加清汤烧沸，放入胡萝卜丝和盐、料酒烧熟，再加上香菜段、味精、胡椒粉烧开，装入汤碗淋入香油即可。

◇香菜蛋清面膜

功效：可促进细胞新陈代谢，从而减少肌肤色素沉淀，有祛斑美容、抗衰老的作用。

原料：香菜100克，蛋清1个。

做法：

（1）香菜洗净放入榨汁机榨汁，去渣取汁备用。

（2）取蛋清，加入香菜汁一起搅拌均匀即可。

用法：洗净脸后，将调好的面膜均匀敷在脸部，避开眼部和唇部肌肤。15分钟后用温水洗净即可。

※ 卷心菜：女性的福星

卷心菜，又名球甘蓝，别名卷心菜或洋白菜，还叫莲花白。《本草纲目》中记载，卷心菜"补骨髓，利五脏六腑，利关节，通经络中结气，明耳目，健人，少睡，益心力，壮筋骨"。中医认为，卷心菜性平、味甘，可入脾经、胃经，有健脾养胃、行气止痛之功，适用于治疗脾胃不和、脘腹胀满或拘急疼痛等症。

现代营养分析表明，卷心菜是一种天然的防癌食品，它所含的维生素C比番茄多3倍，所含的维生素U在绿色蔬菜中居于首位，还含有多量的维生素E、胡萝卜素、纤维素以及微量元素钼。由于，维生素U样物质能缓解胆绞痛、促进溃疡愈合，可治疗由胃及十二指肠溃疡或胆囊炎所引起的上腹部疼痛等病症。

而且卷心菜含蛋白质、脂肪、淀粉都很少，属低热能食物，又含有丰富的果胶和纤维素，食后有饱腹感，非常适合减肥人士食用。

卷心菜中的微量元素钼和多酚类物质，能抑制体内致癌物的形成。而维生素C、胡萝卜素及吲哚类物质具有很强的抗氧化能力，能清除体内产生的过氧化物，保护正常细胞不被致癌物侵袭。从卷心菜中提取到的萝卜硫素，能活化人体组织的一种活化酶，能够抑制癌细胞的生长繁殖，对治疗乳腺癌和胃癌特别有效。

卷心菜还含有抗溃疡因子，能促进上皮黏膜组织的新陈代谢，加速创面愈合，对胃及十二指肠溃疡有较好的辅助治疗作用。它还含有植物杀毒素，有抗微生物功能，可预防治疗咽喉疼痛及尿路感染。

此外，卷心菜也是重要的美容品。卷心菜中含有丰富的维生素 C、维生素 E、β－胡萝卜素等，总的维生素含量比番茄多出 3 倍，因此，具有很强的抗氧化及抗衰老的功效。另外，卷心菜富含叶酸，所以，怀孕的妇女及贫血患者应当多吃些卷心菜。

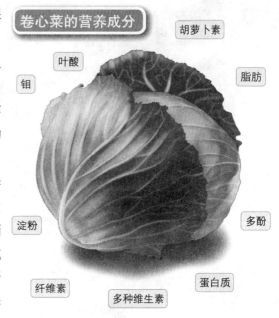

卷心菜的营养成分

胡萝卜素　叶酸　脂肪　钼　淀粉　多酚　纤维素　多种维生素　蛋白质

◇羊肉卷心菜汤

功效：温中暖胃，适合脾肾阳虚所致的脘腹冷痛且胀满不适、纳差食少等症。

原料：羊肉、卷心菜、调味品各适量。

做法：

（1）羊肉洗净后切成小块，放入锅中。

（2）用清水将羊肉煮熟，然后放入洗净且切碎后的卷心菜稍煮即可。

※ 芹菜：美丽盛宴就此开始

芹菜中含有丰富纤维，可以像提纯装置一样，过滤体内的废物。《本草纲目》中说芹菜"旱芹，其性滑利。"就是说芹菜清肝利水，可帮助有毒物质通过尿液排出体外。

对于爱美的女性来说，芹菜更是养颜圣品：

（1）抗衰老：将芹菜的根和叶洗净，切碎，放到锅中，加入少许水煮 15 ～ 20 分钟，过滤后用汁液擦洗脸部，每天早晚各擦一次。这有很好的润肤效果，经常使用能有效去除面部皱纹

（2）清洁皮肤：将芹菜洗净切段，放到榨汁机中榨取汁液，在汁液中加入蜂蜜，充分搅拌，每天晚上用其涂抹温水洗净的脸部，第二天早晨洗净即可。这款面膜有很好的清洁肌肤作用，能令容颜清爽嫩滑。

除此之外，芹菜的食疗功效也让人惊喜：

（1）降压：芹菜含酸性的降压成分，有明显降压作用。临床上对于原发性、妊娠

性及更年期高血压均有效。所以血压偏高的人不妨常食芹菜。

（2）镇静安神：从芹菜籽中分离出的一种碱性成分，对动物有镇静作用，对人体能起安定作用。

（3）防癌抗癌：芹菜是高纤维食物，它经肠内消化作用产生一种木质素或肠内脂的物质，这类物质是一种抗氧化剂，高浓度时可抑制肠内细菌产生的致癌物质。它还可以加快粪便在肠内的运转时间，减少致癌物与结肠粘膜的接触达到预防结肠癌的目的。

（4）养血补虚：芹菜含铁量较高，能补充妇女经血的损失，经常食用能避免皮肤苍白、干燥、面色无华，而且可使目光有神，头发黑亮。

下面介绍几个芹菜食谱。

◇芹菜粥

功效：清热利水，可作为高血压、水肿患者的辅助食疗品。

原料：芹菜 40 克，粳米 50 克。

做法：

（1）把芹菜洗净去根备用。

（2）倒入花生油烧热，爆葱，添米、水、盐，煮成粥，再加入芹菜稍煮，调味精即可。

◇芹菜拌干丝

功效：降压平肝，通便。

原料：芹菜 250 克，豆干 300 克。

做法：

（1）芹菜洗净切去根头，切段；豆干切细丝，备用。

（2）下锅煸炒姜葱，加精盐，倒入豆干丝再炒 5 分钟，再加入芹菜翻炒，味精调水泼入，炒熟起锅即成。

如果你实在难以接受芹菜的味道，那还有其他方法来帮你利用它的美容价值。将芹菜的根和叶粉碎，加 2 杯水煮 15 ~ 20 分钟，过滤后备用。早晚各擦一次脸和手。有很好的润肤效果。

芹菜选购小窍门

选购芹菜时，应挑选菜梗短而粗壮，菜叶翠绿而稀少的。芹菜新鲜不新鲜，主要看叶身是否平直，新鲜的芹菜是平直的，存放时间较长的芹菜，叶子尖端就会翘起，叶子软，甚至发黄起锈斑。

※ 香菇：让女性挺直腰板的养颜食品

香菇，有"蘑菇皇后"的称誉，是人们喜食的一种佳品。关于香菇还有这样一个故事：

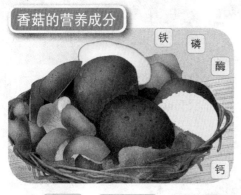

香菇的营养成分

铁 磷 酶 钙

氨基酸 多种维生素 碳水化合物

传说中，明代金陵大旱，明太祖朱元璋下谕吃素求雨。雨没有求到，整日的素食还让朱元璋觉得茶饭无味。此时，宰相刘伯温自家乡浙江龙泉带回了土产香菇，命御厨浸发后烧好呈给皇帝品尝，朱元璋大加赞赏，从此常食香菇，香菇也就此被列为宫廷美食。

香菇的营养成分非常丰富。香菇含有多种营养成分对人体健美和营养皮肤都十分有益。常食这种高蛋白的食用菌，可源源不断地补充人体组织的"建筑材料"，使皮肤得到营养而滑润细腻，毛发得到营养而乌黑亮泽。香菇中所含的微量元素及丰富的维生素 B_2、D 及维生素 A，都是护发养发的好材料。

《本草纲目》中说香菇"益气、不饥、治风破血"，所以食用香菇可防治脑溢血、动脉硬化、心脏病、肥胖症、糖尿病等病症。香菇性平，味甘。有益气补虚、利肝益胃、健体益智、降脂防癌之功效。更含有丰富的蛋白质、碳水化合物、脂肪、钙、铁、磷以及多种维生素，以及 30 多种酶和十几种氨基酸，对人体健康非常有益。

香菇还有一大功效不可不提：那就是防治小儿佝偻。因为香菇中的麦角甾醇，在日光照射下，可以很快地转变为维生素 D，维生素 D 可以防治佝偻。所以成长发育期的孩子，多吃香菇可以保持好的体型。另外，贫血、免疫力低下及年老体弱者食用香菇也很适宜。

鉴于此，这里为大家提供两款香菇食谱：

◇ 刀豆炒香菇

原料：鲜刀豆 250 克，水发香菇 50 克。

做法：

（1）将刀豆洗净，切段。用温水浸泡香菇，切成丝。

（2）将处理好的刀豆和香菇倒入烧热的素油锅内，翻炒至熟，加适量清水、细盐、味精即可。

◇ 香菇羹

原料：陈香菇、红枣、冰糖各 40 克，鸡蛋两个。

做法：

（1）将香菇发好后，切丁；红枣洗净，去核备用。

（2）碗中倒入适量清水，加入处理好的香菇、红枣、冰糖，然后打两个鸡蛋在上面，搅拌均匀后蒸熟即可。

※ 莴笋：防止贫血的"千金菜"

莴笋又名莴苣，营养丰富，常吃莴笋可以防止贫血，是蔬中美食，古人称之为"千金菜"。

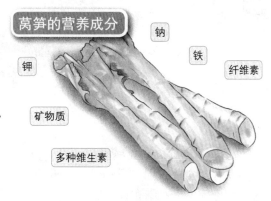

莴笋的营养成分

钠　铁　纤维素　钾　矿物质　多种维生素

莴笋的药用价值很高。中医认为，莴笋能够利五脏、通血脉；在《本草纲目》中记载，当年李时珍就有用莴笋加酒，煎水服用来治疗产后乳汁不通。现代医学表明，莴笋中含有的大量纤维素，能够促进人体的肠壁蠕动，可以治疗便秘；另外，莴笋中还含有铁、钙，如果儿童经常吃莴笋的话，对换牙、长牙是很有好处的。还有提醒大家注意的就是，在吃莴笋的时候，千万不要扔掉莴笋叶，因为莴笋叶子里的维生素含量要比莴笋茎高出 5 ~ 6 倍，而其中维生素 C 的含量更是高出 15 倍之多。

具体说来，莴笋的功效有以下几方面：

利尿通乳：莴苣含钾量含钠量的 27 倍，有利于体内的水电解质平衡，促进排尿和乳汁的分泌。对高血压、水肿、心脏病人有一定的食疗作用。

宽肠通便：莴苣含有大量植物纤维素，能促进肠壁蠕动，通利消化道，帮助大便排泄，可用于治疗各种便秘。

开通疏利、消积下气：莴苣味道清新且略带苦味，可刺激消化酶分泌，增进食欲。其乳状浆液，可增强胃液、消化腺的分泌和胆汁的分泌，从而促进各消化器官的功能，对消化功能减弱、消化道中酸性降低和便秘的病人尤其有利。

强壮机体、防癌抗癌：莴苣含有多种维生素和矿物质，具有调节神经系统功能的作用，其所含有机化合物中富含人体可吸收的铁元素，对有缺铁性贫血病人十分有利。莴苣的热水提取物对某些癌细胞有很高的抑制率，故又可用来防癌抗癌。

注意的是：有眼疾特别是夜盲症的人应少食莴笋，莴苣性寒，产后妇人应慎食。另外，莴苣与蜂蜜不宜同食，否则会导致胃寒，引起消化不良、腹泻。

◇ 莴笋香菇

功效：莴笋含丰富的维生素 E，有延缓皮肤衰老的作用，香菇益气健身，能提高人体免疫力。此菜能软化老化的角质层，改善因暴晒而引起的皮肤老化。

原料：嫩莴笋 150 克、新鲜香菇 100 克、胡萝卜 10 克、蒜 10 克、盐 5 克、味精 2 克、白糖 1 克、蚝油 3 克、湿淀粉适量、熟鸡油 1 克。

做法：嫩莴笋去皮切菱形片，香菇去蒂洗净，胡萝卜去皮切菱形片，蒜切片。

烧锅加水，待水开时，投入鲜香菇，调入蚝油，用小火煨透，倒出待用。

另烧锅下油，放入蒜片炝锅，加入莴笋片、胡萝卜片炒至快熟，加入香菇，调入盐、味精、白糖，用中火炒透入味，再用湿淀粉勾芡，淋入熟鸡油即可。

※ 莲藕：被列为贡品的养颜尤物

藕在唐代就被列为贡品，唐代著名诗人韩愈曾有"冷比霜雪甘比蜜，一片入口沉疴痊"之赞。

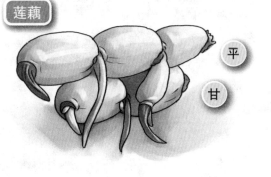

莲藕

平

甘

《本草纲目》记载："藕，甘平，主治热渴、散留血、生肌。"现代医学研究，莲藕的藕皮破血，藕节止血，藕身养血。

需要提醒大家的是，藕性偏凉，产妇不宜过早食用，一般在产后 1 ~ 2 周后再吃藕可以逐淤。另外，在烹制莲藕时忌用铁器，以免引起食物发黑。

◇ 山楂炖鲜藕

功效：健脾开胃，清热解暑，减肥美容。

原料：山楂 20 克，鲜藕 300 克，料酒 10 毫升，精盐 3 克，葱 10 克，姜 5 克，味精 2 克，植物油 15 毫升。

做法：将山楂去皮，去核，切薄片，鲜藕切片，姜切片，葱切段，将山楂、鲜藕、料酒、葱、姜同放锅内。

加清水 1500 毫升，先用武火烧沸，再用文火炖 40 分钟，加精盐、味精、植物油调味即冬瓜成。

《本草纲目》之草果部养颜秘方

※ 猕猴桃：美容奇果

相传在 2000 多年前，黄山就生长着许多像棠梨一样的野果，黄褐色，果皮上有许多棕色小点，果肉里有密密麻麻的细小种子，果汁甜带酸，黄山的猕猴很喜欢吃，故称"猕猴桃"。猕猴桃种子虽小，生命力极强，随猕猴的粪便四处传布，因而五百里黄山猕猴桃牵藤挂蔓，遍地皆是。明代医学家李时珍来黄山考察时，对猕猴桃作了一番研究。他说："其形如梨，其色如桃，而猕猴喜食，故有诸名。

猕猴桃是一种美容保健水果。其丰富的维生素 C 含量，使很多水果都望尘莫及。曾有皮肤科学家指出，人类是一种不能于体内自行制造维生素 C 的动物。想得到维生素 C 别无他法，只有不断补给，最直接的方法就是食用含有维生素 C 的食物。平均每斤猕猴桃的维生素 C 含量高达 95.7 毫克，而每斤苹果的维生素 C 含量只有 2.2 毫克。

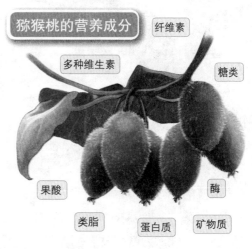

猕猴桃的营养成分

纤维素　多种维生素　糖类　果酸　酶　类脂　蛋白质　矿物质

1. 祛除便秘

众所周知，便秘的重要原因之一，就是大便中的食物残渣和水分太少。猕猴桃中含有丰富的膳食纤维，这类物质虽然不能被人体消化和吸收，但它能吸收和保留水分，使粪便变得柔软，也能刺激消化液的分泌和肠道蠕动，有利于大便排泄，起到预防和治疗便秘的作用。

2. 淡化色素

猕猴桃中就含有特别多的果酸，它内含的果酸能抑制角质细胞内聚力及黑色素沉淀，有效地去除或淡化黑斑，并在改善干性或油性肌肤组织上也有显著的功效，可洗脚、手等身体的各个有皮肤病的部位。

3. 减缓衰老

猕猴桃的维生素 C 和维生素 E 具有抗氧化作用，能够抑制体内过氧化脂质的增加。每天吃两个猕猴桃，摄入的维生素 C 是体内所需维生素 C 的两倍。脂溶性的维生素 E 和维生素 C 一样，都是抗氧化、防衰老的主要功臣，维生素 E 还具有抗心脏病的作用。

4. 消除抑郁

猕猴桃含有大量的天然糖醇类物质肌醇，能有效地调节糖代谢，调节细胞内的激素和神经的传导效应，对防止糖尿病和抑郁症有独特功效。

5. 燃烧脂肪

猕猴桃是国际营养学界公认的"脂肪杀手"，水果瘦身风云榜上的佼佼者。中医认为，它是辅治肥胖症的果类。这不仅是因为猕猴桃是一种低脂水果，每 100 克猕猴桃中含糖 11 克，蛋白质 1.1 克，类脂 0.3 克，还因为猕猴桃丰富的纤维含量可以增加分解脂肪的速度，避免腿部积聚过多的脂肪。

猕猴桃不可与牛奶同吃

由于猕猴桃中维生素 C 含量颇高，易与奶制品中的蛋白质凝结成块，不但影响消化吸收，还会使人出现腹胀、腹痛、腹泻。故食用猕猴桃后一定不要马上喝牛奶或吃其他乳制品。

※ 荔枝：杨贵妃的最爱

荔枝，自古就和美人联系在一起，昔日杨贵妃一笑倾城，荔枝的美名从此远播。

苏东坡写诗"日啖荔枝三百颗，不辞长做岭南人"，中国古代四大美人之一的杨玉环喜爱荔枝，不惜以轻骑千里传送等故事，都令这红艳艳、甜蜜蜜的果实多了几分传奇色彩。

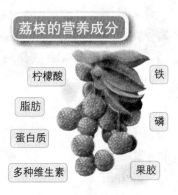
荔枝的营养成分
柠檬酸 铁 脂肪 磷 蛋白质 多种维生素 果胶

荔枝的营养价值很高，属于营养密度高的水果。《本草纲目》说："常食荔枝，补及健身，治瘰疬瘤肿，开胃益脾。干脯能补充气，为产妇及老弱补品。"中医古书《开宝本草》中也说："荔枝有益人颜色的功效。"

荔枝是果中佳品，含有丰富的糖分、蛋白质、多种维生素、脂肪、柠檬酸、果胶以及磷、铁等，是有益人体健康的水果。荔枝味道鲜美甘甜，口感软韧，是人们心目中的高级果品。常食荔枝能补脑健身，开胃益脾，有促进食欲之功效。荔枝拥有丰富的维生素，可促进微细血管的血液循环，防止雀斑的发生，令皮肤更加光滑。

根据现代研究，荔枝含有糖、蛋白质、果胶、维生素C、磷、铁等营养成分，非常适合产后体虚的女性食用，有很好的滋补功效。荔枝还具有"通神益智"的功能，可以帮助患神经衰弱、失眠健忘的人士远离病痛的困扰。

但李时珍认为荔枝"气味纯阳，性微热"，民间也有"一个荔枝三把火"的说法，因此小孩一定不能多吃荔枝，否则可能会出现流鼻血的症状。对于成人来说，每天吃10粒荔枝便可以满足对维生素的需要，女士每次吃10粒荔枝，能显著改善皮肤状况。不过一定要记住，荔枝性热，吃多了容易"上火"，因此每周不可吃3次或3次以上。正在长青春痘、生疮、患伤风感冒或有急性炎症的人也不适宜吃荔枝，否则会加重病症。身体虚寒、胃寒的则适宜多吃。

如果不注意，吃荔枝过多，则可能会导致荔枝病。荔枝病通常表现为：头晕心悸、疲乏无力、面色苍白、皮肤湿冷，有些患者还可出现口渴和饥饿感，若只是轻度症状，可以服葡萄糖水或白糖水。喜食荔枝但又怕燥热的人，在吃荔枝的同时，应喝些盐水，或用生地煲瘦肉或猪骨汤喝，或与蜜枣一起煲水喝，可以起到预防荔枝病的作用。

◇ 蜂蜜荔枝糕

功效：益气养阴，通神健脑，适用于贫血、心悸、失眠、口渴、气喘、咳嗽、食欲不振、消化不良、神经衰弱、便秘等病症。健康人食用更能益智健脑、泽肤健美、延年益寿。

原料：荔枝1000克，蜂蜜适量。

做法：取新鲜荔枝榨出果浆，入锅内，加入蜂蜜搅匀，煮熟后置于瓷瓶中，封口1月余，浆蜜结成香膏，放入冰箱中保存。

※ 大枣：百果之王

大枣不仅是保健佳品，更是美容养颜的良药。民间谚语中的"要使皮肤好，粥里加红枣"就说明了这一点。

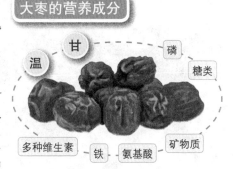

大枣的营养成分

李时珍在《本草纲目》中说：枣味甘、性温，能补中益气、养血生津，用于治疗"脾虚弱、食少便溏、气血亏虚"等疾病。常食大枣可治疗身体虚弱、神经衰弱、脾胃不和、消化不良、劳伤咳嗽、贫血消瘦，养肝防癌功能尤为突出。古籍中曾记载了一个病例：有个病人身体非常瘦弱，吃不下饭，而且每天腹泻不止，请了很多医生吃了很多补药都不见效，后来经一个高人指点，每日喝红枣粥，几个月后病就好了。

红枣是一种营养佳品，有"百果之王"之美誉。它含有丰富的维生素A、B、C等人体必需的种维生素和18种氨基酸、矿物质，其中红枣中含有的B族维生素，可促进皮下血液循环，使皮肤和毛发光润，面部皱纹平整。所含的维生素C，是一种活性很强的还原性抗氧化物质，参与体内的生理氧化还原过程，防止黑色素在体内慢性沉淀，可有效地减少色素老年斑的产生。所以，爱美的朋友可以取红枣10粒，粳米适量，同煮成粥，早晚温热饮用，这会让皮肤更加健美。

另外，红枣还具有"补血"之效。血液是生命之本，也是女人美丽的根本，所以女人要注意补血，而大枣就是最好的选择。

◇红枣粥

功效：养颜调经。

原料：红枣、糯米（小米）。

做法：

（1）取红枣十几枚，洗净，去核。

（2）加糯米（小米）100克，再加入适量清水，煮沸后改用小火煮成粥状，不可加糖。

◇红枣鸡蛋汤

功效：补养气血、美容养颜。

原料：鸡蛋两个，红枣60克，红糖、水适量。

做法：

（1）红枣泡软，去核，放入锅中。

（2）锅中加水500毫升煮沸30分钟。

（3）将鸡蛋轻轻打入汤中，勿搅拌，煮熟后加入红糖即成。

食用红枣有禁忌

大枣虽然营养丰富，但在食用时还应注意一些问题：

不宜与维生素 K 同时食用。枣中的维生素可使维生素 K 分解破坏，使治疗作用降低。

不宜和黄瓜或萝卜一起食用。萝卜会有抗坏血酸酶，黄瓜含有维生素分解酶，两种成分都可破坏其他食物中的维生素。

不应和动物肝脏同时食用。动物的肝脏富含铜、铁等元素，铜铁离子极易使其他食物中所含的维生素氧化而失去功效。

※ 木瓜：美女通用的养颜方

在选美王国委内瑞拉，美女们的肌肤总是那么清新有活力，据专家考证，这皆因她们非常懂得善用营养丰富的热带水果——木瓜来保养肌肤。

李时珍在《本草纲目》中记载木瓜性温味酸，平肝和胃。现代医学研究证明，木瓜所含的木瓜酵素能促进肌肤代谢，帮助溶解毛孔中堆积的皮脂及老化角质，让肌肤显得更明亮、清新。而木瓜中含有的木瓜酶，能帮助润滑肌肤，尽快排出体内毒素。

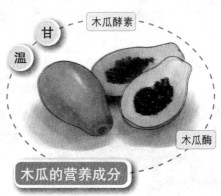

那么我们该怎么利用木瓜来美容的呢？现在就给大家介绍几种。

1. 外敷面膜类

◇ 木瓜牛奶面膜

原料：木瓜1个、鲜奶2汤匙、蜂蜜2茶匙。

做法：把木瓜果肉用汤匙挖出，放在碗中，捣成泥状。再慢慢地加入鲜奶和蜂蜜，并均匀搅拌，直至成糊状。洗完脸后，涂于脸上，敷10～15分钟。再用清水洗净即可。

◇ 木瓜酸奶面膜

原料：木瓜1/4个（约60克），酸奶5茶匙（约5克）。

做法：将木瓜对剖成两半，用匙挖掉木瓜子，放在碗中，捣成泥状，再加入酸奶，并均匀，直至成糊状。洗完脸后，涂于脸上，敷10～15分钟。再用清水洗净即可。

2. 内服汤饮类

◇ 冰糖炖木瓜

原料：木瓜1只，姜2片，冰糖适量。

做法：将木瓜去皮切块，姜2片，冰糖适量，加水适量煲30分钟饮用。

◇ 红枣木瓜羹

原料：木瓜、红枣、蜂蜜、冰糖。

做法：红枣、莲子加适量冰糖，煮熟待用。将木瓜剖开去籽，放入红枣、莲子、蜂蜜，上笼蒸透即可。

青木瓜丰胸

青木瓜自古就是第一丰胸佳果，因为其中含量丰富的木瓜酵素和维生素 A 能刺激女性荷尔蒙分泌，有助丰胸，木瓜酵素还可分解蛋白质，促进身体对蛋白质的吸收，搭配肉类食用，效果最佳。

方法：青木瓜去皮、去籽、切块，排骨切块，用热水烫一下去腥。锅中水煮滚，将排骨、木瓜、葱、姜、料酒放入，用小火炖煮3小时，撒入精盐调味食用。

其实，我们在用木瓜美容的时候可以随心所欲，可以直接食用，也可以搭配其他食物一起食用，只要摄入木瓜的精华就可以了，就能达到美容的效果。

※ 莲子：造就水嫩女人

莲子，有很好的滋补作用。《本草纲目》中有"莲子性平，味甘、涩，益心补肾、健脾止泻、固精安神"的记载。中医认为，莲子具有养心安神、健脾补肾、固精止遗、涩肠止泻之功效。可以治疗脾虚泄泻、肾亏遗精、妇女崩漏与白带过多、心肾不交之心悸失眠、虚烦消渴及尿血等症。现代研究证明，莲子除含有多种维生素、微量元素外，还含有荷叶碱、金丝草甙等物质，对治疗神经衰弱、慢性胃炎、消化不良、高血压等病症有效。

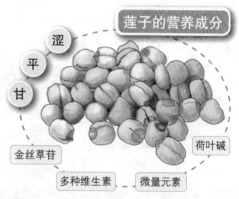

莲子的营养成分

涩　平　甘　金丝草苷　荷叶碱　多种维生素　微量元素

莲子的保健功效，早就被人们意识到。民间相传古时有一位夫人，因失眠日久而求治于一个道姑，道姑随手一指水中荷花，称可治不眠之症。于是，失眠者在荷花中找到莲蓬，剥出莲子食之，终得安睡。《红楼梦》五十二回中提到建莲红枣汤，便是指福建建宁县出产的莲子，在当时是贡品。在挖掘湖南长沙马王堆汉墓时，也发现过用以食用的莲子。

养颜要从调内开始，下面为大家介绍两款莲子的做法：

◇ 莲子薏米羹

功效：此羹是较理想的美容药膳，经常食用有消除皱纹、白嫩肌肤的作用。

原料：莲子30克，芡实30克，薏米50克，桂圆肉10克，蜂蜜适量。

做法：先将莲子、芡实、薏米用清水浸泡30分钟，再将桂圆肉一同放入锅内，加入适量清水，用文火煮至烂熟，加蜂蜜调味食用。

◇ 莲子粳米粥

功效：健脾补肾。适用于脾虚食少，便溏、乏力，肾虚带下、尿频、遗精、心虚失眠、健忘、心悸等症。可为病后体弱者之保健膳食。

原料：嫩莲子、粳米。

做法：

（1）将嫩莲子泡水待其发胀后，在水中用刷子擦去表层，抽去莲心，冲洗干净后放入锅中，加清水煮得烂熟，备用。

（2）将粳米淘洗干净，放入锅中加清水煮成薄粥，粥热后掺入莲子，搅匀，趁热食用。

秋季食用莲子的注意事项

1. 大便秘结患者忌食。中医认为，大便秘结应润下通肠，忌收涩固肠。秋季的干果莲子，其收涩作用较强，如果大便秘结患者食用莲子，会使病情加重。所以，秋季大便秘结患者忌食莲子。

2. 血压过低者忌食。中医认为，秋季干果莲子，含有的生物碱具有明显的降压作用，如果血压过低的患者食用莲子，则会加重病情。所以，秋季血压过低者忌食莲子。

3. 淋症患者忌食。中医认为，淋症小便涩滞不畅，忌食收涩性的食物。秋季的干果莲子具有收敛涩固的作用，如果淋症患者食用莲子，可加重病情。所以，秋季淋症患者忌食莲子。

※ 桃花：让每个女人都能肤如凝脂

关于桃花，有一个神奇的传说：

相传炎帝（神农氏）为解世人的疾病之苦，跋山涉水，遍尝百草，经常要穿行在荒野之中，有时一天要尝70多种有毒的草药。有一天他来到桃花洞神龙谷一带（湖南安仁，今炎帝陵附近），惊见当地村女美若天仙，比比皆是。仔细询问之下，得知当地女子喜欢用山中的鲜桃花、茶树油等草药炮制药液，并浸泡于山泉水中，用于洁面、沐浴。天长日久，这一带的村女人人皆是肤如凝脂、面若桃花。炎帝十分惊异于桃花的美容功效，于是，多日独往桃花洞中，认真比对南北桃花的区别的功效，终于研制出了养颜妙方。用了炎帝的方子，女子不仅容貌美艳，而

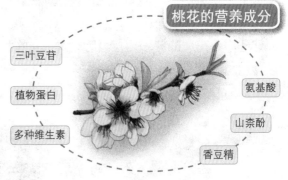

桃花的营养成分

三叶豆苷

植物蛋白

多种维生素

氨基酸

山柰酚

香豆精

且肤疗药效也同样神奇，当地村女纷纷使用，感觉比以前自己用的方法美容效果更好，于是，有史记载说：浸用桃花一百日，夫妻相见不相识。

这个传说虽然夸大了桃花的美容养颜的作用，但至少说明，利用桃花美容，古已有之。现存最早的药学专著《神农本草经》里谈到，桃花具有"令人好颜色"之功效。李时珍在《本草纲目》中这样记载："服三树桃花尽，面色红润悦泽如桃花。"可见，桃花之于女人美容确实是功不可没啊。

桃花的美容作用，主要是源于花中含有丰富的山奈酚、香豆精、三叶豆甙和维生素等物质，这些物质能疏通脉络、改善血液循环、促进皮肤营养和氧供给，使人体衰老的脂褐质素加快排泄，防止黑色素在皮肤内慢性沉积，迅速恢复和活化肌肤细胞。山桃花中还富含植物蛋白和呈游离状态的氨基酸，容易被皮肤吸收，对防治皮肤干燥、粗糙及皱纹等效果明显，使肌肤细腻娇艳、富有弹性。

因此，爱美的女性们可以取桃花粉、白芷粉各适量，调匀后敷于面部，对黄褐斑、黑斑、面色晦暗等面部色素性疾病有较好效果。当然你也可以在洗澡时，在浴缸中撒入 50 克桃花粉，这可以起到收缩全身皮肤、香身美体的作用。

此外，桃花还可与粳米一起熬煮成粥食用。取桃花（干品）2 克，粳米 100 克，红糖 30 克。将桃花置于砂锅中，用水浸泡 30 分钟，加入粳米，文火煨粥，粥成时加入红糖，拌匀。此粥既有美容作用，又可以活血化瘀。

不过，李时珍在《本草纲目》中又告诫人们："桃花，性走泄下降，利大肠甚快……若久服即耗人阴血，损元气。"所以欲用内服桃花美容的女性，还要根据自身状况理智选择。

◇ 桃花茶

功效：适用于有面部黑斑、妊娠色素斑、老年斑者，以及日照较强地域皮肤较黑者。孕妇及月经量过多者忌服。

原料：取桃花（干品）4 克，冬瓜仁 5 克，白杨树皮 3 克。

做法：于每年农历三月初三日采集桃花，晒干，保管。

用法：天天取桃花干品与冬瓜仁、白杨树皮置杯中，沸水冲泡，加盖，10 分钟后可饮。可重复冲泡 3 ~ 4 次，当茶水饮用，每天一剂。

※ 草莓：水果皇后

草莓，在水果中所含肌肤营养素较为丰富，有"水果皇后"之美誉。《本草纲目》中说草莓有解暑、清热、生津止渴、消炎、止痛、润肺、助消化等功效。草莓具有去皱增白的功效，爱美的女性朋友可以用草莓敷面，这可以收到令人满意的效果。

草莓中的多种果酸、维生素及矿物质等，还可增强皮肤弹性，具有增白和滋润保

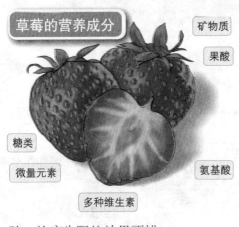

草莓的营养成分

矿物质

果酸

糖类

微量元素

氨基酸

多种维生素

湿的功效。女性常吃草莓，对皮肤、头发也都有保健作用。草莓还可以减肥，因为它含有一种叫天冬氨酸的物质，可以自然而平缓地除去体内的"矿渣"。另外，草莓比较适合于油性皮肤，具有去油、洁肤的作用，将草莓挤汁可作为美容品敷面。现在的很多清洁和营养面膜中也加入了草莓的成分，适合于任何肤质。经常使用草莓美容，可令皮肤清新、平滑，避免色素沉着。入睡前饮一杯草莓汁还能令神经松弛，治疗失眠的效果不错。

现代医学证明，草莓有降血压、抗衰老的作用。据测定，草莓所含有的维生素 C 是梨的 9 倍、苹果的 7 倍。草莓的营养成分容易被人体消化、吸收，多吃也不会受凉或上火，是老少皆宜的健康食品。

◇草莓滋润防皱护肤液

功效：滋润、清洁皮肤，且具温和的收敛作用及防皱功能。

原料：草莓 50 克，鲜奶 1 杯。

做法：

（1）将草莓捣碎，用双层纱布过滤，将汁液混入鲜奶。

（2）拌均匀后，将草莓奶液涂于皮肤上加以按摩。

（3）保留奶液于皮肤上 15 分钟，已清水清洗干净。

※ 菊花：养肝明目非它莫属

菊花，自古就是一种既有观赏价值，又可食用的花卉。《本草纲目》中说菊花"性甘、味寒，具有散风热、平肝明目之功效"。《本草纲目拾遗》也说它能"益血润容"。女性朋友可以用它泡茶饮。

泡饮菊花茶时，最好用透明的玻璃杯，每次放上四五朵，再用沸水冲泡即可。当然你也可以在茶杯中放入几颗冰糖，这样喝起来味更甘。

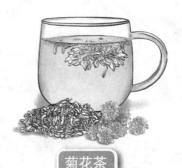

菊花茶

菊花除了可以做成茶外，还可以与猪肝、粳米一起做成美食：

◇菊花猪肝汤

功效：菊花具有散风清热、平肝明目、调理血脉的作用。菊花与猪肝相配成汤菜，有滋养肝血，养颜明目的功效。

原料：猪肝 100 克，鲜菊花 12 克，料酒，精盐，油各适量。

做法：

（1）猪肝洗净，去筋膜，切成薄片，用油和料酒腌 10 分钟。鲜菊花洗净，取花瓣。

（2）锅上火，加适量清水，放入菊花瓣煮片刻，再放入猪肝煮 20 分钟，用精盐调味即可。

◇菊花粥

功效：菊花气味清香，凉爽舒适，以粳米为粥，借米谷之性而助药力，久服美容颜体，抗老防衰。

做法：将菊花去蒂，晒干，研成细粉备用，粳米 50 ～ 100 克煮粥，待粥将成时调入菊花 10 ～ 15 克，再煮一两分钟即可。

饮用菊花茶注意事项

人们常饮的菊花茶，虽然具有清热解毒作用，但对中医所指的阳虚体质就不太合适。其实，花茶偶尔饮饮无妨，但几乎所有的花茶，都不能长期大量随意饮用，应根据人的具体情况科学选择。

※ 核桃：美容圣品

中医认为，核桃有"润肌肤、乌须发"的作用。因为"发者血之余"，血旺则发黑，而且核桃中富含多种维生素，可以提高人体皮肤的生理活性，所以对女性而言是美容佳品。

现代营养学则认为，核桃中含有的多种维生素可以提高皮肤的生理活性，平时常喝点容易消化吸收的核桃粥，能让皮肤更加细嫩，面色更加润泽。

核桃仁的药用价值很高，中医应用广泛。祖国医学认为核桃仁性温、味甘、无毒，有健胃、补血、润肺、养神等功效。《本草纲目》中记述，核桃仁有"补气养血，润燥化痰，益命门，处三焦，温肺润肠，治虚寒喘咳，腰脚重疼，心腹疝痛，血痢肠风"等功效。

核桃最适合脑力工作者，尤其是白领女性吃，因为这部分人往往用脑过度，很耗伤心血，常吃核桃能够补脑，增强脑力。

由此可见，核桃仁是食疗佳品。无论是配药用，还是单独生吃、水煮、做糖蘸、烧菜，都有补血养气、补肾填精、止咳平喘、润燥通便等良好功效。

核桃仁的食法很多，将核桃仁加适量盐水煮，喝水吃渣可治肾虚腰痛、遗精、健忘、耳鸣、尿频等症；核桃仁与薏米、栗子等同煮做粥吃，能治尿频、遗精、大便溏泻、五更泻等病症；核桃仁与芝麻、莲子同做糖蘸，能补心健脑，还能治盗汗；生吃核桃与桂圆肉、山楂，能改善心脏功能；核桃还广泛用于治疗神经衰弱、高血压、冠心病、肺气肿、胃痛等症。

◇ 核桃莲子粥

功效：补肾固精、润肺止咳、养心安神。

原料：粳米 50 克，莲子 50 克，核桃仁 50 克。

做法：将莲子洗净，去心，与粳米一起放入锅内，加水适量，煮粥。将核桃仁切细，在粥将熟时，放入核桃仁，继续用文火煮，粥熟即可，食用时可放适量白糖。

同时核桃仁还是一味乌发养颜、润肤防衰的美容佳品。"发为血之余"，"肾主发"，核桃仁具有强肾养血的作用，所以，久服核桃可以令头发乌黑亮泽，对头发早白、发枯不荣具有良好的疗效。将核桃仁碾碎与黑芝麻糊混合在一起服食，长期坚持可令须发不白，乌黑亮泽。把核桃仁当作零食，每天细嚼慢咽吃上两个，几个月以后也会收到意想不到的美容效果。

※ 茉莉：总有不易察觉的幽香

茉莉花也是古代常用的美容花，人们常用它的浸液做香水，芬芳宜人。茉莉花能收缩毛孔，清爽肌肤，使肌肤光洁细嫩。用法：当茉莉花开时，摘取没有完全开放的花朵浸入冷水中，密封浸放几日后，兑入少许食用的纯酒精。每天早晚洗脸后用它轻轻拍在脸上，即可达到美容效果。

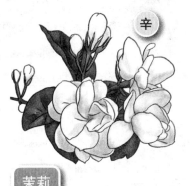

辛

茉莉

《本草纲目》中记载："花气味辛热，无毒，蒸油取液，作面脂，光泽长发，润燥香肌。"将茉莉花蒸熟，挤出其中的汁液，可代替蔷薇露，用作面脂，润泽皮肤，香留不去。可谓纯天然的高级化妆品。另外，茉莉花的成分和特殊香味对人体内分泌系统有很多调节作用。如茉莉花豆腐方。取茉莉干花 15 克（茉莉鲜花更好）洗净后与豆腐100 克同煮。先煮豆腐，水沸后下茉莉花、叶，再沸即起锅，不放调料。每日吃一两次，有芳香化湿、解油腻、减肥的功效。茉莉花芳香能化油脂，豆腐能调节老年妇女内分泌，对老年妇女有减肥健美的功效。豆腐含有丰富的钙，还可防治老年妇女因缺钙而导致的骨质疏松症。

◇ 茉莉花粥

功效：《本草纲目》中记载，茉莉花"能清虚火，去寒积，抗菌消炎"。所以皮肤易过敏的姐妹们吃这款粥是最适合不过了。

做法：取干茉莉花 30 克（鲜品 60 克）、粳米 50 克，加适量水煮粥，待粥将熟有浮油时离火。

用法：一定要趁热喝。常喝茉莉花粥，不但可以美容，还可以缓解痛经，因此经期也可以食用。

※ 当归：女人补血的好材料

在我国民间有这样有一则谜语：

"五月底，六月初，佳人买纸糊窗户，丈夫出门三年整，寄来书信一字无"。谜底是四种中药：半夏、防风、当归、白芷。其中"丈夫出门三年整"一句，打的就是当归，丈夫出门已三年，应当赶快归来。当归寄托了思念和盼归的情思，所以说它是"有情之药"。

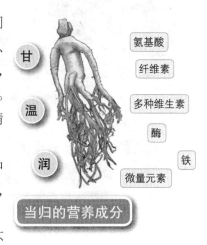

当归的营养成分：甘、温、润；氨基酸、纤维素、多种维生素、酶、铁、微量元素

关于当归的名称由来，李时珍在《本草纲目》中写道："古人娶妻为嗣续也，当归调血，为女人要药，有思夫之意、故有'当归'之名。"

现代科学研究显示，当归能有效避免维生素 E 不足的问题，可有效防衰老。

1. 当归的功效

（1）当归甘温质润，为补血要药，包括血虚引起的头昏、眼花、心慌、疲倦、面少血色、脉细无力等。著名的当归补血汤，就由当归和黄芪组成。如果再加入党参、红枣，补养气血的功效更强。

（2）当归能活血，最宜用于妇女月经不调。由当归与熟地黄、白芍、川芎配伍而成的四物汤，就是妇科调经的基本方。经行腹痛，可加香附、延胡索；经闭不通，可加桃仁、红花。

（3）当归也宜用于疼痛病证。因为当归有温通经脉、活血止痛的功效。无论虚寒腹痛，或风湿关节疼痛，或跌打损伤瘀血阻滞疼痛，都可使用当归。

（4）当归也常用于痈疽疮疡。因为当归活血化瘀，能起到消肿止痛、排脓生肌的功效。治疗疮疡的名方仙方活命饮，就以当归与赤芍、金银花、炮山甲等同用。

（5）当归还宜用于血虚肠燥引起的大便秘结，因为当归有养血润肠的功效。常与肉苁蓉、生首乌、火麻仁等润肠药配伍同用。

2. 当归的食用方法

◇ 当归荸荠薏米粥

功效：清热解毒、活血止痛、健脾利湿，适于咽喉肿痛、痰热咳嗽、心烦口渴等症。

做法：当归切片，入锅煮半小时，去渣后加入荸荠和薏米煮成粥，出锅后加蜂蜜食用。

◇ 当归米粥

功效：补血调经、活血止痛、润肠通便。

做法：取当归 15 克，用温水浸泡片刻，加水 200 毫升，先煎浓汁约 100 毫升，去渣取汁，入粳米 50 克、红枣 5 枚、砂糖适量，再加水 300 毫升左右，煮至米开汤稠为度。每日早晚餐空腹，温热顿服，10 天为一疗程。

◇ 自制当归养颜面膜

功效：这组配方有活血淡斑、增白滋养的功效，适用于黑斑粗糙、萎黄暗沉的皮肤。

原料：当归、桃仁、川芎、白芷、白附子、白及粉各等量。鲜乳、蜂蜜各适量。

做法：

（1）将以上 6 种中药粉各 50 克，混合后装瓶备用。

（2）然后取瓶中混合好的中药粉 1 小匙，放入碗中。

（3）加鲜乳适量调成糊状。

（4）再加蜂蜜 1 毫升混匀。

用法：用小刷子将面膜均匀地涂于脸上，20 ~ 30 分钟后洗净，每周 2 ~ 3 次。

《本草纲目》之兽禽虫等部养颜秘方

※ 蜂蜜：甜蜜的关照

蜂蜜含有大量的纯天然成分，不仅是营养丰富的食品，还是女性的护肤佳品。蜂蜜中所含的营养成分对人体的皮肤非常有益，这些营养成分被皮肤吸收后，会起到滋润、美白、抗老化、祛痘、护唇的作用。此外，蜂蜜对于护理头发和减肥都有帮助。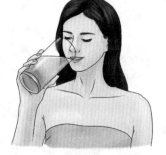

既然蜂蜜有这么好的养颜作用，因此，当我们的皮肤暗淡、粗糙、没有弹性、长痘痘时，可以试着用蜂蜜来调养皮肤。坚持有效地使用，它就会对皮肤慢慢地起到"内外兼修"的调养效果。

1. 喝蜂蜜水

蜂蜜有很强的抗氧化作用，每天早、晚喝一杯蜂蜜水，就可起到增强体质、美容养颜的作用，让你更健康、更美丽。提醒大家，最好是用天然成熟蜂蜜 20 ~ 30 克，冲温开水服用。

2. 将蜂蜜直接涂在脸上

其实很多好吃的东西都可以涂在脸上,蜂蜜也不例外。这样可以使蜂蜜中的葡萄糖、果糖、蛋白质、氨基酸、维生素、矿物质等直接作用于表皮和真皮,为细胞提供养分,促使它们分裂、生长。蜂蜜面膜有很多种制作方法,制成的蜂蜜面膜可以将蜂蜜与其他添加物的功能相结合,增强其美容功效。

3. 蜂蜜浴

将蜂蜜直接加入温水中,配成1%左右的蜂蜜水溶液,用它洗脸或洗澡,特别是"蜂蜜浴",既可以消除疲劳,还可以使皮肤变得光洁润滑。也可以在沐浴前,用蜂蜜涂抹全身,尤其是脚底、膝盖、手肘等部位要多涂一点,10分钟后,进入浴缸浸泡,然后用香皂洗一遍,洗完澡后,会觉得全身滑腻如凝脂。

蜂蜜的美容效果很好,而且无毒副作用。女士们要想美容养颜,千万不要把蜂蜜忘到脑后。

蜂蜜美容小妙方

蜂蜜100克,鸡蛋一个搅和,慢慢加入少许橄榄油或麻油,再放2～3滴香水,彻底拌匀后放在冰箱中保存。使用时,将此混合剂涂在面部(眼睛、鼻子、嘴除外),10分钟后用温水洗去,每月做两次(多做效果更佳),能使颜面细嫩,青春焕发。

※ 鸡蛋:众多美女都推崇的美容品

鸡蛋味甘性和,蛋清能滋润、拉紧皮肤,蛋黄可补血,蛋壳捣碎可敷方。李时珍在《本草纲目》中曾这样概括:鸡子白,酒或酸浸,敷疵黡面疱。

取新鲜鸡蛋一枚,洗净揩干,加入500毫升优质醋中浸泡一个月。当蛋壳溶解于醋液之后,取一小汤匙溶液掺入一杯开水,搅拌后服用,每天一杯。长期服用醋蛋液,能使皮肤光滑细腻,扫除面部所有黑斑。

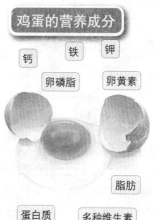

鸡蛋的营养成分

钙　铁　钾　卵磷脂　卵黄素　脂肪　蛋白质　多种维生素

◇ 蜂蜜蛋白膜

新鲜鸡蛋一枚,蜂蜜一小汤匙,将两者搅和均匀,临睡前用干净软刷子将此膜涂刷在面部,其间可进行按摩,刺激皮肤细胞,促进血液循环。待一段时间风干后,用清水洗净,每周两次为宜。这种面膜还可以用水稀释后搓手,冬季可防治皲裂。

◇ 杏仁膏

将90克浸水去皮杏仁捣烂如膏,掺入鸡蛋清调匀,每夜涂面,翌日早晨用米泔水洗净。

◇ 白雪膜

鸡蛋 3 枚浸入白酒，密封四五日，用来涂面，能使面黑渐白，皱纹减少。但过敏性皮肤者慎用。

用牛奶掺入鸡蛋清，或配用鸡蛋黄调匀，涂面 15 分钟，对中性皮肤的保养效果尤佳。只需坚持 3 个月，你的容颜便会焕然一新。

做菜时，将蛋壳内的软薄膜粘贴在面部皱纹处以及脸颊、下巴部位，任其风干后再揭下来，用软海绵擦去油性皮肤的死皮，如果是干性皮肤，应涂些植物油再擦去死皮，最后洗净。

为除去面部死皮，打一只鸡蛋加一小匙细盐，用毛巾蘸之在皮肤上来回轻轻擦磨，犹如使用磨砂膏一般。找回美丽，简单而快捷。

用蛋黄加入蜂蜜和面粉调成浓浆，均匀涂敷面部，不但能治粉刺，而且可预防秋冬皮肤干燥。如果是油性皮肤，应加入一匙柠檬汁混合搅匀，用棉签涂于脸上，15 ～ 20 分钟后以温水洗去。

鸡蛋按摩

清洁完面部后，将煮好的鸡蛋趁热剥去皮，用温热的鸡蛋在脸上滚动，一边按摩。按摩的顺序是，先从两眉开始，沿脸部肌肉线条向上滚动直到发际；眼部嘴部的肌肉是环形肌，所以要环形滚动；鼻子部位则是自鼻根沿鼻翼向斜上滚动；两颊是自里至外向斜上方滚动，直到鸡蛋完全冷下来。最后，用鸡蛋按摩后要用冷毛巾敷面几分钟，这样可以起到收缩毛孔的作用。

※ 牛奶：让欧洲美女趋之若鹜的"护肤品"

牛奶是美容养颜的上品。李时珍对牛奶延缓衰老的作用十分重视，称："清晨能饮一升余，返老还童天地久。"

牛奶营养丰富，含有各种蛋白质、维生素、矿物质，特别是含有较多 B 族维生素，它们能滋润肌肤，使皮肤光滑、白嫩，使头发乌黑，减少脱落，从而起到护肤美容的作用。

牛奶中所含的铁、铜和维生素 A，有美容养颜作用，可使皮肤保持光滑滋润。牛奶中的乳清对面部皱纹有消除作用。牛奶还能为皮肤提供封闭性油脂，形成薄膜以防皮肤水分蒸发，另外，还能暂时提供水分，所以牛奶、山羊奶及奶制品是天然的护肤品，也是"绿色护肤品"。相传，罗马皇帝的妻子每天都要用牛奶洗澡以使自己青春常驻，古代欧洲的美女对牛奶浴趋之若鹜。所以现在有的化妆品中还含有牛奶或奶制品成分。

牛奶含钙丰富，且易被人体吸收，每天从中摄入足够量的钙，可以抑制那种使人发胖的激素的释放，有助于抑制脂肪堆积。此外，喝牛奶易产生饱腹感，有助于抑制食欲、控制食量，对减肥也有利。

渴望美丽的女士们不妨每天喝一杯牛奶，既满足口腹之欲，还可养颜，又不担心发胖，三全其美，何乐而不为？

> **鲜牛奶煮沸时要远离果糖**
>
> 　　牛奶中含有的赖氨酸在加热条件下能与果糖反应，生成有毒的果糖基赖氨酸，有害于人体。所以，鲜牛奶在煮沸时不要加糖，煮好牛奶等稍凉后再加糖。

※ 鸡肉：白领精英的滋补佳品

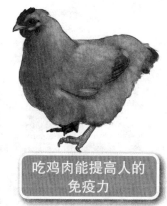

吃鸡肉能提高人的
免疫力

　　《本草纲目》禽部，记载了鸡肉的众多疗效。其中提到这样一个方子："脾胃弱乏，人痿黄瘦。同黄雌鸡肉五两、白面七两，作馄饨，下五味煮熟，空腹吃。每天一次。"也就是说鸡肉可以温中益气、补精填髓、益五脏、补虚损。中医认为鸡肉可以治疗由身体虚弱而引起的乏力、头晕等症状。对于男性来说，由肾精不足所导致的小便频繁、耳聋、精少精冷等症状，也可以通过吃鸡肉得到一定的缓解。

　　按现在的说法，吃鸡肉能够提高人的免疫力。科学研究表明，鸡及其萃取物具有显著提高免疫机能的效果，这一观点与营养学以及传统的中医理论不谋而合。

　　营养学上一直有"红肉"和"白肉"之分，我们可以简单地从颜色上来区别，所谓"红肉"就是指猪、牛、羊等带血色的肉类，而"白肉"则指的是禽类和海鲜等。鸡肉就是白肉中的代表，具有很好的滋补作用，又比红肉更健康。这种可以培育正气的食物，一些常处于亚健康状态下的人更应该多吃。比如工作强度大、精神长期紧张的都市白领们，多吃鸡肉，可以增强免疫力，减少患病率。

　　这里介绍一款人参鸡汤，适合气虚、失眠的人群食用。

　　◇人参鸡汤

　　功效：补气安神。

　　原料：人参、水发香菇各 15 克，母鸡 1 只，火腿、水发玉兰片各 10 克，精盐、料酒、味精、葱、生姜、鸡汤各适量。

　　做法：将母鸡宰杀后，退净毛，取出内脏，放入开水锅里烫一下，用凉水洗净。将火腿、玉兰片、香菇、葱、生姜均切成片。将人参用开水泡开，上蒸笼蒸 30 分钟，取出。将母鸡洗净，放在盆内，加入人参、火腿、玉兰片、香菇、葱、生姜、精盐、料酒、味精，添入鸡汤淹没过鸡，上笼，在武火上蒸烂熟。将蒸烂熟的鸡放在大碗内。将人参切碎、火腿、玉兰片、香菇摆在鸡肉上，除去葱、生姜不用，将蒸鸡的汤倒在勺里，置火上烧开，撇去沫子，调好口味，浇在鸡肉上即成。

鸡肉虽然是一种营养佳品，但不是所有人都适合吃鸡肉进补。因为它有丰富的蛋白质会加重肾脏负担，因此有肾病的人应尽量少吃，尤其是尿毒症患者，应该禁食。

◇番茄鸡肉汤

功效：此汤具有补血和消除雀斑，活血止痛消肿的作用。

原料：番茄500克，鸡肉300克，红花10克，莴笋10克，大蒜5克

做法：

（1）先将300克番茄切成6块，其余打汁。

（2）莴笋择洗干净，切片。

（3）大蒜去皮洗净。

（4）鸡肉切成块，放进锅内，用6杯水煮滚，去除浮油。

（5）将番茄和汁放入鸡肉锅内，红花同时放入，煮熟后加莴笋、大蒜调味即成。

※ 羊肉：冬季进补好选择

相传，赵匡胤早年贫困潦倒，流落于长安街头。一日，他饥寒交迫，求羊肉铺施舍一勺滚烫的羊肉汤泡馍，吃后精神百倍，饥寒全消。10年后，赵匡胤已是宋朝的开国皇帝。一次，他出巡长安，又来到这家羊肉铺，命店主做一碗羊肉汤泡馍。店主连忙让妻子烙饼掰碎，精心配好调料，浇上汤又煮了煮，还放上几大片羊肉端上。皇帝吃后又大加赞赏，当即给店主赏银百两。此事很快传遍长安，来吃这种羊肉汤泡馍的人越来越多。由于生意兴隆，店小二来不及给客人掰馍，于是改为客人自己掰馍，此法一直流传至今。

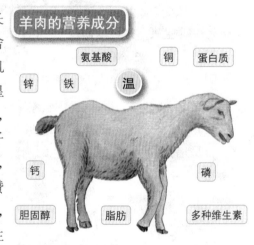

羊肉的营养成分

羊肉性温热、补气滋阴、暖中补虚、开胃健力，被称为"人类的保健性功能食品"，也被当作冬季进补的重要食品之一。《本草纲目》认为其为补元阳益血气的温热补品。羊肉含美容必需的维生素 B_1、B_2，能温补气血，驻颜，悦白皮肤。

与其他肉类相比，羊肉具有以下特点：

（1）羊肉的蛋白质含量高而脂肪含量低。其蛋白质含量低于牛肉，高于猪肉，脂肪含量高于牛肉而不及猪肉且胴体脂肪层薄。

（2）羊肉中的氨基酸含量高于牛肉、猪肉。

（3）羊肉中含有丰富维生素和钙、磷、铁等矿物质，铜和锌含量显著地超过其他肉类。

（4）羊肉中胆固醇含量与其他肉类相比较低。如100克可食瘦肉中的胆固醇含量：

羊肉为 65 毫克，牛肉为 63 毫克，猪肉为 77 毫克，鸭肉为 80 毫克，兔肉 83 毫克，鸡肉 117 毫克。

羊肉食法众多，蒸、煮、炒、涮等无一不可。冬季是吃羊肉进补的最佳季节，如果将羊肉与某些药物合并制成药膳，则健身治病的功效更高。

◇美白皮肤——美容鸡子羊肉面

原料：白面 120 克，鸡蛋 4 个，羊肉 120 克。

做法：先将羊肉剁细做羹，取鸡蛋清和白面做成面条，加适量的鸡清面条于沸水中，煮面令熟，再加调料及羊肉羹。

◇调经——羊肉粳米粥

原料：羊肉 150 克，粳米 100 克，生姜 5 片。

做法：共煮粥，加油、食盐调味。

◇驱寒——羊肉山药粥

原料：羊肉 250 克、鲜山药 500 克，糯米 250 克。

做法：先把羊头煮烂，再加入山药和糯米，煮成粥。早晚各食 1 次。

◇补血——当归生姜羊肉汤

原料：当归 10 克、生姜 30 克、羊肉 250 克。

做法：水煎取汁，羊肉炖烂，汤内同服。

妙吃羊肉

这样做更好吃：羊肉特别是山羊肉膻味较大，煮制时放个山楂或加一些萝卜、绿豆，炒制时放葱、姜、孜然等佐料可以祛除膻味。吃涮肉时不可为了贪图肉嫩而不涮透。

挑季节：夏秋季节气候热燥，不宜吃羊肉。

不适宜人群：羊肉属大热之品，凡有发热、牙痛、口舌生疮、咳吐黄痰等上火症状者都不宜食用。患有肝病、高血压、急性肠炎或其他感染性疾病，还有发热期间都不宜食用。

忌食：肉忌铜器，反半夏、菖蒲，亦不宜与南瓜同食。

宜食：一般人都可以选用，尤其适用于体虚胃寒者。

※ 牡蛎：神赐魔食

提到牡蛎，很多人都知道它具有美容保健作用。但是，牡蛎的美容保健作用具体有哪些，可能很多人都说不上来。

牡蛎为牡蛎科海产品，又名海蛎子、蚝。牡蛎肉富含蛋白质、糖原、牛磺酸、岩藻糖、谷脱氨酸等 10 种必需氨基酸，及维生素 A、维生素 B_1、维生素 B_2、维生素 D、维生素 E、

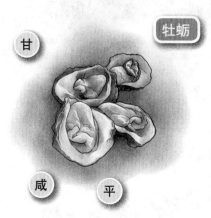

锌、铜、铁、钡、锰、镁、钙。牡蛎壳含碳酸钙、磷酸钙、氧化铁、有机质、镁等。用牡蛎制成的油为蚝油，营养非常丰富。

《本草纲目》说牡蛎："肉，治虚损，解酒后烦热……滑皮肤。"中医药学认为，牡蛎肉味甘、咸，性平，有调中补虚、除烦化郁、丰肌泽肤、益智镇静等功效；牡蛎壳味咸、涩，微寒，有潜阳平肝、重镇安神、散结软坚、制酸止痛等功用。

牡蛎为营养全面的美肤佳品。牡蛎中含的这些营养素如维生素 A、维生素 E、锌、必需氨基酸等都是美容的物质。而牡蛎中富含的核酸，能延缓皮肤老化，减少皱纹的形成。

牡蛎肉鲜味美，营养丰富，且有"细肌肤，美容颜"及降血压和滋阴养血、健身壮体等多种作用，因而被视为美味海珍和保健强身食品。

◇紫薇花牡蛎火腿汤

功效：滋阴养血止血，健脾开胃解毒。用于虚损、烦热、产后血崩、带下、疮毒、失眠、心悸、健忘等症。

原料：紫薇花 4 朵，牡蛎净肉 500 克，火腿末 5 克，水发冬菇 10 克，玉兰片 10 克，胡椒粉、盐、料酒、酱油、味精、鸡汤、姜片各适量。

做法：

（1）紫薇花去萼杂质，洗净，切成细丝，牡蛎肉拣洗干净，沥干水分，切碎。火腿肉、玉兰片、冬菇分别洗净，都切成片。将牡蛎、冬菇、玉兰片各用开水焯一下。

（2）锅烧热放入鸡汤、料酒、酱油、姜片、盐、大火煮沸，下入火腿、冬菇；玉兰片、牡蛎烧沸，下入味精、紫薇花细丝，调好口味，撒点胡椒粉即成。作佐餐食用。

※ 鲫鱼：孕妇生奶养颜好选择

鲫鱼又名鲋鱼，另称喜头，为鲤科动物，产全国各地。《吕氏春秋》载："鱼火之美者，有洞庭之鲋。"可知鲫鱼自古为人崇尚。鲫鱼肉嫩味鲜，尤其适于做汤，具有较强的滋补作用。冬季是吃鲫鱼的最佳季节，自然是看好其温补之功。明代著名的医学家李时珍赞美冬鲫曰"冬月肉厚子多，其味尤美"，民谚也有"冬鲫夏鲤"之说。

鲫鱼所含的蛋白质质优、齐全、易于消化吸收，是肝肾疾病，心脑血管疾病患者的良好蛋白质来源，常食可增强抗病能力。

《本草纲目》中记载：鲫鱼"性温，味甘；健脾利湿、和中开胃、活血通络、温中下气"。对脾胃虚弱、水肿、溃疡、气管炎、哮喘、糖尿病有很好的滋补食疗作用；产后妇女炖食鲫鱼汤，可补虚通乳。先天不足，后天失调，以及手术后、病后体虚形弱者，经常吃一些鲫鱼都很有益。肝炎、肾炎、高血压、心脏病、慢性支气管炎等疾病的患者也可以经常食用，以补营养，增强抗病能力。另外，鲫鱼子能补肝养目，鲫鱼脑有健脑益智的作用。

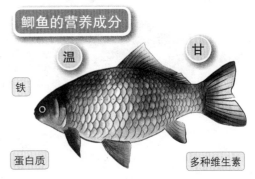

鲫鱼的营养成分

温　甘　铁　蛋白质　多种维生素

吃鲫鱼时，清蒸或煮汤营养效果最佳，若经煎炸则上述的功效会大打折扣。冬令时节食之最佳。鱼子中胆固醇含量较高，故中老年人和高血脂、高胆固醇者应忌食。

※ 海参：皇家宫廷的御膳

海参又名刺参、海鼠、海瓜，是一种名贵海产动物，因补益作用类似人参而得名。海参肉质软嫩，营养丰富，是典型的高蛋白、低脂肪食物，滋味腴美，风味高雅，是久负盛名的名馔佳肴，是海味"八珍"之一，与燕窝、鲍鱼、鱼翅齐名，在大雅之堂上往往扮演着"压台轴"的角色。中国食用海参有着悠久的历史，有资料记载，早在两千多年前，秦始皇就已食用海参进补养生，明朝时海参进入皇家宫廷的御膳，开国皇帝朱元璋就是位喜食海参的人。

《本草纲目》中记载，海参"性温，味甘、咸；补肾益精、除湿壮阳、养血润燥、通便利尿"。中医认为，海参堪称补肾壮阳之佳品，对男子肾虚引起的羸弱消瘦、梦遗阳痿、小便频数、腰膝酸软、遗精、遗尿、性机能减退者，经常食用海参，对此类病症能起到较好的食疗效果。

海参的胆固醇含量很低，脂肪含量相对少，是典型的高蛋白、低脂肪、低胆固醇食物，对高血压、冠心病、肝炎等病人及老年人堪称食疗佳品，常食对治病强身很有益处；海参含有硫酸软骨素，有助于人体生长发育，能够延缓肌肉衰老，增强机体的免疫力；海参微量元素钒的含量居各种食物之首，可以参与血液中铁的输送，增强造血功能；美国的研究人员从海参中萃取出一种特殊物质——海参毒素，这种化合物能够有效抑制多种霉菌及某些人类癌细胞的生长和转移。经常食用海参对再生障碍性贫血、糖尿病、胃溃疡等均有良效。

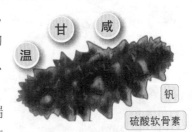

甘　咸　温　钒　硫酸软骨素

海参的营养成分

提醒的是，患急性肠炎、菌痢、感冒、咳痰、气喘及大便溏薄、出血兼有瘀滞及湿邪阻滞的患者应忌食海参。另外，海参不宜与甘草、醋同食。

◇葱烧海参

功效：滋肺补肾，益精壮阳。

原料：大葱白100克，水发海参500克，植物油、酱油、黄酒、白糖、味精、淀粉各适量。

做法：

（1）将海参洗净，切成两条，下沸水锅中烫透沥干。

（2）大葱白切成4厘米长、1厘米宽的段。

（3）锅上火烧热，加适量底油，下葱段煸炒出香味至金黄色，烹入黄酒，加酱油、鲜汤、白糖、味精，放入焯过的海参，武火烧沸，除沫，转用文火烧至入味。

（4）见汤汁稠浓时，武火勾芡，淋明油，翻炒均匀，出锅装盘上桌即可。

※ 乌龟：延缓衰老，增强免疫力

乌龟肉含蛋白质、磷脂、锌、钙、铁、磷等，乌龟壳含动物胶、钙、角质蛋白等。与甲鱼一样，乌龟具有美容泽肤、强身健体作用。

中医药学认为，乌龟味甘、咸，性平，有补精益血、滋阴清热、丰肌泽肤等功能。《本草纲目》说乌龟肉肉："通任脉，助阳道，补阴血，益精气，丰肌肉。"《神农本草经》说乌龟："甘咸寒，归肝、肾、心经，有滋阴潜阳、益肾健脾、养血补心之功。"

现代医学发现，乌龟有增强人体免疫功能、延缓人体脏器及皮肤衰老、抗癌等作用。实践证实，阴虚火旺、皮肤干燥、月经不调的女性，最宜食用乌龟。如常吃乌龟，不但可增强体质，还有较好的美容效果。

◇炖乌龟

功效：滋阴降火，养血止血。

原料：乌龟1只，葱、胡椒粉、盐适量。

做法：

（1）先将乌龟用清水喂养数日，每日换水1次，并在水中滴入食油数滴，促其排出肠内积污。

（2）宰杀前将乌龟捞出，倒掉凉水，放入乌龟后冲入40°热水，使之排出尿液。

（3）然后冲刷洗净龟壳，宰杀，放入锅内，加入适量清水，武火煮沸，去上沫，继用文火炖至肉壳分离。

（4）去壳取肉切成片，再放回汤内，加入葱末、胡椒粉、盐适量，煮沸后即可食用。空腹食肉饮汤。

※ 狗肉：快速提升免疫力

在民间就有"寒冬至，狗肉肥"、"狗肉滚三滚，神仙站不稳"、"吃了狗肉暖烘烘，不用棉被可过冬"、"喝了狗肉汤，冬天能把棉被当"的俗语。由于狗肉味道醇厚，芳香四溢，有的地方又叫香肉，它与羊肉都是冬至进补的佳品。

狗肉味甘、咸、酸，性温，具有补中益气、温肾助阳之功，非常符合冬季进补之要义。《本草纲目》说狗肉："安五脏，补绝伤，轻身益气，宜肾，补胃气，壮阳道，暖腰膝，益气力。补五劳伤，益阳事，补血脉，厚肠胃，实下焦，填精髓。"故此，中医历来认为狗肉是一味良好的中药，有补肾、益精、温补、壮阳等功用。现代医学研究证实，狗肉对人体的内分泌、消化、神经、生殖等系统有一定的治疗作用，它可以强壮人体，提高人体的免疫力和消化功能，增强性能力等。但是，狗肉性温热，多食易生热助火，故凡发热病、阴虚火旺炎症、湿疹、痈疽、疮疡等患者忌食，因含嘌呤类物质，故痛风患者忌食，孕妇亦忌食。另外，狗肉与鲤鱼相克，不宜共食，更不宜同烹。而且，吃完狗肉后千万不要再喝茶。狗肉也不能与大蒜，否则易助火损人，火热阳盛体质的人更应忌食。

◇ **甲鱼狗肉**

功效：温肾散寒，壮阳益精。

原料：狗肉 750 克，甲鱼 1 只约 650 克，葱姜片各 50 克，绍酒 50 克，酱油 20 克，精盐 10 克，味精 2 克，白糖 5 克，八角 5 克，花椒 10 克（用纱布包好），硝水 15 克，汤 800 克。

做法：

（1）将狗肉切块，用绍酒、葱、姜各半、精盐 6 克及硝水拌匀腌制约 2 小时，再用清水泡约 1 小时，甲鱼宰杀治净，剁成块。

（2）将狗肉块下入沸水锅中焯透捞出。

（3）将甲鱼沸水锅内焯透捞出，放入砂锅内，加入余下调料（不含味精）、狗肉块及汤，盖严盖，炖至熟烂，去掉葱、姜、调料包，加入味精即成。

※ 猪骨：丰肌养颜效果好

猪骨（包括骨髓）含有大量防止皮肤老化作用的类黏蛋白、骨胶原、钙、磷、铁等。其护肤、美肤功能比瘦猪肉效果好。

中医药学认为，猪骨汤味甘、咸，性平，有补髓、益血、养阴、丰肌、泽颜等功效。《本草纲目》说猪骨汤："补骨髓，益虚劳，丰肌，泽颜。"《随息居饮食谱》说猪骨髓："甘、咸二平……补髓，养阴，治骨蒸劳热，带浊遗精，宜为衰老之馔。"

在我国民间，有一道美汤——猪骨甲鱼汤，具有滋阴补肾，填精丰肌作用，常食之，有延缓皮肤衰老、丰肌、美肤等功效。其制法为：取猪脊骨250克，甲鱼1只（以0.5千克为宜），葱、料酒、生姜、细盐、味精、胡椒面各适量。将甲鱼用开水烫死，揭去鳖甲，去内脏、头爪；将猪脊骨洗净，剁碎，放入碗内，备用。另取砂锅，将甲鱼、猪脊骨一起置于砂锅内，加清水、生姜，葱、胡椒面、细盐，旺火煮沸，撇去浮沫，用文火再炖1小时，加少量味精，吃肉喝汤。

◇ 玉米炖猪骨

功效：滋补肾脏、益脑补精，对因肾功能不足而引导起的体倦力乏、怕冷畏寒等有特效。

原料：猪骨500克，玉米棒150克，胡萝卜100克，生姜10克，红枣10克，盐5克，味精1克，鸡精粉2克，绍酒2克，清汤适量。

做法：

（1）猪骨砍成块，玉米棒切成段，胡萝卜去皮切成块，生姜去皮切片，红枣洗净。

（2）锅内加水，待水开时，投入猪骨、胡萝卜，用中火煮透冲净。

（3）用瓦煲一个，加入猪骨、胡萝卜、玉米棒、生姜、红枣，注入清汤、绍酒、用小火煲1小时后，去掉姜，调入盐、味精、鸡精粉，再煲20分钟即可。

美丽完全指南

美颜护肤问题全攻略

※ 眼睛易疲劳者要多吃这些食物

问：眼睛易疲劳的人吃些什么好呢？

答：各种动物肝脏含有丰富的维生素 A，经常食用有益于保护眼睛，但血脂及胆固醇偏高的女性应少食或不食。富含胡萝卜素的蔬菜也应多吃，每周吃 3 根胡萝卜，可保持体内维生素 A 的日常含量。此外，红薯、橘子、柚子、柿子的维生素 A 含量也较高。乳、蛋类食品，如牛奶、鸡蛋、鸭蛋、鸽蛋等蛋黄内维生素 A 含量比较丰富。枸杞子富含丰富的胡萝卜素，是补眼佳品，冬令以浸泡代茶饮用为宜。

※ 缩小毛孔，让肌肤"喝"黑啤

问：黑啤能护肤，缩小毛孔吗？

答：黑啤口感甘醇，护肤也有奇效。它主要能给皮肤保湿、提供养分和收缩毛孔。这是因为，黑啤含有活性酶以及氨基酸、维生素等营养成分，而且与其他啤酒相比，其酒花含量更多，滋补效用更强。所以黑啤不仅能够能够滋养皮肤，并在皮肤表层形成一层黏黏的"保护膜"，减少水分的流失，还可以分解皮肤的油脂和角质，起到收缩毛孔的作用。

具体操作：面膜纸浸入啤酒约 3 分钟，然后敷在脸上 15 分钟，然后用清水洗去即可。

※ 抗皱紧肤小方法

问：我今年 32 岁，眼角已经开始有皱纹了，皮肤也有松弛的迹象，有什么可以抗皱紧肤的办法吗？

答：紧致肌肤除了前面提到的内养的方法之外，还有一些适合日常生活中常用的小窍门，也能起到一定作用。

（1）把干净的专用小毛巾放在冰箱里，洗完脸后，把冰毛巾轻敷在脸上几秒钟，可以起到紧致肌肤的效果。

（2）取栗子的内果皮，捣成末状，与蜂蜜均匀搅拌，涂于面部，能使脸部光洁、富有弹性。

（3）鸡皮及鸡的软骨中含大量的硫酸骨素，它是弹性纤维中最重要的成分。把吃剩的鸡骨头洗净，和鸡皮放在一起煲汤，不仅营养丰富，常喝还能消除皱纹，使肌肤细腻。

（4）啤酒酒精含量少，所含鞣酸、苦味酸有刺激食欲、帮助消化及清热的作用。啤酒中还含有大量的 B 族维生素、糖和蛋白质。适量饮用啤酒，可增强体质，减少面部皱纹。

（5）每天咀嚼口香糖 5 ~ 20 分钟，可使面部皱纹减少，面色红润。这是因为咀嚼能运动面部肌肉，改变面部血液循环，增强面部细胞的代谢功能。

※ 晒后黑点的解决

问：去海南旅游了一段时间，很开心，但也给肌肤留下了些遗憾，那就是肌肤被阳光灼伤了，留下了难看的黑点，最恐怖的是这种状况到现在也没有改善，我该怎么去掉它们呢？

答：很多时候，肌肤的这种状况会随着时间而得到改善，但也有个别的状况。如果你的肌肤不是太敏感的话，你可以去美容院做导入维生素 C 的肌肤护理疗程。维生素 C 可以帮助肌肤恢复光泽，同时可以保护肌肤躲避自然的伤害。对于阳光晒伤后的肌肤，肌肤表面的状况很容易得到改善，但黑斑是很难完全消失的，还需要长期使用美白品来缓解。

※ 年纪轻轻长了眼角纹该怎么办

问：我才 19 岁，可是笑起来的时候眼角就有很多细纹，这是皱纹吗？如何防治？

答：你才 19 岁，不会长皱纹的。眼角出现的细纹可能和你没有认真做保湿有关，也可能你眼睑比较薄，还有就是眼睛比较大的的人也容易眼角有细纹，你可以试着做一些保湿性强的眼膜。这种干纹多是假性干纹，通过保湿应该很快就有改善。

※ 防辐射找植物

问：我是电脑族，听说可以用仙人掌来防辐射，还有其他的选择吗？

答：长期在电脑前工作的女性，可在电脑前摆放一盆仙人掌，它具有吸收电磁波辐射、减少电脑危害人体健康的"特异功能"。如果不喜欢仙人掌，可以放些芦荟和水果，它们是最好的吸收剂和除味剂。将洋梨、橘子、香瓜、小南瓜等带果植物盆景放在电脑旁，不仅环保，香味也很自然。

※ 去黑头要先蒸面

问：长了黑头，准备除掉它，我需要做哪些准备工作呢？

答：想把黑头清除而不想毛孔变大，不论用什么方法，事前最好先蒸一蒸面，令毛孔张开，这样除了有助于排出毒素外，也有助于清洁。清除完黑头后，最好用冰冻蒸馏水或爽肤水敷于清除黑头的部位，这样除了能使皮肤洁净外，还可以收缩毛孔。

※ 泡泡眼的 6 个缓解方法

问：我戴隐形眼镜，经常晚上写稿，以前有时候会有黑眼圈但补补觉也就好了，可是最近再怎么补觉也不行了，泡泡眼经常出现，怎么办呢？

答：形成泡泡眼的原因主要是眼下的皮肤很薄很松导致水分停留在那里，有一些日常小妙招可以缓解。

（1）睡前认真清洁眼周肌肤。

（2）可将冷藏的小黄瓜切片敷在眼皮上休息 10 分钟。

（3）用几个枕头采取高枕高睡法会自然消肿，但是有的人躺比较高的枕头睡觉会头疼，那就不要尝试了。

（4）一小包冷藏的青豆可令膨胀的血管收缩，减轻眼肿情况。

（5）早晨起来如果发现自己的"泡泡眼"可以喝杯苦咖啡进行急救，因为咖啡可促进体内水分的排出，但这种方法不太健康，不适合长期使用。

（6）经常运动眼周肌肉，也是预防眼部浮肿的长效良方。教你一个最简单的方法：闭上眼睛，用手去感觉眼窝边缘的骨骼，然后用中指由眼窝外沿向内轻轻打圈，至眉头及鼻梁处稍微加压。

※ 成人脸上为什么也会长痘痘

问：我都已经 27 岁了，早就应该过了长青春痘的年龄，为什么脸上还是会时不时地冒出几个痘痘呢？

答：成人痘的确已经不是青春痘了。青春痘是皮脂腺分泌旺盛造成的，而成人痘一般都是内分泌不调导致的。可以多活动骨盆，让整个小腹部血液通畅，比如扭腰、摇动胯部或是拉伸大腿韧带等，再做好月经期间的保养，就不爱长痘痘了。

※ 皮肤由暗变亮小妙方

问：我身体不是很好，皮肤也一直不好，比较晦暗，没有光泽，有没有什么小偏方能让我的皮肤看起来亮一些吗？

答：身体不好，在脸色上自然会有反应，最重要的就是先把身体养好。另外，脸色晦暗的原因可能是角质层比较厚，把生鸡蛋的蛋白和蛋黄分开，将蛋白均匀地涂抹在脸上，等几分钟蛋白完全干透以后，用温水洗掉，这样厚厚的死皮就会随着蛋白一起被除去。另外，每天早晨洗脸时，先用温水洁面，然后倒出适量蜂蜜于手掌心，双掌对搓，然后双手在面部向上向外打圈按摩，按摩完毕，用温水清洗干净，再搽营养护肤品。坚持1周以上就能明显感觉到面部富有光泽。使用后肌肤无紧绷感，舒适自然，长期使用，效果尤其明显。

※ 冬季脚部护理重在预防

问：每到冬天脚底都会皲裂，请问这时该如何护脚呢？

答：天气寒冷的季节，脚部更容易干燥、裂口、长茧。因为冬季汗腺分泌减少，皮肤干燥，同时由于角质层增厚，失去弹性，再加上外力牵扯、挤压，所以会形成裂口。此时双足护理重在预防。平常洗足时，不要用碱性太强的药皂，避免过度刺激。用花椒煎汤泡洗，它不仅祛除寒气，而且扶助阳气。在杀菌、消毒、止痛、止痒、消肿方面效果理想。

※ 脚臭的解决偏方

问：汗脚、脚臭应该是男人的通病，可我是个女生，脚臭让我感到难为情，从来不敢当着他人的面脱鞋，请问有什么偏方吗？

答：中医上讲"诸湿肿满，皆属于脾"，汗脚就属于"湿"的范畴，脚特别臭的人是因为脾肿大，而脾肿大则是由于脾脏积湿，脾湿热的时候，人会出又黄又臭的汗，就形成了"汗臭脚"。想告别"汗臭脚"，就应该吃一些清热祛湿的食物，如绿豆、扁豆等，然后用明矾水泡脚，《本草纲目》中说明矾具有收敛作用，可以燥湿止痒。还可以适当多吃些健脾祛湿的。另外，民间有一些土方子治疗脚臭的效果也不错，比如，把土霉素药片压碎成末，抹在脚趾缝里，就能在一定程度上防止出汗和脚臭，因为土霉素有收敛、祛湿的作用。另外，脚部异味也与汗腺分泌有关，脚气、脚癣等疾病也会导致异味。如果你的汗腺发达，经常承受脚臭之苦，就要在细节上做好。选择纯棉材质的袜子，不选择化纤等材料，因为它们不透气，更容易诱发出汗。鞋子的选择也是一样，以透气为主。经常保持脚步干爽，勤换鞋袜等也是消除脚部异味的基本方法。

这里再为你提供几个消除足部异味的小偏方：

（1）萝卜水泡脚

用2000克萝卜加水1升，煎煮之后泡脚半小时。每日一次，持续一周。

（2）醋水泡脚

晚上洗脚时，在水中加一点食醋，泡 15 分钟。每周 2 次。

※ 眼袋大而黑的解决方法

问：我今年 41 岁，我的眼袋不但大还发黑是什么原因？

答：这种情况一般来讲和肾有关，加强肾的保养黑眼圈自然有所改善，可以多吃黑芝麻之类对肾功能有帮助的食物。另外到了一定年龄眼部皮肤就会松弛，而双眼皮的人通常比单眼皮的人容易形成眼袋。

※ 如何进行唇部护理

人们在注意皮肤问题的时候，往往容易忽视唇部的保养，事实上，皮肤的松弛老化，肌肉的变化，不仅会对脸部的皮肤造成影响，对唇部也同样有影响。不再饱满的唇部，同样可以暴露一个女人的年龄，所以在日常生活中，同样要做好唇部的保养。

下面的方法是日常的一些护唇小方法。

（1）清洗脸部之后，不要忘记唇部的护理。用温水浸湿一块柔软的小毛巾，轻轻敷在唇部一会儿，然后拿去毛巾，用棉棒或者细细的软刷刷去唇部浮起的死皮，最后涂抹一层蜂蜜或者香油。

（2）大风、干燥、低温环境不仅对皮肤有影响，同样会影响人的唇部，特别是秋冬季节，人们在注意脸部保养的同时，往往忘记唇部的保护。在秋冬季节，大风干燥或者气温过低的时候，一定要注意给唇部涂抹润唇膏或者滋养的产品，让唇部得到应有的呵护，避免唇上翘起干皮或者皲裂。

※ 保护牙齿注意改掉哪些不良习惯

1. 注意不要用牙齿去咬太硬的东西

很多人都喜欢用牙齿去咬一些很硬的东西，甚至用牙齿去咬开啤酒瓶盖，这些对牙齿的伤害是非常大的，牙齿内有纵贯牙齿的发育沟和融合线，经常使用牙齿去咬一些硬的物体，牙齿很容易从这些薄弱的部位裂开。

2. 注意不要单侧咀嚼

人们总是习惯用一侧的牙齿去咀嚼食物，这是一种对牙齿及口腔非常不好的习惯，容易造成肌肉关节及颌骨发育的不平衡，所以最好养成两侧牙齿均衡咀嚼的习惯。

3. 不要用硬物剔牙

牙齿里塞了食物的残渣，人们喜欢用牙签或者硬物去剔除，但是牙龈是很柔软的，被硬物不断触碰或者刺激会使得牙龈不断萎缩，而且会增加患牙周炎的机会。

※ 保护牙齿应如何做起

1. 选择合适的牙膏

平时选用含氟的牙膏，这样可以起到抑制牙菌斑的作用，保护牙釉质免受侵害，预防龋齿的发生。牙膏要注意经常更换，因为经常使用一种牙膏，会使口腔内的细菌对这种牙膏内的药物产生耐药性，所以经常换不同的牙膏，有助于保持牙齿和口腔的健康。

2. 选择好的牙刷

柔软的保健的牙刷，可以减少对牙龈的刺激作用，有效地消除牙菌斑。注意不要选用刷毛太硬、刷面不平坦或者刷头过大的牙刷，而且牙刷要定期更换，才能有效地清洁牙齿。

3. 正确的刷牙方式

采用顺着牙齿生长方向的方式来竖向刷牙，这是最合理而清洁的刷牙方式。传统的横着在口腔里刷牙的方式不能有效地清除牙齿内的残留物质，所以建议大家都用正确的方式来护理牙齿。

※ 颈部护理方法有哪些

1. 颈部也需要清洁和保养

每天洗脸的同时也要清洗颈部，因为颈部也和脸部一样裸露在外面，需要清洁。同理，在给脸部进行保养的同时，也要进行颈部养护，用一些滋润和抗老化的产品，可以有效减少颈部皱纹的出现。

2. 颈部也要防晒

紫外线对皮肤的伤害是非常大的，在造成脸部皮肤衰老的同时，也对颈部造成了伤害，因此在进行脸部防晒的时候，也要注意颈部的防晒工作。

3. 定期进行颈部护理

如果想要进行完整的颈部护理，可以到专业的美容院去做，可以明显改善颈部的问题。

4. 颈部也需要去角质

在脸部或者皮肤进行去角质的同时，你也需要对颈部进行去角质，选用脸部去角质产品，对颈部进行去角质处理，可以明显改善颈部的皮肤状况。

5. 消除颈部皱纹

用冷水将一条小毛巾浸湿，然后敷在颈部，过两三分钟，取下。然后用热水浸湿小毛巾，再次敷在颈部两三分钟。如此循环交替五次，可以很好地除去颈部的皱纹。

※ 如何进行手部护理

想要使手部的皮肤柔嫩而富有光泽，可以用下面的方法进行护理：

（1）先用洗手皂洗手，然后再用温热的盐水浸泡双手 5 分钟，擦干后擦上橄榄油，让双手轻轻互相按摩，最后将橄榄油洗净，涂抹一层榛子油，经过 12 小时，双手会变得更加柔软细嫩。

（2）将煮饭时的淘米水留下，然后在临睡前浸泡双手几分钟，最后用清水洗净，擦干，涂上护手霜，可以收到意想不到的效果。

（3）注意手部的深层清洁。手部是人接触外界最多的部位，很容易受到各种侵害，因此做好手部的深层清洁工作，是护理手部的基础。

（4）手部的日常护理。护手霜要尽量选择富含维生素及蛋白质的产品，可以帮助促进新陈代谢，迅速改善皮肤弹性，令皮肤柔软润泽。

※ 春季护肤要注意哪些问题

1. 注意日常清洁工作

春季风大，灰尘和花粉等物质很容易引起皮肤过敏，所以要注意及时进行皮肤清洁工作，以减少致病的机会。

2. 洗面产品要温和

不要用去油性太强的洗面皂或者洗面奶，以免破坏皮肤的油脂层而降低皮肤抵御外界侵袭的能力。尽量选用温和的洁面产品。

3. 护肤产品要选对

选择适合春天的护肤产品，如保湿性较强的产品，不要用冬天的护肤品。

4. 春季也要防晒

尽量避免阳光直射，不要使用碱性的化妆品和香皂，涂防晒霜，但是不要使用高防晒系数的防晒霜。因为高防晒系数的一般比较油腻，透气性也差。

※ 春天一到，混合性的皮肤应该如何护理

春季皮肤护理的保养，首要的就是少油多水。春天人体的机能最为活跃，因为天气干燥且多风，很容易出现皮肤干涩但又出油的情况，这时候就需要注意了。

这个季节的皮肤并不缺油，但是因为天气原因，皮肤容易缺水，这时候就需要注意选用保湿功效较强的护肤品，可以通过皮肤来吸收水分子，增强皮肤的锁水能力，来给皮肤保湿。

对于 T 区比较容易出油的部位，就要多用化妆水或者滋养水进行补水，在 T 区停留时间稍微长一些，然后选用油分低的乳液进行涂抹，可以有效缓解出油状况。

美体塑身问题全攻略

※ 贴壁美体，还你挺拔身材

问：久坐电脑前，脖子酸了，背也驼了，我该怎样恢复挺拔身材呢？

答：随便找一处墙壁，背贴着墙壁站好。双脚并拢，将头、肩膀、臀部、小腿、脚跟与墙壁紧贴住，每次坚持 20～30 分钟。使你的头、肩、臀、小腿、脚跟这几点同时贴在一个垂直的平面上，这种姿势下你脊椎的生理曲线才是正常的，长期坚持，你就可以纠正不良姿势，并可使步行时也保持良好的身姿。

※ "大饼脸"的变瘦之道

问：我很讨厌自己的"大饼脸"，又不想做整形手术，有什么比较自然的方法可以让脸部轮廓变得精致些吗？

答：可以利用手指按摩达到瘦脸的目的。

（1）把除了大拇指以外的四个手指靠拢，放在脸上大约是上下臼齿的位置，在脸上画圆，用从内向外的方式，而且要轻轻地拍打 3～5 圈，一边做完之后再换另一边，重复 5 次。做此动作时，嘴巴周围的肌肉要保持放松的状态。

（2）在两颊的部位，用大拇指同样由内往外用轻轻压迫的方式，也是画小圆圈，这个动作可以两颊一起做，画 100～120 下即可。最后一个动作是手掌并拢，一左一右地拍打脸颊肌肤 40～50 下。

坚持做上面的这些动作，你就能很快甩掉"大饼脸"，做一个漂亮的小脸佳人。

※ 不反弹的减肥法

问：为了减肥我每天不吃饭，只吃水果，但这种节食减肥的方法一不坚持，体重立刻反弹，而且节食减肥很难受，每次看到美食又不能吃，心里那个难受，请问有没有好点又不反弹的减肥方法啊？

答：女人最关心的问题除了爱情，就属减肥了。说起减肥的方法，节食恐怕是女人最常见也最常用的方法。长时间坚持节食，确实会让体重减轻，但是一旦恢复正常的饮食习惯，就会立刻反弹。此外，长期节食使气血化生无源，会使人面容憔悴苍白、肤色萎黄少光泽、肌肉松弛、毛发失去光泽、早白，甚至脱落，整个人还会出现神疲体倦、肌体瘦弱如柴及导致过早衰老等。由此可见，这种伤身、破坏容颜的节食减肥法不是正确、健康的瘦身方法。

减肥可以很简单地完成，而且对身体毫无损伤。影响减肥的最大问题就是《黄帝内经》中所说的"肝郁"、"脾虚"。肝郁使胆汁分泌不足，脾虚使胰腺功能减弱，而胆汁与胰腺正是消解人体多余脂肪的两位干将。只有将这二位的积极性调动起来，才能迅速解决肥胖的问题。

肝郁的消解法方法是：常揉肝经的太冲至行间，大腿赘肉过多的人，最好用拇指从肝经腿根部推到膝窝曲泉穴，这通常会是很痛的一条经，但对治肝郁很有效。

脾虚可用食补，多吃些大枣、小米粥、山药之类的，不仅可以健脾还可以补气血。

※ 丰胸食物大盘点

问：哪些食物有丰胸功效呢，能不能帮介绍一些？

答：维生素 A 食物，如菜花，卷心菜，葵花子油等，有利于激素分泌，帮助乳房发育。维生素 B 群食物，如粗粮、豆类、牛奶、猪肝、牛肉等有助于激素的合成。

（1）丰胸食物——植物类

苹果、木瓜、番茄、樱桃、葡萄干、梅子、枸杞子、黄豆芽、花生、山药、土豆、胡萝卜、玉米、南瓜、香菜、豌豆、燕麦、人参、绿豆、赤小豆、橄榄、松子、芝麻、葵花籽、蒜、白果、红枣、扁豆、桂圆肉。

（2）丰胸食物——动物类

猪脚、鸡汤、牛奶、虾、奶酪、鱼、瘦肉、蛋、小鱼干、蹄筋、鸡爪、猪尾巴、海参。

※ 不吃肉不等于不发胖

问：我长得比较胖，想减肥，朋友叫我别吃肉，说这样就不会长胖了，真的是这样吗？

答：很多人把肥胖和肥肉联系起来，以为吃肉是致使发胖的元凶，为了保持苗条的身材就把肉拒之门外。但事实上，不吃肉变瘦了是因为人体缺少了肉中含有的那部分热量，"瘦"是自然的事。若把不吃肉改为不吃其他东西，如改为不吃鱼，即减去了吃鱼吸收的那部分热量，结果也是一样的。可是这样做的结果是导致营养失衡，长此以往，会对健康产生不利影响。

防止肥胖的根本原理是控制饮食的总热量。糖、脂肪、蛋白质的代谢是互相联系的，通过体内的化学反应，糖可以变成脂肪，蛋白质也可以变成糖、变成脂肪。这就是为什么有的人并没有天天吃肥肉，但吃了过量的糖与蛋白质，总热量超过了人体消耗的热量，也会发胖。因为胖的原理主要是能量失衡，即进入人体的热量多于消耗的热量。

这里所说的"肉"是指动物的肌肉，里面含有丰富的动物蛋白质。蛋白质是构成人体的重要物质，如果每天不摄取一定量的蛋白质，就会营养不足，特别是动物蛋白质及构成蛋白质的氨基酸是人体不可缺少的。我国居民的食物，主要是米、面、副食品等。从能量角度看，主食与副食同样提供热量。主食中的碳水化合物是热量的必要原料，如利用不完，便会变成脂肪，储存在体内。想减肥的人如果只减少或不吃肉而不减少淀粉（主食）及各种油类的摄入，即不控制总热量，结果往往是仍然肥胖。

总之，我们应该平衡膳食，了解食物的营养成分及热量，根据各人的具体情况合理饮食，保持能量平衡，才能预防肥胖的发生，而不是说不吃肉就行了。

※ 内衣穿法有讲究

问：听说内衣穿得正确与否，可以影响到胸部，是这样吗？该怎么穿呢？

答：的确是这样。正确的穿法应该是：

（1）上身前倾 45°，使两侧乳房前倾成聚拢状，双手套入肩带内扣上扣子。

（2）渐渐缩紧肩带，肩带缩紧到你用一个手指插入肩带内觉得有点紧压感即可。

（3）然后用手把肋骨和乳房下沿多余的脂肪浅浅地拨到罩杯内，尽量往内侧牵引。这样非但能避免两肋和腹部脂肪的堆积，还能使乳房显得更丰满、圆润。

（4）再稍调整一下，以舒适为宜，末了将内衣两侧扯平。

※ 胡萝卜减肥法

问：怎么吃胡萝卜才能起到减肥的功效？

答：

◇ 鲜榨胡萝卜汁

做法：将 2 根胡萝卜洗净，横切成圆块状，把切好的胡萝卜放入榨汁机直到榨出呈黏稠状胡萝卜泥即可食用。

瘦身吃法：每天喝胡萝卜汁 1～2 次，饭前喝，不必控制饮食，根据自身体质及身体状况确定饮用量，只要有毅力坚持一个月，就能轻松瘦 10 斤。

◇ 水煮胡萝卜

减肥原理：含有胡萝卜素和维生素 B_1、B_2、C、D、E、K 以及叶酸、钙质和食物纤维等十几种营养素，使人体吸收营养更全面。含有的植物纤维能提高人体新陈代谢，达到自然减重的目的。

做法：把 2 根胡萝卜洗净、切片；在锅中倒入两碗水，然后放入胡萝卜片以中火煮到胡萝卜片变软为止。

瘦身吃法：每天早上空腹将胡萝卜连汤一起喝下去，中饭和晚饭照常吃。如果要继续减肥，隔一个星期再服用就能达到预期的目标。

※ 小方法帮你消除胳膊赘肉

问：胳膊很粗，怎么都瘦不下去，该如何是好？

答：体重不轻但胳膊很瘦的人，给人一种很瘦的感觉；体重不重但胳膊很粗的人，给人的感觉就很胖。所以，想让自己看起来瘦，先瘦胳膊才是聪明的做法。

通常来说上臂分内侧和外侧，内侧相对来说组织比较松弛，如果松弛很严重，看起来就很不好看。所以，我们瘦手臂一是治粗，二是治松。

现在，检查一下你的手臂内侧，如果它比较胀的话，通常是水分比较多，我们可以通过加强静脉循环、淋巴回流使肌肉收缩，建议你试试按摩。

在水性肥胖的地方稍微揉一下，然后往下顺着静脉回流的方向和淋巴回流的方向推，等于把水分排泄到腋窝去。手臂松弛是胶原纤维受到了影响，所以我们需要先帮助它引流，提升流速，然后再收紧。

除了局部，我们还要关注全身。比如多食用一些具有抗氧化作用的食品，不要喝太多含有色素的饮料等会增加肾脏负担的东西。另外，还可以利用看电视的时间，或者没事可做的空闲时间来做瘦臂运动。比如你可以拿着遥控器或者矿泉水瓶子，或者随便什么有点重量的东西，来做运动。

瑜伽里有一个动作，是让你的手臂先抬起来，然后一只手要使劲向后弯，但脊椎一定要直。大家在使劲的时候其实另一只手是完全呈放松状态的，你就可以紧握着一个矿泉水瓶子。因为我们在使劲弯手的时候，手关节都是反着的，一使劲就只有靠下放的肌肉拉伸。你可以每天做 100 下这个动作，左右手各 50 下。坚持一段时间，你会看到手臂内侧的肌肉会渐渐收上去。

在做任何运动之前热身都是很重要的，尤其牵涉到脊椎的时候千万不能够操之过急。

※ 减肥小窍门：饥饿时先喝水

问：饥饿时忍不住要吃很多东西，这严重影响到我的身材，该怎么办呢？

答：一个人感觉非常饿时是人对美食的诱惑抵抗力最低的时候，很容易大吃大喝一顿，这样就很容易发胖，所以建议你在决定吃东西前，最好先喝点水，因为很可能你的身体正处于脱水状态，这也会加重你的饥饿感。如果还觉得饿，可以吃点花生酱或坚果，它们不仅营养丰富，还具有很强的饱腹感，帮你控制能量的摄入。

※ 梨子三吃可瘦身排毒

《本草纲目》记载，梨子具有"润肺清心、消痰降火、解疮毒酒毒"的功效。梨味微甜、酸、涩，具有生津止咳、润燥化痰、润肠通便，润肺凉心，消炎降火减解毒的作用。梨的水分含量很高，可在填饱肚子的同时达到瘦身的目的。

（1）生吃梨子，早上起床后喝一杯水，然后吃 1 个梨子和一个鸡蛋或者一片面包。最好带皮生食，可增加纤维素和获得多种维生素，帮助排毒。

（2）将梨子的皮和核心、去掉，切成小块。在锅里加上 3 小碗水，水沸后倒入梨块，加上冰糖煮 5 分钟，对虚火性肥胖体质的女性效果好。

（3）取足够量的银耳放进水里清洗，然后放进锅中煮 10 分钟，梨洗净切小块一起放进同煮 10 分钟，汤色洁白，口感细滑，银耳补肺，梨可以润肺，坚持饮用对治疗便秘有显著效果，还能减肥美容，细滑皮肤。

※ 美腿也可用食疗

问：想让两条腿变细点，除了运动还有别的办法吗？

答：你可以采用食疗法。这里教你一妙方，让你在享受美味的同时又能拥有一双纤纤玉腿。

准备工作：卷心菜两片、芹菜 3 根、米醋半勺、砂糖少许、盐少许。去除卷心菜的硬芯，切成细丝，芹菜切成小段备用。

做法：将切好的卷心菜和芹菜放入容器内，淋上搅拌过的米醋即可。

科学根据：卷心菜含有丰富的 β - 胡萝卜素、维生素 C、钾、钙。一杯卷心菜含钙量相当于半杯牛奶的钙含量。β - 胡萝卜素及维生素 C 都是抗氧化剂，是美肤的重要法宝；钙是强健骨骼的"最佳搭档"；芹菜健胃顺肠，助于消化，对下半身浮肿、修饰腿部曲线有至关重要的作用。

特别提醒：夜晚降临时，千万不要狂吃淀粉食物，因为它会囤积在体内，使下半身发胖、腿部变粗。多吃些绿色蔬菜，没多久，你便会觉得"轻松"许多。

※ 日常生活中，应该如何养护乳房

（1）洗澡时避免用热水刺激乳房，更不要在热水中长时间浸泡。否则乳房的软组织松弛，并能引起皮肤干燥。洗澡的水温以 37℃ 左右为宜。

（2）出浴前可用稍凉的水冲洗一下乳房，目的是锻炼乳房及胸部皮肤，增强其弹性。出浴后再用护肤液从乳头开始呈圆形向外擦摩，直至颈部。

（3）女性的背部与乳房健美关系密切。走路时背部平直，乳房就会自然挺起突出，坐立时也应挺胸抬头。低头弯腰的姿势很难保持乳房的健美。

（4）睡觉前用鲜牛奶（哺乳期的女性可用自己的乳汁）擦摩乳部，最好每晚都做，以保持乳房丰嫩。

（5）每天 3 次（早、午、晚）用双手捏住乳头轻轻向前拉动，每次 50 下，以防乳头下陷，保持挺突。

（6）睡觉的姿势以仰卧最好，以免挤压乳房。佩戴胸罩以不使乳房有压迫感为宜。

（7）每日清晨或夜晚做数次深呼吸，可使胸部得到充分发育。

（8）不可忌食鱼肉，因为适量地吃鱼肉和乳制品，可增加体脂，保持乳房丰满。否则，由于过度偏食，人是苗条了，乳房却逐渐萎缩了。

（9）游泳对乳房健美大有益处，因为水中运动和水对乳房的按摩会使胸肌发达，乳房变得健美而更富弹性。但应注意，不论参加何种运动，都要避免外力碰撞乳房。

（10）睡前仰卧床上，双手沿顺时针方向轻轻按摩双乳，每次30圈，然后再由乳头向腋部轻轻推摩50次，这样能促进乳房外围肌肉发达，使乳房不致下垂。

※ 想要减肥，一天三餐应该如何吃

很多女性为了减肥或者工作忙，常常不吃早饭，午饭也只吃一点点，到了晚饭时候，因为饿了一天就开始放纵自己大吃一顿，认为不会对身体造成什么影响。其实这种饮食方式，不论从减肥来讲，还是养生来讲，都是很不好的。早餐对人体是非常重要的，是一天生命活动的基础，供给着身体的能量，因此吃多少都不会胖的。中餐的作用也是很重要的，是人体下午和晚上活动的能量来源，因此也不能吃得太少。而晚餐则不同，因为晚上活动少，而且很快就要入睡了，因此吃得太多的话，会对胃造成负担，所以一般晚餐都要少吃。

养发护发问题全攻略

※ 头发无生气，营养护理要常做

问：黯淡枯黄，在阳光下，就像一团毫无神气的毛球，没有光泽和神气，该怎么改善呢？

答：注意饮食，多吃黑芝麻等乌发的食物。另外要每月做一次营养护理，其中最简便而又有效的方法是：在洗发时，取一只杯子，将一个鸡蛋黄倒入杯中，并加入适量的洗发精，搅拌出泡沫，均匀地涂在头发上，过20分钟清洗干净。

※ 秃头者饮食须知

问：如何防止秃头？

答：过去大多数人有一种错误的认识，认为秃头与用脑过度、胱氨酸缺乏等有关，但现代医学研究证明，秃头与激素、遗传因子和年龄有关。当然，其中以激素为主要因素。

要防止秃头，首先要调整饮食，重视各种营养素的摄取。

（1）切勿偏食

在性发育后应常吃富含维生素 B 和泛酸食物，如蛋类、鲤鱼、青豆、黑芝麻、香瓜子、蚕豆、橘子、豌豆、土豆等。因为维生素 B 在体内迅速转变成辅酸吡哆胺，它们在蛋白质代谢中起重要作用，并且具有能抵抗皮脂及促进头发生长的作用。

（2）选食防秃食品

一般可选食黑豆、玉米、黄豆等含植物蛋白，和赖氨酸与精氨酸比值在1以下的食品及富含维生素 E 的食物，如黑芝麻、鲜莴苣、卷心菜、菜花等食物，可推迟头发衰老、早秃，是促进头发生长重要的物质。

（3）防秃食疗方

下列食品有健发防秃功能：胡桃肉 1000 克，桑葚子 500 克，黑芝麻 250 克，共研成细末，加蜂蜜 2500 克，拌匀，贮存瓷瓶内备用；每次服 50 克，日服 2 次，温开水送服。

※ 头发爱出油，该怎么办

问：我的头发很爱出油，隔一天不洗就油腻腻地贴在头皮上，难看死了，有办法改善吗？

答：油性发质的根本原因是头皮脂腺分泌过多，倘若再加上头皮清洁不够彻底，令毛囊阻塞，便会大大增加脱发的概率。因此，掌握正确的洗头方法是改善油性发质的不二法门：

（1）先用大量的清水冲去头发上的灰尘和皮屑，以减少洗发水的用量，并降低对头皮的伤害。

（2）将洗发水倒在掌心，滴一些水，然后轻轻搓揉。

（3）洗发水起泡后，均匀涂抹在头发上，以打圈的方式轻揉，最后用清水彻底冲净。

（4）油性头发宜隔天清洗。若需每天洗发，应选择性质温和的洗发水。

※ 护发食物全出动

问：对头发有益的食物都有哪些？

答：（1）健发的食物：以含维生素 A 和铁质的食物为主，还有维生素 B_1、B_6，维生素 D 以及碘、铜等矿物质都是必需的，含有这些成分的食物有奶制品、黄绿色蔬菜（特别是胡萝卜、菠菜）、肝脏、蛋黄、海带等。

（2）使软发转硬而有韧性的食物：可以多摄取含有钙质的食物，如小鱼、紫菜、卷心菜等。

（3）防止头发发黄或发灰的食物：发质不良而发黄或发灰的原因，是因为头发黑色素不足造成的，可以从食物中摄取此种色素，而使头发色泽变好。例如多吃一些含碘的食物，如海带等，这些可使头发增加色泽。

（4）防止头皮屑的食物：头皮屑有干性与油性之分。干性头发，是皮脂分泌不足的结果，以营养不足的人和中年女性为多，宜吃含有维生素 A、B 族维生素之类及脂肪性食物，如动物肝脏、豆芽、海藻类、猪肉、水果等；油性头皮，主要是因缺乏 B 族维生素（特别是 B_1、B_2、B_3、B_6）而引起的居多，宜多吃豆类、芋类、绿色蔬菜、面食等。

（5）防止脱发的食物：以含有硫黄的亚米诺酸最为有效。这种亚米诺酸，以动物性蛋白质，特别是牛奶、蛋黄、肉类所含量最多。多吃这类食物对防止头发脱落很有益处。

※ 头发毛糙的处理办法

问：在电视上看到明星的头发总是柔顺闪亮的，我的头发却总是毛毛躁躁的，怎么办啊？

答：改变头发的毛躁状况首先要正确的梳理头发，从散乱的发梢开始梳起，用刷子轻贴头皮，慢慢旋转着梳理，力道要均匀。先从前额的发际向后梳理，然后再沿后发际向前梳理。然后，从左、右耳的上部分别向各自相反方向梳理，最后，让头发向四周散开来去梳理。这些正确的步骤很重要，正确地梳理头发，可促进头部血液循环，使头发柔软有光泽。

每晚睡觉前，用圆形的宽板梳子，轻拍头皮，然后从前向后顺着头发生长的方向梳理，在发根部分，由后向前梳。每日坚持，可恰当地刺激头皮，让秀发更加健康。

另外就是选择可帮助调理头部毛囊状况的头发护理用品。

※ 游泳后头发变干燥的补救方法

问：天热的时候经常去游泳，可是慢慢就发现头发变得很干涩、枯燥，有什么办法可以补救吗？

答：游泳池的水是很伤头发的，所以每次游泳后都应该给头发做一次深层护理。先将头发用清水洗净，然后用毛巾蘸苹果醋敷一下头发，特别是发梢，或者将头发浸入 1∶200 的醋水中 2 ~ 3 分钟，中和一下残留的碱性物质，再用干毛巾包好，10 分钟后冲洗。头发就会很迅速地恢复柔软、光泽。然后还可以做一个深层护理的发膜，都有利于游泳后秀发的养护。

还有一个方法可以迅速地改善头发的干涩情况。游完泳回家后，将一个番茄捣烂，加入一匙橄榄油和少量面粉调匀，洗净头发后稍微吸下水，再将其在头皮和头发上抹匀，之后敷上热毛巾，20 分钟后冲洗干净。不过这种方法不太适合油性发质。

※ 如何吹风才能将伤害降到最低

问：我知道经常用吹风机对头发不好，不过有时候可能会因为时间紧还是要把头发吹干，怎么做能把对头发的伤害降到最低呢？

答：吹干头发也要有一些讲究，才能尽量不让头发受损。

（1）保持15厘米左右的距离吹发，避免头发角蛋白质因过热而受损。适当的距离不仅可以吹出漂亮发型，还可减少因吹发而造成的伤害。

（2）吹发的方向应由发根朝发尾吹，才不会把头发表层的鳞状组织吹开，使头发受损。

（3）吹发时，不要吹得太干，这样才不会使头发毛糙、失去光泽，或因产生静电而不易梳理。

（4）过湿的头发不宜直接使用吹风机，因为头发在潮湿状态下最脆弱，应该先以吸水性佳的毛巾轻拍、吸水，再以宽齿梳自发尾渐渐往上梳开后再吹发。

（5）在使用吹风机前，要先确定没有绒毛类的东西在里面，否则会因温度太高而将头发吹焦，同时，也会降低吹风机的寿命。

（6）使用吹风机之前最好先抹上一层护发霜，才不会因高温而使头发受损。

※ 泰国美女养发护发诀窍

问：泰国女孩大都是长发披肩，清纯飘逸，为什么她们的头发都比较好呢，是不是因为地理环境好，空气湿润啊？

答：这只是一个方面，泰国女性非常注意头发的后天保养。

泰国有一些传统的护发方法：一，用橄榄油润发，将其大量涂抹在头发上，保持20分钟再洗净。二，用一种名为玛古果的油来润发。这种果子像青柠檬，但表皮更粗糙。把果子放在火上烤出油，涂在头上20分钟后洗净。三，对于头发护理，她们会将蛋清和啤酒混合使用。此外，泰国还流传一种传统的自制洗发水，就有用橘皮、山竹壳、橄榄等做原料制成的护发水。近来泰国少女盛行用以色列进口的富含钾盐和溴的死海泥浆护发，只要把它涂在头发上20分钟再洗净，就可以使头发更光亮。

用植物油也能起到养发的功效，先把头发洗干净，然后用一汤勺植物油均匀地涂抹在头发上，用烘热的塑料头套套在头上，约20分钟后取下头套，再彻底洗一次头，把油渍洗净。

※ 按摩可以改善发质

问：发质不好，除了食疗，还有什么方法可以改善吗？

答：坚持按摩。按摩是使头发油水平衡的一个很重要的方法。按摩是将手指在头皮上轻轻揉动。按照头皮血液自然流向心脏的方向，按前额、发际、两鬓、头颈、头后部发际的顺序进行。油性头发按摩时用力轻些，干性头发可稍重些。经常按摩防治脱发、头发干燥、枯黄等。

※ 洗头时总是很容易掉发，应该怎么办呢

每个人每天都会掉头发的，最重要的是观察头发有无减少的趋势，再确定自己是否是掉发过多。掉发的原因有很多种，有外界环境的原因，也有自身生理和情绪的影响，再没有确定掉发的原因之前，不要随便乱擦东西或者使用一些生发的化学制剂，以免掉发更加严重。

※ 如何正确洗护头发呢

先用温水充分冲湿头皮及头发。

选择适合自己头皮的洗发精，取适量在手心，搓揉起泡后在放到头上。用指腹轻轻按摩头皮之后用温水冲净。

如果头发较干燥，可取适量润发乳或护发乳，均匀擦在发尾处，停留数分后再洗净。

洗头后用毛巾轻拍头发，最好自然风干，或用低温的吹风机，距离十厘米以上吹干。

※ 头皮总是发痒怎么办

头皮痒是大量掉发的征兆之一，一般人常常忽略了头皮痒的严重性，以为是头发脏了，洗洗头就没事，很多清凉配方的洗发水，也只能起到一时舒爽的作用，而不能从根本上解决问题，只有找出头皮痒的原因，彻底改善头皮健康，才能完全消除头皮痒。

头皮痒的原因有很多，可能是因为头皮干燥、敏感，或是皮屑芽孢菌增生等因素造成。如果头皮痒、头皮屑过多，又合并其他掉发原因时，会影响头发生长，如毛囊受到伤害，长出来的头发变得细小脆弱，这时还不加以改善，便无法长出健康的头发。

专家建议遇到头皮痒问题，千万不要掉以轻心，要注意保养头皮、头发健康，应该少吃刺激性食物，多摄取维生素，并保持充足睡眠。

※ 头发总是变油，怎么办

头皮上隐藏的油面粉称为皮脂，由联结毛囊的油脂腺产生，皮脂含轻微的酸性，为皮肤提供保护，以消灭头皮上的有害细菌，并且润滑头发及皮肤，是健康头皮所不可或缺的保护层，可是如果分泌过多，就要注意了。皮脂腺将油脂传送到毛囊或皮肤上，

以保护头发的正常滋润，一旦形成油性头皮，最后可能导致掉发，甚至是秃发。

对于头皮过油的人，最好每天洗头，选用适合的洗发水彻底清洁。此外，摄取均衡营养，避免高油脂、煎炸的食物，多吃蔬果，都可以帮助减少分泌过多的油脂。

※ 夏季头发皮肤太油，怎么处理

天气变热，头皮容易出油，原本中干性的头皮也变成油性的了，夏天天气炎热，油脂分泌过剩，容易滋生细菌，有时头皮会长出类似青春痘的东西，如果痘痘时长时好，或有变严重的趋势，这样的情形不但会破坏毛囊健康，甚至造成永久性掉发，以及秃发的危机。另外，有头皮痒问题的人，在夏天出汗比较多，出汗后头皮痒的情形也会变得更明显，头皮痒往往是头皮不健康的征兆，要尽快找出根本原因，才不至于损坏头皮功能，以及影响头发的正常生机。

夏天油性头皮的人，建议避免使用过度滋润的洗发精，头皮痒的人避免在洗头时对头皮搔抓过度，记得洗头时要用指腹搓揉头皮，并且每天洗头，尽可能保持充足的睡眠和规律的生活。

※ 要想养发护发，需要在饮食上注意什么呢

要补充头发的养分，需要补充在饮食中注意补充以下食物：

（1）植物蛋白类食物，多食豆类、黑芝麻、玉米、鸡蛋、牛奶、瘦肉、鱼贝、酵母等食品。

（2）宜补充铁质，多食黄豆、黑豆、蛋类、禽类、带鱼、虾、熟花生、菠菜、鲤鱼、香蕉、胡萝卜、土豆等。

（3）宜食含碘高的食物。

（4）宜多食碱性物质，如新鲜蔬菜、水果。

（5）宜多食维生素含量丰富的食物，如芹菜、苋菜、菠菜、枸杞菜、芥菜、黄花菜、黑芝麻、麦片、花生、豆类、香蕉、酵母、蜂蜜、蛋类及猪肝等。

（6）宜多吃含粘蛋白的骨胶质多的食物，如牛骨汤、排骨汤等。

饮食中忌食下列食物。

（1）烟、酒及辛辣刺激食物，如葱、蒜、韭菜、姜、花椒、辣椒、桂皮等。

（2）忌油腻、燥热食物（肥肉、油炸食品）。

（3）忌过食糖和脂肪丰富的食物，如肝类、肉类、洋葱等酸性食物。

养生保健问题全攻略

※ 豆浆是恩物，吃不好就成敌人

问：豆浆可以延缓衰老，是女人的恩物，吃不好就成敌人，为什么这么说？

答：豆浆是女性的养颜圣品，但是在饮用时一定要有所注意，否则很容易诱发疾病。

（1）不要空腹喝

空腹喝豆浆，豆浆里的蛋白质大都会在人体内转化为热量而被消耗掉，不能充分起到补益作用。喝豆浆同时吃些面包、糕点、馒头等淀粉类食品，可使豆浆蛋白质等在淀粉的作用下，与胃液较充分地发生酶解，使营养物质被充分吸收。

（2）不能冲入鸡蛋

很多人以为豆浆加鸡蛋会更有营养，殊不知，鸡蛋中的蛋清会与豆浆里的胰蛋白酶结合，产生不易被人体吸收的物质。

（3）不能与药物同饮

有些药物会破坏豆浆里的营养成分，如红霉素等抗生素药物。

（4）忌过量饮用

一次不宜喝过多，否则极易引起过食性蛋白质消化不良症，出现腹胀、腹泻等不适症状。

（5）忌饮未煮熟的豆浆

生豆浆里含有皂素、胰蛋白酶抑制物等有害物质，未煮熟就饮用，会发生恶心、呕吐、腹泻等中毒症状。

※ 肠胃不好的应对之策

问：胃不好该怎么办？

答：胃是一个特殊的器官，酸甜苦辣、荤素五谷，都要在胃里消化，而胃又是一个颇为娇嫩的器官，不注意保养便可能出现问题。

古语有"朝朝盐水、暮暮蜜糖"的说法，早吃咸，按照中国人的生活习惯，早饭一般喝粥吃咸菜，这对身体极有好处。对于吃咸，按照中医理论，咸属水归肾经，保养一天的精神。晚吃甜暖胃，而且对睡眠也很有好处。早晚之间如果做好了，长时间下来，你就可以感受到身体的变化。

另外摇摆运动也可以加强胃肠功能，具体方法如下：

（1）仰卧式

去掉枕头，平躺在硬床上，身体成一条直线。双脚尖并拢，并尽力向膝盖方向勾起，双手十指交叉，掌心向上，放于颈后，两肘部支撑床面。身体模仿金鱼游泳的动作，快速地向左右两侧做水平扭摆。如果身体难以协调，可以用双肘与足跟支撑，帮助用力，练习协调之后，可以逐渐加快速度。每次练3～5分钟，每天练习两次。

（2）俯卧式

身体仰卧，伸成直线。两手掌十指交叉，掌心向上，垫于前额下。以双肘尖支撑，做迅速而协调的左右水平摆动。

（3）屈膝式

仰卧，双手十指交叉，垫在颈后，掌心向上。两腿并拢屈膝，脚跟靠近臀部。摆动时以双膝的左右摇动来带动身体的活动，向左右两侧交替扭转。开始时幅度可小，熟练后即可加大幅度，加快频率。

※《本草纲目》告诉你：不上火找乌梅汤

问：如何自制乌梅汤？

答：先将干乌梅和山楂先加水泡开，连同少量的桂花和甘草将泡开的乌梅和山楂用纱布包起来。纱布包放在注满水的大锅里，大火煮沸，再加入适量冰糖。小火熬煮6～7小时，在水大约被熬去一半的时候出锅。

《本草纲目》中说道，用乌梅"煎汤代茶喝"可以治"泻痢口渴"。加入了山楂、甘草的乌梅汤可以治中热，去五心烦躁，解口渴。

※ 从眉毛看身体健康情况

问：听人说眉毛可以预示疾病，是真的吗？

答：是的，眉毛与健康有着密切的关系。祖国医学认为，眉毛属于足太阳膀胱经，它依据足太阳经的血气而盛衰。因此，眉毛浓密，说明肾气充沛，身强力壮；而眉毛稀淡，说明肾气虚亏，体弱多病。同时，观察眉毛对诊断疾病也有一定帮助。甲状腺功能减退症、垂体前叶功能减退症患者，眉毛往往脱落，并以眉的外侧最为明显；而神经麻痹症患者，麻痹一侧的眉毛较低，单侧上睑下垂时，病变一侧的眉毛显得较高；麻风病患者早期可出现眉毛脱落；斑秃患者，也有眉毛脱落症状；眉毛冲竖而起，则是危急的征兆；眉毛不时紧蹙，是疼痛疾病的表现。

※ 人体有病，可以上下左右相互治疗

问：有位男士不小心扭伤了左脚，他的朋友却为他按摩右脚，神奇的是，男子刚开始疼得无法走路，按摩后，肿居然消了很多，也不怎么疼了，受伤的男子还站起来走了几步。为什么左脚受伤了，要从右脚去治疗呢？

答：上下左右，以痛为俞，人体的四肢及躯干都存在着左右对称，上下对应的情况，如果你的左膝出现疼痛，时间一长，右膝也会有不舒服的感觉，而且相对应的左肘关

节也会出现不适。针对这一情况，当左膝出现疼痛时，你去按摩右膝及左肘部相应的部位，同样也能起到治疗的作用。

中国人有句俗语"头痛医头、脚痛医脚"，这是来形容医术非常差的医生。中医自古就有"左病右取，右病左取"的针灸法，人体十二经络和任督二脉在身体上有交汇的俞穴，经脉气血是相互流通的，因此人体的许多疾病可以上下左右相互治疗。

例如，当我们喝温度低的冰水时。如果喝得很急，常常会造成脸部侧面的一条直到额头太阳穴的线状部位疼痛。从中医的观点来看，那条疼痛的线就是胃的经络。因此这种疼痛表明喝冰水太急时会伤到胃，也就是说这种额头上疼痛实际上是胃的疾病，胃的经络分布的位置就是从头部到脚部左右对称的很长的两条线，如果在这条经络的头部出现疼痛，就要在胃经脚部的穴位进行针灸。

所以当身体上有不适时，要找出疾病的真正根源，找准对称相同的部位进行按压，激发出自身强大的自愈潜能，这样的治疗不仅没有毒副作用，效果还非常不错。

※ 汤水最美容

问：汤对女性，尤其是正在坐月子的女性来说，是不错的养颜保健佳品，所以，大家平时一定要多喝汤吗？

答：汤水对于女性的滋补养颜功效已经经过了科学验证。汤水里的营养可以更好地被人体吸收，又不用担心热量大造成发胖。所以女性可以针对自身问题饮用不同的汤水，以达到润泽身体、养护容颜的目的。

皮肤灰暗、睡眠质量不好的女性，可以用冬虫夏草与老龟一起炖汤饮用。这款汤有补肺益肾、止血化痰、健脾安神、美白肌肤的功效。

月经不调、皮肤粗糙的女性，可以用红枣炖乌鸡。红枣自古以来就是补血佳品，而乌鸡更能益气、滋阴，经常服用可以调节月经紊乱，同时还起到美容的功效。

脾胃不好、火气大、满脸痘痘的女性，可以用土茯苓炖老龟。这款汤清热解毒、健脾胃，如果你偶尔小便赤黄，那就喝这款汤。

工作忙碌、压力大的女性，可以用西洋参炖甲鱼。和人参相比，西洋参品性更加温和，适合大多数人进补，并且四季皆宜。而甲鱼的滋补功效人尽皆知，它可以补气养阴、清火、养胃。

压力性头痛的女性，可以选择天麻乳鸽汤。天麻可治疗头痛眩晕、肢体麻木，而乳鸽营养丰富、口感滑嫩，工作压力大、用脑过度的女性经常服用，效果很好。

※ 经常头痛怎么办

问：我今年 32 岁，一年前患上了头痛这个毛病，吃了很多药都不见效，请问中医有什么对治之策吗？

答：头痛是现代人的一种常见病症，是血管性头痛的一种。很多人靠止痛药来缓解头痛，是药三分毒，长期使用止痛药会给身体带来毒副作用，为其他疾患埋下病根。中医认为"不通则痛"，头痛是因为经络不通。在中医看来，头痛症状相同，但发病的原因不同，所以治疗时要找到根源，分清不同的头痛，然后有针对性地进行施治。

如果是两边痛，则可能是胆经出了问题。治疗时就拍胆经。拍胆经的时间最好在子时，早睡的人可以提前一些。胆经在人体的侧面，拍的时候从臀部开始一直往下就可以了，每天拍够 300 下。

里面的中空痛，多半是肝经出现问题，头痛患者可以按摩肝经。肝经在凌晨 1 ~ 3 点的时候"值班"，但是我们又不可能在凌晨 1 ~ 3 点的时候起来，那么我们可以在晚上 19 ~ 21 点的时候按摩心包经，因为心包经和肝经属于同名经，所以在 19 ~ 21 点时按摩心包经也能起到刺激肝经的作用。

后脑勺痛就是膀胱经的问题。《黄帝内经》上说，膀胱经有问题人会发热，穿厚衣服也觉得冷，流鼻涕，头痛，颈背好像被人拉拔一样难受，腰好像要折断一样疼痛，膝弯部位不能弯曲，小腿肚像撕裂一样疼痛，股关节屈伸不灵活……膀胱经大部分在背后，自己一般情况下够不到，所以这类头痛患者可以找家人帮助按摩后背，或者找一个类似擀面杖的东西放在背部，上下滚动以刺激相关俞穴，疏通经气。还有头部，可循经进行按揉或者用手像梳头似的进行刺激，对头昏脑涨也有很好的缓解作用。除了对背部和头部的按揉梳理外，还可以对腿部的循行进行按揉，因为膀胱经的循行深层解剖有坐骨神经，所以循经进行按揉可以缓解坐骨神经疼和腰椎间盘突出所致的腿部疼痛、麻木等症状。按揉腿部时一定要加力，因为大腿的肌肉很发达。

如果是前额痛就是胃经出了问题，和痤疮一样，都是归属于胃经的病。治疗时要从胃经入手。而左边偏头痛和右边偏头痛是不同的，因为左主肝，右主肺。如果左边偏头痛，就很有可能是肝血的问题，而右边头痛可能是肺气的问题。治疗时要分清症状，对症施治。

※ 大蒜是保护肝脏的上佳选择

问：常吃大蒜可以保健，是这样吗？《本草纲目》里是怎么说的？

答：大蒜有很好的保健作用，尤其是对肝脏有很好的保护作用。《本草纲目》里说大蒜"夏日食之解暑气，北方食肉面尤不可无，乃食经之上品"。

大蒜能诱导肝细胞脱毒酶的活性，可以阻断亚硝胺致癌物质的合成，从而预防癌症的发生。同时大蒜中的锗和硒等元素还有良好的抑制癌瘤或抗癌作用，大蒜有效成分具有明显的降血脂及预防冠心病和动脉硬化的作用，并可防止血栓的形成。

紫皮大蒜挥发油中所含的大蒜辣素等具有明显的抗炎灭菌作用，尤其对上呼吸道和消化道感染、真菌性角膜炎、隐孢子菌感染有显著的功效。另据研究表明，大蒜中含有一种叫硫化丙烯的辣素，其杀菌能力可达到青霉素的1/10，对病原菌和寄生虫都有良好的杀灭作用，可以起到预防流感、防止伤口感染、治疗感染性疾病和驱虫的功效。

从大蒜的诸多功效可以看出，长期使用大蒜对身体的保健是有很多益处的。所以，民间才会有"四季不离蒜，不用去医院"的说法。

当然大蒜也不是没有坏处，《本草纲目》里记载：大蒜味辛性温，"辛能散气，热能助火，伤肺、损目、昏神、伐性"。《本草经疏》告诫人们："凡脾胃有热，肝肾有火，气虚血虚之人，切勿沾唇。"

总之，大蒜对人体健康的利远远大于害。春天吃蒜祛风寒，夏季食蒜解暑气，秋天吃蒜避时疫，冬天食蒜可以暖胃肠，长期坚持食蒜就会增强人体免疫力，减少生病机会，自然就可以少去医院了。

※ 口腔溃疡没完没了，怎么办

问：经常口腔溃疡，下去没几天就又长出来，没完没了，有什么解决办法吗？

答：口腔溃疡，在中医看来有很多种原因。口腔溃疡经常会反复发作者，多是因为身体亏虚、体内寒湿较重，这类人要在饮食上忌掉所有的寒凉食物，另外还要用艾叶煮水泡脚，将虚火引下去，一般泡一两次就好了。

胃有火气、肝热的人很容易患口腔溃疡，有时还会伴随口臭。如果想简单地治好口腔溃疡，就每天坚持敲15分钟腿内侧的肝经和腿外侧的胃经。只要肝平了，胃好了，口腔溃疡自然就会好了。

有些女性在怀孕期间容易出现口腔溃疡，这实际上是血不足的象。我们知道生养孩子靠的是父精母血。女性怀孕后养育胎儿，全要靠血的充足。如果母亲的血不足，口腔都养不了，出现溃疡了，那她能拿出来养育胎儿的血也肯定不足，血不足孩子就容易出问题，甚至有可能会造成胎儿的一些病变。所以，女性在孕期出现口腔溃疡时，一定要当心了，要适当多吃些补气血的食物。

如果是因为吃东西上火引起的口腔溃疡，可以用番茄来治疗。番茄是蔬菜、水果中含维生素和矿物质最多的，治疗内热上火效果特别好，方法是：将番茄去皮，切成小块，拌上白糖连吃2次。另外，口腔溃疡患者还可以食用绿豆鸡蛋花。方法：鸡蛋打入碗内拌成糊状，绿豆适量放陶罐内冷水浸泡十多分钟，放火上煮沸约1.5分钟（不宜久煮），这时绿豆未熟，取绿豆水冲鸡蛋花饮用，每日早晚各一次，治疗口腔溃疡效果好。

口腔溃疡的形成有很多种原因，所以当你发生这样的疾病时，不要着急去药店买药，先看看自己是不是吃了什么上火的食物，是不是胃寒肝热，了解了原因再去想应对的办法，这样才能从根子里把口腔溃疡给拿掉。

※ 扶正祛邪的茯苓

问：茯苓有哪些功效，该怎么吃呢？

答：茯苓淡而能渗，甘而能补，能泻能补，称得上是两全其美。茯苓利水湿，可以治小便不利，又可以化痰止咳，同时又健脾胃，有宁心安神之功。而且它药性平和，不伤正气，所以既能扶正，又能祛邪。用茯苓做成的食物都很美味，以下介绍两款：

《本草纲目》说茯苓能补脾利湿，而栗子补脾止泻，大枣益脾胃。这三者同煮，就可以用于脾胃虚弱，饮食减少，便溏腹泻。

◇ 茯苓栗子粥

原料：茯苓 15 克，栗子 25 克，大枣 10 个，粳米 100 克。

做法：加水先煮栗子、大枣、粳米；茯苓研末，待米半熟时徐徐加入，搅匀，煮至栗子熟透。可加糖调味食。

另外，茯苓可以宁心安神，《本草纲目》还记载麦冬养阴清心，粟米除烦热。这三者同煮就可以用于心阴不足，心胸烦热，惊悸失眠，口干舌燥。

◇ 茯苓麦冬粥

原料：茯苓、麦冬各 15 克，粟米 100 克。

做法：粟米加水煮粥；二药水煎取浓汁，待米半熟时加入，一同煮熟食。

※ 怀孕后皮肤爱出油的解决方法

问：怀孕后，我的肤质改变了，不断冒油，应该怎么办呢？

答：怀孕后，有一部分准妈妈的肤质会发生变化。干性的会变油，油性的会变得更油，总之，肌肤出油量会突然飙升，有的还会长痘痘。这是因为怀孕后，皮下脂肪大幅增厚，汗腺和皮脂腺分泌增加所导致，属于正常现象，不必惊慌。这个时候的护肤要注意以下几点：

（1）皮肤油腻的感觉是很难受的，因此很多准妈妈偏爱清洁力强的泡沫洁面品，洗完后恨不得摸起来涩涩的才好，这样做其实并不可取。这个时候宜选用膏状质地的温和洁面品，一来对肌肤刺激小，二来洗完后感觉滑滑的很滋润（有些人会觉得没洗干净），别小看这个"滑滑"的感觉，其实是在肌肤表面拉起了一层保护膜，能抵御外界环境的侵蚀，要知道准妈妈的皮肤可是很容易变敏感的。

（2）这个时候的补水就显得非常重要，也是杜绝长痘痘的关键。比如，偷懒的话，可以在爽肤水后加一层保湿精华。如果你不嫌费事，可以多拍几层爽肤水。先用棉片蘸湿后全脸轻擦一遍（起到洁面后的二次清洁作用），然后再倒在手心直接往脸上拍，直到完全吸收，如此重复几下。让肌肤喝饱水后，再涂一层保湿乳液锁水就可以了。保湿霜油分含量多于乳液，并不适合爱出油的肌肤。

※ 怀孕后皮肤变黑该怎么办

问：做妈妈后，白皙的我变黑了许多，还能自己白回去吗？

答：不仅肤质会发生变化，绝大多数人在怀孕后肤色也会加深，甚至还会长出妊娠斑。这是由于雌激素和孕激素刺激了垂体促黑素的分泌，属于正常现象。妊娠结束后，等一段时间，会自行回复平衡。在这期间，不建议使用美白护肤品和粉底产品，虽然其中含有的微量金属元素都被控制在安全范围内，但是为了保护宝宝的健康，还是不要过于追求白皙肤色了。

※ 哺乳期能不能吃盐

问：听人说，坐月子的时候吃得越淡越好，最好不吃盐，像我这么爱吃有味食物的人，可怎么办啊？

答：产妇产后的前几天，饭菜内一点盐也不放，这在很多地方很常见。事实上，这样做只会适得其反，略吃些盐对产妇是有益处的。由于产后出汗较多，乳腺分泌旺盛，产妇体内容易缺水和盐，因此应适量补充盐分。

※ 怀孕后水肿的控制方法

问：肚子一天天大起来，水肿也加重了，还容易上脸，有什么办法控制一下吗？

答：一般到怀孕后期，都会发生不同程度的水肿。可能是子宫压迫使静脉血液回流受阻造成，或是分泌的激素及肾上腺分泌的醛固酮增多，造成水分淤积。遇到水肿，要分情况对待。

通常保证良好的睡眠后，清晨就会自然消失。属于这种情况的不必过分担心，顺其自然就好。睡觉的时候，把腿部那端适当垫高一点，也能缓解水肿的现象。

如果休息后，水肿仍然不能消失，甚至发展到大腿、腹壁及全身，就属于病态，得提高点警惕，及时到医院做进一步检查。浮肿上脸严重的话，同样值得注意。如果只是感觉脸似乎比以前圆了点（按下去没有久久不能回复的小窝），都属于正常范围。每天早晚，用有排水功效的按摩霜或紧致霜，顺带按摩面部就能解决问题。

※ 产后一定要吃鸡蛋吗

问：产后，家人给我煮了很多鸡蛋让我吃，说这样才能更好地补身体，这样做对吗？

答：这样做其实是不应该的，因为孕妇分娩后，坐月子期间滋补亏损，常以鸡蛋为主食。但吃鸡蛋过多也是有害的，并非愈多愈好。

分娩后数小时，最好不要吃鸡蛋。因为在分娩过程中，体力消耗大，出汗多，体内体液不足，消化能力也随之下降。若生产后立即吃鸡蛋，就难以消化，增加胃肠负担，应吃半流质或流质饮食。在整个产褥期间，根据国家对孕、产妇营养标准规定，每天需要蛋白质 100 克左右。因此，每天吃鸡蛋 3 ~ 4 个就足够了，不宜过多。

※ 孕期做美容可以吗

问：平时我每周都会去美容院，怀孕后我还能继续做吗？

答：从安全角度来讲，妈妈们要停止美容院的护理。如果你特别享受那种舒适的呵护，也要事先跟美容师做好充分沟通。首先确认所用护理产品对宝宝的安全性，绝对禁止精油、美白、桑拿，以及使用电流的护理方式。以清洁和放松的按摩护理为主，同时避免长时间保持平卧的姿势，随时活动一下身体。

※ 剖宫产的女性的注意事项

问：剖宫产应该注意什么呢？

答：（1）不宜平卧：手术后麻醉药作用消失，产妇伤口感到疼痛，而平卧对子宫收缩疼痛最敏感，故应采取侧卧位，使身体和床成 20° ~ 30° 角，将被子或毛毯垫在背后，以减轻身体移动时对切口的震动和牵拉痛。

（2）不宜静卧：术后知觉恢复后，就应该进行肢体活动，24 小时后应该练习翻身、坐起，并下床慢慢活动，这样能增强胃肠蠕动，尽早排气，还可预防肠粘连及血栓形成而引起其他部位的栓塞。

（3）不宜过饱：剖宫手术后多食，会导致腹胀，腹压增高，不利于康复。所以，术后 6 小时内应禁食，以后逐渐增加食量。

（4）及时排便：剖宫产后，由于疼痛致使腹部不敢用力，大小便不能及时排泄，易造成尿潴留和大便秘结，故术后产妇应按平时习惯及时大小便。

（5）严防感冒：感冒咳嗽可影响伤口愈合，剧烈咳嗽甚至可造成切口撕裂。已患感冒的产妇应及时服用药物治疗。

另外，要确保腹部切口及会阴部清洁，发痒时不要搔抓，更不要用不洁净的物品擦洗。

※ 人参虽好勿滥服

问：产后立刻食用人参是好事吗？

答：这种做法其实是不对的，这是因为：一是人参中含有能作用于中枢神经系统和心脏、血管的一种成分——人参皂苷，能产生兴奋作用，使用后往往出现失眠、烦躁、心神不宁等一系列症状，使产妇不能很好地休息，反而影响了产后的恢复。二是中医认为，"气行则血行，气足则血畅"。人参是一种大补元气的药物，服用过多，会加速血液循环，这对于产后的妇女不利。分娩的过程中，内外生殖器的血管多有损伤，若服用人参，不仅妨碍受损血管的自行愈合，而且还会加重出血。

※ 妊娠纹的预防

问：怀孕了，妊娠纹不断长出来，该怎么办啊？

答：妊娠纹也称为扩张纹，一般出现在准妈妈的腹部，甚至胸部、髋部和臀部。这些斑纹会在分娩后逐渐萎缩。一旦斑纹由淡红色或淡紫色变为银白色后，说明皮肤里的胶原蛋白链已经断裂，再怎么补都无法挽回了。所以，防治妊娠纹就要：

（1）怀孕前就开始预防。妊娠纹的出现其实是可以避免的，这得从怀孕前就开始做起——让皮肤在孕前就变得很有弹性。除了通过用专用的防妊娠纹霜补充胶原蛋白来增加肌肤的弹性，日常生活中，冷热水交叉的沐浴方式也能增强皮肤的弹性。

（2）3个月后，防纹护理跟上。怀孕的头3个月是孕期最为关键的时期，沐浴后用一些润肤露就可以。3个月以后，宝宝发育进入稳定期，腹部也日渐增大，就可以用防止妊娠纹的乳霜。每天睡前涂，边涂边按摩，也是宝宝很喜欢的交流方式呢。保养要持续至产后3个月，因为部分人的妊娠纹会在产后出现。

※ 白带过多的食疗方

问：白带过多，有什么食疗解决方法吗？

答：白带过多是指女性阴道内流出一种黏稠液体，如涕如唾，绵绵不断。对于女性在发育成熟期，或月经前后，或妊娠初期，白带相应增多，不作病论。如白带量多，或色、质、气味发生变化，或伴有全身症状者，称为"带下病"。

白带过多者禁食生冷肥腻厚味、生湿生疾之品，如肥猪肉、冻汽水、冻西瓜、冻果汁。忌暴食，脾虚、肾虚的患者更要注意。

饮食宜清淡，以易消化、富含营养的食物为主，如鸡肉、牛肉、羊肉、猪瘦肉、鸡蛋、鱼类、豆制品等。多食新鲜的蔬菜，如青菜、黄瓜、豆角、苦瓜。多食新鲜水果，如雪梨、苹果、哈密瓜、葡萄干、阳桃等。还可食鸡冠花猪瘦肉汤：鸡冠花30克，猪瘦肉50克，金樱子15克，银杏10个，水煎，饮汤吃瘦肉。

※ 经期不宜做美容

问：女性生理期可以做美容吗？

答：在生理期前做美容，如治疗痤疮是不利的，这样做会使痤疮印更加明显，而且不易消退。反之，在生理期后的一周左右做美容，这时的皮肤对护肤品中的营养成分最易吸收，可得到事半功倍的效果。若在生理期中做美容，尤其是做清除痤疮的处理，容易使皮肤的伤口不易愈合，甚至导致感染。

※ 经前乳房胀痛怎么办

问：月经来前的那两天，乳房又胀又痛，怎么回事啊？

答：很多女性会遇到乳房胀痛的困扰。有些人在经期的前后尤其是经期前总会出现乳房胀痛、大腿根酸痛的问题。这都是血虚、血瘀之象。乳房胀痛跟肝郁气滞有关。这种人经常会在月经之前出现所谓的经期综合征，如烦躁、易怒、口干、头疼、抑郁、两肋胀满等。

大多数女性乳房胀痛都不是特别严重，可以消失，但是如果乳房特别胀痛，可以用药物治疗。但是，要建议大家的是，如果长时间乳房胀痛，还是去医院检查为好，千万不要硬挺。

※ 如何进行口腔日常护理

（1）保持口腔清洁

每天认真刷牙两次，可以有效地清洁口腔。平时也要使用牙线清洁口腔，牙线可以有效地清除残留在牙缝和牙龈中的食物和细菌，避免口腔异味。

（2）舌头同样需要清洁

在清洁牙齿的同时，也要注意舌头的清洁工作，因为舌头上同样残留着食物和细菌的残渣。

（3）喉咙要滋润

口水是天然的杀菌剂，口干的时候很容易口腔异味，一定程度上可以说，口水是最好的口腔清洁助手。

（4）饭后要漱口

漱口可以除去口腔中残留的一些食物残渣，防止口臭的产生。

※ 人体一天需要补充多少水分

要想养好身体，人一天至少需要补充 8 杯水。

清晨起床之后，喝第一杯水，这样可以有效地促进肠道的蠕动。对于有便秘问题的朋友，可以在水里加一些蜂蜜。

上班后喝第二杯水，午饭前喝第三杯水，这样有助于润肠。

下午时间较长，在午饭后喝一杯水，下午三四点喝一杯水，下班前再喝一杯水。这是下午的 3 杯水。

晚上在七八点喝一杯水，睡觉前喝一杯水，对于睡眠不是很好的人，睡前可以喝一杯温热的牛奶。

※ 晚上总是失眠，应该怎么办

现代人因为工作或者生活压力，使得心情紧张，容易失眠。或者睡着了也是一直做梦，得不到充分的休息，致第二天还是很疲惫。下面的小方法，可以有效地改善睡眠状况：

（1）睡前要完全放松。大脑处于空白状态，不要想任何事情，心情放松，就会很好的入睡。

（2）熏香助眠。在床头放一盏熏香灯，选择一种可以使人放松的熏香，可以使人不自觉地就放松入睡了。

（3）睡前泡澡。睡觉之前泡一个温水澡，不要太高的温度，使人身体温暖舒适即可，达到昏昏欲睡的状态，这时候上床睡觉，很快就可以熟睡了。

（4）牛奶助眠。睡前喝一杯温热的牛奶，可以使人放松神经，很快入睡。

※ 在办公室里坐一天，感觉浑身僵硬，怎么办

很多人感觉自己每天很忙，都没有时间运动，然后在办公室里坐一天，又觉得自己浑身僵硬。其实在办公室里，同样可以做一些小运动，使自己的身体得到放松，缓解精神压力：

（1）以手梳头。用手指从前额发际处向后梳到枕部，然后以弧形梳到耳上及耳后。每次梳 10 ~ 20 次，可改善大脑血液供应，健脑爽神，并可降低血压。

（2）弹脑门。两掌心分别按住两侧耳朵，用食指、中指、无名指轻弹脑部，自己可听到声响。每日弹 10 ~ 20 次，有解除疲劳、防头晕、强听力、治耳鸣的作用。

（3）拉耳朵。左手绕过头顶，以手指握住右耳尖，向上提拉 14 下，然后右手反之，可达到清火、心舒气畅、睡眠香甜的效果。

（4）远眺。长时间需视力集中者，每半小时远望窗外 1 分钟，并用力眨双眼数次，或者做转眼球运动。

（5）面部运动。最大限度地张、合嘴巴，带动面部肌肉以至头皮进行有节奏的运动。每次张合 1 分钟左右，持续 50 次。

（6）拉伸颈背。先抬头尽量后仰，再把下颏俯至胸前，使颈背部肌肉拉紧，并向左右两侧倾 10 ~ 15 次，然后腰背靠椅背，两手后抱片刻，可达到提神的效果。

（7）提肛运动。将肛门向上提，然后放松，反复进行，站、坐、行时均可进行。每次做 50 次，持续 5 ~ 10 分钟，可以促进局部血液循环，预防痔疮等肛周疾病。

（8）左右侧身弯腰，扭动肩背部，并用拳轻轻捶后腰 20 次。进行这种运动可缓解腰痛、腰肌劳损等症状。

※ 月经期前需要注意哪些问题

（1）情绪要平和

在月经期前要注意保持心情愉快，防止太过于激动或者悲伤，保持稳定平和的情绪很重要。情绪解冻、抑郁愤怒常常会导致经期推迟、痛经或者闭经。

（2）合理休息

经期注意合理安排休息时间，不要过度劳累，避免过于激烈的运动，做到劳逸结合。经期太过劳累容易造成经期延长或者经量过大，而过度安逸则容易导致气血凝滞、痛经。

（3）补充营养

经期应多吃一些瘦肉、豆制品、鸡蛋及新鲜蔬菜、水果等，不要暴饮暴食，不要吃辛辣或者过冷的食物，以免引起痛经或者经量过大等问题。

（4）注意保暖

经期要注意不能着凉，不要淋雨、涉水或者游泳，不要在阴凉潮湿的地方久坐，以免引起月经失调。

（5）穿着宽松

不要穿太紧的衣服，以免影响血液循环，造成会阴充血水肿，甚至引发泌尿生殖系统感染等疾病。

※ 怀孕期间，在饮食上面要注意哪些问题

1. 怀孕早期的营养

妊娠早期，胎儿生长缓慢，每日体重只增加 1 克左右，孕妇营养的需要量较小。但是，由于大部分人都会出现轻重不同的妊娠反应，例如头晕、恶心、呕吐、身体不适、食欲不振、乳房胀痛、厌油腻、偏好酸食或清淡食物等，影响了对营养的充分摄取，所以，应尽量进食，以加强营养，瘦猪肉、猪肝、豆腐、青菜、海菜、水果等都是营养丰富的食物，稀粥、豆浆、小米等较易消化，应该多多食用。为了使孕妇吃多吃好，还应把饭菜做有清淡、爽口、不油腻，以激起她们的食欲。为了防止呕吐，可以在头一天晚上准备好一点容易消化的食品如馒头片、蛋糕、面包等，在早晨起床前，先喝一杯白

开水，将食物吃下去，稍躺一会儿再起来。这样，就可以防止或减少呕吐，又保证了身体对营养成分的需要。

2. 怀孕中期的营养

此时早孕反应已过，孕妇食欲大增，胃口极佳。胎儿生长的速度加快，胎儿体重每日可增 10 克，所以孕妇应进食更多的营养丰富的食物，以保证各种营养素的需要。除了每日固定的三餐外，下午加一餐也是非常必要的。

在这一段时期，孕妇因子宫逐渐增大，肠道受压，肠管又较松弛、蠕动差，容易发生便秘。为此，孕妇除了增加各种营养素外，还要多吃些富含纤维素和果胶的蔬菜。从此时起，孕妇血容量及心脏负担明显增加，所以一定要防止水、钠潴留引起的水肿。这期间的食物稍偏淡些也是有益的。

3. 怀孕后期的营养

接近分娩和哺乳的阶段，孕妇需要良好的营养，平衡饮食，注意减轻过重的体重有助于晚上的睡眠，为孕妇的分娩和哺乳做好准备，此时应注意少吃不易消化的或者可能引起便秘的食物。

美容化妆问题全攻略

※ 肌肤类型检测二法

问：如何鉴定自己的皮肤类型呢？

答：有些人不知道自己的皮肤是属于什么类型的，就盲目地使用化妆品，这样做就有可能使皮肤受到损害。这里介绍一种简单的鉴定皮肤类型的方法。

取一块柔软的卫生纸巾或吸油纸，在鼻翼两侧或前额部反复擦拭，将皮肤上分泌的皮脂尽量地取下来。如果纸巾上满是油光，说明皮脂腺的分泌功能比较旺盛，属于油性皮肤；纸巾上无油光且颜色较浅，则是干性皮肤；介于两者之间的，属于中性皮肤；如果不同部位的油脂含量不同，则属于混合型皮肤。

※ 皮肤干燥，做面膜前先润肤

问：洁面后直接做面膜好呢？还是擦点护肤水再做好呢？

答：一般女性都习惯在洁面之后紧接着敷面膜，因为干净的皮肤更容易吸收营养物质。不过，如果人的皮肤很干燥，甚至已经出现了细小皱纹，那么即使刚刚洗完脸，也会因为角质层的阻隔而影响皮肤对水分的吸收。所以，皮肤比较干燥的人应该在敷面膜前使用具有去角质功效的柔肤水。这就像需要先松土再浇水，养分才更易被吸收一样，轻拍一层柔肤水，软化了角质层，会更利于面部肌肤进一步吸收营养。但是如果你的皮肤不是很干燥，就不要在敷面膜之前用了，因为柔肤水会把面膜里的精华素挡住，造成一定的浪费。

※ 去角质要因人而异

问：是不是每个人都可以去角质呢？

答：去角质很重要，但却不是任何人都适宜去角质的，比如以下几类人：

（1）干燥或脱皮肌肤

这类肌肤应该做的是保湿，去角质只会更减轻皮肤的自我防御力，脱皮的情形反而会更加严重。

（2）粉刺痘痘肌肤

只要有痘痘都不适合去角质，尤其是具有传染性的脓包痘痘，建议可以避开长痘痘的地方，千万不要碰到痘痘。如果不小心把痘痘处的脆弱肌肤弄破，很容易引起感染，留下的痘印就更难去除了。

（3）红血丝皮肤

这类皮肤很薄，可以看到真皮层的毛细血管，它很容易受到外界刺激而引发过敏。角质层也并不完全是"垃圾"，它也有保护你的皮肤免受外来污染的作用。对这类薄的皮肤来说，有一层阻挡外界的角质层更好。

（4）疾病皮肤

如果有皮肤方面的疾病，为了避免传染，也不适合去角质，例如扁平疣等传染性皮肤病。

※ 脸上起面疱的处理

问：我的面颊很干，T形部位很油，用润肤霜容易起面疱。属于混合型肌肤吗？应该怎么处理呢？

答：你的情况属于典型的混合型肌肤。处理方法就是"分区护理"。先用温和的洗面膏把脸洗干净，再用化妆棉蘸取收缩水擦拭面部干燥部位。如果脸上有面疱的话，涂抹去除粉刺的药膏。下一步在面颊上涂抹一层轻薄的润肤霜，慢慢就会有所改善。

※ 让护肤品功效提升的小窍门

问：涂了护肤品，可总感觉不到它的效果，怎么回事呢？

答：这样的感觉很多人都有。其实护肤不是一朝一夕的事情，要有个过程，如果想让这个过程加快，就需要开动脑筋，让护肤品的效果加倍：

（1）化妆水效果加倍的方法

将化妆水滴在浸湿的化妆棉上制成的"化妆水面膜"，其效果完全可以与精华液媲美，能够使肌肤焕发光彩。

（2）磨砂洗面奶效果加倍的方法

磨砂洗面奶可以有效去污，深层洁面，但对皮肤刺激比较强烈，如果掺入一些普通的洗面奶和温水，磨砂洗面奶会变得比较温和，对皮肤的刺激自然也就大大减弱。

（3）卸妆品效果加倍的方法

按照一般的方法使用卸妆产品可以去除大部分的化妆品残留物，但是对于眼睛周边的化妆品残留物来说，却是清除不掉的，易导致其长期沉淀在肌肤上。而使用棉签的话，即使是角落部位的污垢也可以清除得非常干净。这样，由于色素沉淀导致的肌肤暗淡问题就能够得到根本解决了。

（4）面膜效果加倍的方法

为了促进营养的吸收，美容院的美容师在敷面膜时会在外面加个保鲜膜。有人说这完全没有必要，美容院这么做只是噱头。其实不然，虽然做个面膜就已经可以使肌肤变得很滋润了，但是如果在敷面膜时外面再加个保鲜膜，则可以更好地促进营养的吸收。

敷面膜的同时，在面部除鼻子和嘴巴以外的地方都覆盖上保鲜膜的话，可以减缓肌肤的温度扩散，使其处于一种天然蒸汽浴的状态，从而使水分吸收得更加充分，使肌肤变得无比滋润。当然这种保鲜膜美容法不仅仅针对脸部，也适用于手、肘等部位。你可以尝试在涂完护手霜之后，用保鲜膜将手包裹起来，保持5分钟，效果肯定很不错。

此外，要想让化妆品的效果加倍，就要尽可能多地活用自己的手。首先，将化妆品涂抹在自己的手心里，然后合并掌心慢慢揉搓。这样将化妆品"预热"之后再涂抹在脸上，就比较容易渗透进肌肤，功效会随之增长两三倍。或者用双掌覆盖住整个面部，化妆品在体温的作用下，就像蒸汽熨斗一样，会对调整肌肤纹理产生不可思议的效果。接着用手指对肌肤进行按压以促进血液循环，让化妆品渗透到肌肤毛孔的深处。

无论多么高级或功效多么神奇的化妆品，如果使用方法不得当，即使再有效的东西也不会奏效。相反，如果方法正确，即使不使用非常高级的化妆品，我们也能够做到"一滴见效"。

※ 唇膏选择小窍门

问：怎样选择优质唇膏，选择的窍门是什么呢？

答：优质的唇膏与不合格的唇膏从外观上就可以区别。前者膏体平滑无气孔，油腻光滑。后者的膏体表面不是很规则，细看有微小的膨胀，有粗糙感。使用方面，优质唇膏接触嘴唇后易溶解，附着力强，无不适应感觉。而劣质唇膏则不易溶解，涂后嘴唇感觉不适。

※ 脂肪粒的应对之策

问：眼睛下方和脸颊上冒出了好多脂肪粒，我能自己用针来挑吗？或者有更好的方法来解决吗？

答：绝对不可以用针挑，这很容易让肌肤留下疤痕。出现脂肪粒可能是因为你用的眼霜或者润肤霜太过滋润，造成了皮肤的"营养过剩"，换一种眼霜或者润肤霜，情况就会有所改善。

※ 面膜使用四注意

问：使用面膜时有什么注意事项吗？

答：面膜可以嫩白肌肤、淡化细纹、延缓衰老等，但是只知道面膜这些功能是远远不够的，关键是要了解面膜该怎么使用。一般来说，使用面膜时要注意以下几个问题：

（1）面膜一定要厚厚地涂

有人说面膜好贵，还是省着点用吧，于是只涂薄薄的一层。知道节省是个好习惯，但是要省对地方。敷面膜时，薄薄的一层完全没有形成一个封闭性的"护肤场"，所以每次做面膜的时候都涂得厚厚、多多的，特别是 T 形区。因为只有这样才能让皮肤充分吸收营养。

（2）一张面膜只能用一次

有些人觉得面膜用过一次后，还有很多精华液没有被吸收，于是舍不得扔，留着下次再用。这里劝告大家，真别在不该省的地方去省，不然会造成更大的浪费。如果说从脸上撕下来的面膜，再放到另外一个人的脸上或脖子上还行，但如果你把它拿下来，然后用个塑胶袋包起来放到冰箱里，那就大错特错了。面膜本身营养丰富，拿下来以后极易带着细菌，另外，螨虫吃了营养，也会越变越大，所以大家千万不要把这么可怕的东西再往脸上敷了。

（3）敷面膜的时间一定不要太长

不少人做面膜时总希望面膜敷在脸上的时间长一些，以为这样就能够吸收更多的营养。其实这样的想法是错误的。如果你敷那种剥离式的面膜可能还好，因为它不舒服，你就巴不得赶快拿下来，但要是很温柔的织布式或棉布式的话，因为它里头有很多的精华素，所以很多女孩就有想完全"吸干"它的想法，觉得不这样就太亏了。其实，敷的时间过长，皮肤里面的水分反而会被吸回到面膜里面，一些养分也会被带走，所以千万不要抱着占便宜的心理玩命地往脸上敷。

（4）不同面膜有不同的使用频率

涂抹型的面膜一周1～2次，用多了就会营养过剩。而且，美白的面膜比较干，做多了皮肤会变干燥，也会影响皮肤的水油平衡。

织布型的面膜其实都是精华素，所以天天做没有什么关系，就相当于你在水和乳液之间添加擦精华素这个步骤。

美白的面膜属于功效性的面膜，很容易造成皮肤缺水，所以可以适当在中间穿插补水的面膜做。

※ 特殊人群，用眼霜要趁早

问：眼霜什么时候开始用呢？

答：眼霜对于大部分人来说都是必需的。在一些特殊情况下，应及早使用眼霜：其一为极干性皮肤者。极干性皮肤在少女中为数不少，据了解，18～24岁时中性皮肤占大多数，但中性皮肤容易在某些时候呈现偏干或偏油状态。其二为季节因素。很多地方越来越干燥，尤其如今的全球暖冬现象，使很长时间空气湿度越来越小，而暖气、空调器的长时间使用，使面部缺水，眼部皮肤首当其冲。其三是用眼过度者。现代职业女性多数离不开文字和电脑，再加上大量的报刊、影视光盘主宰休闲时光，眼部肌肉的极度疲劳，导致眼周皮肤皱纹过早出现。

※ 成人可以用婴儿护肤品吗

问：我有朋友一直用婴儿护肤品，她的皮肤还不错，很多人都说婴儿用的护肤品比较温和，对皮肤刺激小，谁用都可以，是这样吗？

答：在不同年龄阶段的人的肌肤状况都有所不同，对护肤品的需要也不一样。成年人肌肤的代谢状况和婴儿肌肤是很不同的，所以婴儿护肤品对成年人几乎毫无营养护理的作用。其次，婴儿香皂的去污力也根本达不到成人肌肤的清洁需要，长期使用只会使你的皮肤因营养缺乏而粗糙或过早衰老。此外，成人用婴儿护肤品也不容易吸收。所以，找到最适合自己的护肤品才是最重要的。

※ 脸色暗淡的补救

问：早晨起来气色还不错，一到中午就黯淡得不行，除了补妆之外有没有别的补救方法呢？

答：如果不方便补妆，不妨随身带一小瓶爽肤水喷雾，感觉肤色黯淡时，均匀喷在皮肤上，再用纸巾轻轻拭干，注意不要破坏妆面。之后用有提亮作用的散粉轻扫一层。如果把爽肤水放在冰箱里，感觉面色不好时随时喷一喷，效果更好。

※ 面膜后的清洁、护理工作要跟上

问：做完面膜还要洗脸吗？

答：现在，市场上的面膜大都是带有精华液的面膜，做完后直接揭下即可，这省去了水洗的麻烦，但同时也带来了新的问题：面膜贴完后不清洗、使用面膜后不做其他护理。

面膜拿下来之后还是会觉得脸有点湿，你可以轻轻拍一拍它，干了之后再马上洗掉。皮肤比较油的年轻女孩可以不用再做很多的按摩，直接拍按就行。如果你的年龄已经过了30岁，或者你的皮肤比较干燥、有皱纹，那么就要按摩。另外，你可以再使用一点滋润型的晚霜，这样可以把美容液都锁在肌肤里面。

如果是清洗型的面膜，尤其是清洁作用较强的，用完以后一定要记得做保湿工作，因为此时你的肌肤会觉得干。而营养型的面膜，使用后也要用润肤水来调理一下皮肤的性质，给肌肤补充一些水分或其他营养成分，因为面膜并不能代替一系列的护肤品。

※ 护肤品涂抹顺序有讲究

问：现在护肤品类型很多，什么水呀、乳呀、露呀、霜呀一大堆，都不知道该先涂哪个，请问有前后顺序吗，涂在脸上营养一样都会被皮肤吸收是吗？

答：当然不是。护肤品的涂抹顺序是很有讲究的，乱抹一气会影响保养效果。例如，精华素的活性成分浓度最高、分子小，容易渗透深层肌肤，起到有针对性地调理和修护的作用，而面霜的质地一般较为厚重滋润，涂过面霜后，肌肤就很难再吸收其他护肤品的营养成分。由此可见，每天要用的护肤品应该按照一定的顺序来涂：化妆水→精华素→眼霜→细致毛孔凝胶→乳液→面霜→隔离霜或防晒霜。

长期坚持正确地使用护肤品，才可以获得最好的保养效果，所以，涂抹护肤品时顺序一定要正确。

※ 面霜不等于眼霜，切莫混用

问：眼霜没了，懒得去买，可以用面霜暂时代替吗？

答：最好不要。眼部周围皮肤比较薄、脆弱，面霜是比较营养的东西，长期用面霜代替眼霜，可能会使眼部周围营养过剩，长出一些白白的小颗粒。在擦面霜时最好不要接触到眼部，可以试试先擦眼霜，然后擦面霜，自己感觉一下，有眼霜的地方就不要再擦面霜了。

※ 薰衣草精油的使用方法

问：听说薰衣草精油是个万能的"博士"，任何问题到了它手里，都能解决，于是我就买了一瓶回来，可是不知道怎么用，谁能帮帮我呢？

答：薰衣草精油可以治疗失眠，睡觉时将 1～2 滴薰衣草滴于枕头上就可以了，但是千万别滴多了，因为多了反而会影响睡眠。另外，洗澡时在浴缸中加入 3～4 滴，然后泡澡 20 分钟，能减轻压力，消除忧郁，缓解神经紧张，并可有效治疗失眠。此外还有一种方法是蒸熏法。睡觉前，在香熏炉中滴入薰衣草精油两到三滴，然后蒸熏，可使身心恢复协调，消除忧郁、焦虑、愤怒等情绪和疲劳感。

养颜必知小知识

※ 常见食物性味一览表

下面将常见食物按温热寒凉性质分类列出来，供大家参考：

食物种类 \ 性味	性平	性温	性凉	性寒
谷类饮食	大米、玉米、青稞、米皮糠（米糠）、番薯（山芋、红薯）、芝麻、黄豆、饭豇豆（白豆）、豌豆、扁豆、蚕豆、赤小豆、黑豆、燕麦	糯米、黑米、西谷米（西米）、高粱	粟米（小米）、小麦、大麦、荞麦、薏米、绿豆	
肉类饮食	猪肉、猪心、猪肾、猪肝、鸡蛋、鹅肉、驴肉、野猪肉、刺猬肉、鸽肉、鹌鹑、乌鸦肉、蛇肉、蝗虫（蚂蚱）、阿胶（驴皮胶）、甲鱼（微凉）、龟肉（微温）、干贝、泥鳅、鳗鱼、鲫鱼、青鱼、黄鱼、乌贼鱼、鱼翅、鲈鱼、银鱼、鲥鱼、鲤鱼、鲳鱼、鲑鱼、鲨鱼、橡皮鱼、海参（微凉）	黄牛肉、牛肚、牛髓、狗肉、猫肉、羊肉、羊肚、羊骨、羊髓、鸡肉（微温）、乌骨鸡、麻雀、野鸡肉、鹿肉、熊掌、蛤蚧（大壁虎）、獐肉（河鹿肉）、蚕蛹、羊奶、海马、海龙、虾、蚶子（毛蚶）、淡菜（水菜）、鲢鱼、带鱼、鳊鱼、鲶鱼、刀鱼、混子鱼、鲦鱼（白条鱼）、鳟鱼、鳝鱼（黄鳝）、大头鱼	水牛肉、鸭肉、兔肉、马奶、蛙肉（田鸡）、鱼、鲍鱼	鸭蛋（性微寒）、马肉、水獭肉、螃蟹、海螃蟹、蛤蜊（沙蛤、海蛤、文蛤、牡蛎肉、蜗牛、蚯蚓、田螺（大寒）、螺蛳、蚌肉、蚬肉（河蚬）、乌鱼、章鱼

果类饮食	李子、花红（沙果）、菠萝、葡萄、橄榄、葵花子、香榧子、南瓜子、芡实（鸡头果）、莲子、椰子汁、柏子仁、花生、白果、榛子、山楂、板栗	桃子、杏子、大枣、荔枝、桂圆肉、佛手柑、柠檬（性微温）、金橘、杨梅、石榴、木瓜、槟榔、松子仁、核桃仁、樱桃	苹果（性微凉）、梨、芦柑、橙子、草莓（性微凉）、杜果、枇杷、罗汉果、菱、莲子心、百合	柿子、柿饼、柚子、香蕉、桑葚、洋桃、无花果、猕猴桃、甘蔗、西瓜、甜瓜（香瓜）
菜类饮食	山药、萝卜（微凉）、胡萝卜、包菜、茼蒿、大头菜、青菜、母鸡头、豆豉、豇豆、土豆、芋头、洋生姜、黑木耳（微凉）、香菇、平菇、猴头菇、葫芦	葱、大蒜、韭菜、芫荽（香菜）、雪里蕻、洋葱、香椿头、南瓜	辣椒	番茄（微凉）、旱芹、水芹菜、茄子、油菜、茎蓝、茭白、苋菜、马兰头、菊花脑、菠菜、黄花菜、莴苣（莴笋）、菜花、枸杞头、芦蒿、豆腐（豆腐皮、豆腐干、豆腐乳）、面筋、藕、冬瓜、红薯、丝瓜、黄瓜、海芹菜（裙带菜）、蘑菇、金针菇
其他饮食	白糖、冰糖（微凉）、豆浆、枸杞子（微温）、灵芝、银耳（微凉）、燕窝、玉米须、黄精、天麻、党参、茯苓、干草、鸡内金、酸枣仁、菜油、麻油、花生油、豆油、饴糖（麦芽糖、糖稀）	生姜、砂仁、花椒、紫苏、小茴香、丁香、八角、茴香、酒、醋、红茶、石碱、咖啡、红糖、桂花、松花粉、冬虫夏草、紫河车（胎盘）、川芎、黄芪（性微温）、太子参（微温）、人参、当归、肉苁蓉、杜仲、白术、何首乌（微温）、胡椒、肉桂	绿茶、蜂蜜、蜂王浆、啤酒花、槐花（槐米）、菊花、薄荷、胖大海、白芍、沙参、西洋参、决明子	酱油、面酱、盐、金银花、苦瓜茶、苦丁茶、茅草根、芦根、白矾

※ 小测试：你属于何种肌肤类型

这个有意思的小测试，可以帮助你找到自己的肌肤类型，感兴趣的话可以试试。

1. 晚上没有使用保养品，早上起床时感觉皮肤的状况如何？

有紧绷感 1分　　　　　　　　无紧绷感 2分

T形部位有点油腻感 3分　　　全脸都有点油腻感 4分

2. 晚上没有使用保养品，早上起床时触摸脸部，感觉皮肤的状况如何？

有细碎的脱屑 1分　　　　　　光滑无脱屑 2分

T形部位油油的 3分　　　　　全脸都有点油油的 4分

3. 脸部肌肤常出现的问题是什么？

干燥脱皮的现象　1 分　　　　　　大致上没有问题　2 分

T 形部位毛孔粗大　3 分　　　　　　易长痘痘，粉刺　4 分

4. 你感觉脸部哪个部位的肌肤容易干燥？

全脸 1 分　　　　　　　　　脸颊 2 分　　　　　　　　无特别干燥部位 3 分

5. 你觉得自己脸部的毛孔哪个部位比较粗大？

没有 1 分　　　　　　　　　T 字部位 2 分　　　　　　T 形部位及两颊 3 分

6. 通常田个部位容易长痘痘？

不太常长 1 分　　　　　　　两颊 2 分

T 形部位 3 分　　　　　　　全脸 4 分

7. 肌肤受气候变化的影响程度如何？

冬天会特别容易干燥 1 分　　无明显变化 2 分　　　　　夏天会特别容易出油 3 分

测试结果

10 分以内：偏干性肤质

11-14 分：中性肤质

15-20 分：混合性肤质

21-25 分：油性肤质

注：敏感性肤质可以参考以下 3 个问题：

1. 你两颊的肌肤是否容易泛红且微血管清晰可见？

2. 肌肤是否容易因外在环境变化出现红、肿、刺、痒的反应？

3. 肌肤是否容易因使用化妆保养品出现红、肿、痒的反应？

这 3 个问题的答案如果都是肯定的话，你就属于敏感性肤质。

※ 完美肌肤的 5 个标准

每一个女孩都想有个好皮肤，但是很少知道皮肤好坏的衡量标准，那么究竟什么样的皮肤才算是美丽的肌肤呢？

湿（湿润）、滑（光滑）、紧（紧致）、弹（有弹性）、色（红润）满足这五个条件的肌肤才算是理想的美丽肌肤。

1. 理想美丽肌肤之——湿润

判断肌肤湿润与否一般有这几点：肤色柔和、水油平衡、有透明感、用手指按压肌肤能够反弹回来。

经常有人抱怨：脸上明明油脂分泌很旺盛，可是嘴巴周围还是起皮，皮肤没有光泽，

妆容不持久等等。这些都是因为肌肤不够湿润，如果你属于这样的情况，那么就要把护肤重点放在补水而不是去油上。

肌肤湿润主要是靠真皮层的护理来完成，化妆水面膜、保湿精华液、乳液等效果会比较好一些。而且，肌肤干燥的话也会容易产生皱纹，眼睛周围的肌肤更是如此，所以需要仔细地涂抹眼霜来防止干燥。

2. 理想美丽肌肤之——光滑

光滑的肌肤可以通过表皮护理做到，首先是不要让毛孔中存有残留物。特别是额头、鼻翼、下巴等部位，毛孔中容易残留皮脂等物质，清洗时要特别留意。

为了控制皮脂的过度分泌，可以尝试做化妆水面膜。此外，睡眠不足、精神压力等也是造成皮脂分泌过剩的原因。这就需要我们从日常生活中的点滴做起，注重身心放松和饮食平衡。

3. 理想美丽肌肤之——紧致

判断自己的肌肤是否足够紧致就看看嘴角有没有八字纹、开始出现双下巴、额头眼角皱纹增多，等等。如果你已经有了这样恼人的问题，就在做皮肤护理的时候，就要使用能补充水分、油脂和营养的护理乳液或面膜，同时，还要不时地使用一些能从真皮层的纤维部分开始护理皮肤的性质柔和的精华液。另外，要多吃富含蛋白质的食物，如肉、鱼、乳制品，或富含维生素 C 的食品。

4. 理想美丽肌肤之——有弹性

为防止肌肤失去弹性，首先要做的就是对真皮层的护理。因为如果不重新恢复真皮部分的活力，表皮的松弛问题就无法得到解决。

因此，早晚都要使用精华液给肌肤做护理，强化肌肤的纤维部分。同时，还要利用"化妆水面膜"来调整肌肤纹理和水油平衡，当然也不要忘了每周一次给肌肤做去角质的护理。

5. 理想美丽肌肤之——红润

红润健康的肌肤，化妆的时候会比较容易，能让你看起来更加健康。当然，身体状况会直接影响肌肤的状态，但是如果肌肤本身就堆积了很多已经老化的角质层，皮层就会变得很厚。同时，肌肤也会因为紫外线照射、干燥、压力、睡眠不足、偏食等而失去透明感，从而导致红润不再。所以我们需要及时舒缓压力，有意识地摄取一些富含维生素 C 的食物。使用一些防紫外线照射和空调污染的日霜，每周做一到两次的角质护理，以及利用精华液做肌肤活化护理，这些都是很有效的措施。

※ 日常行为与容颜问题

我们知道婴儿的肌肤是非常细腻、光滑的，随着年龄的增长，肌肤开始变化：

粗糙、长痘、斑点、细纹……有些人认为这一切都是顺理成章的事情，其实肌肤出现问题是有原因的。就女性朋友而言，很多肌肤问题都是因为每天的错误行为所衍生的。

1. 导致皮肤容易干燥的错误行为

洗脸时不使用洗面奶。

洗脸时直接在脸颊上搓揉出泡沫。

不使用化妆水反而涂抹很多乳液或是乳霜。

一整年的底妆都只爱用蜜粉而已。

按摩脸部时常常使很大的力气。

经常待在空调房内。

一天会洗脸超过 3 次以上。

2. 导致毛孔粗大，鼻头长粉刺的错误行为

有过没洗脸就睡觉的经验。

经常用力搓洗毛孔部位。

用力挤压粉刺。

经常使用鼻头面膜。

没有充分补充水分来保湿肌肤。

3. 脸上容易长痘的原因

晚餐常常很晚才吃。

肠胃不好。

一天上妆超过 8 小时。

经常拨弄脸上或是额头上的头发。

有习惯性用手摸脸的坏习惯。

生理周期不顺。

偏食，尤其热爱零食。

有不卸妆就睡觉的经验。

常使用滋润型洗护发用品。

在基础保养中经常使用油分较多的乳液。

4. 容易出现黑斑的原因

经常晒太阳。

脸和身体都是使用海绵或毛巾来搓洗。

经常抽烟、喝酒。

经常脸上不涂抹任何保养品就出门。

经常熬夜。

经常使用去角质产品或是磨砂膏等。

容易手脚冰冷。

5. 脸上有超明显的细纹的原因

经常夸张大笑。

化妆水都舍不得使用，每次只用一点点而已。

洗脸时经常搓揉脸部。

不在乎紫外线的照射。

※ 日本著名美容师——佐伯千津的养颜按摩六式

日本著名美容师佐伯千津创造了个"佐伯六式"，是很不错的按摩手法，这里拿来与女性朋友们一起分享。

1. 伸展

这是针对肌肤表面的最基本的按摩动作，在肌肤护理的各个方面都会用到。

（1）在眼睛周围，先用一只手的手指在太阳穴处向上提拉皮肤，然后用另一只手在眼角附近推展肌肤。

（2）注意不要让肌肉颤动，用指尖和手掌在整个面部从下向上按摩。

（3）用两只手掌在整个面部由内向外做推展按摩。

2. 推按

这种按摩手法比伸展的力量要稍微强一点，可以使皮肤更好地吸收化妆品，并使淋巴液的流动更加顺畅。

（1）在嘴唇的周围有很多淋巴细胞，可以用手轻轻地推按，使淋巴的流动更顺畅。

（2）在眼睛周围也有很多淋巴细胞，在眉毛下面的凹陷处用大拇指轻轻地按压。

（3）在耳朵后面和耳下腺处经常有老化的角质，用手指肚轻轻推按可以清除。

3. 局部拉伸

这是针对皱纹和下垂等肌肤问题十分重要的按摩手法，可以修复肌肉不正常的地方。

（1）用手指纵向按压笑纹，同时用整个指肚对皱纹进行向上扩展和按压按摩。

（2）对于额头上的皱纹也依照这种方法，从额头正中向太阳穴的方向用手指进行扩展按摩。

（3）一只手按压太阳穴，另一只手的手掌沿着额头反向进行扩展按压。

（4）额头的皮肤也会下垂，因而可以用手掌按压额头，同时双手交替着向上按摩。

4. 弹钢琴式触击按摩

在眼睛、嘴唇四周等皮肤比较薄的地方，针对一些细小的部位进行弹钢琴式的触击按摩。

（1）从嘴角到脸颊轻轻地做击打按摩，能够使这里的肌肉变得紧绷，同时使脸颊变得圆润。

（2）针对眼角的细小皱纹，也用弹钢琴式的触击按摩进行扩展，可以使血液循环畅通，从而使皱纹变浅。

5. 震动

利用整个手掌对头部及面部进行震动按摩。这种按摩手法能够令身心得到放松。

（1）用双手手掌按住太阳穴，轻轻地加以震动，可以使全身心得到放松。

（2）用双手手掌包住耳朵下方，慢慢地前后按摩，可以促进淋巴液流动。

6. 按压

这种按摩手法可以触及真皮部分，同时通过整个手掌将体温传导到面部肌肤。

（1）从脸部正中开始，按照由内到外、由下到上的顺序进行按摩。在此过程中可以不断提高面部的温度。

（2）用整个手掌覆盖住面部做按摩。这样可以促进血液循环，从而使肤色变得健康红润，像玫瑰花一样美丽诱人。

美容餐饮大盘点

◇ 枸杞翡翠豆腐

功效：豆腐含蛋白质，维生素 B_1、维生素 B_2、维生素 E、烟酸及钙、铁、镁、皂角甙、卵磷脂、亚油酸、嘌呤类等。其味甘、性寒，有益气和中，生津润燥，清热解毒诸功效。油菜主要含有胡萝卜素、蛋白质、粗纤维和钙、磷、铁等。味辛苦，性凉，有清热解毒、散血消肿等功效。此菜为高蛋白、低脂肪、低胆固醇、多维生素之菜肴，具有滋阴补肾、增白皮肤、减肥健美的作用。

原料：油菜心 500 克，水豆腐 300 克，枸杞子 10 克，花生油 10 克，精盐 6 克，姜末 6 克，葱末 5 克，味精 2 克，香油 10 克，高汤 350 克，水淀粉适量。

做法：

（1）油菜心去根，用刀在根顶部切十字刀口，洗净；水豆腐切成 6 厘米见方的块。

（2）炒锅上火，注入 1000 克清水，放入盐 4 克，烧开后将豆腐块倒入锅内焯 2 分钟后捞出；然后，在锅内放花生油，再放入油菜心炸一下，捞出，叶朝外，根部朝里呈圆形码在盘中。

（3）锅中剩水倒掉，锅刷净上火，注入高汤，放入枸杞子、姜末、葱末、精盐、味精，将豆腐入锅煮 3 分钟，使之入味，捞出控汤，放在码好菜心的盘中，呈蘑菇形。

特点：此菜色泽红、白、绿相间，香、嫩、脆兼有。

◇ 番茄柠檬汁

夏天最消暑怡人的美白方法，莫过于冲调一杯美味又有美白肌肤作用的鲜果汁了。柠檬含有丰富的维生素C，有抑制黑色素产生的作用，多饮能帮助皮肤对抗紫外光。另外，番茄则有降血压、清热解毒之效。两者混合加上适量的蜂蜜调味，便可发挥排毒美白的效用，对预防色斑很有功效。

原料：番茄2个、柠檬2个、蜂蜜适量、冷开水50毫升。

做法：将去皮的番茄切成块状，放入搅拌机中，再加进蜂蜜，与冷开水一起搅拌，最后加上柠檬汁和冰块即可。

◇ 茶香银耳羹

原料：银耳25克，茉莉花10朵，茶水1杯。

做法：银耳泡发，择洗后撕为花瓣大小，与茶水、茉莉花同入锅中加少量水，煮半小时即成，可加冰糖同煮。长期食用可美白肌肤。

◇ 黄精煮肘子

功效：《本草从新》认为，猪肉有润肠胃、生精液、丰肌体、泽皮肤等作用。党参有和脾胃、除烦渴、调微虚的作用。黄精是安五脏、润心肺、填精髓、助筋骨等作用。大枣则有调营卫，缓阴血，生津液、悦颜色等作用。猪肘配以黄精、党参、大枣三味良药成菜，是一款滋补性很强美味佳肴，具有显著养颜护肤功效。

原料：猪肘子1个（约重750克），黄精20克，党参15克，大枣12个，葱段、姜片、酱油、精盐、白糖、味精、水淀粉、花生油各适量。

做法：

（1）将猪肘子用水浸泡后，刮洗干净，入沸水锅中烫一下，捞出用温水洗净，控去水分，抹上酱油和白糖；黄精、党参洗净后切片，用洁净纱布包起两味中药，扎住口，成药包；大枣洗去尘土，去核。

（2）锅内加入花生油，用中火烧至六七成热，放入猪肘炸成枣红色，捞出控油。

（3）锅内留少许油，用葱段、姜片爆锅，放入白糖炒化，烹入酱油，加清水、猪肘、药包、大枣、精盐，用旺火烧沸，撇去浮沫，改用小火烧2小时，待肘肉烂熟时，捞出装盘。

（4）原汤内拣出药包、葱段、姜片不要，加味精调味，淋入水淀粉勾成溜芡，均匀地将原汤浇在盘内猪肘上即成。

特点：肉烂熟，味鲜香。

提示：猪肘烧时要用文火，以保持足够的烹调时间。

◇ 黄瓜玫瑰饮

功效：番茄味道鲜美，营养丰富，是菜中佳味，果中美品。它含有丰富的维生素、矿物质、碳水化合物、有机酸及少量蛋白质，这些都是人体所必需的营养物质。其中维生素 C 含量较高，番茄每百克含量，相当于 1250 克苹果、1500 克香蕉、2000 克梨，对人体很有益，因维生素 C 及一些抗癌因子，对胃癌等细胞有抑制作用。番茄中含番茄碱，它可抑制某些对人体致病力和真菌，且可降低人的毛细血管通透性，有抑制肉芽组织形成等作用。番茄还可降低血清中的胆固醇，有抗血脂、预防动脉硬化等作用。番茄有止渴生津，健胃消食，凉血平肝，清热解毒功效。黄瓜性味甘、寒，含有粗纤维、丙醇二酸、维生素 E、葫芦 C、咖啡酸、绿元素等。有清热利水，解毒消炎，润肠通便、美容之功效。柠檬味酸，性平，有清凉解暑，生津止渴之功效。玫瑰花味甘，微苦，性温，气芳香。善能疏肝解郁，调中醒脾，还有活血行瘀的功效。以上各料配成此饮料，常饮用，可使肌肤细腻白嫩，显得年轻漂亮。

原料：番茄 350 克，黄瓜 350 克，鲜玫瑰花 50 克，柠檬汁、蜂蜜各适量。

做法：

（1）将西瓜去皮、去籽；黄瓜去蒂去籽；玫瑰花洗净。

（2）将番茄、黄瓜、玫瑰花捣烂后，加入凉开水适量，调匀，过滤，取汁，与柠檬汁、蜂蜜混合一起，拌匀即成。特点：清凉爽口，甜味浓郁。

◇ 养颜茶

功效：此茶具有补脾、养血、健胃、安神、解郁之功效，久服令人容颜白嫩、皮肤细滑、皱纹减少。

原料：生姜 500 克，红枣 250 克，盐 100 克，甘草 150 克，丁香 25 克，沉香 25 克。

做法：共捣成粗末和匀备用。每次 15 ～ 25 克，清晨煎服或泡水代茶饮，每日数次。

◇ 银耳樱桃粥

原料：水发银耳、粳米各 50 克，罐头樱桃 30 克，糖桂花、冰糖适量。

做法：洗净粳米煮粥，粥熟后，入冰糖溶化，加入银耳，煮 10 分钟，再入樱桃、桂花糖，煮沸后即成。

用法：服用。

◇ 白果奶饮

功效：白果含蛋白质、脂肪、糖类、多种氨基酸、胡萝卜素及维生素 B_1、维生素 B_2 等。其味甘、苦、涩，性平，有抗过敏、抗衰老、抗微生物的作用。白果与清肺、润肤的白菊花、雪梨和营养丰富，且有补虚羸、益肺胃、生津液、润大肠的牛奶结合成饮料，女性常吃，可起到祛斑洁肤，润肤增白的作用。

原料：白果 30 克，白菊花 4 朵，雪梨 4 个，牛奶 200 毫升、蜜糖适量。

做法：

（1）将白果去壳，用开水烫去衣，去心；白菊花洗净，取花瓣备用；雪梨削皮，取梨肉切粒。

（2）将白果、雪梨放入锅中，加清水适量，用武火烧沸后，改用文火煲致白果烂熟，加入菊花瓣、牛奶，煮沸，用蜜糖调匀即成。

特点：果烂熟清香淡雅，甜润适口。

◇苦瓜炖文蛤

功效：清热和胃，增白养颜。本膳用苦瓜，清热和胃，清心解毒；文蛤，含蛋白质、多种人体必需氨基酸、维生素 E、维生素 A、维生素 B_2、钙、磷、铁、硒等成分，能增白美容。

原料：文蛤 500 克，苦瓜 250 克。

做法：将苦瓜去瓤，放入沸水中焯一下，捞出过凉水，再切成片。文蛤洗净，放入锅中加水，煮至文蛤张口捞出，去壳及内脏，下油锅炒，加入料酒、生姜汁和精盐炒拌均匀，起锅。用砂锅，在锅底铺苦瓜片，文蛤肉放其上，加大蒜、姜末、葱段、白糖、适量清水，小火炖至蛤肉熟透入味，淋上香油，即可食用。

◇玉兰猪肤羹

功效：活血滋阴，润燥泽肤。本膳用猪皮，性平，味甘、咸，能润燥泽肤，活血滋阴，所含蛋白质主要是白蛋白、球蛋白、角蛋白、弹性蛋白、胶原蛋白等；莴笋，含多种维生素，能清热润肤；木耳，滋阴补肾；玉兰片以增香添色。

原料：干猪皮 150 克，玉兰片 40 克，莴笋 50 克，木耳 30 克，猪肉 100 克。

做法：干猪皮洗净后用油发，再浸于清水中 2 小时，捞出切成 3 厘米见方大片，放入锅中，加入膏汤煮 10 分钟；木耳、玉兰片，水发透，洗净；莴笋，切片；猪肉，切片后上浆。炒锅烧热，加油滑锅后，先炒肉片，变色起锅，再炒莴笋片，加少许盐、水、木耳、玉兰片，沸 3 分钟，加入猪皮、肉片、味精，再煮沸 2 分钟，最后湿淀粉勾芡，即可装盘佐餐。

◇莲子增白糕

功效：健脾益气，祛风平肝。本膳用扁豆、茯苓、山药，健脾滋阴，渗湿益气；莲子，和胃升清；菊花，清肝祛风。故本方能润肌肤，祛斑及增白。

原料：白莲子、白扁豆、白茯苓、淮山药各 50 克，白菊花 15 克，面粉 250 克，白糖适量。

做法：先将白莲子、白扁豆、白茯苓、淮山药、白菊花打成粉，与面粉拌匀，加清水和成面团，再铺平切成菱形方块，上蒸笼蒸 30 分钟，即可食用。

◇ 增白饮

功效：和胃润肺，益气生津。本膳所用西瓜瓤(即西瓜的食用部分)，含磷酸、苹果酸、糖类、多种氨基酸、蔗糖酶、维生素 C 等；柠檬，含有机酸、橙皮甙、黄酮甙、糖类、维生素 C 等；牛奶，含蛋白质、钙、磷等。故其能嫩肤增白。

原料：牛奶 200 克，西瓜瓤 250 克，柠檬半个。

做法：西瓜瓤切成方块，柠檬带皮切成丝，与牛奶一并放锅中，煮沸 3 分钟后，加砂糖再沸，使糖溶化即可，频饮。

◇ 蚝油生菜

功效：清热生津，和胃润肤。本膳所用之生菜，即叶用的莴苣，含多种营养成分，有蛋白质、糖、胡萝卜素、维生素 B_1、维生素 B_2、维生素 C 及钙、磷、铁等矿物质，味甘苦，性凉，有清热生津的作用，且清脆爽口；蚝油，为牡蛎肉熬制而成，牡蛎含人体必需氨基酸、碘、锌、硒、钙等微量元素，能和胃润肤。

原料：生菜 250 克，蚝油 30 毫升。

做法：炒锅烧热加植物油少许，用急火拌炒生菜 2 分钟，加盐、蚝油、味精、清汤，沸 2 分钟，即可起锅装盘。

◇ 翡翠杞玉豆腐

功效：养颜泽肤，滋肝和胃。本膳用枸杞子，养血柔肝；玉竹，养阴生津；菜心，含维生素 C 和叶绿素；豆腐，为高蛋白、低脂肪、低胆固醇食品。本菜色泽鲜艳，鲜嫩可口，营养丰富，并含多种维生素，能增白皮肤，减肥健美。

原料：枸杞子 12 克，玉竹 10 克，油菜心 400 克，嫩豆腐 250 克。

做法：油菜心，去根洗净，并用刀切十字形；豆腐，切成 6 厘米见方小块。炒锅放水 1000 毫升，待沸后倒入豆腐块，加盐 3 克，焯 3 分钟捞出；锅内加少些植物油，油温半热时，下油菜心稍炒，加水，盐 2 克，沸 5 分钟，捞出后将菜叶朝外，码在盘中。锅中加清汤、枸杞子、玉竹，煮沸 6 分钟，加入豆腐、盐、味精，沸 3 分钟，用湿淀粉勾芡，装于盘中即可。

◇ 黑白凤爪汤

功效：温中益气，滋阴补肾。本膳所用黑豆，含蛋白质、脂肪、糖类、胡萝卜素、维生素 B_1、维生素 B_2、烟酸等，并有大豆黄酮甙、胆碱、大豆甾醇、泛酸、叶酸。其味甘，性平，有滋阴补血、活血利水作用。鸡肉，能温补中气。

原料：黑豆 150 克，鸡爪 300 克，白薇 20 克。

做法：将黑豆，拣去杂质，用清水浸泡 30 分钟，备用；鸡爪洗净，放沸水锅中，烫透取出过水；白薇用纱布包裹后，扎紧。锅中放水，加入黑豆、白薇及鸡爪，用大火煮沸，撇去浮沫，加入料酒后，改小火烩至黑豆、鸡爪均酥，加盐、味精调味即可。

美容食物大盘点

※ 樱桃

樱桃因其果形美,色艳娇,甜酸可口而深受古人的赞美。白居易在《樱桃歌》中写道:"圆形盘倾玉,鲜明笼透银。内圆题两字,西掖赐三臣。荧惑晶华赤,醍醐气味真。如珠未穿孔,似火不烧人。琼液酸甘足,金丸大小匀。"这一绝妙诗句,把樱桃的色、香、味形描绘得淋漓尽致。

樱桃不仅色艳味美,而且具有美容功效。唐代孙思邈所写的《千斤食治》中述"樱桃味甘平,调中益气。可多食,令人美颜色,美志德。"《滇南本草》记载:"治一切虚症,能大补元气,滋润皮肤。"樱桃之所以有"美颜色"作用,与其所含的营养成分有关,据分析,每 100 克樱桃中含铁 5.9 毫克,其含铁量比柑橘高 5 倍,比苹果高 5 倍,比柠檬高 9 倍,比葡萄高 1 倍,比菠萝高 2 倍以上,由于铁元素含量高,铁又是组成血红蛋白的主要成分,故能使皮肤红润,娇美动人。

※ 荔枝

李时珍在《本草纲目》中写道:"荔枝能止渴,益人颜色,食之止烦渴,去心躁,背膊劳闷,通神,益智,健气。"

古人认为,荔枝是一种补品,李时珍在《本草纲目》中说:"常食荔枝能补脑健身,开胃益脾;干制品能补元气,为产妇老弱补品。"这是因为荔枝果肉中含有葡萄糖、果糖高达 66% 以上。此外,还含有蔗糖、维生素 C、维生素 B_1、维生素 A、维生素 B_2 以及柠檬酸、叶酸、苹果酸和多量的游离氨基酸,微量元素等。

荔枝虽然有益于美容,但不可食之过量,多吃会得"荔枝病",即低血糖。这是因为荔枝中含果糖较多,当大量果糖进入身体后,很快进入血液,人体不能直接吸收果糖,必须转化为葡萄糖后方可吸收,而一时不能把果糖转化为葡萄糖,从而造成低血糖,出现四肢无力、恶心等症状。此外,多吃荔枝还可以引起上火。对于多食上火者,可以用其壳煎汤饮之,可解。

※ 西瓜

西瓜号称夏季瓜果之王,由于它从西方传来,故名西瓜。西瓜凉甜可口,为瓜果中果汁最为充足,含水量高达 96%,既能利便解渴,又可去暑散热,西瓜营养丰富,在其汁液中,几乎包含着人体所需的各种营养成分。

西瓜所含的葡萄糖、果糖、蔗糖、维生素 C、纤维素等养分,具有清洁皮肤、杀菌消炎、促进皮肤代谢、增强表皮细胞再生能力的作用,从而使皮肤白嫩而富有光泽。如果在洗过脸后，用切成块的西瓜涂抹脸部，反复搓揉 10 分钟，然后用清水洗净，再涂上一层面霜，有利于皮肤收敛，或在研碎后的鲜瓜皮中加入鸡蛋、面粉调成糊状，涂于脸上，经常使用这种面膜，可使皮肤变得细嫩洁白。

不仅西瓜汁液有美容护肤的作用，而且西瓜皮还有治疗面部色素及面部粉刺的作用。由于西瓜皮中含有多种酵素成分，可以促使脂肪和黑色素的分解，经常坚持用瓜皮涂面，可以使雀斑及面部粉刺得以消除或减轻。

西瓜虽然有美容、消暑、解渴、治疗疾病等多种功效，但因其性寒凉，不宜过多食用，尤其是脾胃不适者，更应限制食用量，以免伤脾胃，引起肠道功能紊乱。

※ 苹果

苹果是一种低热食物，其营养成分可溶性大，易于被人体吸收利用，享有活水和水果皇后之美称，是很好的美容护肤品，经常食用既可减肥，又可使皮肤润滑细嫩。

据报道，这种活水有利于溶解体内的硫，而硫对皮肤健康有特殊作用，它可使皮肤细腻、滑润，据测定苹果还含有对皮肤有益的铜、碘、锰、锌等元素。人体内如缺少这些元素，皮肤就会变得粗糙、奇痒并失去光泽。苹果的保健功能还在于含有丹宁酸、有机酸及各种维生素，对美容和皮肤健康是非常有益的。

此外，苹果还具有减肥作用，因为苹果有减低血清、胆固醇和减肥的作用，苹果中含有果胶质，而果胶质是一种可溶性纤维质，有助于降低胆固醇。研究发现，经常吃苹果的人有 50% 的人胆固醇含量比不经常吃苹果的人低 20% 左右，苹果中除含有果胶质，还含有较多的粗纤维，它们在胃中消化较慢，具有饱腹感，故可以减肥。

※ 桑葚

桑葚是桑树所结的聚合果，嫩时色青，味酸，老熟后变为黑紫色，味甜多汁。它含有丰富的葡萄糖、蔗糖、果糖、鞣酸、苹果酸、钙、磷、铁等矿物质，据《唐本草》载：久服不饥，安魂镇神，令人聪明变白（变白发为黑发）不老。《滇南本草》中述："益肾脏而固精，久服黑发明目。"《千斤食治》中写道："令人好颜色，美志性。"历代养生家都是把桑葚当作一种健美抗衰的果实来食用。实践证明，它对防衰驻颜确有疗效。

※ 柠檬

柠檬是一种富含维生素的水果，以维生素 C、维生素 B_1、维生素 B_2、维生素 B_5 为多，其中以维生素 C 含量最为丰富，其含量每 100 克高达 40 毫克。维生素 C 能使皮肤变得光滑、细腻、白嫩、丰满，所以是一种理想的美颜美容食品。法国人有句言语："女人的幸福，是用新鲜柠檬购买来的。"这足以说明柠檬对女性美容的作用。柠檬中含有较多的柠檬酸，这种酸不仅能促进胃液分泌，帮助消化，而且能中和碱性，可防止色素沉着，对皮肤具有漂白的作用。

用柠檬榨汁，用汁液洗脸可使皮肤保持滑润,因为柠檬汁中含有大量的维生素 A 原，可由皮肤吸收，从而使皮肤润泽。用柠檬汁洗头，可使头发乌黑柔亮。柠檬皮中含有胶质成分，将柠檬连皮切开后泡在水中，然后用其淋浴，可使皮肤光润、嫩滑。柠檬具有生津、止渴、去暑的作用。闻柠檬气味，可使人心胸舒展，精神愉悦。

※ 鸡蛋

鸡蛋是一种高蛋白食品，其蛋白质含量每百克高达 14.7 克，为完全蛋白质，生理价值较高，含人体必需的 8 种氨基酸，且比例适当。鸡蛋的脂肪含量也较丰富，主要集中在蛋黄，每 100 克为 11.6 克。鸡蛋不仅营养价值高，而且具有健美作用，为一种物美价廉的美容食品。

鸡蛋能护肤、美肤。李时珍在《本草纲目》中写道 :"鸡子白（蛋清）能令人悦色。"葛洪的《时后方》说 :"鸡子令面色白而光滑。"鸡蛋清不但可以使皮肤变白，而且能使皮肤细嫩，许多美容古方都选用鸡蛋清，这是因为它含有丰富的蛋白质和少量醋酸，蛋白质可以增强皮肤的润滑作用，醋酸可以保护皮肤的微酸性（PH5.5），以防细菌感染。近代和古代用鸡蛋清作黏稠剂调制成的面膜剂很多，具有滋润皮肤、防皱、防裂、洁净皮肤的美容功效。而且蛋黄配制的美容剂,则有使粗糙皮肤变得细腻、柔软的作用。这是因为蛋黄中含有丰富的维生素 B_1、维生素 B_2 之故。用蛋黄炼出蛋黄油具有润肤生肌作用。

此外，鸡蛋还具有较好的健脑作用。鸡蛋的脂肪中含有丰富的卵磷脂，被人体消化后可释放了胆碱，胆碱是神经冲动传递的重要物质，对增进大脑记忆大有益处，因此，经常吃鸡蛋可使动作反应敏捷，大脑衰退缓慢。

※ 牛奶

牛奶的美容作用古代就有记载,《田华本草》中说牛奶具有 "润皮肤，养心肺，解热毒"之功效。牛奶中含有丰富的营养成分,据分析,每 100 克牛奶中含有蛋白质 3.3~3.5 克，脂肪 3.4 ~ 3.8 克，乳糖 4.6 ~ 4.7 克，此外还含有人体所需的多种维生素和矿物质，如维生素 A、维生素 B_1、维生素 B_2、维生素 C 和钙、磷、铁等，这些有益成分与皮肤的健美有密切关系。

牛奶具有补益五脏、生津止渴的功效。经常饮用可使皮肤细嫩，头发乌黑发亮，这是因为牛奶中含有丰富的维生素 A，能防止皮肤干燥和老化，使皮肤毛发具有光泽，所含的维生素 B_1 可以增进食欲，帮助消化，润泽皮肤，防止皮肤老化，维生素 B_2 则可促进皮肤的新陈代谢，保护皮肤和黏膜的完整性。

此外，将鲜牛奶制成酸奶后，其美容作用更为突出。酸奶中含的蛋白质、碳水化合物以及丰富的钙质，更容易被身体所吸收，同时对牙齿、骨骼及促进发育均有利，酸奶中所含的维生素 A、维生素 B_2 可使眼睛明亮、皮肤光滑，所含的胱氨酸有益于头发的生长和健美。

※ 芝麻

芝麻又称胡麻，中医学认为，芝麻不仅能开胃健脾、利小便、和五脏、助消化、消饱胀、化积滞、顺气中和、平喘止咳、治神经衰弱，还可以明目乌发，是极佳的天然美容食品。

芝麻营养成分丰富，据分析，每 100 克芝麻中含蛋白质 21.9 克，脂肪 61.7 克，钙 546 毫克，磷 368 毫克，铁的含量可高达 50 毫克，为各种食物之冠。此外还含有卵磷脂和维生素 B_1、维生素 B_2、烟酸等，芝麻的健美作用与这些成分是分不开的。

芝麻中所含的丰富的卵磷脂，可以防止头发过早变白和脱落。另外，芝麻中含有丰富的天然抗衰老物质——维生素 E，这是具有重要作用的营养成分。维生素 E 具有较强的抗氧化作用，它可以阻止体内产生过氧化脂质，从而维持含不饱和脂肪酸比较集中的细胞膜的完整性和功能正常，也可防止体内其他成分受到脂质过氧化物的伤害，并能减少体内脂褐质积累，从而起到延缓衰老的作用。因此，常食芝麻可以保持容颜、延缓衰老，使人体保持和恢复青春的活力。

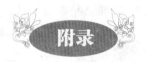

《黄帝内经·素问》（节选）

上古天真论篇第一

昔在黄帝，生而神灵，弱而能言，幼而徇齐，长而敦敏，成而登天。

乃问于天师曰：余闻上古之人，春秋皆度百岁，而动作不衰；今时之人，年半百而动作皆衰者，时世异耶？人将失之耶？

岐伯对曰：上古之人，其知道者，法于阴阳，和于术数，食饮有节，起居有常，不妄作劳，故能形与神俱，而尽终其天年，度百岁乃去。

今时之人不然也，以酒为浆，以妄为常，醉以入房，以欲竭其精，以耗散其真，不知持满，不时御神，务快其心，逆于生乐，起居无节，故半百而衰也。

夫上古圣人之教下也，皆谓之虚邪贼风，避之有时，恬淡虚无，真气从之，精神内守，病安从来。

是以志闲而少欲，心安而不惧，形劳而不倦，气从以顺，各从其欲，皆得所愿。

故美其食，任其服，乐其俗，高下不相慕，其民故曰朴。是以嗜欲不能劳其目，淫邪不能惑其心，愚智贤不肖不惧于物，故合于道。所以能年皆度百岁。而动作不衰者，以其德全不危也。

帝曰：人年老而无子者，材力尽邪？将天数然也？

岐伯曰：女子七岁肾气盛，齿更发长。

二七而天癸至，任脉通，太冲脉盛，月事以时下，故有子。

三七肾气平均，故真牙生而长极。

四七筋骨坚，发长极，身体盛壮。

五七阳明脉衰，面始焦，发始堕。

六七三阳脉衰于上，面皆焦，发始白。

七七任脉虚，太冲脉衰少，天癸竭，地道不通，故形坏而无子也。

丈夫八岁，肾气实，发长齿更。

二八肾气盛，天癸至，精气溢写，阴阳和，故能有子。

三八肾气平均，筋骨劲强，故真牙生而长极。

四八筋骨隆盛，肌肉满壮。

五八肾气衰，发堕齿槁。

六八阳气衰竭于上，面焦，发鬓斑白。

七八肝气衰，筋不能动，天癸竭，精少，肾藏衰，形体皆极。

八八则齿发去。

肾者主水，受五藏六府之精而藏之，故五藏盛，乃能写。

今五藏皆衰，筋骨解堕，天癸尽矣，故发鬓白，身体重，行步不正，而无子耳。

帝曰：有其年已老，而有子者，何也？

岐伯曰：此其天寿过度，气脉常通，而肾气有余也。此虽有子，男子不过尽八八，女子不过尽七七，而天地之精气皆竭矣。

帝曰：夫道者，年皆百数，能有子乎？

岐伯曰：夫道者能却老而全形，身年虽寿，能生子也。

黄帝曰：余闻上古有真人者，提挈天地，把握阴阳，呼吸精气，独立守神，肌肉若一，故能寿敝天地，无有终时，此其道生。

中古之时，有至人者，淳德全道，和于阴阳，调于四时，去世离俗，积精全神，游行天地之间，视听八达之外，此盖益其寿命而强者也，亦归于真人。

其次有圣人者，处天地之和，从八风之理，适嗜欲于世俗之间，无恚嗔之心，行不欲离于世，被服章，举不欲观于俗，外不劳形于事，内无思想之患，以恬愉为务，以自得为功，形体不敝，精神不散，亦可以百数。

其次有贤人者，法则天地，象似日月，辩列星辰，逆从阴阳，分别四时，将从上古。合同于道，亦可使益寿而有极时。

四气调神大论篇第二

春三月，此谓发陈。天地俱生，万物以荣，夜卧早起，广步于庭，被发缓形，以使志生，生而勿杀，予而勿夺，赏而勿罚，此春气之应，养生之道也。逆之则伤肝，夏为寒变，奉长者少。

夏三月，此谓蕃秀。天地气交，万物华实，夜卧早起，无厌于日，使志无怒，使华英成秀，使气得泄，若所爱在外，此夏气之应，养长之道也。逆之则伤心，秋为痎疟，奉收者少，冬至重病。

秋三月，此谓容平。天气以急，地气以明，早卧早起，与鸡俱兴，使志安宁，以缓秋刑，收敛神气，使秋气平，无外其志，使肺气清，此秋气之应，养收之道也。逆之则伤肺，冬为飧泄，奉藏者少。

冬三月，此谓闭藏。水冰地坼，无扰乎阳，早卧晚起，必待日光，使志若伏若匿，若有私意，若已有得，去寒就温，无泄皮肤，使气亟夺。此冬气之应，养藏之道也。逆之则伤肾，春为痿厥，奉生者少。

天气，清净光明者也，藏德不止，故不下也。天明则日月不明，邪害空窍。

阳气者闭塞，地气者冒明，云雾不精，则上应白露不下。

交通不表，万物命故不施，不施则名木多死。

恶气不发，风雨不节，白露不下，则菀稿不荣。

贼风数至，暴雨数起，天地四时不相保，与道相失，则未央绝灭。

唯圣人从之，故身无奇病，万物不失，生气不竭。

逆春气，则少阳不生，肝气内变。

逆夏气，则太阳不长，心气内洞。

逆秋气，则太阴不收，肺气焦满。

逆冬气，则少阴不藏，肾气独沉。

夫四时阴阳者，万物之根本也。所以圣人春夏养阳，秋冬养阴，以从其根，故与万物沉浮于生长之门。逆其根，则伐其本，坏其真矣。

故阴阳四时者，万物之终始也，死生之本也，逆之则灾害生，从之则苛疾不起，是谓得道。

道者，圣人行之，愚者佩之。从阴阳则生，逆之则死，从之则治，逆之则乱。反顺为逆，是谓内格。

是故圣人不治已病，治未病，不治已乱，治未乱，此之谓也。夫病已成而后药之，乱已成而后治之，譬犹渴而穿井，斗而铸锥，不亦晚乎？

生气通天论篇第三

黄帝曰：夫自古通天者，生之本，本于阴阳。天地之间，六合之内，其气九州、九窍、五藏、十二节，皆通乎天气。其生五，其气三，数犯此者，则邪气伤人，此寿命之本也。

苍天之气，清净则志意治，顺之则阳气固，虽有贼邪，弗能害也。此因时之序。故圣人传精神，服天气，而通神明。失之则内闭九窍，外壅肌肉，卫气解散，此谓自伤，气之削也。

阳气者若天与日，失其所，则折寿而不彰故天运当以日光明。是故阳因而上，卫外者也。

因于寒，欲如运枢，起居如惊，神气乃浮。

因于暑，汗烦则喘喝，静则多言，体若燔炭，汗出而散。

因于湿，首如裹，湿热不攘，大筋软短，小筋弛长。软短为拘，弛长为痿。

因于气，为肿，四维相代，阳气乃竭。

阳气者，烦劳则张，精绝，辟积于夏，使人煎厥目盲不可以视，耳闭不可以听，溃溃乎若坏都，汩汩乎不可止。

阳气者，大怒则形气绝；而血菀于上，使人薄厥。有伤于筋，纵，其若不容。汗出偏沮，使人偏枯。汗出见湿，乃生痤疿。

膏粱之变，足生大丁，受如持虚。劳汗当风，寒薄为皶，郁乃痤。阳气者，精则养神，柔则养筋。开阖不得，寒气从之，乃生大偻；陷脉为瘘，留连肉腠，俞气化薄，传为善畏，及为惊骇；营气不从，逆于肉理，乃生痈肿；魄汗未尽，形弱而气烁，穴俞以闭，发为风疟。

故风者，百病之始也，清静则肉腠闭拒，虽有大风苛毒，弗之能害，此因时之序也。

故病久则传化，上下不并，良医弗为。故阳蓄积病死，而阳气当隔，隔者当写，不亟正治，粗乃败之。故阳气者，一日而主外。平旦人气生，日中而阳气隆，日西而阳气已虚，气门乃闭。是故暮而收拒，无扰筋骨，无见雾露，反此三时，形乃困薄。

岐伯曰：阴者，藏精而起亟也；阳者，卫外而为固也。阴不胜其阳，则脉流薄疾，并乃狂。阳不胜其阴，则五藏气争，九窍不通。

是以圣人陈阴阳，筋脉和同，骨髓坚固，气血皆从；如是则内外调和，邪不能害，耳目聪明，气立如故。

风客淫气，精乃亡，邪伤肝也。因而饱食，筋脉横解，肠澼为痔；因而大饮，则气逆；因而强力，肾气乃伤，高骨乃坏。凡阴阳之要，阳密乃固，两者不和，若春无秋，若冬无夏。因而和之，是谓圣度。故阳强不能密，阴气乃绝；阴平阳秘，精神乃治；阴阳离决，精气乃绝。

因于露风，乃生寒热。是以春伤于风，邪气留连，乃为洞泄；夏伤于暑，秋为痎疟；秋伤于湿，上逆而咳，发为痿厥；冬伤于寒，春必温病。

四时之气，更伤五藏。

阴之所生，本在五味；阴之五宫，伤在五味。是故味过于酸，肝气以津，脾气乃绝；味过于咸，大骨气劳，短肌，心气抑；味过于甘，心气喘满，色黑，肾气不衡；味过于苦，脾气不濡，胃气乃厚；味过于辛，筋脉沮弛，精神乃央。

是故谨和五味，骨正筋柔，气血以流，腠理以密，如是则骨气以精。谨道如法，长有天命。

金匮真言论篇第四

黄帝问曰：天有八风，经有五风，何谓？

岐伯对曰：八风发邪，以为经风，触五藏，邪气发病。所谓得四时之胜者：春胜长夏，长夏胜冬，冬胜夏，夏胜秋，秋胜春，所谓四时之胜也。

东风生于春，病在肝，俞在颈项；南风生于夏，病在心，俞在胸胁；西风生于秋，病在肺，俞在肩背；北风生于冬，病在肾，俞在腰股；中央为土，病在脾，俞在脊。

故春气者，病在头；夏气者，病在藏；秋气者，病在肩背；冬气者，病在四支。

故春善病鼽衄，仲夏善病胸胁，长夏善病洞泄寒中，秋善病风疟，冬善病痹厥。故冬不按蹻，春不鼽衄，春不病颈项，仲夏不病胸胁，长夏不病洞泄寒中，秋不病风疟，冬不病痹厥，飧泄而汗出也。

夫精者，身之本也。故藏于精者，春不病温。夏暑汗不出者，秋成风疟，此平人脉法也。

故曰：阴中有阴，阳中有阳。平旦至日中，天之阳，阳中之阳也；日中至黄昏，天之阳，阳中之阴也；合夜至鸡鸣，天之阴，阴中之阴也；鸡鸣至平旦，天之阴，阴中之阳也。

故人亦应之。

夫言人之阴阳，则外为阳，内为阴；言人身之阴阳，则背为阳，腹为阴；言人身之藏府中阴阳，则藏者为阴，府者为阳，肝、心、脾、肺、肾五藏皆为阴，胆、胃、大肠、小肠、膀胱、三焦六府皆为阳。

所以欲知阴中之阴，阳中之阳者何也？为冬病在阴，夏病在阳，春病在阴，秋病在阳，皆视其所在，为施针石也。

故背为阳，阳中之阳，心也；背为阳，阳中之阴，肺也；腹为阴，阴中之阴，肾也；腹为阴，阴中之阳，肝也；腹为阴，阴中之至阴，脾也。

此皆阴阳表里，内外雌雄，相输应也。故以应天之阴阳也。

帝曰：五藏应四时，各有收受乎？

岐伯曰：有。

东方青色，入通于肝，开窍于目，藏精于肝。其病发惊骇；其味酸，其类草木，其畜鸡，其谷麦，其应四时，上为岁星，是以春气在头也。其音角，其数八，是以知病之在筋也，其臭臊。

南方赤色，入通于心，开窍于耳，藏于心，故病在五藏；其味苦，其类火，其畜羊，其谷黍，其应四时，上为荧惑星。是以知病之在脉也。其音徵，其数七，其臭焦。

中央黄色，入通于脾，开窍于口，藏精于脾，故病在舌本。其味甘，其类土，其畜牛，其谷稷，其应四时上为镇星，是以知病之在肉也，其音宫，其数五，其臭香。

西方白色，入通于肺，开窍于鼻，藏精于肺，故病背；其味辛，其类金，其畜马，其谷稻，其应四时，上为太白星，是以知病之在皮毛也。其音商，其数九，其臭腥。

北方黑色，入通于肾，开窍于二阴，藏精于肾，故病在谿其味咸，其类水，其畜彘，其谷豆，其应四时，上为辰星，是以知病之在骨也。其音羽，其数六，其臭腐。

故善为脉者，谨察五藏六府，一逆一从，阴阳、表里、雌雄之纪，藏之心意，合心于精，非其人勿教，非其真勿授，是谓得道。

阴阳应象大论篇第五

黄帝曰：阴阳者，天地之道也，万物之纲纪，变化之父母，生杀之本始，神明之府也。治病必求于本。

故积阳为天，积阴为地。阴静阳燥，阳生阴长，阳杀阴藏，阳化气，阴成形。寒极生热，热极生寒；寒气生浊，热气生清；清气在下，则生飧泄，浊气在上，则生䐜胀。此阴阳反作，病之逆从也。

故清阳为天，浊阴为地。地气上为云，天气下为雨；雨出地气，云出天气。故清阳出上窍，浊阴出下窍；清阳发腠理，浊阴走五藏；清阳实四支，浊阴归六府。

水为阴，火为阳。阳为气，阴为味。味归形，形归气，气归精，精归化；精食气，形食味，化生精，气生形。味伤形，气伤精，精化为气，气伤于味。

阴味出下窍，阳气出上窍。味厚者为阴，薄为阴之阳；气厚者为阳，薄为阳之阴。味厚则泄，薄则通；气薄则发泄，厚则发热。

壮火之气衰，少火之气壮。壮火食气，气食少火。壮火散气，少火生气。气味辛甘发散为阳，酸苦涌泻为阴。

阴胜则阳病，阳胜则阴病。阳胜则热，阴胜则寒。重寒则热，重热则寒。

寒伤形，热伤气，气伤痛，形伤肿。故先痛而后肿者，气伤形也；先肿而后痛者，形伤气也。

风胜则动，热胜则肿，燥胜则干，寒胜则浮，湿胜则濡写。

天有四时五行，以生长收藏，以生寒暑燥湿风。人有五藏化五气，以生喜怒悲忧恐。故喜怒伤气，寒暑伤形。暴怒伤阴，暴喜伤阳。厥气上行，满脉去形。喜怒不节，寒暑过度，生乃不固。

故重阴必阳，重阳必阴。故曰：冬伤于寒，春必温病；春伤于风，夏生飧泄；夏伤于暑，秋必疟；秋伤于湿，冬生咳嗽。

帝曰：余闻上古圣人，论理人形，列别藏府，端络经脉，会通六合，各从其经；气穴所发，各有处名，溪谷属骨，皆有所起，分部逆从，各有条理；四时阴阳，尽有经纪；外内之应，皆有表里，其信然乎？

岐伯对曰：东方生风，风生木，木生酸，酸生肝，肝生筋，筋生心，肝主目。其在天为玄，在人为道，在地为化。化生五味，道生智，玄生神，神在天为风，在地为木，在体为筋，在藏为肝，在色为苍，在音为角，在声为呼，在变动为握，在窍为目，在味为酸，在志为怒。怒伤肝，悲胜怒；风伤筋，燥胜风，酸伤筋，辛胜酸。

南方生热，热生火，火生苦，苦生心，心生血，血生脾，心主舌。其在天为热，在地为火，在体为脉，在藏为心，在色为赤，在音为徵，在声为笑，在变动为忧，在窍为舌，在味为苦，在志为喜。喜伤心，恐胜喜，热伤气，寒胜热，苦伤气，咸胜苦。

中央生湿，湿生土，土生甘，甘生脾，脾生肉，肉生肺脾主口。其在天为湿，在地为土，在体为肉，在藏为脾，在色为黄，在音为宫，在声为歌，在变动为哕，在窍为口，在味为甘，在志为思。思伤脾，怒胜思；湿伤肉，风胜湿；甘伤肉，酸胜甘。

西方生燥，燥生金，金生辛，辛生肺，肺生皮毛，皮毛在肾，肺主鼻。其在天为燥，在地为金，在体为皮毛，在藏为肺，在色为白，在音为商，在声为哭，在变动为咳，在窍为鼻，在味为辛，在志为忧。忧伤肺，喜胜忧；热伤皮毛，寒胜热；辛伤皮毛，苦胜辛。

北方生寒，寒生水，水生咸，咸生肾，肾生骨髓，髓生肝，肾主耳。其在天为寒，在地为水，在体为骨，在藏为肾，在色为黑，在音为羽，在声为呻，在变动为栗，在窍为耳，在味为咸，在志为恐。恐伤肾，思胜恐，寒伤血，燥胜寒；咸伤血，甘胜咸。

故曰：天地者，万物之上下也；阴阳者，血气之男女也；左右者，阴阳之道路也；水火者，阴阳之征兆也；阴阳者，万物之能始也。

故曰：阴在内，阳之守也，阳在外，阴之使也。

帝曰：法阴阳奈何？

岐伯曰：阳胜则身热，腠理闭，喘粗为之俯仰，汗不出而热，齿干以烦冤，腹满死，能冬不能夏。

阴胜则身寒，汗出，身长清，数栗而寒，寒则厥，厥则腹满死，能夏不能冬。此阴阳更胜之变，病之形能也。

帝曰：调此二者，奈何？

岐伯曰：能知七损八益，则二者可调，不知用此，则早衰之节也。

年四十而阴气自半也，起居衰矣。年五十，体重，耳目不聪明矣；年六十，阴痿，气大衰，九窍不利，下虚上实，涕泣俱出矣。

故曰：知之则强，不知则老，故同出而名异耳。智者察同，愚者察异，愚者不足，智者有余；有余而耳目聪明，身体强健，老者复壮，壮者益治。

是以圣人为无为之事，乐恬淡之能，从欲快志于虚无之守，故寿命无穷，与天地终，此圣人之治身也。

天不足西北，故西北方阴也，而人右耳目不如左明也；地不满东南，故东南方阳也，而人左手足不如右强也。

帝曰：何以然？

岐伯曰：东方阳也，阳者其精并于上，并于上，则上明而下虚，故使耳目聪明，而手足不便；西方阴也，阴者其精并于下，并于下则下盛而上虚，故其耳目不聪明而手足便也。故俱感于邪，其在上则右甚，在下则左甚，此天地阴阳所不能全也，故邪居之。

故天有精，地有形，天有八纪，地有五理，故能为万物之父母。清阳上天，浊阴归地，是故天地之动静，神明为之纲纪，故能以生长收藏，终而复始。

惟贤人上配天以养头，下象地以养足，中傍人事以养五藏。天地通于肺，地气通于嗌，风气通于肝，雷气通于心，谷气通于脾，雨气通于肾。

六经为川，肠胃为海，九窍为水注之气。以天地为之阴阳，阳之汗以天地之雨名之；阳之气，以天地之疾风名之。暴气象雷，逆气象阳。

故治不法天之纪，不用地之理，则灾害至矣。

故邪风之至，疾如风雨，故善治者治皮毛，其次治肌肤，其次治筋脉，其次治六府，其次治五藏。治五藏者，半死半生也。

故天之邪气感，则害人五藏；水谷之寒热，感则害于六府；地之湿气感，则害皮肉筋脉。

故善用针者，从阴引阳，从阳引阴；以右治左，以左治右；以我知彼，以表知里；以观过与不及之理，见微得过，用之不殆。

善诊者，察色按脉，先别阴阳；审清浊，而知部分；视喘息，听音声，而知所苦；观权衡规矩，而知病所主；按尺寸，观浮沉滑涩，而知病所生。以治无过，以诊则不失矣。

故曰：病之始起也，可刺而已；其盛，可待衰而已。故因其轻而扬之；因其重而减之；因其衰而彰之。

形不足者，温之以气；精不足者，补之以味。其高者，因而越之；其下者，引而竭之；中满者，写之于内；其有邪者，渍形以为汗；其在皮者，汗而发之，其剽悍者，按而收之；其实者，散而写之。审其阴阳，以别柔刚。阳病治阴，阴病治阳；定其血气，各守其乡。血实宜决之，气虚宜掣引之。

阴阳离合篇第六

黄帝问曰：余闻天为阳，地为阴，日为阳，月为阴。大小月三百六十日成一岁，人亦应之。今三阴三阳，不应阴阳，其故何也？

岐伯对曰：阴阳者，数之可十，推之可百；数之可千，推之可万；万之大，不可胜数，然其要一也。

天覆地载，万物方生，未出地者，命曰阴处，名曰阴中之阴；则出地者，命曰阴中之阳。阳予之正，阴为之主，故生因春，长因夏，收因秋，藏因冬。夫常则天地四塞。阴阳之变，其在人者，亦数之可数。

帝曰：愿闻三阴三阳之离合也。

岐伯曰：圣人南面而立，前曰广明，后曰太冲。太冲之地，名曰少阴，少阴之上，名曰太阳。太阳根起于至阴，结于命门，名曰阴中之阳。

中身而上名曰广明，广明之下名曰太阴，太阴之前，名曰阳明。阳明根起于厉兑，名曰阴中之阳。厥阴之表，名曰少阳。少阳根起于窍阴，名曰阴中之少阳。

是故三阳之离合也，太阳为开，阳明为阖，少阳为枢。三经者，不得相失也，搏而勿浮，命曰一阳。

帝曰：愿闻三阴？

岐伯曰：外者为阳，内者为阴。然则中为阴，其冲在下，名曰太阴，太阴根起于隐白，名曰阴中之阴。

太阴之后，名曰少阴，少阴根起于涌泉，名曰阴中之少阴。少阴之前，名曰厥阴，厥阴根起于大敦，阴之绝阳，名曰阴之绝阴。是故三阴之离合也，太阴为开，厥阴为阖，少阴为枢。三经者，不得相失也，搏而勿沉，名曰一阴。

阴阳𩅾，𩅾传为一周，气里形表而为相成也。

阴阳别论篇第七

黄帝问曰：人有四经十二从，何谓？

岐伯对曰：四经应四时，十二从应十二月，十二月应十二脉。脉有阴阳，知阳者知阴，知阴者知阳。

凡阳有五，五五二十五阳。所谓阴者，真藏也，见则为败，败必死也；所谓阳者，胃脘之阳也。别于阳者，知病处也；别于阴者，知生死之期。

三阳在头，三阴在手，所谓一也。别于阳者，知病忌时；别于阴者，知死生之期。谨熟阴阳，无与众谋。

所谓阴阳者，去者为阴，至者为阳；静者为阴，动者为阳；迟者为阴，数者为阳。

凡持真脉之藏脉者，肝至悬绝急，十八日死；心至悬绝，九日死；肺至悬绝，十二日死；肾至悬绝，七日死；脾至悬绝，四日死。

曰：二阳之病发心脾，有不得隐曲，女子不月；其传为风消，其传为息贲者，死不治。

曰：三阳为病，发寒热，下为痈肿，及为痿厥腨痛；其传为索泽，其传为颓疝。

曰：一阳发病，少气，善咳，善泄。其传为心掣，其传为隔。

二阳一阴发病，主惊骇，背痛、善噫，善欠，名曰风厥。

二阴一阳发病，善胀，心满善气。

三阴三阳发病，为偏枯萎易，四肢不举。

鼓一阳曰钩，鼓一阴曰毛，鼓阳胜急曰弦，鼓阳至而绝曰石，阴阳相过曰溜。

阴争于内，阳扰于外，魄汗未藏，四逆而起，起则熏肺，使人喘鸣。

阴之所生，和本曰和。是故刚与刚，阳气破散，阴气乃消亡；淖则刚柔不和，经气乃绝。

死阴之属，不过三日而死；生阳之属，不过四日而死。

所谓生阳、死阴者，肝之心谓之生阳，心之肺谓之死阴，肺之肾谓之重阴，肾之脾谓之辟阴，死不治。

结阳者，肿四支；结阴者，便血一升，再结二升，三结三升；阴阳结斜，多阴少阳曰石水，少腹肿。二阳结谓之消。三阳结谓之隔。三阴结谓之水。一阴一阳结谓之喉痹。

阴搏阳别，谓之有子。阴阳虚，肠辟死；阳加于阴谓之汗；阴虚阳搏谓之崩。

三阴俱搏，二十日夜半死；二阴俱搏，十三日夕时死；一阴俱搏，十日死；三阳搏且鼓，三日死；三阴三阳俱搏，心腹满，发尽，不得隐曲，五日死；二阳俱搏，其病温，死不治，不过十日死。

灵兰秘典论篇第八

黄帝问曰：愿闻十二藏之相使，贵贱何如？

岐伯对曰：悉乎哉问也。请遂言之！

心者，君主之官也，神明出焉。肺者，相傅之官，治节出焉。肝者，将军之官，谋虑出焉。胆者，中正之官，决断出焉。膻中者，臣使之官，喜乐出焉。脾胃者，食廪之官，五味出焉。大肠者，传道之官，变化出焉。小肠者，受盛之官，化物出焉。肾者，作强之官，伎巧出焉。三焦者，决渎之官，水道出焉。膀胱者，州都之官，津液藏焉，气化则能出矣。

凡此十二官者，不得相失也。

故主明则下安，以此养生则寿，殁世不殆，以为天下则大昌；主不明则十二官危，使道闭塞而不通，形乃大伤，以此养生则殃，以为天下者，其宗大危。戒之戒之。

至道在微，变化无穷，孰知其原？窘乎哉！消者瞿瞿，孰知其要？闵闵之当，孰者为良？

恍惚之数，生于毫厘，毫厘之数，起于度量，千之万之，可以益大，推之大之，其形乃制。

黄帝曰：善哉！余闻精光之道，大圣之业，而宣明大道。非齐戒择吉日，不敢受也。

黄帝乃择吉日良兆，而藏灵兰之室，以传保焉。

六节藏象论篇第九

黄帝问焉：余闻以六六之节，以成一岁，人以九九制会，计人亦有三百六十五节，以为天地久矣。不知其所谓也？

岐伯对曰：昭乎哉问也！请遂言之。夫六六之节、九九制会者，所以正天之度、气之数也。天度者，所以制日月之行也；气数者，所以纪化生之用也。

天为阳，地为阴；日为阳，月为阴，行有分纪，周有道理。日行一度，月行十三度而有奇焉，故大小月三百六十五日而成岁，积气余而盈闰矣。

立端于始，表正于中，推余于终，而天度毕矣。

帝曰：余已闻天度矣，愿闻气数，何以合之？

岐伯曰：天以六六为节，地以九九制会，天有十日，日六竟而周甲，甲六覆而终岁，三百六十日法也。

夫自古通天者，生之本，本于阴阳。其气九州、九窍，皆通乎天气。故其生五，其气三，三而成天，三而成地，三而成人，三而三之，合则为九。九分为九野，九野为九藏，故形藏四，神藏五，合为九藏以应之也。

帝曰：余已闻六六九九之会也，夫子言积气盈闰，愿闻何谓气？请夫子发蒙解惑焉。

岐伯曰：此上帝所秘，先师传之也。

帝曰：请遂闻之。

岐伯曰：五日谓之候，三候谓之气，六气谓之时，四时谓之岁，而各从其主治焉。五运相袭而皆治之，终期之日，周而复始；时立气布，如环无端，候亦同法。故曰：不知年之所加，气之盛衰，虚实之所起，不可以为工矣。

帝曰：五运之始，如环无端，其太过不及如何？

岐伯曰：五气更立，各有所胜，盛虚之变，此其常也。

帝曰：平气何如？岐伯曰，无过者也。

帝曰：太过不及奈何？

岐伯曰：在经有也。

帝曰：何谓所胜？

岐伯曰：春胜长夏，长夏胜冬，冬胜夏，夏胜秋，秋胜春，所谓得五行时之胜，各以气命其藏。

帝曰：何以知其胜？

岐伯曰：求其至也，皆归始春。未至而至，此谓太过，则薄所不胜，而乘所胜也，命曰气淫，不分邪僻内生工不能禁；至而不至，此谓不及，则所胜妄行，而所生受病，所不胜薄之也，命曰气迫。所谓求其至者，气至之时也。谨候其时，气可与期，失时反候，五治不分，邪僻内生，工不能禁也。

帝曰：有不袭乎？

岐伯曰：苍天之气，不得无常也。气之不袭是谓非常，非常则变矣。

帝曰：非常而变奈何？

岐伯曰：变至则病，所胜则微，所不胜则甚。因而重感于邪则死矣。故非其时则微，当其时则甚也。

帝曰：善。余闻气合而有形，因变以正名。天地之运，阴阳之化，其于万物，孰少孰多，可得闻乎？

岐伯曰：悉哉问也！天至广不可度，地至大，不可量，大神灵问，请陈其方。草生五色，五色之变，不可胜视；草生五味，五味之美，不可胜极，嗜欲不同，各有所通。天食人以五气，地食人以五味。五气入鼻，藏于心肺，上使五色修明，音声能彰；五味入口，藏于肠胃，味有所藏，以养五气，气和而生，津液相成，神乃自生。

帝曰：藏象何如？

岐伯曰：心者，生之本，神之变也；其华在面，其充在血脉，为阳中之太阳，通于夏气。

肺者，气之本，魄之处也；其华在毛，其充在皮，为阳中之太阴，通于秋气。

肾者，主蛰，封藏之本，精之处也；其华在发，其充在骨，为阴中之少阴，通于冬气。

肝者，罢极之本，魂之居也；其华在爪，其充在筋，以生血气，其味酸，其色苍，此为阳中之少阳，通于春气。

脾、胃、大肠、小肠、三焦、膀胱者，仓廪之本，营之居也，名曰器，能化糟粕，转味而入出者也；其华在唇四白，其充在肌，其味甘，其色黄，此至阴之类，通于土气。

凡十一藏，取决于胆也。

故人迎一盛病在少阳，二盛病在太阳，三盛病在阳明，四盛已上为格阳。

寸口一盛病在厥阴，二盛病在少阴，三盛病在太阴，四盛已上为关阴。

人迎与寸口俱盛四倍以上为关格。关格之脉，赢不能极于天地之精气，则死矣。

五藏生成篇第十

心之合脉也，其荣色也，其主肾也。

肺之合皮也，其荣毛也，其主心也。

肝之合筋也，其荣爪也，其主肺也。

脾之合肉也，其荣唇也，其主肝也。

肾之合骨也，其荣发也，其主脾也。

是故多食咸，则脉凝泣而变色；多食苦，则皮槁而毛拔；多食辛，则筋急而爪枯；多食酸，则肉胝䐃而唇揭；多食甘，则骨痛而发落，此五味之所伤也。故心欲苦，肺欲辛，肝欲酸，脾欲甘，肾欲咸。此五味之所合也。

五藏之气：故色见青如草者死，黄如枳实者死，黑如炲者死，赤如衃血者死，白如枯骨者死，此五色之见死也；青如翠羽者生，赤如鸡冠者生，黄如蟹腹者生，白如豕膏者生，黑如乌羽者生，此五色之见生也。生于心，如以缟裹朱；生于肺，如以缟裹红；生于肝，如以缟裹朱；生于肺，如以缟裹红；生于肝，如以缟裹甘；生于脾，如以缟裹楼实；生于肾，如以缟裹紫。此五藏所生之外荣也。

色味当五藏，白当肺、辛，赤当心苦，青当肝、酸，黄当脾、甘，黑当肾、咸。故白当皮，赤当脉，青当筋，黄当肉，黑当骨。

诸脉者，皆属于目；诸髓者，皆属于脑，诸筋者，皆属于节；诸血者，皆属于心；诸气者，皆属于肺。此四支八谿之朝夕也。故人卧血归于肝，肝受血而能视，足受血而能步，掌受血而能握，指受血而能摄。卧出而风吹之，血凝于肤者为痹，凝于脉者为泣，凝于足者为厥，此三者，血行而不得反其空，故为痹厥也。人有大谷十二分，小溪三百五十四名，少十二俞，此皆卫气所留止，邪气之所客也，针石缘而去之。

诊病之始，五决为纪。欲知其始，先建其母。所谓五决者，五脉也。

是以头痛巅疾，下虚上实，过在足少阴巨阳，甚则入肾。徇蒙招尤，目冥耳聋，下实上虚，过在足少阳、厥阴，甚则入肝。腹满䐜胀，支膈胠胁，下厥上冒，过在足太阴、阳明。咳嗽上气，厥在胸中，过在手阳明太阴。心烦头痛，病在膈中，过在手巨阳、少阴。

夫脉之小、大、滑、涩、浮、沉，可以指别；五藏之象，可以类推；五藏相音可以意识；五色微诊，可以目察。能合脉色，可以万全。

赤脉之至也，喘而坚，诊曰有积气在中，时害于食，名曰心痹，得之外疾，思虑而心虚，故邪从之。

白脉之至也喘而浮。上虚下实，惊，有积气在胸中，喘而虚。名曰肺痹，寒热，得之醉而使内也。

青脉之至也长而左右弹。有积气在心下支胠，名曰肝痹，得之寒湿，与疝同法，腰痛足清头痛。

黄脉之至也，大而虚，有积气在腹中，有厥气，名曰厥疝。女子同法，得之疾使四支，汗出当风。

黑脉之至也上坚而大。有积气在小腹与阴，名曰肾痹，得之沐浴，清水而卧。

凡相五色之奇脉，面黄目青，面黄目赤，面黄目白，面黄目黑者，皆不死也。面青目赤，面赤目白，面青目黑，面黑目白，面赤目青，皆死也。

五藏别论篇第十一

黄帝问曰：余闻方士，或以脑髓为藏，或以肠胃为藏，或以为府。敢问更相反，皆自谓是，不知其道，愿闻其说。

岐伯对曰：脑、髓、骨、脉、胆、女子胞，此六者，地气之所生也。皆藏于阴而象于地，故藏而不写，名曰奇恒之府。

夫胃、大肠、小肠、三焦、膀胱，此五者，天气之所生也，其气象天，故写而不藏，此受五藏浊气，名曰传化之府，此不能久留，输写者也。

魄门亦为五藏使，水谷不得久藏。

所谓五藏者藏精气而不泻也，故满而不能实。六府者，传化物而不藏，故实而不能满也。水谷入口，则胃实而肠虚；食下，则肠实而胃虚。

故曰实而不满。

帝曰：气口何以独为五藏之主？

岐伯曰：胃者，水谷之海，六府之大源也。五味入口，藏于胃，以养五藏气；气口亦太阴也，是以五藏六府之气味，皆出于胃，变见于气口。故五气入鼻，藏于心肺，心肺有病，而鼻为之不利也。凡治病必察其下，适其脉，观其志意，与其病也。

拘于鬼神者，不可与言至德；恶于针石者，不可与言至巧；病不许治者，病必不治，治之无功矣。

异法方宜论篇第十二

黄帝问曰：医之治病也，一病而治各不同，皆愈，何也？

岐伯对曰：地势使然也。

故东方之域，天地之所始生也。鱼盐之地，海滨傍水，其民食鱼而嗜咸，皆安其处，美其食。鱼者使人热中，盐者胜血，故其民皆黑色疏理。其病皆为痈疡，其治宜砭石。故砭石者，亦从东方来。

西方者，金玉之域，沙石之处，天地之所收引也。其民陵居而多风，水土刚强，其民不衣而褐荐，其民华食而脂肥，故邪不能伤其形体，其病生于内，其治宜毒药。故毒药者亦从西方来。

北方者，天地所闭藏之域也。其地高陵居，风寒冰冽，其民乐野处而乳食，藏寒生满病，其治宜灸焫。故灸者，亦从北方来。

南方者，天地所长养，阳之所盛处也。其地下，水土弱，雾露之所聚也。其民嗜酸而食腐，故其民皆致理而赤色，其病挛痹，其治宜微针。故九针者，亦从南方来。

中央者，其地平以湿，天地所以生万物也众。其民食杂而不劳，故其病多痿厥寒热。

其治宜导引按蹻，故导引按蹻者，亦从中央出也。

故圣人杂合以治，各得其所宜，故治所以异而病皆愈者，得病之情，知治之大体也。

移精变气论篇第十三

黄帝问曰：余闻古之治病，惟其移精变气，可祝由而已。今世治病，毒药治其内，针石治其外，或愈或不愈，何也？

岐伯对曰：往古人居禽兽之间，动作以避寒，阴居以避暑，内无眷慕之累，外无伸官之形，此恬淡之世，邪不能深入也。故毒药不能治其内，针石不能治其外，故可移精祝由而已。

当今之世不然，忧患缘其内，苦形伤其外，又失四时之从，逆寒暑之宜，贼风数至，虚邪朝夕，内至五藏骨髓，外伤空窍肌肤，所以小病必甚，大病必死。故祝由不能已也。

帝曰：善。余欲临病人，观死生，决嫌疑，欲知其要，如日月光，可得闻乎？

岐伯曰：色脉者，上帝之所贵也，先师之所传也。

上古使僦贷季，理色脉而通神明，合之金、木、水、火、土，四时、八风、六合，不离其常，变化相移，以观其妙，以知其要。欲知其要，则色脉是矣。色以应日，脉以应月，常求其要，则其要也。

夫色之变化，以应四时之脉，此上帝之所贵，以合于神明也，所以远死而近生，生道以长，命曰圣王。

中古之治病，至而治之，汤液十日，以去八风五痹之病，十日不已，治以草苏草痎之枝，本末为助，标本已得，邪气乃服。

暮世之病也，则不然，治不本四时，不知日月，不审逆从，病形已成，乃欲微针其外，汤液治其内，粗工凶凶，以为可攻，故病未已，新病复起。

帝曰：愿闻要道。

岐伯曰：治之要极，无失色脉，用之不惑，治之大则。逆从到行，标本不得，亡神失国！去故就新，乃得真人。

帝曰：余闻其要于夫子矣！夫子言不离色脉，此余之所知也。

岐伯曰：治之极于一。

帝曰：何谓一？

岐伯曰：一者因得之。

帝曰：奈何？

岐伯曰：闭户塞牖，系之病者，数问其情，以从其意，得神者昌，失神者亡。

帝曰：善。

汤液醪醴论篇第十四

黄帝问曰：为五谷汤液及醪醴，奈何？

岐伯对曰：必以稻米，炊之稻薪，稻米者完，稻薪者坚。

帝曰：何以然？

岐伯曰：此得天地之和，高下之宜，故能至完；伐取得时，故能至坚也。

帝曰：上古圣人作汤液醪醴，为而不用，何也？

岐伯曰：自古圣人之作汤液醪醴者，以为备耳，夫上古作汤液，故为而弗服也。中古之世，道德稍衰，邪气时至，服之万全。

帝曰：今之世不必已，何也？

岐伯曰：当今之世，必齐毒药攻其中，镵石、针艾治其外也。

帝曰：形弊血尽而功不应者何？

岐伯曰：神不使也。

帝曰：何谓神不使？

岐伯曰：针石，道也。精神不进，志意不治，故病不可愈。今精坏神去，营卫不可复收。何者？嗜欲无穷，而忧患不止，精气弛坏，营泣卫除，故神去之而病不愈也。

帝曰：夫病之始生也，极微极精，必先入结于皮肤。今良工皆称曰病成，名曰逆，则针石不能治，良药不能及也。今良工皆得其法，守其数，亲戚兄弟远近，音声日闻于耳，五色日见于目，而病不愈者，亦何暇不早乎？

岐伯曰：病为本，工为标，标本不得，邪气不服，此之谓也。

帝曰：其有不从毫毛而生，五藏阳以竭也，津液充郭，其魄独居，孤精于内，气耗于外，形不可与衣相保，此四极急而动中，是气拒于内而形施于外，治之奈何？

岐伯曰：平治于权衡，去宛陈莝，微动四极，温衣缪刺其处，以复其形。开鬼门，洁净府，精以时服，五阳已布，疏涤五藏，故精自生，形自盛，骨肉相保，巨气乃平。

帝曰：善。

玉版论要篇第十五

黄帝问曰：余闻揆度奇恒，所指不同，用之奈何？

岐伯对曰：揆度者，度病之浅深也。奇恒者，言奇病也。请言道之至数，五色脉变，揆度奇恒，道在于一。

神转不回，回则不转，乃失其机。至数之要，迫近以微，着之玉版，命曰合玉机。

容色见上下左右，各在其要。其色见浅者，汤液主治，十日已；其见深者，必齐主治，二十一日已；其见大深者，醪酒主治，百日已；色天面脱，不治，百日尽已。

脉短气绝死，病温虚甚，死。

色见上下左右，各在其要。上为逆，下为从；女子右为逆，左为从；男子左为逆，右为从。易，重阳死，重阴死。

阴阳反他，治在权衡相夺，奇恒事也，揆度事也。

搏脉痹躄，寒热之交。脉孤为消气，虚泄为夺血。孤为逆，虚为从。

行奇恒之法，以太阴始，行所不胜日逆，逆则死。行所胜日从，从则活。八风四时之胜，终而复始，逆行一过，不可复数，论要毕矣。

诊要经终论篇第十六

黄帝问曰：诊要何如？

岐伯对曰：正月、二月，天气始方，地气始发，人气在肝；三月、四月，天气正方，地气定发，人气在脾；五月、六月，天气盛，地气高，人气在头；七月、八月，阴气始杀，人气在肺；九月、十月，阴气始冰，地气始闭，人气在心；十一月、十二月，冰复，地气合，人气在肾。

故春刺散俞及与分理，血出而止，甚者传气，间者环也。

夏刺络俞，见血而止。尽气闭环，痛病必下。

秋刺皮肤，循理，上下同法，神变而止。

冬刺俞窍于分理，甚者直下，间者散下。

春夏秋冬，各有所刺，法其所在。春刺夏分，脉乱气微，入淫骨髓，病不能愈，令人不嗜食，又且少气；

春刺秋分，筋挛逆气，环为咳嗽，病不愈，令人时惊，又且哭；

春刺冬分，邪气着藏，令人胀，病不愈，又且欲言语。

夏刺春分，病不愈，令人解堕；

夏刺秋分，病不愈，令人心中欲无言，惕惕如人将捕之；

夏刺冬分，病不愈，令人少气，时欲怒。

秋刺春分，病不已，令人惕然，欲有所为，起而忘之；

秋刺夏分，病不已，令人益嗜卧，且又善梦；

秋刺冬分，病不已，令人洒洒时寒。

冬刺春分，病不已，令人欲卧不能眠，眠而有见；

冬刺夏分，病不愈，气上，发为诸痹；

冬刺秋分，病不已，令人善渴。

凡刺胸腹者，必避五藏。中心者，环死；中脾者，五日死；中肾者，七日死；中肺者，五日死。中膈者，皆为伤中，其病虽愈，不过一岁必死。

刺避五藏者，知逆从也。所谓从者，膈与脾肾之处，不知者反之。刺胸腹者，必以布憿著之，乃从单点上刺，刺之不愈，复刺。刺针必肃，刺肿摇针，经刺勿摇，此刺之道也。

帝曰：愿闻十二经脉之终奈何？

岐伯曰：太阳之脉，其终也戴眼，反折，其色白，绝汗乃出，出则死矣。

少阳终者，耳聋，百节皆纵，目𢦜绝系。绝系一日半死，其死也色先青，白乃死矣。

阳明终者，口目动作，善惊，妄言，色黄。其上下经盛，不仁则终矣。

少阴终者，面黑齿长而垢，腹胀闭，上下不通而终矣。

太阴终者，腹胀闭，不得息，善噫善呕，呕则逆，逆则面赤，不逆则上下不通，不通则面黑，皮毛焦而终矣。

厥阴终者，中热溢干，善溺，心烦，甚则舌卷，卵上缩而终矣。此十二经之所败也。